常见急性中毒护理及标准化流程管理

CHANGJIAN JIXING ZHONGDU HULI JI
BIAOZHUNHUA LIUCHENG GUANLI

主编 邹利群 叶磊 谢楠

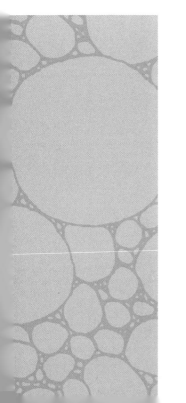

四川科学技术出版社

图书在版编目（CIP）数据

常见急性中毒护理及标准化流程管理 / 邹利群, 叶磊,
谢楠主编. -- 成都 : 四川科学技术出版社, 2022.7
ISBN 978-7-5727-0615-8

Ⅰ.①常… Ⅱ.①邹… ②叶… ③谢… Ⅲ.①急性病
—中毒—护理—标准化 Ⅳ.①R595-65

中国版本图书馆CIP数据核字（2022）第114158号

常见急性中毒护理及标准化流程管理

主　编　邹利群　叶　磊　谢　楠

出 品 人　程佳月
责任编辑　罗小燕
责任出版　欧晓春
出版发行　四川科学技术出版社
　　　　　成都市锦江区三色路238号　邮政编码 610023
　　　　　官方微博 http://weibo.com/sckjcbs
　　　　　官方微信公众号 sckjcbs
　　　　　传真 028-86361756
成品尺寸　185 mm × 260 mm
印　　张　25.75　字数　520 千
印　　刷　四川墨池印务有限公司
版　　次　2022年12月第1版
印　　次　2022年12月第1次印刷
定　　价　78.00元

ISBN 978-7-5727-0615-8

邮购：成都市锦江区三色路238号新华之星A座25层　邮政编码：610023
电话：028-86361770

编委会

目 录

第五篇　化学物中毒标准化护理流程管理及护理

第六篇　毒蛇咬伤中毒标准化护理流程管理及护理

第七篇　急性中毒常用护理标准化操作规范

第一篇

总 论

第一章　概　述

近年来，在引起中毒的毒物种类中农药最多，化学物和西药[①] 其次。部分急性中毒具有季节性，农药中毒夏季较多，一氧化碳中毒冬季较多。中毒原因中，自杀、意外和职业接触占前三位。根据毒物的来源将原因分为非职业性中毒和职业性中毒两大类，其中非职业性中毒包括生活性毒物中毒、医源性毒物中毒、环境毒素中毒、动植物毒物中毒、其他原因中毒；职业性中毒包括工业生产性中毒、农业职业性中毒。

一、非职业性中毒

（一）生活性毒物中毒

1. 食物性中毒

（1）食物、饮水被毒物污染，或接触被毒物污染的器皿。

（2）误食有毒的食物，或食物中被添加不合格的添加剂等。

（3）某些食物短时间内超过安全食用量食用可导致中毒，如白果中毒。

（4）误服变质食物、被细菌污染的食物，如细菌性食物中毒、副溶血性弧菌食物中毒。

（5）误服霉变食品、被真菌污染的食物，如真菌性食物中毒、肉毒食物中毒。

（6）食物处理方式不当，食入后导致中毒，如河豚中毒。

2. 日用品中毒

日用品使用不当或被误食后导致中毒，如厕所清洗剂、漂白剂、防虫剂、电池等。使用含有禁用毒物或毒物剂量超标的日用品后导致中毒，如违规生产的染发剂。

3. 空气原因中毒

如热水器烟道堵塞，排气受阻，若通风不好，门窗紧闭，可导致屋内一氧化碳浓度升高，人体吸入过多时，则会发生一氧化碳中毒，造成严重缺氧甚至导致死亡。如沼气中毒，吸入沼气池内的混合性气体而导致中毒。房屋装修材料中所含甲醛、苯等超标也

---

① 化学物与药物范围有所重叠，本书中为便于阐述，药物单论。

会污染空气，长时间大量吸入，也会导致中毒。

（二）医源性毒物中毒

1. 医源性错误

在诊疗过程中，给药种类、给药剂量、给药方式错误也可导致药物中毒，如过量使用硫酸镁的患者。

2. 吸收异常

皮肤屏障作用受损时，经皮肤可吸收某些化学物质，如水银体温计破碎，划伤患者，体温计内的汞可导致汞中毒。

3. 用含有毒素的毒物治疗疾病

听信偏方，如滥用农药、重金属等有毒物治疗皮肤病、驱虫等而引起中毒。

4. 药物滥用

长期使用过量的具有依赖性的药物，如吗啡、咖啡因、麦司卡林等。

（三）环境毒素中毒

1. 地球环境化学因素

如某些地区重金属超标，导致水源、土壤、生长作物被污染；塑料滥用导致水源、土壤、海洋生物被污染。

2. 农业中滥用化肥、农药污染

水源、生长作物被过量化肥、农药污染后被食用。

3. 生物毒素

如蛇咬伤导致的中毒，以及毒蕈中的鹅膏毒肽、细菌中毒等。

（四）动植物毒物中毒

1. 动物性中毒

动物性有毒食品引起的食物中毒即为动物性食物中毒。动物性有毒食品主要指本身就含有毒素的动物及在一定条件下产生大量的有毒成分的动物。

另外动物性中毒还包括接触有毒动物。大自然中部分动物本身就存在毒性，如毒蛇、毒蛙、毒蜂、河豚等。

2. 植物性中毒

植物性中毒指摄入天然含有毒素的植物、制作加工中未能有效去除有毒成分的植物、在特殊条件下产生有毒成分的可食性植物导致的中毒，如食入未熟的四季豆、发霉的大米等。

（五）其他原因中毒

（1）自杀，如蓄意服用药物导致中毒等。

（2）投毒，如蓄意谋杀，于食物、饮用水中加入毒物使人中毒。

（3）误服，如误服药物。

（4）母婴方式中毒，婴儿可通过吸入含有毒素的乳汁而中毒，胎儿也可通过胎盘吸收毒物而中毒。

（5）失火烟雾，是指可燃物在燃烧反应中生成的气态、液态、固态物质与空气的混合物，主要有毒成分多为窒息性和刺激性气体。

（6）意外泄漏，有毒气体、液体泄漏，在贮存、运输、使用过程中意外泄露，导致中毒。

（7）军用毒剂，即军事化学战剂，根据毒剂对人体的伤害作用分为神经性、糜烂性、窒息性、全身中毒性、刺激性和失能性毒剂等。

二、职业性中毒

职业性中毒分为工业生产性中毒和农业职业性中毒两大类。

（一）工业生产性中毒

（1）因工业废水、废气和固体废弃物的处理不当，或工业毒物的泄漏，导致水源、土壤、生长作物被污染，人体接触或食用后导致中毒。

（2）在工业生产中常要使用一些化学物质，将其作为溶媒、触媒、辅助材料，由此发生化学反应而产生粉尘、气体等，若防护不当也可被人体吸入或接触，从而导致中毒。

（二）农业职业性中毒

1. 使用中毒

在使用农药的过程中，施药人员因药液污染皮肤或湿透衣服而由皮肤吸收，或吸入空气中的农药造成中毒。

2. 生产中毒

主要在农药制作过程中防护不到位，或因生产设备密闭不足造成泄漏，或在事故抢修过程中被污染，农药经皮肤、呼吸道进入人体引起中毒。

参考文献

[1] 孟聪申，张宏顺，孙承业 .2009—2010 年五省 6 家医院急性中毒病例分析 [J]. 中国工业医

学，2012，25（1）：3-5，8.

[2] 张彧. 急性中毒 [M]. 西安：第四军医大学出版社，2008.

[3] 徐克前，李艳. 临床生物化学检验 [M]. 武汉：华中科技大学出版社，2014.

[4] 上海第一医学院医学卫生普及全书编辑委员会. 卫生和保健 [M]. 上海：上海科学技术出版社，1965.

[5] 中国医师协会急诊医师分会. 急性有机磷农药中毒诊治临床专家共识（2016）[J]. 中国急救医学，2016，36（12）：1057-1065.

第二章　急性中毒的常见临床表现

毒物的种类繁多，急性中毒的临床表现复杂，各种中毒的症状、体征由毒物的毒理作用、进入人体的方式、进入人体的剂量及机体的反应性决定，但毒物对人体的毒性作用有一定的规律性，对重要器官的损害也有相似性。由于个体的不同，相同的毒物也可导致人体出现不同的反应，急性中毒可累及呼吸系统、消化系统、循环系统、神经系统、泌尿系统等。具体内容如下：

一、呼吸系统

（一）呼吸道症状

1.呼吸抑制

部分急性中毒可导致呼吸抑制和呼吸困难，中毒者可出现窒息、气促、咳嗽、咳痰、咽痛、胸闷、咽喉部烧灼感、声音嘶哑、发绀等症状。部分化学物质吸入后导致呼吸抑制，引起咳嗽、咳痰、呼吸困难等呼吸道症状，也可导致严重的喉痉挛、咽喉炎、肺水肿和中毒性肺炎等损伤，严重者可因呼吸道机械性阻塞而窒息死亡。常见原因有以下几点：

（1）高浓度刺激性气体。如氨气吸入可导致化学性咽喉炎及化学性肺炎，吸入过多极高浓度的氨气可致血液中氨浓度过高，抑制中枢神经系统而引起呼吸抑制，导致极快的呼吸停止、心脏停搏，危及生命。

（2）有机磷农药。有机磷农药所导致的中毒属于乙酰胆碱蓄积所导致的胆碱能神经冲动，先兴奋后抑制。有机磷农药作用于神经–肌肉接头处，可致呼吸肌瘫痪，产生中枢型呼吸抑制及外周型呼吸抑制。

（3）麻醉性药物。麻醉性药物可抑制呼吸中枢，导致呼吸中枢麻痹，从而抑制呼吸。

（4）窒息性气体。其包括单纯性及化学性窒息性气体。

a.单纯性窒息性气体本身毒性低，多为惰性气体，如甲烷、二氧化碳，若其在空气中含量高，则使氧的相对含量下降而导致缺氧窒息。

b.化学性窒息性气体包括血液窒息性气体及细胞窒息性气体。血液窒息性气体能对血液或组织产生化学作用，导致氧的运输和组织利用氧的功能发生障碍，使全身组织缺氧，如一氧化碳中毒。一氧化碳与血红蛋白在体内的结合能力是氧气与血红蛋白结合能力的 200~300 倍，当体内一氧化碳达到一定浓度，会导致氧气和血红蛋白解离，使人体处于缺氧状态。细胞窒息性气体抑制细胞内呼吸酶，使细胞对氧的摄取和利用产生障碍，如氰化氢。

2. 喉痉挛、声门水肿

在氯、氨等急性中毒时可出现。

3. 支气管哮喘

多为刺激性气体导致，部分有致敏性，如氯气、甲苯二异氰酸酯（TDI）、乙二胺及有机磷中毒等。

4. 中毒性肺水肿

中毒性肺水肿为较严重的呼吸道症状，分为急性弥漫性肺水肿和间质性肺水肿。毒物作用于肺泡和肺毛细血管，使其通透性增加，或通过神经作用使肺腺体分泌增加，如二氧化氮、氯、氨、溴甲烷、丙烯醛、硫化氢等刺激性气体及某些有机磷农药中毒。海洛因、吗啡及某些镇静催眠药等也可导致肺水肿。中毒性肺水肿可导致中毒性急性呼吸窘迫综合征，中毒者呼吸频率快，发绀明显，并可导致脑水肿。

（二）呼吸频率及通气的改变

1. 呼吸频率加快或通气过度

一般在中毒的早期出现，多为中枢兴奋剂所致，如抗胆碱类药物、氰化物、一氧化碳和酒精等，也包括导致缺氧或代谢性酸中毒的毒物，如水杨酸类及醇类有机化合物，包括甲醇、异丙醇等。

2. 呼吸频率减慢或通气不足

多为镇静催眠类药物、阿片类镇痛药，如可卡因和吗啡等所致；部分为蛇毒、有机磷、酒精和氰化物等中毒所致。

（三）气味

部分中毒可导致呼出异常气味的气体。出现特殊气味具体如下：

1. 大蒜味

有机磷农药、乙炔、砷、铊等中毒。

2. 酒味

酒精、甲醇中毒。

3. 臭蛋味

硫醇、硫化氢等中毒。

4. 苦杏仁味

氰化物等中毒。

5. 醚味

多为乙醚及其他醚类中毒。

6. 腐鱼味

磷化氢中毒。

7. 苯酚味

苯酚（石炭酸）、甲酚皂溶液中毒。

8. 鞋油味

硝基苯中毒。

9. 酮味

为刺鼻甜味，多为丙酮等中毒。

10. 梨味

水合氯醛中毒。

11. 氨味

氨及硝酸铵中毒。

12. 冬青油味

甲基水杨酸盐中毒。

13. 水果味

异丙酮、丙酮、亚硝酸丁酯、氯仿、酮酸中毒。

14. 干草味

光气中毒。

15. 醋味

各种酸类物质中毒。

16. 芳香味

苯、甲苯中毒。

17. 刺鼻味

苯酚、强酸、强碱中毒。

18. 樟脑丸味

樟脑萘、二氯苯中毒。

19. 其他特殊气味

煤油、汽油、松节油、苯等中毒。

二、消化系统

（一）急性胃肠炎

部分急性中毒可导致较严重的急性胃肠炎，主要症状为呕吐、腹痛及腹泻。

1. 呕吐

多为汞中毒、毒蕈中毒、细菌性食物中毒、有机磷中毒、砷化合物中毒以及腐蚀性毒物中毒等。

2.腹痛

多为有机磷中毒、细菌性食物中毒、毒蕈中毒、铅中毒、腐蚀性毒物中毒、氟化物中毒等。

3.腹泻

多为毒蕈中毒、秋水仙碱中毒、有机磷中毒、细菌性食物中毒等。

（二）肝功能损伤

某些毒物中毒可导致中毒性肝炎，其中部分毒物严重中毒时还可导致急性肝功能损伤，另外，毒物的毒性作用及毒物在肝内储存或由肝脏进行分解也可导致肝功能损伤，如毒蕈、鱼胆、无机磷、四氯化碳等中毒。

（三）其他

1.口腔溃疡、口腔炎

腐蚀性毒物如强酸、强碱、有机汞化合物等可引起口腔黏膜糜烂、齿龈肿胀和出血等。

2.烧伤、胃黏膜出血、穿孔

腐蚀性毒物，如浓硫酸、浓盐酸等中毒。

三、循环系统

（一）心肌损害

重金属中毒以及鼠药、杀虫药中毒可导致心肌损害；一氧化碳中毒可导致严重缺氧，同时会导致心肌损害。

（二）心律失常

1.心动过速

如抗胆碱药、三环类抗抑郁药、左甲状腺素、氨茶碱、咖啡因等中毒。

2.心动过缓

如镇静催眠药、β受体阻滞剂、阿片类、有机磷毒药、毒蕈和毛果芸香碱等中毒。

3.其他

酒精中毒可导致心房颤动（简称房颤）、室性心动过速（简称室速）；汽油、苯等中毒可导致心室颤动（简称室颤）；洋地黄中毒可导致室性期前收缩、房室传导阻滞等。

（三）急性肺源性心脏病

刺激性气体中毒可导致中毒性肺水肿。由于大量液体渗出，导致肺循环的阻力增加，右心负荷加重，从而导致急性肺源性心脏病。

（四）血压改变

1. 血压升高

如拟肾上腺素药、抗胆碱药、有机磷、可卡因等中毒。

2. 血压下降

如镇静催眠药、各类降压药、三环类抗抑郁药和阿片类等中毒。

四、神经系统

（一）急性中毒性脑病

能引起中毒性脑病的毒物品种较多，如四乙基铅、有机汞、有机锡、一氧化碳、汽油、二氧化硫、二硫化碳等。其常见临床表现如下：

1. 神经系统症状

神经系统症状最为多见。患者表现为恶心、呕吐等消化道症状，并伴有头晕、头痛、乏力、视物模糊或障碍、嗜睡、谵妄、抽搐，重者出现昏迷。

2. 精神症状

患者表现为精神症状，如狂躁、抑郁、欣快等，如二硫化碳、汽油、有机锡中毒时。

3. 运动障碍

患者可出现偏瘫、截瘫等临床表现，也可出现震颤、舞蹈样手足多动症，如溴甲烷、碘甲烷、一氧化碳中毒时。

急性中毒性脑病症状、体征在早期常不明显，因此，应注意密切观察，防止漏诊，应与神经症鉴别诊断，防止误诊。

（二）多发性神经炎

多发性神经炎常见于一氧化碳、二硫化碳、溴甲烷、铊化合物等中毒。毒物主要损害周围神经系统。患者早期出现感觉障碍，如四肢疼痛、肢端麻木、感觉过敏或减退甚至消失，且伴有腱反射减退或消失等。患者以运动障碍为主，表现为肢体无力甚至瘫痪。

（三）神经衰弱综合征

神经衰弱综合征见于轻度急性中毒或中毒恢复期。表现为头昏、头痛、乏力、睡眠障碍等症状。

（四）神经系统症状

1. 兴奋、躁动

如抗胆碱药、苯丙胺类、可卡因、醇类（早期）等中毒。

2. 嗜睡、昏迷

如镇静催眠药、抗组胺药、抗抑郁药、醇类（后期）、阿片类、有机磷毒物、麻醉剂（乙醚、氯仿）、有机溶剂（苯系化合物、汽油等）等中毒。

3. 肌肉震颤

如胆碱酯酶抑制剂（有机磷毒物、毒扁豆碱）等中毒。

4. 抽搐、惊厥

如氰化物、异烟肼、氯氮平、肼类化合物（如偏二甲基肼）、士的宁、胆碱酯酶抑制剂（有机磷毒物、毒扁豆碱）、毒蕈、抗组胺药、氯化烃类、三环类抗抑郁药、水杨酸盐等中毒。

5. 瘫痪

如箭毒类、肉毒杆菌外毒素、高效镇痛剂、可溶性钡盐等中毒。

6. 肌张力改变

增高多见于苯丙胺、抗精神病药、甲喹酮等中毒；弛缓多见于镇静催眠药、阿片类等中毒；肌束震颤多见于有机磷农药、锂盐等中毒；肌肉震颤多见于兴奋剂、乙醇、烟碱、锂盐等中毒，戒断症状等。

7. 癫痫样发作

如中枢兴奋剂、可卡因、三环类抗抑郁药、苯丙胺、异烟肼、吩噻嗪类、氨茶碱、甲喹酮、有机磷农药、士的宁等中毒。

8. 锥体外系反应

如吩噻嗪类、氟哌啶醇、甲氧氯普胺等中毒。

9. 脊髓亚急性联合变性

如氧化亚氮（笑气）中毒。

10. 幻觉

如纹缘鹅膏菌、褐云斑鹅膏菌等中毒。

五、血液系统

某些中毒可引起血液和造血系统的改变。其主要临床表现如下：

（一）血细胞改变

某些中毒可见到白细胞总数和中性粒细胞比例的增加。苯中毒可引起白细胞或血小板减少，重者可导致再生障碍性贫血。

（二）血红蛋白变性

中毒导致的血红蛋白变性多见于高铁血红蛋白血症，如苯的氨基、硝基化合物中毒。急性中毒时，由于血红蛋白变性，血液运氧功能发生了障碍，患者常有缺氧症状，如头昏、乏力、胸闷、气促、气急等，严重者可出现昏迷，口唇、皮肤黏膜、指甲发绀。血液中常可找到变性珠蛋白小体和多量的嗜碱性点彩红细胞。

（三）溶血性贫血

多见于砷化氢、苯胺、硝基苯中毒，以砷化氢最常见。砷化氢中毒后，在几小时内即可发生大量溶血。患者出现剧烈头痛、畏寒、战栗、发热、恶心、呕吐等症状，并伴有面色苍白、血红蛋白尿、黄疸。由于大量溶血，导致急性贫血和组织缺氧；患者还有头晕、胸闷、气促、心动过速等表现，严重者可导致休克、急性肾功能衰竭。苯胺和硝基苯急性中毒引起的溶血，早期一般无溶血症状，多在 2~3 天出现。

六、泌尿系统

（一）泌尿系统

中毒导致的肾功能损伤可出现少尿、无尿、蛋白尿、血尿等，重者出现肾衰竭。

1. 急性肾小管坏死

有许多毒物可引起急性肾小管坏死，表现为急性进行性肾功能障碍，尿量显著减少或无尿，最终可导致肾衰竭。如升汞、四氯化碳、毒蕈等中毒。

2. 肾缺血

引起休克的毒物可致肾缺血。

3. 肾小管堵塞

砷化氢中毒可引起血管内溶血，游离血红蛋白由尿排出时可堵塞肾小管，磺胺结晶也可堵塞肾小管，均可导致急性肾功能衰竭。

4. 肾实质损害

汞、镉、铋、铊、铀等毒物直接损害肾实质，也能导致中毒性肾病。严重缺氧状态也可引起肾实质损害。

（二）尿的颜色

1. 蓝色

亚甲蓝中毒。

2. 棕褐 – 黑色

苯胺染料、萘、苯酚、亚硝酸盐中毒。

3. 樱桃红 – 棕红色

安替匹林以及可以引起血尿及溶血的毒物中毒。

4. 橘黄色

氟乐灵中毒。

5. 绿色

麝香草酚中毒。

6. 黄色

引起黄疸的毒物、呋喃类药物中毒。

七、其他

（一）皮肤黏膜改变

1. 化学性发绀

多见于高铁血红蛋白血症，如亚硝酸中毒，也可出现在磺胺类、胺碘酮等中毒时。

2. 樱红色

一氧化碳、氰化物中毒。

3. 黄染

皮肤黄染常见于米帕林、肝损伤中毒及溶血型中毒引起的黄疸，如磷、四氯化碳、蛇毒、毒蕈等中毒；双手的黄染常见于接触三硝基甲苯。

4. 红色

硼酸中毒、双硫仑反应、万古霉素中毒等；潮红见于急性酒精中毒等。

5. 紫癜

抗凝血灭鼠剂（敌鼠钠盐和溴敌隆）、氯吡格雷、糖皮质激素、肝素、华法林、亚硝酸盐类、水杨酸制剂。

6. 刺胞皮炎

海蜇蜇伤。

7. 玫瑰糠疹

三氯乙烯中毒。

（二）五官改变

1. 眼部改变

1）瞳孔

（1）瞳孔扩大多见于药物中毒，包括抗胆碱药（如阿托品）、拟交感药、抗组胺药、三环类抗抑郁药、樟脑、乌头碱、巴比妥类药（后期）、颠茄类药物等中毒。

（2）瞳孔缩小多为阿片类（如吗啡）、吩噻嗪类（如氯丙嗪）、胆碱酯酶抑制剂

（如有机磷农药）、毒蕈中毒（如纹缘鹅膏菌）、交感神经抑制药、拟胆碱药、镇静催眠药、海洛因、巴比妥类药（早期）等药物中毒。

2）眼球震颤

如苯妥英钠、多种镇静催眠药、乙醇等中毒。

3）眼肌麻痹

如肉毒杆菌中毒。

4）视神经炎

如甲醇中毒。

5）辨色异常

绿及黄视，如洋地黄中毒。

6）视力减退

如甲醇、硫化氢（暂时性）等中毒。

7）其他

眼部不适、发红、流泪、眼睑水肿、结膜炎、角膜溃疡或穿孔，如三光气、硫化氢、腐蚀性毒物中毒等。

2. 听力

听力减退、损伤，如阿米卡星、庆大霉素、奎尼丁等中毒。

3. 嗅觉

嗅觉减退，多为铬、酚等中毒。

4. 齿龈

齿龈黑线，如重金属中毒，如铅、汞、砷等中毒。

（三）体温

1. 体温升高

如细菌性食物中毒（如副溶血性弧菌）、金属中毒（如锌、铜等），以及抗组胺药、抗抑郁药（如苯丙胺）、水杨酸类、抗胆碱药、麻黄碱、二硝基酚等中毒所致。

2. 体温下降

如镇静催眠药、麻醉镇痛类药物、醇类、吩噻嗪类、阿片类、一氧化碳、氰化物中毒等。

（四）湿度

1. 多汗

如胆碱酯酶抑制剂（如有机磷）、拟胆碱药（如毛果芸香碱）、毒蕈、阿司匹林、水杨酸盐等中毒；中毒的危重病人也可出现多汗。

2. 无汗

如抗胆碱药（如阿托品）、抗组胺药、三环类抗抑郁药等中毒所致。

（五）脱发

如甲醛、重金属中毒等。

（六）唾液分泌

1. 唾液分泌增多

唾液分泌增多（流涎）多为胆碱酯酶抑制剂（如有机磷毒物）、拟胆碱药（如毛果芸香碱）、毒蕈、砷及汞化合物等中毒。

2. 唾液分泌减少

唾液分泌减少（口干）多为抗胆碱药、抗组胺药、麻黄碱等中毒。

（七）急性中毒综合征临床表现

1. 胆碱样症状

胆碱样症状包括毒蕈碱样症状和烟碱样症状。毒蕈碱样症状表现为心动过缓、流涎、流泪、多汗、瞳孔缩小、支气管分泌液增多、呕吐、腹泻、多尿，严重时可导致肺水肿。如有机磷酸盐、毛果芸香碱、氨基甲酸酯类中毒和某些毒蕈等中毒。烟碱样症状表现为流涎、流泪、多汗、多尿、心动过速、血压升高、肌束震颤、肌无力等。如烟碱样杀虫剂中毒、烟碱中毒、黑寡妇蜘蛛中毒等。

2. 抗胆碱综合征

抗胆碱综合征主要表现为心动过速、体温升高、瞳孔散大、面色潮红、烦躁不安、吞咽困难、皮肤灼热、无汗、口干、尿潴留、肠鸣音减弱甚至肠梗阻，严重时甚至出现谵妄、幻觉、狂躁、抽搐、昏迷、呼吸衰竭等。其主要见于阿托品、曼陀罗、某些毒蕈、抗组胺药、三环类抗抑郁药等中毒。

3. 交感神经样中毒综合征

交感神经样中毒综合征主要表现为中枢神经系统兴奋、抽搐、易激惹、血压升高、心动过速、体温升高、多汗、瞳孔扩大，考虑与体内儿茶酚胺升高有关。其主要见于氨茶碱、咖啡因、苯环己哌啶、安非他命、可卡因、苯丙醇胺、麦角酰二乙胺等中毒。

4. 麻醉样综合征

麻醉样综合征主要表现为中枢神经系统抑制、呼吸抑制、血压下降、瞳孔缩小、心动过缓、肠蠕动减弱、体温降低，严重时昏迷。其主要见于海洛因、复方地芬诺酯（止泻宁）、丙氧酚中毒等。

5. 阿片综合征

阿片综合征的主要表现同麻醉样综合征。其主要见于阿片类中毒、镇静催眠药等中毒。

6. 戒断综合征

戒断综合征主要因减少或停止精神活性物质导致的一种脱瘾综合征，表现为焦虑、抑郁情绪，胃肠道症状（恶心、呕吐、食欲不振），心动过速，血压升高，瞳孔扩大，多汗，中枢神经系统兴奋，定向障碍，反射亢进等，重者可出现意识障碍、四肢抽搐、震颤和幻觉。其常见于乙醇、镇静催眠药、阿片类、肌松剂（氯苯胺丁酸）、5- 羟色胺再摄取抑制剂（SSRIs）及三环类抗抑郁药等。

参考文献

[1] 中国医师协会急诊医师分会，中国毒理学会中毒与救治专业委员会 . 急性中毒诊断与治疗中国专家共识 [J]. 中国急救医学，2016，36（11）：961–974.

[2] 李盛，魏学玲 . 职业病防治知识指导手册 [M]. 兰州：甘肃科学技术出版社，2008.

[3] 宋志芳 . 实用危重病综合救治学 [M]. 北京：科学技术文献出版社，2007.

[4] 高萌，白丽丽，林国东，等 . 380 例注射肉毒毒素美容中毒患者的临床分析 [J]. 中华急诊医学杂志，2020，29（6）：820–825.

[5] 蒋国平，蔡珽，王谦，等 . 急重症医学新进展 [M]. 北京：中国环境科学出版社，2013.

[6] 董凤岐 . 现代护理基础与临床 重症监护 [M]. 北京：中国科学技术出版社，2008.

[7] 方小芳，王世平 . 食物中毒快速检测技术 [M]. 哈尔滨：黑龙江科学技术出版社，2007.

[8] 王凌玲，石静萍，刘文，等 . CO 中毒后迟发性脑病的临床与磁共振表现 [J]. 临床神经病学，2004，17（1）：44–45.

[9] 杨义成 . 以玫瑰糠疹表现的三氯乙烯中毒 3 例临床分析 [J]. 中国皮肤性病学，2007，21（10）：605–606.

（周晶，杨昕怡）

第二篇

农药中毒标准化护理流程管理及护理

第一章　概　述

农药是指农业上可以用于预防、控制及消灭农作物生长病虫害及调节植物生长的化学药剂，已经广泛用于农业、林业、牧业的生产以及果园、粮库的管理。据《农药管理条例》限定，农药是指用于预防、控制危害农业、林业的病、虫、草、鼠和其他有害生物，以及有目的地调节植物、昆虫生长的化学合成或者来源于生物、其他天然物质的一种物质或者几种物质的混合物及其制剂。

其主要用于：①预防、控制、消灭危害农业、林业的病、虫（包括但不限于昆虫、蜱、螨）、草、鼠、软体动物和其他有害生物；②预防、控制仓库以及加工场所的病、虫、鼠和其他有害生物；③调节植物、昆虫生长；④农业、林业产品防腐或保鲜；⑤预防、控制蚊、蝇、蜚蠊、鼠和其他有害生物；⑥预防、控制危害河流堤坝、铁路、码头、机场、建筑物和其他场所的有害生物。人类在生产农药后，会按照自己的目的将之投放到环境中。因农药流通广泛，获取容易，容易造成农药中毒高发。农药的暴露范围也非常广泛，有生产性的暴露对象，如大量从事生产、运输的职业接触人群，也有非生产性的暴露对象，如使用和保存的职业接触人群，还有通过被污染的产品、土壤、水体等环境暴露的整个社会人群。据 2017 年统计，我国农药的有效利用率只有 38.8%，再加之在各种农产品及环境介质中都能检测到农药，农药对人类健康和生态环境造成了很大的影响。2019 年，国家发布的《食品中农药最大残留限量》明确规定了在我国登记使用的主要农药、禁止使用的农药、国际新型农药（进口食品有可能残留）在植物和肉、蛋、奶等动物源性主要食品中的限值，就是为了保护人民群众的健康。当这些农药经过我们的皮肤、黏膜、毛发、指甲和消化道等进入人体后，将会引起急性中毒，甚至危及生命。

由于农药易获取，在农村，农药已成为自杀性中毒的主要物质。农药中毒已成为我国农村存在的一项重大的公共卫生与社会问题。有关部门应加强农药的安全使用和宣传教育，强调农药中毒的严重性和危害性，普及预防农药中毒知识，提高农民对农药的安全使用、妥善保存和自我防护意识，引导使用高效、低毒、低残留农药，规范农药销售和购买农药的流程，优化农药的市场秩序，这对预防农药中毒有积极意义。

除了急性中毒外，长期农药暴露对人类健康的影响也非常大。我们针对职业生产性中毒的人群不可忽视，在农药生产过程中，须做好职业防护和安全生产，这是减少职业生产性中毒的重要方式。在生产、生活过程中，农药暴露虽然不可避免，但可以通过规范生产、国家监管和正确使用及保存农药来减少农药暴露给人类带来的不良影响，让农药造福社会。常见的农药中毒包括杀虫剂类、除草剂类农药中毒。以下章节将会详细介绍关于农药中毒的标准化护理流程管理及护理。

参考文献

[1] 莫欣莹. 中国农药安全规制体制与影响［D］. 大连：东北财经大学，2018.

[2] 王晓燕，孙光红. 2008—2017 年广元市农药中毒流行病学特征分析［J］. 寄生虫病与感染性疾病，2018，16（3）:125-129.

（陈静）

第二章　常用杀虫剂

第一节　有机磷酸酯类杀虫剂

一、有机磷酸酯类杀虫剂中毒

有机磷酸酯类杀虫剂是当今农业生产中使用品种最多的农药，有上百种。有机磷酸酯类杀虫剂为油状液体，大蒜味，挥发性强，一般难溶于水，在碱性条件下容易被分解失效（敌百虫除外）。

患者因接触、误食、轻生等原因引起的急性有机磷酸酯类杀虫剂中毒在临床中极为常见，发病时病情危重、多变、凶险、病死率高，严重时可危及患者生命。当误食或接触了使用过有机磷酸酯类杀虫剂且有农药残留的蔬菜、水果等农产品，或是在使用此类农药时方法错误、剂量超标、保存不当，造成大量接触，有机磷酸酯类杀虫剂可以通过皮肤、黏膜进入体内，引起中毒。

常见的有机磷酸酯类杀虫剂包括敌敌畏、乐果、敌百虫、久效磷、毒死蜱、氧乐果等。

（一）发病原因及机制

1. 发病原因

（1）误食。有机磷酸酯类杀虫剂使用非常普遍、广泛，是有效清除蔬菜、水果病虫害危险的高效广谱杀虫剂。当蔬菜、水果上农药残留、超标，人们食用后，易造成有机磷中毒。

（2）接触。有机磷酸酯类杀虫剂为农产品使用，使用者普遍受教育程度不高，可能对有机磷酸酯类杀虫剂的使用方法、剂量大小、保存方法是否妥当了解甚少，造成无意接触有机磷酸酯类杀虫剂后而中毒；或者是在生产有机磷酸酯类杀虫剂时设备包装、防护不到位，导致大面积接触而中毒。皮肤接触中毒患者一般在数小时至6天发病。

（3）轻生。部分患者因为心理问题或者情绪受打击后产生轻生念头，选择自服有机磷酸酯类杀虫剂而中毒，因有机磷酸酯类杀虫剂在市面上销售多，可轻易买到。患者口服有机磷酸酯类杀虫剂，若量较大，一般在 10 分钟至 2 小时发病。

2. 发病机制

有机磷酸酯类杀虫剂挥发性强，遇碱易分解，通过人体的皮肤、黏膜、消化道、呼吸道等吸收，短时间内就分布在全身的各个脏器、组织，以肝脏中浓度最高，肌肉和脑中最少。而有机磷酸酯类杀虫剂的代谢主要在肝内进行生物转化。发病机制主要是抑制体内乙酰胆碱酯酶的活性，使乙酰胆碱不能水解，在人体内大量蓄积，引起胆碱能神经过度兴奋，产生一系列的中毒症状。

（二）病理

有机磷酸酯类杀虫剂对人畜的毒性主要是对乙酰胆碱酯酶的抑制，引起乙酰胆碱不断地积累，使胆碱能神经受到持续冲动刺激从而导致先兴奋后衰竭的症状，重者可因呼吸衰竭而死亡。

二、护理评估

（一）病史

1. 误食

询问误食患者时，主要询问吃过什么，吃的食物是否有有机磷酸酯类杀虫剂残留。

2. 接触

对接触中毒患者询问是否在使用有机磷酸酯类杀虫剂时方法错误、剂量错误以及保存错误，或者是否为生产线上的产品包装、防护不足导致的接触中毒。

3. 轻生

询问服药患者既往有无疾病史，如心理疾病（焦虑、抑郁、情感障碍等）；询问服药前有无情绪激动或者生活中有无突发的难以承受的打击等。如患者因心理原因不愿意回答，可询问患者家属或在场人员。

以上均要观察中毒患者有无恶心、呕吐、腹痛、多汗、流泪、流涕、流涎、腹泻、尿频、大小便失禁、心动过缓、瞳孔缩小、支气管痉挛和分泌物增加、咳嗽、气急、肺水肿等症状；了解相关实验室检查结果、用药情况和效果以及一些药物的不良反应等。

（二）临床表现

胆碱能危害与急性中毒的发病时间，毒物的种类、剂量和侵入途径有密切的关系。经皮肤及黏膜吸收的中毒，一般在接触后 2~6 小时出现症状；经口服（误服或者轻生）中毒者一般在 10 分钟至 2 小时出现症状。当有中毒症状出现后，病情进展就会变得迅速，临床上主要表现为毒蕈碱样症状、烟碱样症状和中枢神经系统症状等。

（1）毒蕈碱样症状。主要是副交感神经神经末梢兴奋所导致，类似于毒蕈碱的作用，临床表现为平滑肌痉挛，如腹痛、腹泻、恶心、呕吐、大小便失禁、心跳减慢和瞳孔缩小等，此外还可出现腺体分泌物的增加，比如流涕、流涎、多汗、流泪、支气管痉挛以及分泌物的增加，表现为咳嗽、气紧、肺水肿等。

（2）烟碱样症状。当过量的乙酰胆碱在横纹肌神经肌肉接头处蓄积和刺激，使脸面、眼睑、舌、四肢和全身横纹肌发生肌纤维震颤，甚至全身肌肉的强直性痉挛，从而让全身肌肉有一种紧缩感和压迫感，随后发生肌力的减退，甚至瘫痪。当累及呼吸肌使其麻痹时可以引起周围性的呼吸衰竭。而交感神经末梢释放的儿茶酚胺可以收缩血管，引起血压升高、心跳加快和心律失常。

（3）中枢神经症状。早期患者可出现疲乏、进行性肢体麻木、无力、头晕、头痛等一系列症状，严重者可出现足部和腕部的下垂、四肢肌肉萎缩、共济失调、烦躁不安、谵妄、抽搐和昏迷等症状。

（4）迟发性神经病。有少数患者在中毒症状消失后2~3周可能会出现迟发性的神经损害，出现感觉运动型多发性神经病变的临床表现，主要是累及肢体末端，发生肌肉萎缩或者下肢瘫痪。

（5）反跳现象。急性有机磷酸酯类杀虫剂中毒的患者在经过积极抢救和对症治疗后，在症状明显好转的恢复期，病情可能会出现突然的加重恶化，再一次出现中毒症状（胆碱能危象），称之为反跳现象。其原因可能：①与早期毒物清除不彻底、不到位，经毛发、皮肤黏膜、胃肠道吸收残留的有机磷酸酯类杀虫剂有关；②与治疗不当、解毒剂停用和减量过早有关；③与机体本身和应激功能下降有关。

（6）中间综合征。其指有机磷酸酯类杀虫剂在体内排出不畅、不彻底，在人体内再分布，或者临床用药剂量不足等原因，使乙酰胆碱酯酶长时间受到抑制，堆积在突触间隙内，高浓度乙酰胆碱持续刺激突触后膜上烟碱受体并使之失敏，导致冲动在神经肌肉接头处传递受阻所产生的一系列症状，如：①先兆期，发病前2~3小时常有瞳孔散大、心跳增快、四肢躁动、面色微红，有类似于阿托品化的症状；②前驱表现，患者烦躁后逐渐趋于安静，出现颅神经麻痹，突然出现转头、耸肩、抬头困难、眼睑下垂、眼球活动困难、面瘫、饮水呛咳等；③严重者会出现呼吸肌麻痹，临床表现为胸闷、气紧、呼吸困难，面及口唇发绀，病情恶化迅速，出现呼吸衰竭，必须给予呼吸支持，如无呼吸支持则很快趋于死亡。

（7）多脏器损害。如：①心脏损害，可有心脏性猝死；②肺部损害，可有肺水肿；③肝肾损害，可有急性肝衰竭和肾衰竭的发生，但经过积极治疗后，肝肾功能的损害多为可逆性，可恢复正常或仅有轻微损害；④局部损害，部分皮肤、黏膜接触的患者可引起过敏性皮炎，严重者会伴有水疱或者剥脱性皮炎；⑤当不慎将有机磷酸酯类杀虫剂滴入眼内，可引起眼结膜的充血和瞳孔缩小等症状。

（三）实验室检测

1. 全血胆碱酯酶活力的测定

全血胆碱酯酶活力的测定是诊断有机磷酸酯类杀虫剂中毒的特异性指标，对判断中毒程度以及疗效测定和预后的评估尤为重要。它可反映出有机磷酸酯类杀虫剂对血液中胆碱酯酶活力的破坏严重程度，继而动态观察全血胆碱酯酶活力的恢复情况，对于指导临床治疗具有重要意义。

2. 毒物检测

毒物检测是利用气相色谱仪在高温下观察不同农药色谱出现的时间。在患者的血、大小便及胃内容物中可检测到有机磷酸酯类杀虫剂中毒的特异性代谢产物。动态的血药浓度检测可以辅助评估患者的病情变化。

3. 非特异性的指标检测

如肌红蛋白、肌钙蛋白可评估有机磷酸酯类杀虫剂中毒对心脏损害的程度，胆红素、凝血功能等可作为肝肾功损害的判断指标等。

（四）中毒分度

1. 轻度中毒

胆碱酯酶活力一般在 50%~70%，以毒蕈碱样症状为主，出现恶心、呕吐、腹痛等。

2. 中度中毒

胆碱酯酶活力一般在 30%~50%，在轻度症状加重的基础上出现烟碱样症状，血压升高、心跳加快、心律失常等。

3. 重度中毒

胆碱酯酶活力一般在 30% 以下，除了轻中度症状以外，可有多器官功能衰竭，如呼吸衰竭等。

三、救治措施

1. 一般措施 / 现场急救

迅速清除皮肤、黏膜处还未吸收的毒物，防止毒物进一步被人体吸收。发现中毒患者时应该立即带离中毒现场，将被毒物污染的衣物去除，条件允许时用肥皂水清洗污染的皮肤、毛发和指甲等，可以阻止毒物的进一步吸收。如果毒物不慎入眼，应该尽早及时用生理盐水反复、彻底地冲洗，且在迅速清除毒物的同时争取时间，尽快使用解毒药。

2. 催吐和洗胃

经口服（误服或轻生）的患者，应尽快给予催吐或者洗胃。有洗胃条件时，所有中毒患者均应该尽早彻底洗胃，这是抢救成功的关键。对明确是有机磷酸酯类杀虫剂中毒的，洗胃时宜用温盐水或 2% 碳酸氢钠（敌百虫禁用），且每次灌液量不能太大，约400 ml，反复多次洗胃，直至胃内溶液无农药味，且抽出液与灌液量基本一致，总量在10~20 L，甚至更多。对于有意识障碍的患者，洗胃时应先做好气道管理，必要时行气管插管后洗胃。

3. 导泻

一般在催吐和洗胃后给予导泻，加快毒物的排出，这也是一种清除消化道毒物的方法。常用的导泻药物硫酸钠、硫酸镁或 20% 的甘露醇稀释后给予口服或者经胃管注入。

4. 吸附剂

活性炭是一种安全有效、可以降低毒物经胃肠道入侵的吸附剂。一般在洗胃后使用，每次 50~100 g，但肠梗阻患者禁用。

5. 解毒剂

针对有机磷酸酯类杀虫剂毒物的特效解毒剂主要是胆碱酯酶复活剂和抗胆碱药阿托品。遵循早期、足量、联合、重复用药，且以复活剂为主、抗胆碱药为辅的治疗原则。

a. 复活剂可以使用复活胆碱酯酶，使有机磷酸酯类杀虫剂与其产生反应而失去毒性。目前推荐使用氯解磷定，使用简单、安全、高效，是复活剂的首选用药，宜肌内注射。

b. 抗胆碱药可以阻断乙酰胆碱的烟碱样症状，首选药物为阿托品。使用原则为早期、适量、个体化、反复直至烟碱样症状缓解或者迅速达到阿托品化。阿托品化的指征为：瞳孔扩大，颜面潮红，口干，皮肤干燥，肺部湿啰音消失，心率在 90~100 次 / 分，且越早阿托品化越好。当患者出现瞳孔比正常时扩大、意识模糊、烦躁不安、抽搐、昏迷等症状时，警惕阿托品中毒，应及时停用阿托品。因此在使用阿托品时要注意控制其用量，既要避免用量不足而不能缓解中毒症状，也要预防用量过多带来的不良后果。

6. 血液净化

血液净化（血液透析、血液灌流、CRRT）在清除毒物的同时也会不同程度地吸附解毒剂，降低解毒剂的疗效，有潜在诱发反跳现象的风险。但大量国内应用血液净化治疗有机磷酸酯类中毒的案例提示，血液净化治疗对于有机磷酸酯类中毒效果明显。治疗期间严密观察患者的病情变化和临床表现，及时调整解毒剂的剂量。

7. 对症治疗

有机磷酸酯类杀虫剂中毒引起患者的主要死亡原因是肺水肿、呼吸衰竭、呼吸肌麻痹、休克、心脏骤停，因此在积极对因治疗的同时，还需积极对症治疗，以维持心肺功能为重点，保证呼吸道的通畅，做好呼吸支持。

8. 输血治疗

输注新鲜血浆或全血可以促进血中毒素的排出及乙酰胆碱酯酶活力的恢复。

四、护理诊断及问题

（1）体液不足。与呕吐、腹泻严重有关。

（2）气体交换受损。与呼吸道腺体分泌物过多有关。

（3）尿潴留。与解毒药的应用有关。

（4）体温过高。与解毒药的应用有关。

（5）舒适度的改变。与疾病有关。

（6）有感染的可能。与抵抗力、免疫力下降有关。

（7）焦虑、知识缺乏。与缺少有机磷酸酯类杀虫剂的相关知识有关。

（8）潜在并发症。意识障碍、昏迷、呼吸衰竭、急性肺水肿。

五、护理措施及观察要点

1. 脱离中毒环境，迅速清除尚未被吸收的毒物

去除污染衣物，肥皂水清洗被污染的毛发、皮肤、黏膜和指甲。

2. 密切观察病情变化

定时记录患者的生命体征，观察患者的神志、瞳孔、意识状态的变化，最好用监护仪 24 小时动态监测患者生命体征的变化。

3. 维护呼吸功能

保持呼吸道的通畅，患者取平卧位，保持头偏向一侧，意识不清者予肩下垫高，颈部保持伸展，防止舌根后坠导致窒息。给予高流量吸氧，及时清除呼吸道内的分泌物，保持呼吸道的通畅，并且做好随时气管插管或气管切开的准备。

4. 遵医嘱给予抗胆碱药阿托品、复活剂氯解磷定

观察用药效果及用药反应。阿托品需早期、足量、反复给药，至阿托品化，但又要警惕阿托品过量。有机磷酸酯类杀虫剂中毒、阿托品化、阿托品中毒的症状见表 2-2-1。

表 2-2-1 有机磷酸酯类杀虫剂中毒、阿托品化、阿托品中毒的症状

	有机磷酸酯类杀虫剂中毒	阿托品化	阿托品中毒
神经系统	表情淡漠、昏迷或抽搐	意识逐渐趋于清醒	谵妄、幻觉、抽搐、烦躁、昏迷
皮肤	苍白、潮湿	颜面潮红、干燥	颜面绯红、干燥
瞳孔	缩小，濒死时放大	由小变大，不再缩小	极度放大
体温	无高热	无高热，37~38.5℃	高热 39℃以上
心率	心率慢	90~100 次 / 分	心动过速

而胆碱酯酶复活剂（氯解磷定）以早期、足量、重复为给药原则，不可与碱性药物配伍，最佳给药途径为肌内注射。其常见的药物反应有眩晕、视物模糊、血压升高等，当剂量过大时会出现呼吸抑制、肌肉震颤甚至昏迷等。

5. 密切观察反跳现象和猝死的发生

一般发生在中毒后 2~7 天，注意反跳现象的先兆症状，如胸闷、流涎、汗多、言语不清、吞咽困难等，应该立即通知医生，遵医嘱补充阿托品，快速达到阿托品化。

6. 保留导尿

使用阿托品会使膀胱括约肌松弛，造成排尿困难，遵医嘱给予保留导尿并做好会阴部的护理。

六、标准化护理流程管理

有机磷酸酯类杀虫剂中毒标准化护理流程管理见图 2-2-1。

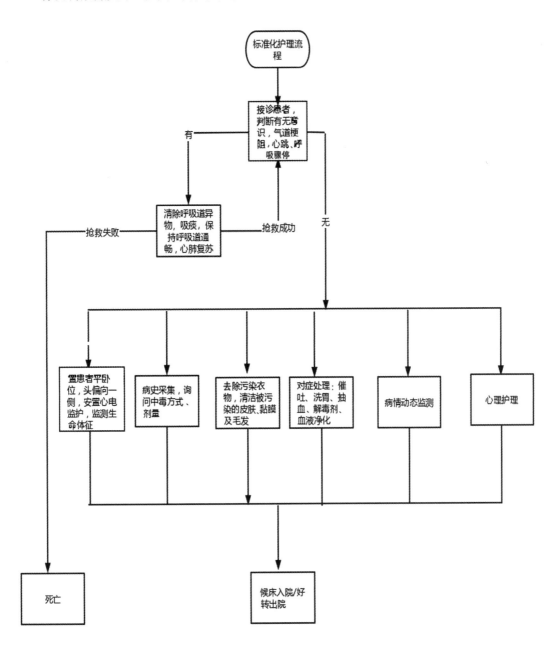

图 2-2-1　有机磷酸酯类杀虫剂中毒标准化护理流程管理

七、知识拓展

有机磷酸酯类杀虫剂中毒可致认知功能发生损伤，多数表现为注意力下降、警觉性降低、信息处理速度下降、记忆障碍等轻度认知功能障碍。有研究证实，阿尔茨海默病患者的脑组织中胆碱能系统功能下降。而有机磷酸酯类杀虫剂中毒致胆碱能下降可能诱发阿尔茨海默病。认知功能下降也会对患者的生活和工作造成严重影响，比如在工作生活中，患者会因为注意力不集中、警觉性降低等更容易发生交通事故或工伤；尤其针对儿童及慢性暴露者，其症状相对隐匿，不易发现，而长期慢性暴露会加重神经系统认知功能损伤，甚至进展为阿尔茨海默病。因此临床医师应提高关于有机磷酸酯类杀虫剂中毒对患者认知功能损害的认识，早发现早治疗，对预后尤为重要。

参考文献

[1] 严景陵. 盐酸戊乙奎醚与阿托品治疗急性有机磷中毒的疗效比较 [J]. 中国当代医药，2011，18（33）：59–62.

[2] 于秀英，张冬梅，赵艳琴. 气相色谱法测定蔬菜中五种有机磷酸酯类杀虫剂的残留量 [J]. 内蒙古民族大学学报（自然科学版），2016，31（03）：232–235.

[3] 孙玉环. 急性重症有机磷酸酯类杀虫剂中毒 126 例的护理 [J]. 检验医学与临床，2012，9（7）：878–879.

[4] 章洪院，王超，李海山. 有机磷酸酯类杀虫剂中毒对认知功能影响研究进展 [J]. 中华劳动卫生职业病杂志，2021，39（4）：313–316.

（陈静）

第二节　氨基甲酸酯类杀虫剂

一、氨基甲酸酯类杀虫剂中毒

氨基甲酸酯类杀虫剂是在有机磷酸酯类杀虫剂之后发展起来的一类新型广谱农药。氨基甲酸酯类杀虫剂大部分为白色晶体，少部分工业品带有粉红色或者灰黄色，无特殊气味，味道苦且带冰冷的感觉。其难溶于水，在光、热、酸的环境下比较稳定，但是遇碱就容易水解而失效。相比有机磷酸酯类杀虫剂，其毒性低，且选择性杀虫效果好，最近几年来被广泛运用于农业中防治害虫。

氨基甲酸酯类杀虫剂虽然毒性低，但是却具有致癌性。有研究证明，将氨基甲酸酯类给予注射、口服或者是作用于皮肤上可致癌，因此，2007 年，国际癌症研究机构将氨基甲酸酯类列为 2A 类致癌物。氨基甲酸酯类杀虫剂在我们的生活中无处不在，如含有酒精的农作物，尤其是某些食材、水果、威士忌、白酒都含有低浓度的氨基甲酸酯类杀虫剂。日本（2000 年）和我国香港（2009 年）的相关研究概括了在日常生活中的氨基甲酸酯类杀虫剂的累积暴露的程度。一些发酵的食品，如大酱、面包、酱油、泡菜、饼干、豆腐、面包卷、馒头，还有白酒、清酒和梅子酒等食品中都有一定的氨基甲酸酯类杀虫剂含量。

氨基甲酸酯类杀虫剂的特点如下：

（1）具高效迅速、选择性高、强内吸性、残留毒性期短以及对人畜毒性低等优点。

（2）不同结构、类型的氨基甲酸酯类杀虫剂，其生物活性和防治对象差别大。

（3）与有机磷酸酯类杀虫剂作用机制基本一致，都是抑制乙酰胆碱酯酶的活性，但两者中毒反应的过程有差异。

（4）如与有机磷酸酯类杀虫剂混用，有的会增加效果，有的则会产生拮抗作用。

氨基甲酸酯类除了可以用作杀虫剂、除草剂，还可以用作灭蚊药、灭蟑螂药等，大多数为中低毒性。具体可以分为以下五类：

（1）萘基氨基甲酸酯类，如西维因。

（2）苯基氨基甲酸酯类，如叶蝉散。

（3）氨基甲酸肟酯类，如涕灭威。

（4）杂环甲基氨基甲酸酯类，如呋喃丹。

（5）杂环二甲基氨基甲酸酯类，如异索威。

氨基甲酸酯类杀虫剂中毒可经我们的皮肤、黏膜、指甲、毛发、消化道以及大面积的接触侵入人体引起中毒。

（一）发病原因及机制

1. 发病原因

其跟有机磷酸酯类杀虫剂中毒发病原因基本一致。

（1）误食 / 吸入。氨基甲酸酯类杀虫剂毒性较有机磷酸酯类杀虫剂对人畜毒性低、起效快、残留期短。当农作物如蔬菜、水果上农药残留、超标时，人们食用易造成氨基甲酸酯类农药中毒，或是使用该类杀虫剂用于家庭害虫的防治时，过量吸入而中毒，或误食一些含有氨基甲酸酯类农药的发酵食物，如清酒、梅子酒、面包、饼干、豆腐等。因氨基甲酸酯类除了可以用作杀虫剂、除草剂，还可以用作灭蚊药、灭蟑螂药等，且无色无味，须特别注意儿童因识别能力有限而导致的误服。加强农药管理、使用，加强对幼儿、学龄前儿童的看护和管理是预防和减少农药中毒的关键。

（2）大面积接触。氨基甲酸酯类杀虫剂广泛在农林业使用，跟有机磷酸酯类杀虫剂一样，使用者普遍受教育程度不高，可能会对其在喷洒过程中的使用方法、剂量大小、保存方法是否妥当了解甚少，或在高温下喷洒农药时间过长，造成无意中接触后而中毒，或者是在生产农药时设备、包装不过关，防护不到位，导致大面积接触而中毒。皮肤接触中毒患者一般在接触氨基甲酸酯类杀虫剂 2~4 小时就可发病，最快的半小时可发病。

（3）轻生。部分患者因为心理问题或者情绪受打击后产生轻生念头，选择自服氨基甲酸酯类杀虫剂而中毒。因该类农药在市面上销售多、成本低，未严格管控，可轻易买到。患者多选择口服，一般量较大，在 10 分钟左右即可发病。

2. 发病机制

氨基甲酸酯类杀虫剂的发病机理和有机磷酸酯类杀虫剂非常相似，都是乙酰胆碱酯酶的阻断剂，抑制胆碱酯酶活性，使酶活性中心丝氨酸的羟基被氨基甲酰化，失去酶对乙酰胆碱的水解能力，造成人体组织内乙酰胆碱的堆积而中毒。氨基甲酸酯类杀虫剂不需要经代谢活化即可直接与胆碱酯酶形成疏松的复合体。氨基甲酸酯类杀虫剂与胆碱酯酶结合是可逆的，它在机体内可很快被水解，胆碱酯酶活性比较容易恢复，所以其毒性作用和症状与有机磷酸酯类农药中毒相比，发病快、作用轻、恢复快，其预后也较好。

（二）病理

氨基甲酸酯类杀虫剂可经胃肠道、呼吸道侵入人体，或者经皮肤、黏膜、指甲、毛发缓慢吸收。氨基甲酸酯类杀虫剂进入人体后很快分布在全身脏器和组织中，代谢速度迅速，在肝内被水解和结合而解毒，且组织器官中浓度明显低于体液浓度，代谢产物迅速随尿排出体内，一般经过 24 小时就可排出 70%~80% 的摄入量。氨基甲酸酯类杀虫剂中毒与有机磷酸酯类杀虫剂中毒的不同之处有以下几点：

（1）无须活化直接结合胆碱酯酶，形成疏松的氨基甲酰化胆碱酯酶复合体。

（2）胆碱酯酶可以迅速恢复正常，一般在 24 小时内。

（3）无须使用复能剂，肟类复能剂的使用可能会影响其胆碱酯酶的复能。

（4）无迟发性神经系统病变。

氨基甲酸酯类杀虫剂是乙酰胆碱酯酶的直接阻断剂，因而与迟发性神经疾病的症状无关。氨基甲酸酯类杀虫剂的中毒症状是特征性的胆碱性流泪、流涎，瞳孔缩小，惊厥和死亡。国外有关的成年男性志愿者实验表明，每天给予口服西维因连续 6 周后，经生理学、生物化学和组织学检查未见异常，可以看出氨基甲酸酯类杀虫剂对人的毒性不强。由此可见该农药急性中毒潜伏期短、发病快、症状轻、持续时间短，轻度中毒很快可自行恢复，且救治时不宜使用肟类复能剂。

二、护理评估

（一）病史

评估患者食用的食物是否有该杀虫剂残留，是否有使用该杀虫剂防治害虫史。询问接触中毒的患者在喷洒时是否方法错误、剂量错误以及保存错误，或者是生产线上的产品包装不合格、防护措施不到位而引起大面积接触中毒；询问服药患者既往有无疾病史，如心理疾病（焦虑、抑郁、情感障碍等）；询问服药前有无情绪激动或者生活中有无突发的难以承受的打击等。观察患者有无恶心、呕吐、腹痛、多汗、流泪、流涕、流涎、腹泻、尿频、大小便失禁、心跳减慢和瞳孔缩小、肌肉震颤、支气管痉挛以及分泌物增加、咳嗽、气急、肺水肿等症状；观察患者的呕吐物有无特殊气味。氨基甲酸酯类农药多无味而有机磷酸酯类农药多为蒜臭味。

（二）临床表现

急性氨基甲酸酯类杀虫剂中毒与有机磷酸酯类杀虫剂中毒临床表现相似，主要有以下表现，但其症状均比有机磷酸酯类杀虫剂中毒轻。口服中毒多在10~30分钟发病。

1. 毒蕈碱样症状

其主要为副交感神经神经末梢兴奋所致，类似于毒蕈碱作用，表现为平滑肌痉挛，如腹痛、腹泻、恶心、呕吐、心率减慢和瞳孔缩小、大小便失禁等以及腺体分泌物增加，比如流涕、流涎、多汗、流泪、支气管痉挛和分泌物增加，表现为咳嗽、气紧、肺水肿等。

2. 烟碱样症状

大量口服时可使过量的乙酰胆碱在横纹肌神经肌肉接头处不断地堆积和刺激，使脸面、眼睑、舌、四肢和全身横纹肌发生肌纤维震颤，严重时可致全身肌肉的强直性痉挛，全身肌肉有紧缩感和压迫感，随后发生肌力的逐渐减退，严重时可瘫痪。当累及呼吸肌使其麻痹时，可以引起周围性的呼吸衰竭甚至死亡。而交感神经末梢释放儿茶酚胺，使血管收缩，引起血压升高、心跳加快和心律失常。

3. 皮肤、黏膜的损伤

眼结膜污染可有烧灼感，红肿热痛，伴有流泪；皮肤局部的污染可造成皮肤的烧灼感，并伴有疼痛、潮红和局部皮疹。

（三）实验室检测

（1）全血胆碱酯酶的测定多为轻度降低，活力一般为70%以上。

（2）尿液中氨基甲酸酯类原形物或是其代谢产物的测定。

（四）中毒分度

1. 轻度中毒

有较轻度的毒蕈样症状和中枢神经系统的症状，如恶心、呕吐、头痛、头晕、乏力、视物模糊、多汗和瞳孔缩小等。

2. 中度中毒

除了轻度中毒症状外，可出现肌肉震颤、血液升高，胆碱酯酶活力下降为30%~70%。

3. 重度中毒

出现肺水肿、脑水肿、昏迷，全血胆碱酯酶活力下降到30%以下，还会引起呼吸肌麻痹，继而呼吸衰竭甚至死亡。

三、救治措施

1. 一般措施 / 现场急救

迅速清除皮肤黏膜处还未吸收的毒物，防止毒物进一步被人体吸收。发现中毒患者时应该立即带离中毒的现场，将被毒物污染的衣物去除，条件允许时用肥皂水清洗污染的皮肤、毛发和指甲等，可阻止毒物的进一步吸收。如果毒物不慎入眼，应该尽早及时用生理盐水反复、彻底地冲洗，且在迅速清除毒物的同时争取时间，尽快使用解毒药。

2. 正确识别农药中毒的类型

因氨基甲酸酯类杀虫剂在临床的表现和用药上与有机磷酸酯类杀虫剂中毒无太大差别，所以临床上容易误判和误诊。两者在气味上有较大的差别，应观察患者的呕吐物有无特殊气味，氨基甲酸酯类杀虫剂多为无味，而有机磷酸酯类杀虫剂多为蒜臭味。

3. 催吐和洗胃

经消化道接触者，应尽快给予催吐或者洗胃。神志清楚且配合度高的患者，可先自行饮水 300~500 ml。指导患者自己用手指或者压舌板、筷子等物体刺激咽喉部从而诱发呕吐，并反复数次，直至胃内容物完全吐出为止。但催吐一般在不具备洗胃条件和环境时使用。

当正确识别中毒药品后，有洗胃条件时，所有中毒患者均应尽早、彻底地洗胃，这是抢救成功的关键。选择正确的洗胃液洗胃，明确是氨基甲酸酯类杀虫剂中毒时宜用温盐水或 2% 碳酸氢钠（敌百虫禁用）洗胃，不宜用 1∶5 000 高锰酸钾液，每次灌液量不能太大，约 400 ml，反复多次洗胃，直至胃内溶液无农药味，且抽出液与灌液量基本一致，总量在 10~20 L，甚至更多。对于有意识障碍患者，洗胃时应先做好气道管理，必要时行气管插管后洗胃。

4. 导泻

一般在催吐和洗胃后可给予导泻，加快毒物的排出，这也是一种清除消化道毒物的方法。常用的导泻药物有硫酸钠、硫酸镁（30~50 ml），或将 20% 的甘露醇稀释后给予口服或经胃管注入。

5. 解毒剂的应用 / 抗胆碱药的使用

氨基甲酸酯类杀虫剂中毒症状较有机磷酸酯类杀虫剂中毒较轻，中毒吸收快，症状轻，恢复也快，一般 24 小时经肾脏由尿液排出，一般为摄入量的 70%~80%。临床上治疗以早期应用阿托品类为主，用量及时间间隔长短应根据中毒的程度和量来决定。对于轻、中度中毒，以口服或肌内注射阿托品为主，不用达到阿托品化；对于重度中毒患者则强调迅速达到阿托品化，但总的用药剂量要远小于有机磷酸酯类杀虫剂中毒时的用药剂量，用药的间隔时间也应随之延长，根据患者的病情逐渐减少阿托品的用量，一般不超过 24 小时。在使用阿托品的同时禁止应用肟类复能剂，肟类复能剂可增加氨基甲酸酯类杀虫剂的毒性，从而加重对血乙酰胆碱酯酶的抑制，使得阿托品的疗效降低。曾有抢救重度氨基甲酸酯类杀虫剂中毒患者使用肟类复能剂而致死的报道，应当引起重视。

6. 加速排泄

根据患者的病情和症状适当给予利尿补液及碱化尿液等，督促患者多喝温开水，加速毒物的代谢和排出。

7. 对症治疗

保持呼吸道通畅，给予鼻导管吸氧；维持体液和电解质的平衡；预防肺水肿、脑水肿的发生，必要时给予激素；接触性皮炎可对症给予炉甘石洗剂涂抹并口服抗过敏的药物。患者烦躁不安时，可遵医嘱给予一定的镇静催眠药。

8. 血液净化

重度中毒患者给予血液净化，可加速毒物的稀释和排出。

四、护理诊断及问题

（1）体液不足。与呕吐、腹泻严重有关。

（2）气体交换受损。与呼吸道腺体分泌物过多有关。

（3）尿潴留。与解毒药的应用有关。

（4）体温过高。与解毒药的应用有关。

（5）舒适度的改变。与疾病有关。

（6）有感染的可能。与抵抗力、免疫力下降有关。

（7）焦虑、知识缺乏。与缺少氨基甲酸酯类杀虫剂的相关知识有关。

（8）潜在并发症。意识障碍、昏迷、呼吸衰竭、急性肺水肿。

五、护理措施及护理观察要点

（1）脱离中毒环境，迅速清除尚未被吸收的毒物，去除污染衣物，用肥皂水清洗被污染的毛发、皮肤、黏膜和指甲。

（2）密切观察患者的病情变化，定时记录其生命体征；观察患者的神志、瞳孔、意识状态的变化。置患者为平卧位，保持头颈部的过伸，及时清除患者呼吸道的分泌物。遵医嘱予床旁心电监护及高流量吸氧 4~5 L/min，保持呼吸道通畅，建立静脉通道；有呼吸困难者、高流量吸氧不能缓解者，需协助医生行气管插管或气管切开，呼吸机辅助呼吸；意识障碍者遵医嘱给予镇静药，保证呼吸系统和循环系统的正常运行。

（3）遵医嘱给予抗胆碱药阿托品，观察用药效果及用药反应。

（4）使用阿托品会使膀胱括约肌松弛，造成排尿困难，遵医嘱给予保留导尿并做好会阴部的护理。

（5）注意与有机磷酸酯类杀虫剂中毒患者鉴别诊断，因两者症状极其相似，故此类农药中毒极易误诊。氨基甲酸酯类杀虫剂中毒与有机磷类杀虫剂中毒相比来说，具有作用较快、程度较轻、恢复较快等特点。注意区别。

（6）意识清晰者先进行催吐，再进行洗胃，直至洗胃液无农药味后进行导泻治疗，清除肠道内残留毒物。根据患者情况可重复洗胃。

（7）抗胆碱药的使用首选阿托品。注意观察用药效果及用药反应。

（8）血液净化须及早进行。在与家属沟通病情时交代进行血液净化的必要性和重要性以及可能会出现的并发症，征求家属及患者的同意并签署知情同意书，做好血液净化前的准备工作。

（9）做好患者的心理护理。了解患者中毒的原因，如为口服中毒，应针对不同的原因，包括感情、事业、家庭、慢性疾病困扰、孤寡老人等，给予针对性的心理护理。帮助患者分析遇到的困难和问题，及时给予建议性的解决方式，帮助患者树立对生活的信心，善于发现生活的美好之处，使其乐观积极地面对，主动配合治疗。同时对患者家属做好心理护理，家人的支持是稳定患者情绪的关键。

六、标准化护理流程管理

标准化护理流程是根据急危重症患者抢救的轻重缓急而制订的一项多角度、多方位及安全的护理服务。虽然抢救是否成功有很多影响因素，但标准化的护理流程能大大提高救治成功率，可有效地避免在救治患者时出现手忙脚乱的现象。针对氨基甲酸酯类杀虫剂中毒做好标准化护理流程管理非常有必要。梳理流程如图 2-2-1 所示。

七、知识拓展

我国作为农业大国，用于农作物的农药远远高于其他国家使用的平均水平，其中以水为溶剂的灭多威作为氨基甲酸酯类杀虫剂的一种，在生产过程中会产生高浓度的有毒废水，其废水中含有恶臭、色度高的硫肟类酯类，难以生物降解。

长期接触灭多威可导致动物的肝毒性、细胞毒性和神经毒性。法国有调查提示，约 4.2% 的人口在 2012—2016 年直接或间接受到了灭多威的毒害。由此可见对于加强该类杀虫剂的市场监管和规范使用的必要性。

参考文献

[1] 王达 .SD 大鼠口服农药呋喃丹的致癌性研究 [J]. 癌变·畸变·突变，1990（3）：27–28.

[2] 张杰 .40 例儿童急性氨基甲酸酯类杀虫剂中毒临床分析 [J]. 中国保健营养，2010，5：348.

[3] 金爱琼，赵俊颖，何小明 . 根管治疗术四手操作法的护理配合 [J]. 安徽医学，2004，25（3）：196–198.

[4] 农业农村部 . 到 2020 年农药使用量零增长行动方案 [Z].2015–02–17.

[5] 黄丽媛，谢春燕，李岩，等. 灭多威农药废水处理改造工程实例 [J]. 工业水处理，2019，39（4）:104-106.

[6] Ren Q，Zhao R，Wang C，et al. The role of AChE in swimming behavior of Daphnia magna: Correlation analysis of both parameters affected by deltamethrin and methomyl exposure[J]. Journal of Toxicology，2017，2017（10）:326-727.

[7] Boucaud- Maitre D，Rambourg M，Sinno- Tellier S，et al. Human exposure to banned pesticides reported to the French Poison Control Centers: 2012- 2016[J]. Environmental Toxicology and Pharmacology，2019，69（3）：51-56.

（陈静）

第三章　常用除草剂

第一节　联吡啶类除草剂

百草枯（paraquat，PQ）又名克芜踪、对草快、一扫光。它的化学名称为 1，1- 二甲基 -4，4- 联吡啶阳离子盐（分子式：$C_{12}H_{14}Cl_2N_2$）。其有二氯化物（化学名称为 1，1- 二甲基 -4 或 4- 联吡啶二氯化物）和双硫酸甲酯盐（化学名称为二硫酸甲酯）两种，是有机杂环类广谱除草剂和脱叶剂，是具有快速灭生性、非选择性特点的触杀型除草剂，在农业生产中被广泛使用。

百草枯直接与土壤接触可在土壤内快速进行分解，但对土壤周围的环境无任何伤害，广泛应用于农业中。然而它对人体有很强的毒性，口服致死量为 40 mg/kg。百草枯腐蚀性强，人体中毒死亡率高。国内报道其临床死亡率高达 95%，是人类急性中毒死亡率最高的除草剂。因其无特效解毒剂，病死率非常高。百草枯中毒在早期症状时可出现肺损伤、急性呼吸衰竭，逐步发展为肺纤维化，后期多死于呼吸衰竭。本章节以百草枯为例作详细讲述。

一、联吡啶类除草剂中毒

（一）发病原因及机制

1. 常见原因

中毒的原因按照途径的不同，可分为以下几种：

（1）吸入性中毒。呼吸道是农药侵入机体最快、最方便的途径，因肺泡数量多，表面积大，通透性强，毛细血管丰富，进入肺泡的药物可迅速被吸收而直接进入血液循环。吸入性中毒经常在农药熏蒸、喷洒、调配、储存保管及运输过程中发生，中毒的程度取决于农药的毒性和肺部吸收量的多少。在工作或劳作过程中，由于不注意劳动保护或违反安全防护制度，药物经呼吸道吸入，从而导致中毒。如逆风配药，配制浓度过高，吸入农药蒸气过多；喷洒农药过程中不遵守安全操作规程，喷药方法不当，如不隔行喷药、逆风喷药或前后左右喷药；连续喷药时间过长或误入施药不久的田间劳动等都会引起中毒。

（2）接触性中毒。眼、口、鼻腔黏膜易于暴露，其中以眼结膜对毒物最为敏感。同样的中毒剂量，由眼进入体内的毒性作用发作要快得多。如果药物洒在皮肤上，没有及时清除或者穿了一些被残留的农药污染过的衣物，农药中的有害物质可经皮肤渗透到体内，造成中毒。如喷洒农药时穿短袖、短裤，不戴口罩，甚至赤足、裸背；喷洒农药的器械故障未及时修理，喷洒时漏液、冒液或发生阻塞时徒手拧、用嘴吹等都会引起中毒。

（3）食入性中毒。我国以误服和口服自杀最为常见，成年人口服致死量为2~6g（5~15 ml）。误服的原因很多，如农药保管不善，误当食品或药物服用；农药污染食品；进食农药中毒死亡的动物或农药拌种的粮食；误用盛过农药的器具装食品等，均可造成误服中毒。投毒和服毒可见于民事纠纷未得妥善处理，当事人在复杂的心理作用下产生的报复性或自杀性手段；或患有精神疾病的人，如抑郁症患者；或他人投毒等。若食入剂量过大，可造成严重后果。

（4）其他途径。毒物通过肌肉、血管等途径进入体内，其临床表现将更加凶险，预后也非常差。

2. 中毒机制

目前中毒机制还需进一步阐明，多数学者认为百草枯是一种电子受体，进入人体后不与血浆蛋白结合，会被肺Ⅰ型和肺Ⅱ型细胞主动转运而汲取到细胞内部，大部分细胞沉积在肺组织内，作用于细胞的氧化还原反应，产生有毒的氧自由基等造成细胞膜脂质过氧化，引起细胞变性、坏死、肿胀而致肺出血、肺水肿、透明膜变性和纤维细胞增生。同时，细胞膜脂质过氧化还可引起线粒体膜渗透性增加，导致线粒体肿胀，还使体内还原型谷胱甘肽的活性受抑制，削弱线粒体对氧化应激的抵抗能力；抑制超氧化物歧化酶和过氧化氢酶的活性，从而减弱机体的抗氧化作用；在产生大量活性氧（ROS）的过程中也使还原型辅酶Ⅰ及其还原当量耗尽，从而使肺内许多生化反应无法进行，造成了细胞的损伤和死亡，引起细胞内钙稳态失衡等。

（二）病理

（1）肺急性损伤和肺纤维化。百草枯进入体内后可引起急性肺水肿和肺泡上皮细胞脱落，同时引起肺部毛细血管充血和轻度急性炎症反应。肺水肿后渗出液进入肺泡腔，肺泡表面活性物质消失，使其表面张力增加而形成透明膜。急性百草枯中毒后肺间质逐渐出现散在的单核细胞，并在数天后布满整个肺间质。百草枯中毒晚期在激活素 A 和 B 以及转化生长因子 - β$_1$（TGF - β$_1$）的诱导下，原成纤维细胞迅速分化为成熟的成纤维细胞，肺组织学表现为致密的成纤维细胞组织，肺组织结构几乎完全闭塞。亚急性百草枯中毒的一个特征性表现为进行性肺纤维化，发生在百草枯摄入体内后数天至数周。

（2）肝肾等脏器功能损伤。百草枯经过肾脏时可在肾小管细胞内积累，导致还原和氧化循环并产生活性氧破坏近端肾小管，引起急性肾损伤（AKI）。由于百草枯排泄的主要器官为肾脏，因此由百草枯造成的肾脏损伤可能会减少百草枯的清除，增加其对其他器官的毒性。百草枯还可引起肝脏损害。

（3）神经系统受损。因为百草枯很容易透过血脑屏障，诱导氧化应激损伤血脑屏障内皮细胞，进一步增加其通透性。百草枯通过提高多巴胺的水平和抑制乙醛脱氢酶（ALDH）来影响多巴胺分解代谢。在这一过程中，多巴胺可能作为一种神经毒素引起多巴胺能神经元的损伤和死亡。百草枯可能会通过激活 Glu 受体的亚型和 n- 甲基 -d 受体而导致氧化应激产生 ROS。反过来，ROS 增加也可能进一步阻碍机体对 Glu 的吸收，抑制 Glu 合酶的活性对星形胶质细胞的影响，并导致神经细胞死亡。百草枯还会导致部分患者出现癫痫的症状。有相关文献报道过百草枯中毒后患者出现癫痫等精神症状的病例，有可能是大脑受损后引起的异常放电情况。

二、护理评估

（一）病史

百草枯中毒临床表现复杂，应重点询问患者中毒的时间和经过、现场的急救措施、毒物侵入途径、服毒剂量及患者既往健康状况等。

（1）神志清楚者可询问患者本人，神志不清或企图自杀者应向患者家属、同事、亲友或现场目击者了解情况。

（2）应详细了解患者的居住环境，既往病史，精神状态，服用毒物种类，家中农药有无缺失，中毒时身边有无药瓶、药袋等。

（3）经消化道中毒的患者，应注意查看剩余食物或剩余农药剂量，呕吐物或胃内食物的气味、性状，是否有药物残渣等并及时送检。

（4）误服农药者应询问是否其他同食人员也有中毒表现等。

（5）对于工作或劳作过程中导致中毒的，应详细询问职业史，包括工种，工龄，接触毒物种类、时间，环境条件，防护措施以及以往是否发生过类似事故，还有在相同工作条件下其他人员有无中毒等。

（二）临床表现

百草枯中毒患者大多数系口服所致，中毒表现与毒物摄入途径、速度、量及基础健康状态有关，也有个体差异，常表现为多器官功能衰竭，以肺部的损害最为常见且突出，出现百草枯肺。

1. 吸入性中毒

经呼吸道吸入后，可引起鼻出血、刺激性咳嗽和打喷嚏等，毒物吸入过多出现咳嗽、咳痰、胸闷、胸痛、呼吸困境、发绀及肺水肿。因吸入毒物剂量原因，少有重症者。

2. 接触性中毒

完整的皮肤对百草枯有屏障作用，但局部皮肤可出现皮肤灼伤，表现为暗红斑、水疱、接触性皮炎、溃疡和坏死等；高浓度药物污染指甲，可引起指甲断裂、褪色甚至脱落；眼睛接触药物可表现为灼伤结膜、角膜，形成溃疡甚至穿孔，表现为流泪、眼部疼痛、角膜灼伤和结膜充血等。大量长时间接触可出现全身性损害，甚至危及生命。

3. 食入性中毒

食入性中毒者一般中毒剂量最大，早期可有口腔、咽喉部烧灼感，舌、咽、食管及胃黏膜糜烂、溃疡，可引起吞咽困难、恶心、呕吐、腹痛、腹泻，甚至出现呕血、便血、胃肠穿孔等。如毒物清除不及时，则 24~72 小时患者可出现呼吸道症状，如呼吸困难、发绀，可出现泌尿系症状，如尿频、尿急、尿痛，可出现肺部组织如肺水肿、肺出血、头痛、头晕、幻觉、肝大、肝区疼痛、黄疸、肝功能异常等，严重者可发生急性肾衰竭、抽搐、昏迷，甚至出现呼吸窘迫综合征（ARDS）而导致死亡。肺损伤者多于 2~3 周死于弥漫性肺纤维化所致的呼吸衰竭。

4. 其他

可有发热、心肌损伤、纵隔及皮下气肿、贫血等。

（三）实验室检测

血液、尿液百草枯浓度测定可明确诊断并帮助判断预后，但随着时间推移，血、尿百草枯浓度逐渐降低甚至难以测出。血清浓度 ≥ 30 mg/L，预后不良。服毒 6 小时后尿液中可测出百草枯。

（四）中毒分度

根据百草枯摄入量及临床表现可分为轻型、中－重型及暴发型中毒。

1. 轻型中毒

百草枯摄入量 < 20 mg/kg，无临床症状或仅表现为口腔刺激，如口腔黏膜糜烂、溃疡等，或轻度消化道症状，如呕吐、腹泻等，或呼吸系统的症状，如咳嗽、咳痰、胸闷等，及时积极治疗，多数可痊愈。

2. 中－重型中毒

摄入量 24~40 mg/kg，口服后立即呕吐者，数小时出现口腔和喉部溃疡、腹痛、腹泻，1~4 天出现心动过速、低血压、肝损害、肾衰竭，1~2 周出现咳嗽、咯血、胸前积液，随着肺纤维化出现，肺功能进行性恶化，部分患者可存活，但多数患者 2~3 周死于呼吸衰竭。

3. 暴发型中毒

百草枯摄入量 > 40 mg/kg，对人的毒性很强，成人致死量 20% 水溶液 > 5 ml。口服后立即呕吐者，数小时到数天出现口腔咽喉部溃疡、腹痛、腹泻、胰腺炎、中毒性心肌炎、肝肾衰竭、抽搐、昏迷甚至死亡。多数患者于中毒 1~4 天死于多器官功能衰竭。

三、救治措施

百草枯中毒目前尚无特效解毒药，须尽量在中毒早期控制病情发展，阻止肺纤维化的发生。百草枯被摄入人体后数小时迅速进入人体内的组织，特别是肺组织。当百草枯与组织结合或被转运入细胞内将不能很好地被清除掉。目前认为百草枯中毒的预后与摄入量、中毒时间等因素密切相关，应及早清除毒物，减少机体对百草枯的吸收。

肺脏是百草枯中毒受损最主要的脏器之一，大部分患者早期死于急性肺损伤，在各种细胞因子等调节下导致成纤维细胞聚集及细胞外基质沉积是后期进展为肺纤维化，致中毒者死亡的主要原因。

临床上主要采取防止毒物继续吸收、加速已吸收毒物排泄、抗氧化、消除氧自由基、防止肺纤维化及对症支持等综合性治疗方法。

（1）吸入性中毒。在评估周围环境安全的情况下，应立即将患者移离中毒现场，静卧于空气新鲜处，密切观察病情，及时治疗。若呼吸道分泌物过多，及时清理；若呼吸停止，立即进行心肺复苏等。

（2）接触性中毒。发现急性百草枯中毒患者后应将其快速脱离毒源，并脱掉其被污染的衣物，用大量清水或者肥皂水彻底清洗已经沾染毒物的皮肤和毛发，防止患者的皮肤和毛发继续吸收毒物，注意不要造成皮肤损伤，防止创口增加毒物的吸收。如发现眼睛沾染毒物应立即用清水或者生理盐水反复冲洗眼睛，至少15分钟。

（3）食入性中毒。应及时清除存留于胃肠道内的毒物。对于急性百草枯中毒患者应尽早、尽快给予催吐、洗胃、灌肠和导泻等处置，加快排出中毒患者胃肠道内的毒物，为中毒患者争取抢救时间。

（4）行血液净化疗法。百草枯中毒后尽早进行血液净化，包括血液灌流、血液透析和血浆置换（PE）。口服百草枯后1小时血浆浓度达高峰，6小时后肺内浓度为血浆浓度的6~10倍。血液灌流对百草枯清除率约为70%，优于其他方式。尽早血液灌流是减轻百草枯对靶器官损害、改善预后的最有效的措施。一般认为血液灌流只在中毒后6~24小时进行。

（5）防止肺纤维化。患者中毒早期不常规吸氧，指导患者进行肺功能锻炼，鼓励患者咳嗽排痰。高浓度吸氧可能加速肺纤维化，建议将$PaO_2 < 40 \ mmHg$[①] 或 ARDS 作为氧疗指征。应用药物阻止毒物对器官的损害，早期大剂量的甲泼尼龙冲击治疗可改善百草枯中毒患者的预后。

（6）肺移植。肺脏是百草枯损伤的主要靶器官，故肺移植是从根本上解救中毒晚期肺纤维化的唯一方法。但肺脏供体少，这种方法只适用于少数人。

（7）辅助治疗药物。①抗过氧化及自由基清除剂，如维生素 C、N- 乙酰半胱氨酸（N-acetylcysteine，NAC）和谷胱甘肽。②抗肺纤维化药物，吡非尼酮（pirfenidone，PFD）具有抗纤维化、抗炎和抗氧化作用；尼达尼布（nintedanib）有延缓疾病进展和降低肺功能下降速率的作用。③竞争性药剂，如普萘洛尔，可与结合于肺的毒物竞争，使其释放出来，然后被清除。④糖皮质激素和免疫抑制剂，如环磷酰胺、地塞米松、羟氯喹、西罗莫司。⑤细胞因子拮抗剂，如依那西普、注射用Ⅱ型肿瘤因子坏死受体 - 抗体融合蛋白、白介素 -17（IL-17）中和性抗体、抗肿瘤坏死因子 - α（TNF-α）单抗等。⑥补体抗体，如中和性抗人类 C5a 抗体（IFX-1）、DNA 酶Ⅰ。⑦中药或中成药，如血必净注射液、黄芩、葛根素等。⑧抗胆碱能药物，如盐酸戊乙奎醚注射液。⑨大

---

① 1 mmHg=0.133 kPa。

环内酯类药物，如克拉霉素等。

（8）其他对症治疗。补液利尿，预防患者脱水，维持适当的循环血量，同时关注患者的心肺功能及尿量情况。可预防性使用抗生素防治继发感染，如大环内酯类抗生素，如有感染，马上用强效抗生素；可给予患者吸氧、镇痛、镇静、抗焦虑等，但吸氧需注意，除非 $PaO_2 < 40\ mmHg$ 或氧饱和度 $< 80\%$，否则禁止吸氧。若患者伴随呼吸衰竭，须早期采取无创正压通气，严重者给予气管切开或气管插管有创机械通气。镇痛药一般使用强效镇痛药，如吗啡。同时使用胃黏膜保护剂、抑酸剂；补液利尿，促进毒物排泄，改善微循环维护器官功能，降低病死率。

四、护理诊断及问题

（1）气体交换受损。与百草枯累及肺部组织，引起呼吸困难、肺水肿有关。

（2）体液不足脱水。与百草枯引起呕吐、腹泻、出血有关。

（3）水电解质紊乱。与百草枯引起呕吐、腹泻、出血有关。

（4）营养失调。与吞服百草枯引起舌、咽、食管及胃黏膜糜烂、溃疡而难以进食，呕吐、腹泻、食物难以吸收有关。

（5）潜在并发症。肺纤维化、多器官功能衰竭。

五、护理措施及护理观察要点

（一）一般护理

1. 休息与饮食护理

以半卧位为最佳体位，定时帮助患者叩背及翻身，指导患者正确咳痰，给予早期吹水封瓶以降低肺纤维化程度。鼓励患者早期食流质饮食，可给予温凉半流质饮食，避免刺激性和粗糙食物；口腔疼痛不能进食时，先用稀释利多卡因盐水含漱口，必要时肌内注射复方双氯芬酸钠注射液。必要时给予静脉营养液滴注。注意观察患者的排便情况，特别是大便的形状、颜色等。

2. 口腔护理

密切观察患者的口腔黏膜有无渗液、糜烂、溃疡及感染等，一般 3 天后出现口腔咽部的溃烂、糜烂，可局部使用康复新液；若为口腔真菌感染，给予制霉菌素或 5% 碳酸氢钠漱口，保持口腔清洁，可将硫酸铝涂抹在皮肤或黏膜溃烂部位，促进伤口愈合；利多卡因胶囊可用于胃、食管烧伤患者等。

3. 管道护理

严格无菌操作，做好 CVC 导管、尿管的护理工作。患者携带 CVC 导管期间严禁下床活动，制动注意观察敷料有无渗出，灌流结束后第 7 天根据肝肾功能情况拔除 CVC 导管，拔除后卧床制动 24 小时。

4. 对症护理

昏迷者尤其须注意保持呼吸道通畅，维持其呼吸循环功能，做好皮肤护理，定时翻身，防止压疮发生；谵妄患者应保护患者避免受伤，必要时应用镇静药物；尿潴留者给予导尿等。

5. 心理护理

大部分自杀患者存在不同程度的心理问题，对患者进行疾病治疗的同时应加强其心理护理。百草枯中毒患者神志清楚，在治疗的不同时期心理状态可能有所不同，早期多表现为激动、愤怒、不配合治疗；中期表现为后悔、抑郁；后期表现为恐惧、悲哀。因此，应密切关注患者的表现，并根据患者的心理状态，给予相应有效的心理护理，增强患者配合治疗战胜病痛的信心，同时注重保护患者的隐私。

（二）用药护理

1. 免疫抑制剂和糖皮质激素

免疫抑制剂可抑制机体免疫，缓解炎性反应的强度，减少免疫系统中超氧化物、过氧化氢等物质对组织造成的损伤；糖皮质激素具有强大的抗炎、非特异性抗免疫和对抗脂质过氧化作用，通过抑制炎症反应从而减轻组织受损。因此，早期使用免疫抑制剂和大剂量糖皮质激素，可有效防止百草枯在肺组织内的聚集，降低肺功能损害的风险，提高生存率。但临床实践中，激素剂量的大小对患者的预后并没有统计学上的意义，而较大剂量会增加患者预后相关的并发症，导致风险的发生。

2. 天然植物提取物

血必净主要由丹参、川芎、红花、当归、赤芍等中草药制成，含有红花黄 A、川芎嗪、丹参醇、阿魏酸、芍药苷等活性成分，临床上主要用于治疗全身炎症反应综合征和多器官功能衰竭。研究表明，血必净治疗急性百草枯中毒，患者血清尿素氮、肌酐和 IL-1β、IL-6 和 TNF-α 水平都明显降低。血必净可以保护肺组织免受急性百草枯中毒所致的炎症反应和氧化应激损伤。临床上对血必净治疗急性百草枯中毒患者的疗效观察样本量偏少，观察时间偏短，其疗效还有待进一步研究。绿茶中含有大量的茶多酚、儿茶素、叶绿素、咖啡因、氨基酸、维生素等营养成分。绿茶素提取物通过抑制氧化应激反应和内皮素 -1 的表达来抑制百草枯诱导的肺纤维化。内皮素 -1 参与调节诱导成纤维细胞增殖、分化和胶原合成等过程，可直接清除活性氧和金属离子螯合剂，同时间接诱导抗氧化酶抑制促氧化酶产生 II 期解毒酶和抗氧化酶，具有已知的抗氧化特性。葛根素提取物是一种黄酮类化合物，具有改善气道炎症的作用。研究表明，葛根素通过抑制脂多糖（LPS）诱导的髓过氧化物酶（MPO）和促炎细胞因子的表达，比如 TNF-α、IL-6 和 IL-1β，能明显抑制 LPS 诱导的急性肺损伤。近年来，天然提取物治疗百草枯中毒的研究越来越多，也取得了一些成果，对这些提取物的有效成分分离和鉴别、生物毒理学活性的研究还需进一步探索。

（三）血液净化疗法相关护理

在血液净化时，需注意以下几点：

1. 恒定温度

血液净化治疗时需保证设备的温度，保证整个净化过程中保持 37~38℃，可降低凝血发生的概率，最大限度降低血液净化的风险。

2. 净化过程护理

每 15~30 分钟记录一次患者生命体征变化，对其穿刺部位加压包扎，严密观察穿刺部位的渗血情况。百草枯的毒性损伤最大的器官是人体肺以及肾脏等，护理人员应该着重对患者的肺、肾脏等进行重点护理，发现异常及时通知医生进行处理。

3. 净化后护理

百草枯进入人体后主要在肺脏中发挥作用，机制为当百草枯进入人体时，百草枯会被肺部细胞吸收并产生氧自由基，导致细胞膜脂质氧化，从而损伤细胞的整体结构，最终引起细胞的死亡，而在细胞死亡后会引发一系列肺部和呼吸道疾病，包括肺水肿、出血和纤维化等。对血液净化后的患者进行护理时，须严密观察其生命体征及意识、瞳孔变化，尤其是患者呼吸状况，一旦发现患者呼吸困难或者有严重剧烈的咳嗽时，要给予相关治疗。当患者出现轻度呼吸困难时，不可给予氧疗，以免高浓度氧加重肺损害。

（四）病情观察

1. 严密监测患者的生命体征

包括意识状态、瞳孔、心率、血压、脉搏、呼吸、血氧饱和度等情况，若发现异常及时报告医生，配合医生进行积极抢救。准确记录 24 小时出入量，必要时留置导尿，观察尿液性状、颜色、量。严密观察呕吐物及大便性状、颜色及量，及时判断有无消化道出血。

2. 特别要注意观察呼吸情况

观察患者有无出现咳嗽、咳痰、咯血及进行性呼吸困难等情况，若 $PaO_2 < 40\,mmHg$ 时可遵医嘱给予低浓度的氧吸入。另外，由于百草枯中毒后肺损伤最为严重，早期可出现呼吸窘迫综合征，须及时清理呼吸道，保持呼吸道通畅，定时监测血气分析情况，必要时行气管插管。定期行 X 线检查，了解肺部情况，嘱患者绝对卧床休息，减少氧耗量。

（五）健康教育

百草枯毒性强、致死率高，若发现中毒患者应尽早就医，尽早给予全胃肠洗消、血液灌流、保护脏器等综合治疗及积极恰当的护理，从而减少并发症的发生，延长患者的寿命。应加大社会宣传力度，严格执行农药相关的管理规定，避免农药扩散和任意购买；开展安全使用农药教育，提高防毒能力，最大限度上预防和减少此类事件的发生。

六、标准化护理流程管理

急性百草枯中毒具有发病快、病情凶险、致死剂量小、死亡率高等特点，建立一套有效可行的标准化护理流程尤为重要。针对此类中毒患者需要制订标准化护理流程以提高救治成功率，流程如图 2-3-1 所示。

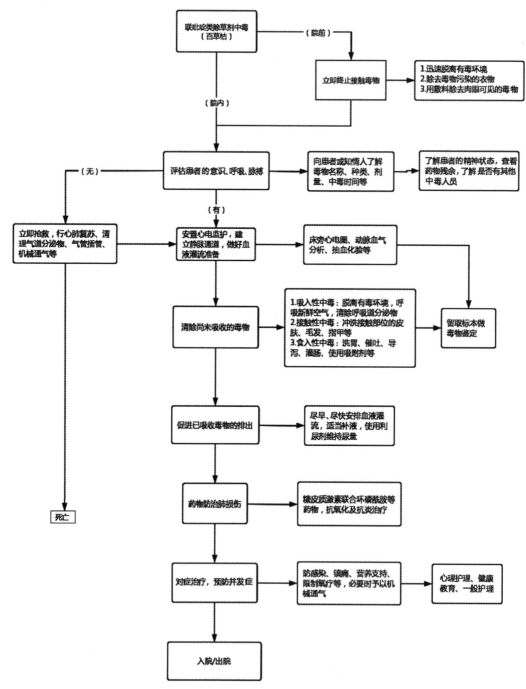

图 2-3-1 联吡啶类除草剂中毒标准化护理流程管理

参考文献

[1] 马红霞， 韩继媛.百草枯中毒的治疗新进展 [C].中国医师协会急诊医师分会全国年会，中国医师协会，2010.

[2] 张波，桂莉，金静芬，等.急危重症护理学（本科护理配增值）[M].4 版.北京：人民卫生出版社，2017.

[3] 刘薇薇.百草枯中毒的临床表现与治疗新进展 [C].中国中西医结合学会，中国中西医结合学会，2013.

[4] 刘瑞芳.百草枯中毒患者的观察与护理 [J].饮食保健，2019，6（42）：108.

[5] 黄翠君，周从阳，叶兴文.百草枯中毒患者肺肾损伤顺序对预后的影响 [J].中华卫生应急电子杂志，2019，5（6）：344-347.

[6] 闫永吉，范亚丽，李双，等.百草枯中毒所致肺损伤的新药治疗研究进展 [J].中国药理学与毒理学杂志，2018，32（12）：959-965.

[7] 陈志静，冉灿，张维，等.百草枯中毒治疗的研究进展 [J].饮食保健.2015，2（4）：188.

[8] 陈贵洪，刘世平，曹小平.百草枯中毒致损伤机制以及最新治疗进展 [J].川北医学院学报.2014，29（5）：514-520.

[9] 庄佳毅，吴燕生，陈桂喜，等.不同剂量百草枯中毒救治疗效研究 [J].医学研究杂志.2020，49（8）：166-170.

[10] 李瑞云，李琼.个性化护理联合集束化护理在依达拉奉治疗急性百草枯中毒中的应用效果 [J].中华全科医学，2021，19（7）：1239-1242.

[11] 邸晶.急救护理流程在急性百草枯中毒救治中的临床应用 [J].临床医药文献电子杂志，2020，7（41）：97.

（周晶）

第二节　酰胺类除草剂

酰胺类除草剂是一类发展较快、除草效果很好、选择性较强的新型除草剂，包括敌稗、甲草胺、乙草胺、丁草胺、异丙甲草胺等五十余种，但真正上市的仅十余种。此类除草剂既有结晶固体，也有湿性粉剂和乳油，所含有效成分不同，毒性各异，但均属低毒性。

酰胺类除草剂可细分为苯氧丙酰胺、烃基酰胺、苯基酰胺、磺酰胺、氯代酰胺等。

按照作用方式分类，酰胺类除草剂又可分为以下六类：

（1）类胡萝卜素生物合成抑制剂，如吡氟酰草胺等。

（2）细胞分裂抑制剂，如二甲噻草胺、萘氧甲草胺等。

（3）抑制蛋白质合成剂，如乙草胺、丁草胺、异丙甲草胺等。

（4）细胞壁生物合成抑制剂，如异恶草胺等。

（5）破坏脂肪酸合成剂，如麦草伏等。

（6）激素型，如稗草胺等。

其中使用量最大也最为成熟的是氯代酰胺类，同时也是蛋白质合成抑制剂（甲草胺、乙草胺、丙草胺、丁草胺及异丙甲草胺等）。

酰胺类除草剂常见品种如下：

（1）甲草胺（alachlor），又名澳特拉索、拉索、草不绿、杂草锁、草甲胺。化学名称为 N-（2，6- 二乙基苯基）-N- 甲氧基甲基氯乙酰胺（分子式：$C_{14}H_{20}ClNO_2$）。原药为乳白色、无味、非挥发性结晶，难溶于水，溶于乙醚、乙醇、丙酮、苯、氯仿。其为低毒性除草剂，受热分解释放出有毒的氯气和氮氧化物。

（2）乙草胺（acetochlor），又名消草胺、禾耐斯、草必净，化学名称 N-（2，6- 二乙基苯基）-N- 丁氧基甲基 - 氯乙酰胺（分子式：$C_{14}H_{20}ClNO_2$）。其为无色结晶固体，微溶于水，易溶于有机溶剂，不易挥发和光解。30℃时与水的相对密度为 1.11，在水中的溶解度为 223 mg/L。其属低毒性除草剂。

（3）丁草胺（butachlor），又名灭草特、去草胺、马歇特、新马歇特，化学名称 N-（丁氧甲基）-N-（α- 氯乙酰基）-2，6- 二乙基苯胺（分子式：$C_{17}H_{26}ClNO_2$）。纯品为淡黄色油状液体，60% 丁草胺乳油为褐色液体，常温下不挥发，难溶于水，温度 20℃时水中溶解度为 20 mg/kg。室温下能溶于乙醚、乙醇、乙酸乙酯和己烷等多种有机溶剂。其抗光解性能好，一般加工为乳油或颗粒剂。其在 pH 值为 7~10 的条件下稳定，在强酸条件下分解较慢。丁草胺是一种酰胺类选择性芽前除草剂，属低毒性除草剂。

（4）敌稗（propanil），又名斯达姆，化学名称为 N-（3，4- 二氯苯基）丙酰胺（分子式：$C_9H_9Cl_2NO$）。纯品为白色针晶体，工业品为褐色油剂。几乎不溶于水，溶于多数有机溶剂。在酸性、碱性介质中可水解。加热分解，生成氯化物和氮氧化物。属于低毒性除草剂。口服敌稗中毒呼气有蒜臭味，易误诊为有机磷类农药中毒，需注意鉴别。本章节以敌稗为例作详细讲述。

一、酰胺类除草剂中毒

（一）发病原因及机制

1. 常见病因

中毒的原因按照途径的不同，可分为以下几种：

（1）吸入性中毒。呼吸道是农药侵入机体最快、最方便的途径，因肺泡数量多、表面积大，通透性强，毛细血管丰富，进入肺泡的药物可迅速被吸收而直接进入血液循环。吸入性中毒经常在农药熏蒸、喷洒、调配、储存保管及运输过程中发生，中毒的程度取决于农药的毒性和肺部吸收量的多少。在工作或劳作过程中，由于不注意劳动保护或违反安全防护制度，药物经呼吸道吸入，从而导致中毒。如逆风配药、配制浓度过高、吸入农药蒸气过多；喷洒农药过程中不遵守安全操作规程，喷药方法不当，如不隔行喷药、逆风喷药，或前后左右喷药；连续喷药时间过长或误入施药不久的田间劳动等都会引起中毒。

（2）接触性中毒。不易经皮肤吸收，但乳剂和油剂对皮肤和眼睛有一定刺激作用，黏膜比皮肤吸收毒物的能力强。眼、口、鼻腔黏膜易于暴露，其中以眼结膜对毒物最为敏感。同样的中毒剂量，由眼进入体内的毒作用要快得多。如果药物洒在皮肤上，没有及时清除或者穿了被农药污染过的衣物，农药中的有害物质可经皮肤渗透到体内，造成中毒，但中毒症状大多比较轻微。如喷洒农药时穿短袖、短裤，不戴口罩，甚至赤足、裸背；喷洒农药的器械故障未及时修理，喷洒时漏水、冒水或发生阻塞时徒手拧、用嘴吹等都会引起中毒。开放性伤口沾染药物亦可致中毒。

（3）食入性中毒。多以误服和自杀最为常见，农村较为多见。误服的原因很多，如农药保管不善，误当食品或药物服用；农药污染食品；进食农药中毒死亡的动物或农药拌种的粮食；误用盛过农药的器具装食品等，均可造成误服中毒。投毒和服毒可见于民事纠纷未得妥善处理，当事人在复杂的心理作用下产生的报复性或自杀性手段，或患有精神疾病的人，如抑郁症患者；或他人投毒等。若食入剂量过大，可造成严重后果。

（4）其他途径。由静脉输注或注射途径进入体内，剂量过大时可造成严重后果。

2. 中毒机制

口服敌稗可在体内水解产生 3，4- 二氯苯胺和丙酸，3，4- 二氯苯胺可引起高铁血红蛋白血症（铁卟啉上的三价铁与羟基牢固结合，使血红蛋白丧失携氧功能）。正常情况下，体内只有少量（0.4%~2%）的血红蛋白被氧化为高铁血红蛋白，血液中浓度达 3% 以上时，即可出现组织缺氧和发绀。

（二）病理

3，4- 二氯苯胺属间接氧化剂在体内通过代谢可产生苯基羟胺，具有较强的氧化作用，可使血红蛋白变成高铁血红蛋白，而且一个分子的苯胺类物质可引起几个分子的血红蛋白变成高铁血红蛋白，由此可连续形成高铁血红蛋白，高铁血红蛋白能引起氧的摄取、运输和释放障碍，造成机体缺氧，出现发绀；同时，细胞内还原型谷胱甘肽减少、氧化等因素对血红蛋白造成损害而变性形成的细胞内涵体（海因小体）

沉积于细胞膜上并对其造成损害，红细胞脆性增加，可使红细胞破坏，引起溶血，造成血红蛋白在组织细胞中的沉积，加重缺氧，从而导致肺、肝、肾等脏器的损害。

二、护理评估

（一）病史

农药中毒临床表现复杂且症状缺乏特异性。

（1）神志清楚者可询问患者本人，神志不清或企图自杀者应向患者家属、同事、亲友或现场目击者了解情况。

（2）应详细了解患者的居住环境、既往病史、精神状态；了解服用毒物种类，家中农药有无缺失，中毒时身边有无药瓶、药袋等。

（3）经消化道中毒的患者，应注意查看剩余食物或剩余农药剂量，呕吐物或胃内食物的气味、性状，是否有药物残渣等并及时送检。

（4）应询问是否有其他同食人员也有中毒表现等。

（5）对于工作或劳作过程中导致中毒的，应详细询问职业史，包括工种、工龄、接触毒物种类和时间、环境条件、防护措施，以及以往是否发生过类似事故，还有在相同工作条件下其他人员有无发病等。

（二）临床表现

患者的中毒表现与毒物摄入途径、速度、量及基础健康状态有关，也有个体差异。潜伏期为口服后约 10 分钟出现中毒反应。

1. 呼吸道刺激症状

咳嗽、憋喘、呼吸困难，严重者可出现呼吸衰竭。

2. 局部刺激反应

皮肤接触部位毛孔变粗，毛根可出现黑色点状物，少数可发生过敏性皮炎、痤疮等。

3. 食入性患者

咽部及胃部烧灼感、恶心、呕吐、呕血、腹痛、心律失常、大小便失禁、呼气有蒜臭味等。①中枢神经系统症状：多表现为头痛、头晕、幻视、嗜睡等。②高铁血红蛋白血症：胸闷、气急、呼吸困难、发绀，血中高铁血红蛋白含量增高。③溶血性贫血：寒战、发热、腰痛、贫血、黄疸、酱油色尿。

（三）实验室检测

（1）血常规可见白细胞总数升高，红细胞及血红蛋白降低。小便检查可见红细胞、白细胞、血红蛋白及管型等异常。

（2）红细胞内出现变性珠蛋白的包涵体（海因小体），由于氧化等因素对血红蛋白造成损害而变性形成的细胞内涵体沉积于细胞膜上并对其造成损害，受损红细胞易被脾脏的巨噬细胞吞噬。海因小体的形成过程不可逆，并可进展为溶血性贫血。一般于次日达高峰，3~5 日可发生溶血，但一般不太严重。

（3）高铁血红蛋白量增高及肝功能异常。个别患者心电图可有 ST-T 缺血 / 损伤改变及期前收缩、心动过速等心律失常。

（四）中毒分度

按临床症状可分为轻度中毒、中度中毒和重度中毒。

1. 轻度中毒（高铁血红蛋白 10%~30%）

黏膜、皮肤可出现轻微发绀，并伴有头晕、头痛等全身中毒症状。

2. 中度中毒（高铁血红蛋白 30%~50%）

除有发绀外，全身中毒症状加重，可出现耳鸣、手指麻木、步态不稳、视物模糊等症状。

3. 重度中毒（高铁血红蛋白 50% 以上）

除有上述症状外，还可出现心悸、胸闷、气急、恶心、呕吐甚至惊厥、昏迷、休克等，严重者有溶血、肝大、肝功能异常、膀胱刺激征的症状。

三、救治措施

1. 吸入性中毒

在评估周围环境安全的情况下，应立即将患者移离中毒现场，静卧于空气新鲜处，密切观察病情，及时治疗。如呼吸困难，予以氧气吸入；呼吸停止，立即进行心肺复苏等。

2. 接触性中毒

应立即脱去被污染的衣物，可用 5% 碳酸氢钠溶液或淡盐水冲洗，然后再用肥皂水及清水冲洗干净；若眼睛接触，应用大量流动清水或生理盐水冲洗，不应试图用药物中和，以免发生化学反应造成角膜、结膜的损伤。清洗时，不能使用热水或仅使用少量的水擦拭清洗，以免热水促进局部血液循环，加速毒物的吸收。冲洗时间一般为15~30 分钟。

3. 食入性中毒

应及早洗胃、导泻、催吐。可用 1%~2% 碳酸氢钠溶液或硫代硫酸钠稀释成 5% 溶液洗胃。洗胃后可口服活性炭帮助吸附毒物，用导泻药以清除进入肠道内的毒物，常用硫酸钠或硫酸镁，一般 15 g 溶于水，口服或经胃管注入。毒物清除越早越彻底，病情改善越明显，预后越好。

4. 高铁血红蛋白血症解毒药

小剂量亚甲蓝 1~2 mg/kg 加入 25% 葡萄糖溶液 40 ml 缓慢静脉注射。可用硫代硫酸钠 0.5~1 g 加入 50% 葡萄糖 40 ml 中静脉注射加强其疗效。酌情 2~4 小时重复一次，直至发绀消失为止。

5. 对症治疗

以补液、利尿，保护心、肝、肾及脑功能为主。根据患者的病情配合使用大剂量维生素 C、保肝药物、能量合剂、激素等；用抗菌药物防治继发感染；昏迷者应早期使用脱水剂、激素、利尿剂等预防脑水肿。阿托品对缓解流涎等消化道症状有一定作用，但用量宜小，否则易致阿托品中毒。从中毒机理看，可不用解磷定，但遇到难与有机磷农药中毒鉴别或与有机磷农药复合中毒者，用小量解磷定等肟类药物也不影响预后。

四、护理诊断及问题

（1）急性意识形态改变。昏迷、谵妄、嗜睡，与 3，4- 二氯苯胺中毒而引起高铁血红蛋白血症，致使体内缺氧有关。

（2）气体交换受损。与毒物引起肺水肿、肺部黏膜受损、呼吸道分泌物过多等有关。

（3）自理能力降低或缺陷。与毒物引发的头晕、头痛、昏迷、大小便失禁等有关。

（4）水电解质紊乱。与中毒所致的呕吐、呕血有关。

（5）知识缺乏。与缺乏毒物使用相关安全防护知识及中毒后紧急处理方法有关。

（6）潜在并发症。急性肾功能损害、呼吸功能衰竭。

五、护理措施及护理观察要点

1. 即刻护理措施

（1）保持患者呼吸道通畅，及时清除呼吸道的分泌物，根据病情给予氧气吸入。对有气管插管或气管切开的患者做好管道维护，正确应用机械通气等。必要时行洗胃，洗胃具体操作及护理详见相应章节。

（2）紧急复苏。中毒时间过长，未得到有效救治，可因急性肾功能损害及呼吸功能衰竭而死亡。一旦发生上述情况，应紧急采取复苏措施：清除呼吸道分泌物，保持呼吸道通畅并吸氧，必要时应用机械通气。心搏骤停时，立即行心肺复苏等抢救措施。

2. 一般护理

（1）休息及饮食。患者应卧床休息，病情尚可的情况下，可鼓励患者食用高蛋白、高碳水化合物、高维生素的无渣饮食。

（2）口腔护理。密切观察患者口腔黏膜的变化，加强对口腔溃疡、炎症的护理，坚持每天 3 餐前后漱口，危重患者予以口腔护理。可应用冰硼散、珍珠粉等喷洒于口腔创面，促进愈合，减少感染机会。

（3）对症护理。昏迷者需及时清理呼吸道分泌物，注意保持呼吸道通畅，必要时行气管插管或气管切开，同时做好皮肤护理，定时翻身，防止压疮发生；谵妄患者可使用保护具保证患者安全，必要时遵医嘱使用镇静剂；高温者给予降温；尿潴留者给予导尿等对症处理措施。

（4）心理护理。应详细了解患者服毒或染毒的原因，细致评估患者的心理状况，根据不同的心理特点予以有针对性的心理护理，尤其对服毒自杀者，要做好患者的心理疏导、家属的健康宣教和思想工作，以诚恳的态度为患者提供情感上的支持，防范患者再次自杀。

3. 用药护理

人体中不同浓度亚甲蓝对血红蛋白作用为分为两种：①浓度较低时，6-磷酸-葡萄糖脱氢过程中的氢离子经还原型三磷酸吡啶核苷传递给亚甲蓝，使其转化为还原型的白色亚甲蓝；氢离子又被白色亚甲蓝传递给带三价铁的高铁血红蛋白，使其还原为带二价铁的正常血红蛋白，而氧气又把白色亚甲蓝转变为亚甲蓝，同时，进行反复的亚甲蓝的还原—氧化过程。②浓度较高时，亚甲蓝不能被完全还原为白色亚甲蓝，因而起氧化作用，将正常的血红蛋白氧化为高铁血红蛋白。

亚甲蓝进入人体后作用迅速，往往不经代谢而直接随尿液排出；而亚甲蓝从胃肠道吸收后可迅速还原为白色亚甲蓝。在短时间内大部分随着尿液排出，其中小部分为原形，其余为白色亚甲蓝，且部分可能被甲基化。另外，还有少许亚甲蓝通过胆汁随粪便排出体外。

护理上应注意：①亚甲蓝在皮下及肌内注射后可引起坏死，鞘内注射后可引起瘫痪，因此，不可进行皮下、肌内或鞘内注射。6-磷酸-葡萄糖脱氢酶缺乏患者和小儿大剂量使用亚甲蓝可引起溶血。对肾功能不全患者应慎用。②亚甲蓝静脉注射时需缓慢注射（10 分钟注射完毕），药品浓度大的需根据说明书用葡萄糖注射液稀释后使用。③若亚甲蓝静脉注射速度过快，可引起头晕、恶心、呕吐等。当剂量过大（＞0.5 g）时，除上诉症状加重外，还可出现头痛、血压降低、心前区疼痛、心率增快伴心律失常、大汗淋漓和意识障碍、T 波低平或倒置。④使用亚甲蓝后尿液呈蓝色，排尿时可有尿道口刺痛。

4.病情观察

（1）及时发现患者是否新出现烦躁、惊厥、昏迷等神志改变，昏迷程度是否发生变化；及时发现瞳孔大小及对光反应的变化，早期甄别脑水肿、酸碱失衡等。

（2）密切观察患者的神志、瞳孔、体温、脉搏、呼吸、血压、心率、血氧饱和度等生命体征的变化，及时发现呼吸频率、节律、幅度变化，及时发现并处理各种心律失常。

（3）密切观察患者的皮肤色泽、湿润度、弹性的变化，如有皮肤溃疡、破损时应及时处理，防治感染。

（4）详细记录患者的出入量，密切观察患者的尿量、尿液的性状、每日进食进水量、口渴情况及皮肤色泽、弹性、出汗情况，注意血压与尿量的关系，及时给予适量补液。

（5）严重呕吐、腹泻者应详细记录呕吐物及排泄物的颜色和量，必要时留标本送检。

（6）注意追查血电解质、血糖、肝肾功能、血气分析等结果，以便及时对症处理。

5.健康教育

（1）加强防毒宣传。在厂矿、农村、城市居民中结合实际情况，向患者及家属介绍有关农药的正确使用方法、接触农药时的标准防护、中毒的预防和急救知识。

（2）不吃有毒和污染的食品。如怀疑是农药或其他药物毒死的动物不能食用，盛放过农药的器具不能再放食物，接触过农药的双手必须仔细清洗后才能拿食物等。

（3）加强农药的管理。严格遵守有关农药的防护和管理制度，加强农药保管。厂矿中有毒物质的生产设备应密闭化，防止化学物质跑、冒、滴、漏。生产车间和岗位应加强通风，防止毒物聚集导致中毒。私人家中的农药应与食物分开放置于阴凉、通风处，防止阳光直射，包装要密封。同时，要与氧化剂、酸类、碱类分开存放，切忌混储。要明确标志，拧紧瓶盖，避免挥发、泄露；置于高处，防止小孩或家禽家畜触碰、误食。

六、标准化护理流程管理

因此类除草剂引起的各类中毒事件偶有发生，发病急骤、来势凶猛、进展迅速、病情多变，急诊科收治此类中毒患者时，医护人员须积极配合，及时有效地救治患者，挽救患者的生命。针对酰胺类除草剂中毒患者，需要制订标准化护理流程以提高救治成功率，流程如图2-3-2所示。

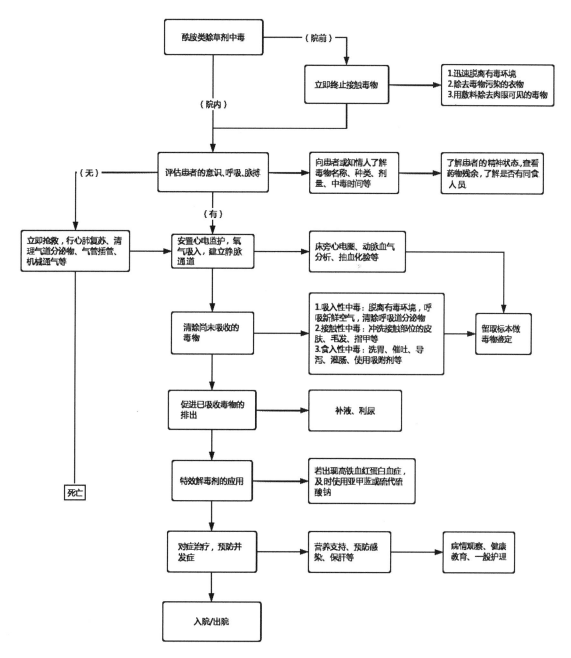

图 2-3-2　酰胺类除草剂中毒标准化护理流程管理

七、知识拓展

（1）激素虽有一定作用，但并非特效，大量应用有发生感染、引起水电解质失衡等副作用，故宜早期、短程，量不宜过大。

（2）亚甲蓝宜小剂量（20 mg/ 次）多次（5~6 次 / 日）反复使用，如再加大剂量往往适得其反。

（3）由于乙草胺中毒无特效解毒药物，在洗胃、常规补液及吸氧等治疗的同时，采用血液灌流联合血液透析的方法能安全有效地吸附、清除体内残存的毒物及代谢产物，从而达到减轻脏器损害，提高治疗成功率的目的。

血液灌流是通过灌流器的吸附作用来达到清除毒物的目的，适用于中分子物质、小分子环状结构、部分与血浆蛋白结合的大分子物质，是清除毒物较好的途径。

血液透析根据膜平衡原理，透析时血液中代谢产物如尿素、肌酐、胍类等中小物质可通过半透膜弥散到透析液中；而透析液中的物质如碳酸氢根和醋酸盐等也可以弥散到血液中，达到清除体内有害物质、补充体内所需物质的目的，同时还能调节电解质紊乱。

注：血液灌流对中毒患者治疗主张早期应用，并可连续进行多次。对于1次治疗效果不好者，可进行2~3次治疗，以进一步清除体内残存的毒物。每次血液灌流时间一般为2小时，时间不宜过长。因灌流器吸附能力有限，当吸附饱和后不仅不能继续吸附，反而易致二次中毒，使病情加重。

参考文献

[1] 姜文忠，孙彦国，张凤林，等.急性敌稗中毒八例救治体会[J].中华全科医师杂志，2003，2（2）：100–100.

[2] 申学信.抢救急性杀虫脒中毒40例报告[J].中国农村医学，1997（10）:57–58.

[3] 黄星培.农药中毒手册[M].成都：四川科学技术出版社，1990.

[4] 管永泽，郑功泽.农药中毒急救[M].北京：科学技术文献出版社，2002.

[5] 张波，桂丽.危急重症护理学[M].北京：人民卫生出版社，2018.

[6] 李海春，孙彦国，姚洪波，等.急性敌稗中毒三例报告[J].化工劳动保护（工业卫生与职业病分册），1996（6）：48–49.

[7] 王心如.毒理学基础[M].北京：人民卫生出版社，2007.

[8] 张彧.急性中毒[M].西安：第四军医大学出版社，2008.

[9] 孟昭泉，孟靓靓.农药中毒急救手册[M].北京：金盾出版社，2009.

[10] 程冕，史有松.1例乙草胺中毒致高铁血红蛋白血症的抢救分析[J].解放军医学杂志，2008（8）：1008.

[11] 杨光红，李军，张爱华，等.95%乙草胺原药的急性毒性研究[J].贵州医药.2010，34（7）：653–654.

[12] 刘学革，韩淑静，蔡青.血液灌流联合血液透析治疗乙草胺中毒的临床研究[J].中国民族民间医药杂志，2010（12）：153.

[13] 林丽白，陈家，陈小微，等.新型除草剂乙草胺原油的急性毒性研究[J].职业医学杂志，1995，22（3）：12–13.

[14] 中国医师协会急诊医师分会，中国毒理学会中毒与救治专业委员会.急性中毒诊断与治疗中国专家共识[J].中华危重病急救医学，2016，28（11）：966–966.

[15] 文世昌，贾芝荣，佘操，等.丁草胺中毒致高铁血红蛋白血症 1 例报告 [J]. 吉林医学杂志，2000（3）：179.

[16] 林星，夏东辉，魏胜利，等.急性丁草胺中毒 5 例报告 [J]. 中国危重病急救医学，1992（3）：56–57.

[17] 管静莹，祝丽嫦.丁草胺中毒急救 1 例 [J]. 中国乡村医药，2018，25（15）：35.

[18] 邢军，王玲安.急性丁草胺中毒临床分析 [J]. 中国社区医师（综合版），2007，163（10）：63.

[19] 张秀薇，邓念强.农药丁草胺中毒 10 例报告 [J]. 实用医学杂志，1996（6）：413–414.

（李袁浩）

第三节　苯胺类除草剂

苯胺类除草剂自 1953 年以来发展较快。目前我国常用的有氟乐灵、仲丁灵（地乐胺）、二甲戊灵（二甲戊乐灵）三种，此外还有安磺灵、双苯酰草胺、杀草胺、抑芽敏等十余种。其在常温下为固体或液体，挥发性低，易溶于脂肪等。经大剂量口服、吸入可引起中毒，对皮肤有刺激作用。此类除草剂在体内可产生苯基胺，从而使低价铁的血红蛋白氧化成高铁血红蛋白，并可引起继发性溶血反应。

苯胺类除草剂常见品种如下：

（1）氟乐灵（trifluralin），又名茄科宁、氟特力、特氟力。化学名称为 N，N- 二丙基 -4- 三氟甲基 -2，6- 二硝基苯胺（分子式：$C_{13}H_{16}F_3N_3O_4$）。原药为橙黄色结晶，有芳香味。氟乐灵乳油为橙红色液体。难溶于水，溶于大多数有机溶剂。其化学性质稳定，但对光敏感。其受热分解后，可放出有毒的氮氧化物和氟化物烟气，遇明火、高热可燃，燃烧同时还可产生一氧化碳及二氧化碳。它属微毒性除草剂。

（2）仲丁灵（butralin），又名地乐胺、止芽素、比达宁、双丁乐灵、硝苯胺灵、A–820、Amchem70–25、AmchemA–820，TAMEX。学名称为 N- 仲丁基 -4- 特丁基 -2，6- 二硝基苯胺（分子式：$C_{14}H_{21}N_3O_4$）。其属低毒性的触杀兼局部内吸性烟草抑芽剂，提纯后的成品为橙黄色的结晶，熔点在 54~58℃，在氯代烃及芳香烃类溶剂中易溶解，而在碱性及酸性条件下均稳定。其主要的产品剂型为 36% 的乳油，只能采用杯淋法或涂抹法进行施药，不能进行喷雾。

（3）二甲戊灵（pendimethalin），又名二甲戊乐灵、施田补、胺硝草。化学名称为 N–（1- 乙基丙基）–3，4- 二甲基 -2，6- 二硝基苯胺（分子式：$C_{13}H_{19}N_3O_4$）。纯品为橘黄色结晶固体。熔点 54~58℃，25℃水中溶解度 0.275 mg/L，易溶于丙酮、甲醇、二甲苯等有机溶剂。常用剂型为33%二甲戊灵乳油，对人畜低毒。二甲戊灵是世界第三大除草剂，销售额仅次于灭生性除草剂草甘膦、百草枯，也是世界上销售额最大的选择性除草剂。

一、苯胺类除草剂中毒

（一）发病原因及机制

1. 常见病因

中毒的原因按照途径的不同，可分为以下几种：

（1）吸入性中毒。呼吸道是农药侵入机体最快、最方便的途径，因肺泡数量多，表面积大，通透性强，毛细血管丰富，进入肺泡的药物可迅速被吸收而直接进入血液循环。吸入性中毒经常在农药生产、熏蒸、喷洒、调配、储存保管及运输过程中发生，在生产或搬运的过程中泄漏及装卸时吸入是中毒的常见原因。中毒的程度取决于农药的毒性和肺部吸收量的多少。在工作或劳作过程中，由于不注意劳动保护或违反安全防护制度，药物经呼吸道吸入，从而导致中毒。如逆风配药、配制浓度过高、吸入农药蒸气过多等；喷洒农药过程中不遵守安全操作规程，喷药方法不当，如不隔行喷药、逆风喷药，或前后左右喷药等；连续喷药时间过长或误入施药不久的田间劳动等都会引起中毒。

（2）接触性中毒。对皮肤有刺激作用，可引起过敏反应。眼、口、鼻腔黏膜易于暴露，其中以眼结膜对毒物最为敏感，药物喷溅入眼，可造成化学性的烧伤，有刺痛感。如果药物洒在皮肤上，没有及时清除或者穿了被农药污染过的衣物，农药中的有害物质可经皮肤渗透到体内，造成中毒，但中毒症状大多比较轻微。如：喷洒农药时穿短袖、短裤，不戴口罩，甚至赤足、裸背；喷洒农药的器械故障未及时修理，喷洒时漏水、冒水或发生阻塞时徒手拧、用嘴吹等都会引起中毒；开放性伤口沾染药物亦可致中毒。

（3）食入性中毒。有误服、投服或自杀服毒等原因。误服的原因很多，如：农药保管不善，误当食品或药物服用；农药污染食品；进食农药中毒死亡的动物或农药拌种的粮食；误用盛过农药的器具装食品等，均可造成误服中毒。投毒和自杀服毒可见于民事纠纷未得妥善处理，当事人在复杂的心理作用下产生报复性或自杀性手段；或患有精神疾病的人，如抑郁症患者；或他人投毒等。若食入剂量过大，可造成严重后果。

（4）其他途径。由静脉输注或注射途径进入体内，剂量过大时可造成严重后果。

2. 中毒机制

苯胺类除草剂吸收中毒后在体内可产生苯基胺，从而使低价铁的血红蛋白氧化为高铁血红蛋白，主要引起高铁血红蛋白血症和溶血。苯胺类除草剂燃烧放出有毒气体，经呼吸道吸入可引起喉头水肿、喉痉挛、支气管炎、肺炎或肺水肿等，妨碍氧气吸入和影响肺泡的气体交换而引起缺氧。一氧化碳可阻碍氧的吸收、转运和利用。

（二）病理

苯胺类除草剂在人体内的代谢都具有相同的途径，经过硝基类还原、苯胺类氧化后，两者可生成氨基酚、硝基酚、硝基苯等物质，可导致血红蛋白转变为高铁血红蛋白。三价铁离子（Fe^{3+}）与羟基牢固结合后使得血红蛋白失去携带氧的能力，并阻断磷酸戊糖途径，使还原辅酶和还原性谷胱甘肽生成减少，不能维持红细胞膜的完整性，以致使红细胞破裂产生溶血。同时，在体内转化产生的氧化毒物，可导致珠蛋白分子中的巯基将珠蛋白变性，使红细胞内出现包涵体，称为变性珠蛋白小体（又称为海因小体）。海因小体增多是出现溶血性贫血的先兆（带海因小体的红细胞经过脾脏时可被吞噬而发生溶血）。另外，此种毒物亦可引起肝、肾、膀胱等脏器的损害。

二、护理评估

（一）病史

农药中毒临床表现复杂，多数症状缺乏特异性，因此接触史对于确诊具有重要的意义。

（1）神志清楚者可询问患者本人；神志不清或企图自杀者应向患者家属、同事、亲友或现场目击者了解情况。

（2）应详细了解患者的居住环境、既往病史、精神状态、服用毒物的种类、家中农药有无缺失，以及中毒时身边有无药瓶、药袋等。

（3）经消化道中毒的患者，应注意查看剩余食物或剩余农药剂量，呕吐物或胃内食物的气味、性状，是否有药物残渣等并及时送检。

（4）应询问是否有其他同食人员也有中毒表现等。

（5）对于工作或劳作过程中导致中毒的，应详细询问职业史，包括工种、工龄、接触毒物种类、时间、环境条件、防护措施以及以往是否发生过类似事故，还有在相同工作条件下其他人员有无发病等。

（二）临床表现

苯胺类除草剂作为苯的硝基化合物，中毒的主要临床表现为高铁血红蛋白血症、血管内溶血及肝肾损害。用特效解毒药物亚甲蓝治疗，临床预后较好，但严重者可死于多脏器衰竭等。

苯胺类除草剂中毒按发病时间可分为急性中毒和慢性中毒。

（1）急性中毒多为食入性或经呼吸道吸入性中毒。短时间内摄入过多，潜伏期平均为 2 小时（10 分钟至 14 小时）。轻者表现为头晕、呕吐、腹痛、多汗、胸闷、视物模糊、尿频、尿急或全身肌肉酸痛等。严重者可引起高铁血红蛋白血症，表现为口唇发绀、气急、呼吸困难等。出现溶血性贫血的部分患者，多表现为肾区叩击痛、黄疸、酱油色尿、肝脾肿大、发热等，严重者可出现抽搐、昏迷、中枢性呼吸循环衰竭。

（2）慢性中毒多为生产和使用中防护不严所致。长期低剂量接触，表现为头晕、乏力、失眠、多梦、记忆力减退等神经衰弱或自主神经功能紊乱的症状。药物喷溅入眼，可有刺痛感，视力进行性下降。部分患者可出现口唇发绀、轻度贫血、肝大、肝功能异常等症状，红细胞内可见海因小体。

（三）实验室检测

（1）高铁血红蛋白血症可见褐色血液，血中高铁血红蛋白增高，红细胞内出现变性珠蛋白的包涵体。急性苯的氨基、硝基化合物中毒，高铁血红蛋白血症发生率高达98.7%。需注意：①高铁血红蛋白具有不稳定性，在接触毒物后短期内即可形成，通常在中毒后 3 小时内出现，同时红细胞中的酶系统能使高铁血红蛋白还原，脱离毒物数小时后体内水平可明显降低。②给予亚甲蓝治疗后高铁血红蛋白血症可快速缓解，可将高铁血红蛋白的半衰期由 15~20 小时降至 40~90 分钟。③血液标本未及时检测，可导致检测结果不能正确反映高铁血红蛋白血症程度。因此实验室测得高铁血红蛋白水平与病情可能不完全相符，轻度中毒的吻合性较好，中、重度中毒的吻合性稍差，应综合多项指标进行判断，不能仅局限于依据高铁血红蛋白的水平。高铁血红蛋白测定最好在接触毒物后 5 小时内采集血样，采样后 1 小时内检测，可提高准确性。④海因小体检测灵敏性不高，但一旦检出，表明病情较重。

（2）长期低剂量接触苯的氨基、硝基化合物时，血液标本中血红蛋白加合物能够反映近 4 个月的累积剂量，可作为慢性长期接触的检测指标。

（3）尿常规可见尿蛋白阳性及血红蛋白尿。

（4）尿中对氨基酚及偶氮代谢物可增高。

（5）部分患者转氨酶及胆红素可升高。

（6）毒物检测。应采集患者的血液、尿液、粪便、呕吐物、剩余食物、首次抽吸的胃内容物、遗留毒物、药物和容器等送检，检验标本尽量不放防腐剂，并尽早送检。因毒物检测敏感性较低，技术条件和时间限制，诊断中毒时不能过分依赖毒物检测。

（7）心电图检查。轻度中毒可有窦性心动过速、窦性心动过缓、窦性心律不齐、左心室高电压等；重度中毒可有室性期前收缩、频发室性期前收缩呈二联律版 ST-T 波改变、交界性期前收缩伴室内差异传导等。

（四）中毒分度

按临床症状可分为轻度中毒、中度中毒和重度中毒。

1. 轻度中毒（体内高铁血红蛋白含量 10%~30%）

黏膜、皮肤出现轻微发绀，同时有头晕、头痛、乏力等全身中毒症状。

2. 中度中毒（体内高铁血红蛋白含量 30%~50%）

除有发绀外，全身中毒症状加重，出现耳鸣、手指麻木、步态不稳、视物模糊等。

3. 重度中毒（体内高铁血红蛋白含量 50% 以上）

除有轻、中度所诉症状外，还可出现心悸、胸闷、恶心、呕吐，甚至惊厥、昏迷、休克等，严重者可有溶血、黄疸、体温升高、肝功能异常、膀胱刺激征等症状。

长期接触苯的氨基、硝基化合物的劳动者，其高铁血红蛋白测定结果与不接触者相比，数值本身有差异。因而高铁血红蛋白测定结果仅能作为接触指标，不能表明病情轻重差异程度，临床上应结合临床症状用药。

三、救治措施

苯的氨基和硝基化合物的致病环节主要是导致血液性缺氧，因此救治重点应为纠正缺氧。

1. 吸入性中毒

在评估周围环境安全的情况下，应立即将患者移离中毒现场，静卧于空气新鲜处，密切观察病情，及时治疗：如呼吸困难，予以氧气吸入；如呼吸停止，立即进行心肺复苏；若伴有一氧化碳中毒者，应予以高流量、高浓度吸氧等。

2. 接触性中毒

应立即脱去被污染的衣物，可用 5% 碳酸氢钠溶液或淡盐水冲洗，然后再用肥皂水，接着用清水冲洗干净；若眼睛接触了毒物，应使用大量的流动清水或者生理盐水冲洗，不应试图用药物中和，以免发生化学反应造成角膜、结膜的损伤。清洗时，不可只用少量的清水擦拭清洗，也不可使用热水，以免促进局部血液循环，加速毒物的吸收。冲洗时间一般为 15~30 分钟。

3. 食入性中毒

应及早洗胃、导泻。可用 1%~2% 碳酸氢钠溶液，或硫代硫酸钠稀释成 5% 溶液洗胃。洗胃后可口服活性炭帮助吸附毒物，用导泻药以清除进入肠道内的毒物，常用硫酸钠或硫酸镁，一般 15 g 溶于水，口服或经胃管注入。

4. 高铁血红蛋白血症解毒药

无发绀或发绀不明显，血中高铁血红蛋白轻度增高（≤10%）者，可给予大剂量维生素 C 及 50% 葡萄糖等治疗；出现发绀者，应立即给予亚甲蓝，小剂量亚甲蓝 1~2 mg/kg 加入 25% 葡萄糖溶液 40 ml 缓慢静脉注射。亦可用硫代硫酸钠 0.5~1 g 加入 50% 葡萄糖注射液 40 ml 中静脉注射。视患者的病情，可 2~4 小时重复一次，直至患者发绀消失为止。临床上只要有明确苯的氨基、硝基化合物接触史和明显发绀时，即可应用亚甲蓝，不必拘泥于高铁血红蛋白测定结果而延误病情。

5. 溶血性贫血

主要对症和支持治疗，重点在于保护肾脏功能，碱化尿液（口服或静脉注射碳酸氢钠），及早应用适量肾上腺糖皮质激素，肾上腺糖皮质激素（地塞米松）能减轻机体对化学物毒性的应急反应，稳定溶酶体，早期应用可防止红细胞破坏，发挥保护心、脑、肾功能等作用，故可作为辅助解毒剂与亚甲蓝起到协同作用。严重者应给予输血、血浆置换或血液净化疗法。

6. 禁用药

为避免加重急性中毒症状，临床上禁用复方阿司匹林、水合氯醛、非那西丁等高铁血红蛋白形成剂。

7. 其他对症处理

酌情配合使用大剂量维生素 C、保肝药物、能量合剂、激素等；用抗菌药物防治继发感染；抽搐者给予地西泮 10 mg 肌内注射或静脉注射，或用中药安宫牛黄丸等治疗。补液、利尿可促进毒物排泄和患者的康复。

四、护理诊断及问题

（1）气体交换受损。与毒物引起肺水肿、肺部黏膜受损、呼吸道分泌物过多等有关。

（2）意识形态的改变。昏迷与苯胺类中毒加深、高铁血红蛋白血症、溶血性贫血有关。

（3）自理能力降低或缺陷。与毒物引发的视物模糊、尿频、尿急、头晕、乏力等有关。

（4）水电解质紊乱。与中毒所致的呕吐、呕血有关。

（5）知识缺乏。与缺乏毒物使用相关安全防护知识及中毒后紧急处理方法有关。

（6）潜在并发症。急性肝、肾功能损害及呼吸循环衰竭。

五、护理措施及护理观察要点

1. 即刻护理措施

保持呼吸道通畅，维持有效通气，及时清除呼吸道分泌物，立即予氧气吸入，纠正缺氧是抢救的关键。有气管插管或气管切开的患者做好管道维护，正确应用机械通气；开放静脉通路，按医嘱予以输液和药物治疗等。必要时行洗胃，洗胃具体操作及护理详见相应章节。

2. 紧急复苏

毒物吸收过多，中毒时间过长，未得到有效救治，可因急性肾功能损害及呼吸功能衰竭而死亡。一旦发生上述情况，应紧急采取复苏措施：清除呼吸道分泌物，保持呼吸道通畅并吸氧，必要时应用机械通气。心搏骤停时，立即行心肺复苏等抢救措施。

3. 一般护理

（1）休息及饮食。患者应卧床休息、保暖。病情许可时，尽量鼓励患者进食，应进食高蛋白、高碳水化合物、高维生素的无渣饮食。重度中毒者不宜过早活动，避免劳累和增加体内能量消耗，以免病情反复加重。

（2）口腔护理。密切观察患者口腔黏膜的变化，加强对口腔溃疡、炎症的护理，坚持每天 3 餐前后漱口，危重患者予以口腔护理。可应用冰硼散、珍珠粉等喷洒于口腔创面，促进愈合，减少感染机会。

（3）对症护理。昏迷者尤其须注意保持呼吸道通畅，维持其呼吸循环功能，做好皮肤护理，定时翻身，防止压疮发生；谵妄患者应保护患者避免受伤，必要时应用镇静药物；高热者给予降温；尿潴留者给予导尿等。

（4）心理护理。患者服毒、染毒的原因应了解仔细，细致评估患者的心理状况后，根据不同的心理特点，给予有针对性的心理护理，尤其对服毒自杀者，不宜让其单独留在病房内，要做好患者的心理疏导、家属的健康宣教和思想工作，以诚恳的态度为患者提供情感上的支持，防范患者再次自杀。

4. 用药护理

人体内所含亚甲蓝的浓度不同，对血红蛋白的作用也不同。①浓度较低时，还原型三磷酸吡啶核苷将 6- 磷酸 – 葡萄糖脱氢过程中的氢离子传递给亚甲蓝，使其转变为还原型的白色亚甲蓝；氢离子又被白色亚甲蓝传递给带三价铁的高铁血红蛋白，使其还原为带二价铁的正常血红蛋白，而氧化作用又将白色亚甲蓝转变为亚甲蓝，并在体内反复进行亚甲蓝的还原—氧化过程。②浓度较高时，亚甲蓝不能被完全还原为白色亚甲蓝，不能在氧化过程中传递氢离子，使得正常的血红蛋白氧化为高铁血红蛋白。

亚甲蓝静脉注射后作用迅速，基本不经过代谢即随尿排出，口服在胃肠道的 pH 值条件下可被吸收，并在组织内迅速还原为白色亚甲蓝，在 6 天内 74% 由尿排出，其中 22% 为原形，其余为白色亚甲蓝，且部分可能被甲基化。少量亚甲蓝通过胆汁，由粪便排出。

护理时应注意：①亚甲蓝皮下注射及肌内注射，会引起局部组织坏死，鞘内注射会引起瘫痪。6- 磷酸 – 葡萄糖脱氢酶缺乏的患者以及小儿，在应用亚甲蓝剂量过大时可引起溶血。而对于肾功能不全的患者，需根据患者肾功能情况谨慎使用。②亚甲蓝静脉注射时需缓慢注射（10 分钟注射完毕），药品浓度大的需根据说明书用葡萄糖注射液稀释后使用。③亚甲蓝静脉注射的速度过快，可引起头晕、恶心、呕吐、胸闷等情况。使用剂量过大（> 0.5 g）时，除以上症状加剧以外，还会出现头痛、血压下降、心前区疼痛、心律失常、大汗、T 波低平或倒置等，严重者可引起意识障碍。④使用亚甲蓝后尿液可呈蓝色，在病情允许的情况下，需嘱患者多饮水或补液，短期内排尿时可有尿道口刺痛。

5. 病情观察

（1）密切观察患者的神志情况，及时发现患者是否出现神志改变，如烦躁、惊厥、昏迷以及昏迷程度是否发生变化等；及时发现瞳孔大小及对光反应的变化，早期甄别脑水肿、酸碱失衡等。

（2）密切观察患者的生命体征变化，如心率、脉搏、呼吸、血压、体温、血氧饱和度的变化，及时发现呼吸频率、节律、幅度变化，及时发现并处理呼吸功能减退等。

（3）密切观察患者的皮肤色泽、湿润度、弹性的变化，如有皮肤溃疡、破损时应及时处理，防治感染。

（4）详细记录患者的出入量，密切观察患者的尿量、尿液的性状、每日进食进水量、口渴情况及皮肤色泽和弹性、出汗情况，注意血压与尿量的关系，及时给予适量补液，提防肾功能衰竭。

（5）严重呕吐、腹泻者应详细记录呕吐物及排泄物的颜色和量，必要时留标本送检，密切关注电解质变化，防止电解质失衡。

（6）注意追查血电解质、血糖、肝肾功能、血气分析等结果，以便及时对症处理。

6. 健康教育

（1）加强防毒宣传，在厂矿、农村、城市居民中结合实际情况，向患者及家属介绍有关农药的正确使用方法、接触农药时的标准防护、中毒的预防和急救知识。取用农药时需密闭操作，谨防将农药溅洒或滴漏，操作时，周围环境要通风。操作者须经过专门培训，必须严格遵守操作的相关规程。操作者需穿戴自吸过滤式防尘口罩、化学安全防护眼镜、透气性防毒服以及防化学品手套。防毒或防尘口罩应定期检查，及时更换，以防失效。需远离火种、热源，工作场所严禁吸烟、进食、饮水，工作完毕淋浴更衣，注意个人清洁卫生。

（2）不吃毒物污染的食品，如怀疑是农药或其他药物毒死的动物不能食用，盛放过农药的器具不能再放食物，接触过农药的双手必须仔细清洗后才能拿食物等。

（3）加强农药的管理，严格遵守有关农药的防护和管理制度，加强农药保管。①生产厂区中有毒物质的生产设备应密闭化，防止毒物跑、冒、滴、漏。应避免产生粉尘，避免与氧化剂、酸类接触。生产厂区应使用防爆型的通风系统和设备。毒物在搬运时要轻装轻卸，谨防毒物的包装及容器损坏。厂区内需配备一定品种和数量的消防器材及防泄露应急处理设备。不得随意处理倒空的容器，可能残留有害物。生产车间和岗位应加强通风，防止毒物聚集导致中毒。作业场所应与生活场所分开。②私人家中的农药应与食物分开放置于阴凉、通风处，防止阳光直射，包装要密封。远离火种、热源。同时，要与氧化剂、酸类分开存放，切忌混储。要明确标志，拧紧瓶盖，避免挥发、泄露；置于高处，预防并阻止小孩或家禽、家畜触碰、误食。家中需准备一定品种和数量的消防器材，储藏室需备有合适的材料收容、处理泄漏物。

六、标准化护理流程管理

苯胺类除草剂中毒标准化护理流程管理见图 2-3-3 所示。

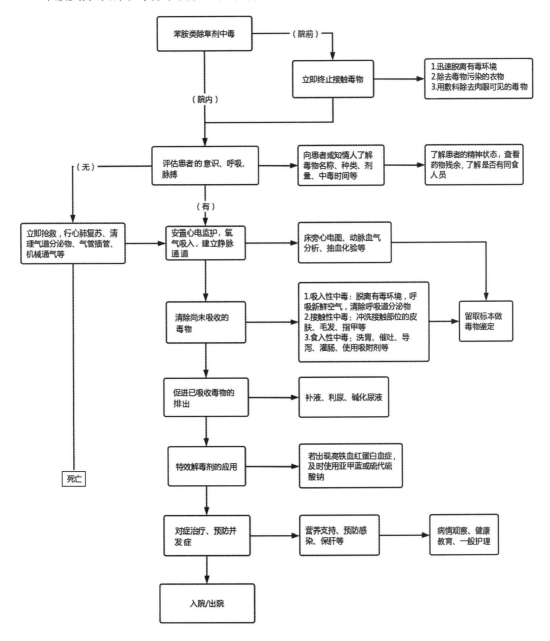

图 2-3-3 苯胺类除草剂中毒标准化护理流程管理

七、知识拓展

（1）对于氟乐灵引起的眼角膜溃疡，应及时用生理盐水清洗结膜囊、刮除溃疡底部坏死组织、局部使用阿托品眼液及氧氟沙星滴眼液、结膜下注射自体全血等治疗。在常规治疗基础上给予维生素 C 局部治疗，能有效提高治疗效果，缩短患者恢复时间，且能降低复发率，有助于提高患者生活质量。

（2）苯胺类化合物有肾脏及膀胱毒性，可经皮肤吸收而引起急性中毒，损害肾脏，出现血尿，部分可引起化学性膀胱炎和出血性膀胱炎。苯胺类化合物急性中毒所致的膀胱凝血块 B 超图像不典型，易被误诊，必须密切结合病史、体征及其他实验室检查，全面综合分析，并可在治疗同时，短期随访观察声像图的变化，必要时可在超声引导下穿刺活检以提高诊断的准确率而减少误诊。

（3）苯胺类与硝基苯类毒性特点不同，苯胺类以形成高铁血红蛋白、溶血作用为主，而硝基苯类以神经系统损害为主。苯胺的烷基化合物中毒导致化学性膀胱炎更常见。该类化合物中毒有特效解毒药物亚甲蓝，临床预后较好，一般少有后遗症者。

（4）海因小体为苯的氨基、硝基化合物的代谢中间产物作用于红细胞后形成的变性珠蛋白小体。海因小体于中毒后 7~24 小时出现，其高峰出现在中毒后 24~72 小时，间二硝基苯中毒海因小体出现较早。当其大量出现时提示可能出现严重的溶血，临床应重视对海因小体的检测，以正确地评估病情，采取合理预防溶血的措施，避免盲目应用糖皮质激素预防溶血治疗。

（5）临床评价机体缺氧程度时，不能仅以动脉血气分析中的氧分压（PaO_2）结果作为依据，而应注意结合血氧饱和度分析。发绀的患者可出现经皮测定氧饱和度下降，而血气分析却未见低氧血症及明显的酸中毒。因为血气分析中测得的氧分压是血液中物理溶解的氧分子所产生的压力，而此类中毒患者缺氧不是因为肺通气或换气功能不足所致，而是红细胞携氧能力、释氧能力障碍，使氧分压可表现为不低于正常。

（6）急诊床旁血液灌流目前已经在临床广泛应用，属于血液净化技术的一种，它主要是通过树脂吸附患者血液中的毒物，具有吸附大分子物质效果显著与溶脂性高的特点，患者血液中的毒素能够得到有效的清除，减少了患者内脏、血液中的毒素，同时还能抑制摄取毒素。此外，采用急诊床旁血液灌流治疗急性重度药物中毒患者，还能维持患者机体内环境稳定，对脏器功能可起到一定的保护作用，能有效地提高临床治疗效果，缩短患者昏迷与住院时间。

参考文献

[1] 李吴碧，喻洪. 维生素 C 局部应用治疗角膜炎的临床效果 [J]. 大医生，2020，5（20）:99-101.

[2] 李晋，李华，马效工. 农药氟乐灵致角膜溃疡 1 例 [J]. 眼科新进展，2003，23（4）:238.

[3] 陶国利. 氟乐灵农药急性中毒 34 例报告 [J]. 中国农村医学杂志，1985（2）：4-5.

[4] 黄星培. 农药中毒手册 [M]. 成都：四川科学技术出版社，1990.

[5] 管永泽，郑功泽. 农药中毒急救 [M]. 北京：科学技术文献出版社，2002.

[6] 张波，桂丽. 危急重症护理学 [M]. 北京：人民卫生出版社，2018.

[7] 张彧 . 急性中毒 [M]. 西安：第四军医大学出版社，2008.

[8] 孟昭泉，孟靓靓 . 农药中毒急救手册 [M]. 北京：金盾出版社，2009.

[9] 王顺年，胡文魁，吴新荣，等 . 实用急性中毒救治手册 [M]. 郑州：河南科学技术出版社，2017.

[10] 徐丽娟，赵欣欣，奚铭远，等 . 血浆置换联合亚甲蓝救治重度急性苯胺中毒 1 例 [J]. 中国输血杂志，2018，31（1）:74-75.

[11] 宋平平，李西西，闫永建 . 急性苯的氨基硝基化合物中毒病例的文献分析 [J]. 中华劳动卫生职业病杂志，2014（5）：366-369.

[12] 闫永建，宋平平，张凤林，等 . 102 例急性苯的氨基、硝基化合物中毒临床分析 [J]. 中国职业医学，2014（3）:297-300.

[13] 刘喜房，徐建军 . 职业性急性苯的氨基硝基化合物中毒的预防 [J]. 劳动保护，2017（4）：83-84.

[14] 孙俞峰 . 苯胺类化合物急性中毒所致泌尿系统损害的超声诊断 [J]. 杭州医学高等专科学校学报，2001（3）：172-183.

[15] 谢彩娟，余雪丽 . 急性苯胺类化合物中毒的急救与护理 [J]. 天津护理杂志，2006（4）：194-195.

[16] 王招兄，颜育成 . 72 例急性苯的氨基硝基化合物中毒临床分析 [J]. 劳动医学，2000（1）：36-37.

[17] 苯胺急性中毒血液中变性珠蛋白小体的检测及防治措施 [J]. 医学信息（下旬刊），2010，23（6）：15.

[18] 闫永建，宋平平，张凤林，等 . 102 例急性苯的氨基、硝基化合物中毒临床分析 [J]. 中国职业医学，2014（3）：297-300.

[19] 闫丽丽，傅绪珍，李思惠 . 急性苯的氨基和硝基化合物中毒 27 例临床分析 [J]. 职业卫生与应急救援，2014，32（3）：148-150.

[20] 朱柯源 . 急诊床边血液灌流在急性重度药物中毒中的临床效果研究 [J]. 健康忠告，2021（12）：45.

[21] 仲丁灵 . 触杀兼局部内吸性抑芽剂 [J]. 农化市场十日讯，2012（19）：33.

[22] 孟昭泉，宋大庆，苑修太 . 实用急性中毒急救 [M]. 济南：山东科学技术出版社，2009.

[23] 曹敏，何健，倪海燕 . 二硝基苯胺类除草剂微生物降解研究进展 [J]. 微生物学通报，2020（1）：282-294.

[24] 李西西，牟志春，宋平平，等 . 苯的氨基硝基化合物生物标志物研究进展 [J]. 中国职业医学，2014（4）：462-464，469.

（李袁浩）

第四节 酚类除草剂

酚类除草剂包括五氯酚钠、五氯酚、二硝酚、地乐酚、戊硝酚、特乐酚、特乐酯及禾草灭等，其中二硝酚、特乐酚为高毒性，其余均属于中等毒性除草剂。

酚类除草剂常见品种如下：

（1）五氯酚钠（sodium pentachlorophenol，Na–PCP），又名五氯苯酚钠、PCP–Na、1，2，3，4，5–五氯酚钠（分子式：C_6Cl_5NaO）。纯品为白色针状结晶，原药为淡红色鳞状结晶，有特殊气味。其易溶于水，在水中溶解度为26.1%，溶于甲醇、乙醇和丙酮，微溶于四氯化碳和二硫化碳，不溶于石油和苯。其水溶液呈弱碱性，有强烈的酚臭味，遇酸析出五氯酚（PCP）结晶。干燥时性质稳定，常温下不易挥发，光照下迅速分解，脱出氯化氢，颜色变深。其属中等毒类，有蓄积作用。

危险标：14（有毒品）。危险特性：遇到高热可分解，可放出腐蚀性、刺激性的烟雾。会产生氧化钠、氯化氢等有害燃烧产物。

五氯酚钠用作非选择性接触型除草剂、收获前的脱叶剂、木材防腐剂，还可用于杀灭血吸虫的中间宿主钉螺，防治血吸虫病。五氯酚钠是一种农用灭生性、能杀性的酚类除草剂，主要除以种子繁殖的杂草，是一种杀伤范围很广的除草剂，主要用于水稻田。对水生生物极毒，可能导致对水生环境的长期不良影响。

急性毒性：LD_{50} 140~280 mg/kg（大鼠经口），66 mg/kg（大鼠经皮），LC_{50} 152 mg/m³（大鼠吸入），229 mg/m³（小鼠吸入），人经口30 mg/kg，最小致死剂量，人经皮60 mg/kg，最小致死剂量。

五氯酚钠对人的刺激阈为0.6 mg/m³。对人的各种途径的急性致使量约为2 g。

（2）五氯酚（pentachlorophenol，PCP），又名五氯苯酚（分子式为C_6HCl_5O）。其呈白色粉末、薄片或结晶状，是一种氯代酚类物质，为酸性化合物。其带有苯酚气味，难溶于水，加入水时生成有腐蚀性的盐酸气，溶于稀碱液、乙醇、丙酮、乙醚、苯、卡必醇、溶纤剂等大多数有机溶剂，微溶于烃类。不被氧化，加热时有刺激性酚臭味；与氢氧化钠生成白色结晶状五氯酚钠（NaPCP）。常温下不易挥发；在光照下迅速分解，脱出氯化氢，颜色变深。在碱性介质和高温条件下生成八氯二苯并对二噁英。五氯酚及其钠盐（五氯酚钠）均是剧毒有机氯农药，在一定酸碱性条件下，可相互转化。五氯酚化学性质稳定，不易降解，可发生生物积蓄，具有急性毒性、内分泌干扰毒性、细胞毒性、免疫毒性、发育毒性、遗传毒性等，具有致畸、致癌、致突变等毒副作用。

2017年10月27日，世界卫生组织国际癌症研究机构将五氯苯酚划分为一类致癌物。

本章节以五氯酚及其钠盐为例作详细讲述。

一、酚类除草剂中毒

（一）发病原因及机制

1. 常见病因

中毒的原因按照途径的不同，可分为以下几种：

（1）吸入性中毒。呼吸道是农药侵入机体最快、最方便的途径，因肺泡数量多，表面积大，通透性强，毛细血管丰富，进入肺泡的药物可迅速被吸收而直接进入血液循环。吸入性中毒经常在农药生产、熏蒸、喷洒、调配、储存保管及运输过程中发生，在生产或搬运的过程中泄漏及装卸时吸入，是中毒的常见原因。中毒的程度取决于农药的毒性和肺部吸收量的多少。在工作或劳作过程中，由于不注意劳动保护或违反安全防护制度，药物经呼吸道吸入，从而导致中毒。如未严格佩戴防毒面（口）罩，吸入有毒粉尘；工业厂区废气处理不合规，被吸入体内可致中毒等。

（2）接触性中毒。可经皮肤、黏膜吸收，对眼睛、呼吸道和皮肤有刺激作用。眼、口、鼻腔黏膜易于暴露，其中以眼结膜对毒物最为敏感，药物喷溅入眼，可造成化学性的烧伤，有刺痛感。如果药物洒在皮肤上，没有及时清除或者穿了被农药污染过的衣物，农药中的有害物质可经皮肤渗透到体内，造成中毒。如裸手施药或防护用具破损；搬运毒物未穿戴防护用品或防护用品不满足要求；储存不当被小孩拿来打闹玩耍；用农药的溶液泡脚、除癣；裸手用五氯酚（钠）溶液给木材、皮革、纺织品及纸张作防腐、防霉处理等。

（3）食入性中毒。有误服、投服或自杀服毒等原因。误服的原因很多，如长期食用使用过五氯酚（钠）的农田里的农作物；农药保管不善，误当食品或药物服用；农药污染食品；进食农药中毒死亡的动物或农药拌种的粮食；误用盛过农药的器具装食品等，均可造成误服中毒。投毒和自杀服毒可见于民事纠纷未得妥善处理，当事人在复杂的心理作用下产生的报复性或自杀性手段；或患有精神疾病的人，如抑郁症患者；或他人投毒等。若食入剂量过大，可造成严重后果。

（4）其他途径。由静脉输注或注射途径进入体内，可造成严重后果。

2. 中毒机制

五氯酚（钠）本身不具有毒性，其代谢产物（主要代谢产物是四氯对氢醌和四氯邻苯二酚）发挥毒效应。五氯酚（钠）进入人体内后分解为五氯酚，通过血液参与机体循环，抑制代谢中的氧化磷酸化，与细胞、功能蛋白等作用，影响肝、肾、中枢神经等器官、组织的正常生理活动。五氯酚在肝、肾中积蓄，经过肝脏主要以游离物和共轭物形式存在于胆囊和肾脏。共轭物主要是葡萄糖苷酸和硫酸酯的共轭物。

五氯酚（钠）主要直接作用于能量代谢过程，吸收后使细胞氧化过程受到刺激，而磷酸化过程则被抑制，氧化过程受刺激所增加的能量不能通过磷酸化转变为三磷酸腺苷（ATP）或磷酸肌酸的形式贮存，而以热能散发，使机体基础代谢明显增高，处于高代谢、高动力状态，导致组织细胞代谢紊乱。同时，由于机体磷酸化作用的抑制，三磷酸腺苷不能形成，细胞肌肉的活动所需要的能量无从供给，从而导致呼吸肌麻痹死亡。

（二）病理

五氯酚（钠）主要经肝代谢，结合葡萄糖醛酸，被肝脏微酶体的细胞色素 P_{450} 氧化脱氯形成四氯对氢醌，四氯对氢醌经四氯半醌自由基（tetrachloro semiquinone radical，TCSQ）被进一步氧化成四氯 -1，4- 苯醌（tetrachloro-l，4-benzoquinone，TCBQ），四氯对氢醌经还原脱氯形成三氯对氢醌（trichloro-p-hydroquinone，TriCHQ），最后以尿液形式排出。

五氯酚（钠）的弱雌激素作用可引起女性生殖系统发育障碍，影响后代的繁殖和发育；五氯酚（钠）可通过血 - 睾屏障，损害睾丸和附睾组织，影响男性的精子和生殖腺。由于五氯酚（钠）可通过影响胎盘细胞膜的功能和结构对胎儿产生毒性作用，因此孕妇长期低剂量接触五氯酚（钠），会对胎儿的正常发育产生不良影响，如胎儿流产、新生儿易夭折、新生儿先天性白内障、无脑畸形、脊柱和生殖器异常等。

二、护理评估

（一）病史

农药中毒临床表现复杂，早期症状多缺乏特异性，因此接触史对于确诊具有重要的意义。

（1）神志清楚者可询问患者本人；神志不清或企图自杀者应向患者家属、同事、亲友或现场目击者了解情况。

（2）应详细了解患者的居住环境、既往病史、精神状态、服用毒物种类、家中农药有无缺失，以及中毒时身边有无药瓶、药袋等。

（3）经消化道中毒的患者，应注意查看剩余食物或剩余农药剂量，呕吐物或胃内食物的气味、性状，是否有药物残渣等并及时送检。

（4）应询问是否有其他同食人员也有中毒表现等。

（5）对于工作或劳作过程中导致中毒的，应详细询问职业史，包括工种、工龄、接触毒物种类、时间、环境条件、防护措施以及以往是否发生过类似事故，还有在相同工作条件下其他人员有无发病等。

（二）临床表现

五氯酚（钠）可引起急性中毒和慢性中毒。其对胃肠道、肝、肾、心、肺的损害均可危及生命。急性中毒主要因皮肤接触或误饮污染的水引起，慢性中毒多是因常处于有毒的环境或食用有毒的农作物。

1. 急性中毒

包括局部表现和全身症状。

五氯酚（钠）中毒潜伏期为 2~40 小时，急性中毒潜伏期一般为数小时。五氯酚钠毒性高、持久性长，有蓄积作用，可在人体肝脏、肾脏及脂肪组织中蓄积，同时对肝脏、肾脏产生毒性。五氯酚（钠）中毒应与中暑、感冒、上呼吸道感染及急性胃肠炎等疾病相鉴别。

局部表现：①吸入性中毒者，可有咳嗽、胸闷、气急、发热、呼吸音异常等，可引起间质性肺炎。②接触性中毒者，皮肤可出现灼热感、局部发红、轻微疼痛、接触性皮炎、脱皮，部分患者可出现痤疮、红色斑疹等；眼部可引起眼睛刺痛、流泪、畏光、结膜充血、眼睑红肿等。③食入性中毒者，可有口咽部烧灼感、恶心、呕吐、腹泻、腹痛等症状。口咽、食管、胃、小肠等黏膜可出现肿胀、水肿、溃疡。

全身症状：①轻度中毒者为头昏、头痛、多汗、乏力、低热、烦渴、心悸、气急、胸闷。②重度中毒者多出现在轻度中毒症状后，短期内症状急剧恶化，出现高热（体温可高达 40℃及以上）、烦渴、全身大汗淋漓、极度疲乏、心率加快、呼吸急促、血压下降、烦躁不安，以及肌肉强直性痉挛、抽搐、肢体强直、昏迷甚至急性猝死。常有心、脑、肝、肾损害。

2. 慢性中毒

长期接触五氯酚（钠）会引起消化系统、神经系统、呼吸系统疾病，出现头痛、疲倦无力、恶心、呕吐、贫血、血细胞降低、淋巴细胞上升、乙酰胆碱酯酶活性下降、周围神经炎等。

（三）实验室检测

由各种途径进入人体的五氯酚（钠）可经血液循环分布至全身各器官、组织，血液中的五氯酚（钠）浓度可视为近期接触毒物的确诊指标。五氯酚（钠）以结合态形式由尿液中排出，尿中清除率占总摄入量的 60%~83%，尿液中五氯酚浓度也视为一项可靠指标；另有一小部分（约 4%）以结合或未结合的形式从粪便排出体外，约 20% 可蓄积于体内。

（1）白细胞、中性粒细胞、血糖、转氨酶、基础代谢率均增高，酮体阳性。

（2）血钠、血钾、二氧化碳结合能力均降低。肝肾功能可受损。

（3）尿五氯酚或尿酚增高，尿二硝基酚阳性，尿蛋白阳性，尿红细胞阳性。

（4）脑脊液常规：微红、微混、潘氏试验（+）。

（5）血清中总三碘甲腺原氨酸（TT_3）、总甲状腺素（TT_4）、游离三碘甲腺原氨酸（FT_3）、游离甲状腺素（FT_4）、促甲状腺素（TSH）等水平明显下降。

附：潘氏试验，又称 Pandy 试验，是指脑脊液中的蛋白测定，也称球蛋白定性试验。其原因是脑脊液在病变时，蛋白有不同程度的增加，多为球蛋白增加，在潘氏试验中球蛋白遇酚而变性，出现沉淀而呈阳性。

（四）中毒分度

根据患者的症状可分为轻度中毒和重度中毒。

1. 轻度中毒

表现为头昏、头痛、多汗、乏力、低热、烦渴、心悸、气急、胸闷、恶心、呕吐、腹痛、食欲减退、手足脱皮等。尿五氯酚含量可超过 10 mg/L。

2. 重度中毒

有如下其中症状之一，即可诊断为重度中毒。高热、全身大汗淋漓、极度疲乏无力、烦躁不安、神志模糊或躁动狂叫、肌肉强直性痉挛、肢体强直、抽搐甚至昏迷；出现明显的心、脑、肝、肾损害；严重的呼吸窘迫综合征。尿五氯酚含量可超过 20 mg/L。

三、救治措施

（1）无特效解毒剂，主要靠对症及支持治疗。中西医结合治疗可取得不错效果。

（2）吸入性中毒者应立即脱离有毒环境，静卧，保持呼吸道通畅，必要时吸氧。呼吸停止时立即行人工呼吸。

（3）接触性中毒者应立即将沾染了毒物的皮肤用大量流动清水彻底冲洗；若是眼睛接触了毒物，应立即翻开上下眼睑，用流动清水或生理盐水冲洗。

（4）食入性中毒者应给予催吐，用清水、肥皂水或 2% 碳酸氢钠溶液彻底洗胃、导泻。可给予蛋清、牛奶保护胃黏膜。有轻度症状者应观察 24 小时。

（5）早期，尤其是发热早期，应积极采取降温措施，退热药可增加出汗导致虚脱，不建议使用，可采用物理降温（冰袋、冰毯、湿毛巾缠身或酒精擦拭身体）或人工冬眠疗法。

（6）可应用血液净化疗法将已吸收的毒物清除。

（7）对症及支持治疗。具体如下：

a. 给予高渗葡萄糖、B 族维生素、维生素 C、维生素 K、葡醛内酯等，并给予高蛋白、高糖饮食。

b. 快速补液，纠正水电解质和酸碱失衡。严重者可早期、适量、短程给予肾上腺糖皮质激素（地塞米松 20~40 mg/d、注射用甲泼尼龙琥珀酸钠 40 mg/d）、能量合剂及极化液。

c. 必要时吸氧或使用抗甲状腺药物，如他巴唑等，以降低机体代谢率。

d. 抽搐者应尽快使用地西泮 10 mg 肌内注射或静脉注射，水合氯醛 10~20 ml 灌肠及（或）用中药紫雪丹、安宫牛黄丸等治疗。治疗中忌用阿托品和巴比妥类药物，阿托品可抑制出汗，影响散热和排毒，并加快心率，使体温升高，病情恶化；巴比妥类药物对五氯酚（钠）有协同作用，会增加其毒性。

e. 中医治疗以解毒、清热、利湿为主。

四、护理诊断及问题

（1）体温过高。与中毒高热有关。

（2）体液不足。脱水与中毒导致机体基础代谢增高、血容量不足有关。

（3）气体交换受损。与毒物损伤肺部组织有关。

（4）意识形态改变。昏迷与中毒程度加深、体内代谢紊乱、体温过高、影响中枢神经系统有关。

（5）水电解质紊乱。与毒物导致腹泻、呕吐、机体代谢加快有关。

（6）有猝死的危险。与中毒程度加深，病情恶化过快，治疗、抢救不及时有关。

五、护理措施及护理观察要点

1. 即刻护理措施

保持呼吸道通畅，维持有效通气，及时清除呼吸道分泌物，立即予以氧气吸入。对有气管插管或气管切开的患者做好管道维护，正确应用机械通气；开放静脉通路，按医嘱予以输液和药物治疗等。必要时行洗胃，洗胃具体操作及护理详见相应章节。

2. 紧急复苏

毒物吸收过多，中毒时间过长，未得到有效救治，可因急性肾功能损害及呼吸功能衰竭而死亡。一旦发生上述情况，应紧急采取复苏措施：清除呼吸道分泌物，保持呼吸道通畅并吸氧，必要时应用机械通气。心搏骤停时，立即行心肺复苏等抢救措施。

3. 一般护理

（1）休息及饮食。患者应卧床休息、保暖。病情许可时，尽量鼓励患者进食，应进食高蛋白、高碳水化合物、高维生素的无渣饮食。

（2）口腔护理。密切观察患者口腔黏膜的变化，加强对口腔溃疡、炎症的护理，坚持每天 3 餐前后漱口，危重患者予以口腔护理。可应用冰硼散、珍珠粉等喷洒于口腔创面，促进愈合，减少感染机会。

（3）对症护理。昏迷者尤其须注意保持呼吸道通畅，维持其呼吸循环功能，做好皮肤护理，定时翻身，防止压疮发生；谵妄患者应保护患者避免受伤，必要时应用镇静药物；尿潴留者给予导尿等。

（4）心理护理。详细了解患者服毒或染毒的原因，评估患者的心理状况，根据不同的心理特点予以有针对性的心理护理，尤其对服毒自杀者，不宜让其单独留在病房内，要做好患者的心理疏导、家属的健康宣教和思想工作，以诚恳的态度为患者提供情感上的支持，防范患者再次自杀。

4. 降温护理

（1）控制发热是最主要的治疗措施，必须要在早期体温尚未超过 39℃时即开始，体温＞39℃时，患者的基础代谢率和氧的消耗量增加，导致机体内环境的改变加剧，致使一系列并发症的发生，尤其对中枢神经系统的影响更为不利。

（2）患者体温超过37℃时即可给予物理降温，以温水或者酒精擦拭，温水或酒精的温度应高于患者体温1~2℃，以提高散热效率及患者的身体舒适度，半小时测体温一次，根据体温重复擦浴。擦拭时禁止擦胸、腹、背部及足底等，以免这些部位受冷热刺激而引起不良反应。

（3）体温超过39℃时可给予冰枕、冰帽、冰毯。患者持续高热、烦躁不安、心率加快时遵医嘱给予亚冬眠疗法，即氯丙嗪和异丙嗪各25 mg肌内注射，每8小时一次。

（4）冬眠时注意：①取平卧位或头高足低位，冬眠前尽量留置胃管，暂禁食，以防胃食管反流物吸入肺部，保持呼吸道通畅。②维持体温33℃，减少脑细胞代谢，防止脑水肿。③日入量不超过1 500 ml，准确记录出入量。④冬眠前、后准确记录生命体征，仔细观察患者的神志、瞳孔，皮肤、颜面及指端的颜色。⑤维持水、电解质平衡，维持心功能、脑功能、肾功能、肝功能、胃肠道功能及微循环功能的正常状态。

（5）行物理降温时，需注意观察患者的体温、局部皮肤、面色、意识和心率的变化，发现异常现象，及时处理，若出现寒战，应停止物理降温并予保暖，及时补充水电解质，加速散热并补充消耗的体液。注意保护患者的隐私及个人舒适度，做好解释工作，获得患者及家属的有效配合。

5. 用药护理

（1）冬眠合剂。可诱导入睡，降低基础代谢率，扩张血管，解除小动脉、小静脉痉挛，改善微循环。①使用时，应密切关注患者心率、血压变化，定期复查肝、肾功能。有癫痫病史者禁用。因冬眠合剂可引起体位性低血压，用药后应静卧1~2小时。②用药以少量多次为原则，避免一次性大量注射，以免引发低血压，对呼吸、循环造成不良影响。③严密观察病情变化，如出现体温上升、肌肉紧张、持续高热或寒战，则提示冬眠药物剂量不足，可酌情增加药物用量。④及时清理呼吸道分泌物，必要时行气管插管或气管切开。⑤每日复查血生化，纠正电解质紊乱。⑥解除冬眠后，若体温不能自助恢复，可用温水袋帮助复温。⑦人工冬眠一般持续2~5天，视患者病情，必要时可延长为1~2周。若冬眠时间过长，为防止产生耐药性，应定期更换药物组合。⑨冬眠药物呈酸性，对血管壁有化学刺激作用，可致静脉炎。应密切关注输注液体的血管情况。

（2）极化液。①使用极化液时，应注意输注速度，以0.5~1 ml/min为宜，输注过程中应注意静脉炎和低血糖反应的发生，密切观察生命体征的变化。②合并有糖尿病的患者，应适当加大胰岛素和氯化钾的用量，并定时监测血糖，根据血糖或尿糖的水平调整用量。③出现二度Ⅱ型房室传导阻滞或三度房室传导阻滞时，应停用极化液，改用促进心肌代谢的药物。

6. 病情观察

（1）密切观察患者神志情况，及时发现患者是否出现神志改变，如烦躁、惊厥、昏迷以及昏迷程度是否发生变化等；及时发现瞳孔大小及对光反应的变化，早期甄别脑水肿、酸碱失衡等。

（2）密切观察患者的生命体征，如体温、脉搏、呼吸、血压、心率、血氧饱和度的变化，及时发现呼吸频率、节律、幅度变化，及时发现并处理呼吸功能减退等，重点观察体温变化情况，如体温急剧上升，则为病情恶化的先兆。

（3）密切观察患者的皮肤色泽、湿润度、弹性的变化，如有皮肤溃疡、破损时应及时处理，防治感染。

（4）详细记录患者的出入量，密切观察患者的尿量、尿液的性状、每日进食进水量、口渴情况、皮肤的色泽和弹性以及出汗情况，注意血压与尿量的关系，及时给予适量补液，提防肾功能衰竭。

（5）严重呕吐、腹泻者应详细记录呕吐物及排泄物的颜色和量，必要时留标本送检，密切关注电解质变化，防止电解质失衡。

（6）注意追查血电解质、血糖、肝肾功能、血气分析等结果，以便及时对症处理。

7. 健康教育

（1）加强防毒宣传，在厂矿、农村、城市居民中结合实际情况，向患者及家属介绍有关农药的正确使用方法、接触农药时的标准防护、中毒的预防和急救知识。特别是要把中毒的早期症状告诉民众，便于早期发现，及时处理。操作时取用农药需注意密闭操作，环境全面通风。操作人员必须要经过专门培训，严格地遵守操作规程。操作时必须佩戴防毒口罩，戴化学安全防护眼镜，穿防毒物渗透工作服，戴防化学品手套。防毒口罩和工作服应定期检查，及时更换，以防失效。远离火种、热源，工作场所严禁吸烟、进食、饮水，工作完毕后淋浴更衣，工作服不能带到非工作场所，注意个人的清洁卫生。不要在施过药的草地、河边赤足行走，施过药的河、沟、塘中的水不要触碰，更不能饮用。

（2）不吃毒物污染的食品。如怀疑是农药或其他药物毒死的动物不能食用，盛放过农药的器具不能再放食物，接触过农药的双手必须仔细清洗后才能拿食物等。

（3）加强农药的管理，严格遵守有关农药的防护和管理制度，加强农药保管。①生产厂区中有毒物质的生产设备应密闭化，防止化学物质跑、冒、滴、漏。使用防爆型的通风系统和设备。搬运时要注意轻装轻卸，防止包装及容器损坏。避免产生粉尘，避免与氧化剂、酸类接触。配备相应品种和数量的消防器材及泄露应急处理设备。农药残余物和容器必须作为危险废物处理。生产车间和岗位应加强通风，防止毒物聚集导致中毒。作业场所应与生活场所分开。②私人家中的农药应与食物分开放置于阴凉、通风处，避光保存，包装要密封，远离火种、热源。储区温度不超过30℃，相对湿度不超过80%。同时，要与氧化剂、酸类、食用化学品等分开存放，切忌混储。要明确标志，拧紧瓶盖，避免挥发、泄露；置于高处，防止小孩或家畜、家禽触碰、误食。配备相应品种和数量的消防器材，储区应备有合适的材料收容泄漏物。

六、标准化护理流程管理

酚类除草剂中毒标准化护理流程管理见图 2-3-4。

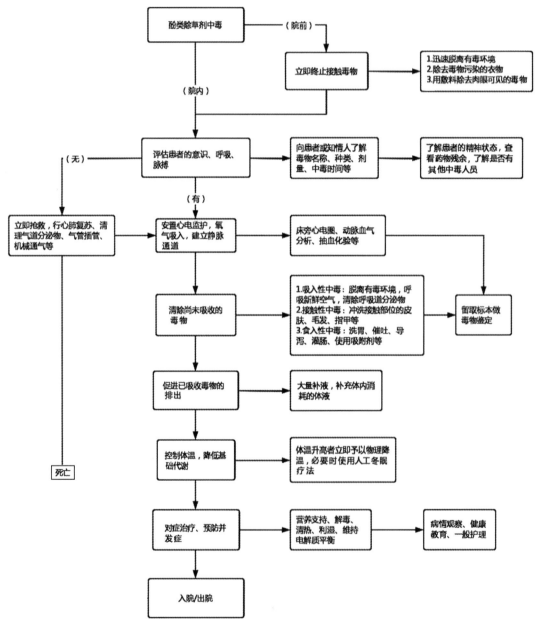

图 2-3-4　酚类除草剂中毒标准化护理流程管理

七、知识拓展

1. 冬眠合剂各型号的作用

冬眠Ⅰ号镇静降温作用较强，适用于感染性休克、高热、烦躁、脑炎、脑外伤、烧伤、妊娠高血压综合征等，呼吸衰竭者慎用；冬眠Ⅱ号镇静降温作用较弱而缓和，对血流动力学的影响轻微，有改善冠状循环、减慢心率的作用，适用于伴有心动过速者；冬眠Ⅲ号作用与Ⅰ号相似，但较Ⅰ号为强，适用于破伤风、癫痫持续状态的患者。需注意，冬眠合剂与注射用头孢哌酮钠舒巴坦钠（商品名舒普深）存在配伍禁忌。

2. 能量合剂

能量合剂是一种能量补充剂，为粉针剂，每支内含辅酶 A 50 U、三磷酸腺苷 20 mg 及胰岛素 4 U，所含这三种成分都能提供能量，促进糖代谢，有助于病变器官功能的改善。临床可用于肾炎、肝炎、肝硬化及心衰等。

3. 极化液

极化液是指普通胰岛素、氯化钾、葡萄糖溶液的混合溶液。极化液可以促进心肌细胞对葡萄糖的摄取和代谢，促进钾离子进入细胞内，使心肌细胞恢复细胞膜的极化状态，并能降低血清游离脂肪酸，抗氧自由基，可以改善心肌细胞的代谢，防止细胞损伤，促进心功能恢复，对改善窦房和房室传导、保护缺血损伤的心肌、防止心律失常均有一定作用。常见的极化液配方如下：

（1）常规极化液。用普通胰岛素 10 U 和 10% 氯化钾 10 ml 加入 10% 葡萄糖液 500 ml 中，静脉滴注，每日 1~2 次，7~14 日为 1 个疗程。

（2）镁极化液。用普通胰岛素 10 U 和 10% 氯化钾 10 ml 及 10% 硫酸镁 10~20 ml 加入 10% 葡萄糖液 500 ml 中，静脉滴注，每日 1~2 次，7~14 日为 1 个疗程。

（3）强化极化液。用普通胰岛素 10 U 和 10% 氯化钾 10 ml 及 L–门冬氨酸钾镁（L-PMA）20 ml 加入 5%~10% 葡萄糖液 300~500 ml 中，静脉滴注，每日 1~2 次，7~14 日为 1 疗程。

（4）高浓度极化液。用普通胰岛素 20 U 和 10% 氯化钾 15 ml 加入 10% 葡萄糖液 500 ml 和 50% 葡萄糖 60 ml 中，静脉滴注，每日 1~2 次，7~14 日 1 个疗程。

（5）简化极化液。L–门冬氨酸钾镁 20 ml 加入 10% 葡萄糖液 500 ml 中，静脉滴注，每日 1~2 次，7~14 日为 1 个疗程。

参考文献

[1] 张彧. 急性中毒 [M]. 西安：第四军医大学出版社，2008.

[2] 孟昭泉，宋大庆，苑修太. 实用急性中毒急救 [M]. 济南：山东科学技术出版社，2009.

[3] 蔡张滢，杨显珠，张中月. 注射用头孢哌酮钠舒巴坦钠与冬眠合剂存在配伍禁忌 [J]. 中国实用护理杂志，2013，29（1）：22.

[4] 师海波，王克林 . 最新临床药物手册 [M].4 版 . 沈阳：辽宁科学技术出版社，2016.

[5] 张波，桂丽 . 危急重症护理学 [M].4 版 . 北京：人民卫生出版社，2018.

[6] 杨立新，杨国杰，赵继良 . 心肌梗塞临床手册 [M]. 郑州：河南医科大学出版社，1996.

[7] 许文青，樊柏林，陈明，等 . 五氯苯酚和五氯苯酚钠毒性作用研究进展 [J]. 中国药理学与毒理学杂志，2011（6）：596-600.

[8] 王连珠，方恩华，王彩娟，等 .QuEChERS- 超高效液相色谱 – 串联质谱法测定动物源食品中痕量五氯酚及其钠盐 [J]. 色谱，2018，36（6）：518-522.

[9] 陈彦宏，黄松，陈穗，等 . 五氯酚及其钠盐的样品前处理和分析检测技术研究进展 [J]. 食品安全质量检测学报，2019，10（14）：4465-4473.

[10] 杨淑贞，韩晓冬，陈伟 . 五氯酚对生物体的毒性研究进展 [J]. 环境与健康杂志，2005（5）：396-398.

[11] 叶雪平，邵晓阳，祝丽萍 . 五氯酚对银鲫生理代谢的影响 [J]. 农业环境科学学报，2006，25（4）：880-884.

[12] 宫玉，孟庆冰，刘亮，等 . 警惕高致死性杀虫剂虫螨腈中毒（附四例病例及文献复习）[J]. 中华劳动卫生职业病杂志，2021，39（9）：689-693.

[13] 曾艳 .2 例五氯酚钠中毒患者的急救与护理 [J]. 当代护士（下旬刊），2020，27（1）：117-119.

[14] 凌碧娟，连燕丽 . 不同温度酒精擦浴降温的效果比较 [J]. 当代护士（中旬刊），2015（4）：125-126.

[15] 刘汉名 . 人工冬眠治疗重症五氯酚钠中毒体会 [J]. 江西医学院学报，1979（3）：46-49.

[16] 刘有虎，白莹 . 隐匿性急性五氯酚钠中毒 1 例报告 [J]. 中国工业医学杂志，2001，14（2）：92-93.

[17] 夏元洵 . 化学物质毒性全书 [M]. 上海：上海科学技术文献出版社，1991.

[18] 马银振，李杰 . 重度烧伤早期治疗中冬眠药物的应用体会 [J]. 中华损伤与修复杂志（电子版），2008，3（3）：366-367.

（李袁浩、周晶）

第四章　常用杀鼠剂

第一节　抗凝血杀鼠剂

抗凝血杀鼠剂是全世界范围内最常见的杀鼠剂，能在小剂量时即对啮齿类动物产生剧烈毒性，对其他非目标物种的毒性却极低，是最理想的杀鼠剂之一。20世纪40年代，随着华法林的使用，人们将抗凝血杀鼠剂投入应用，如杀鼠灵、杀鼠迷、敌鼠等，后又针对耐华法林鼠类研制出长效抗凝剂，如大隆、溴敌隆及氯敌隆。美国最常使用的抗凝血杀鼠剂是大隆，而英国最常使用的是联苯杀鼠萘、大隆和溴敌隆等，我国常使用的种类因地区不同而不同。

由于此类杀鼠剂容易获得，在大量使用该药的国家和地区，相关中毒病例逐渐增多。美国长效抗凝血杀鼠剂中毒病例接近10 000例／年。同时随着我国对毒鼠强、氟乙酰胺等致惊厥杀鼠剂的禁售禁用，国内抗凝血杀鼠剂中毒病例日趋增加。海南省人民医院对10年的杀鼠剂中毒流行病学调查发现，抗凝血杀鼠剂中毒比例为57.5%，并且存在15.4%的误诊率。

抗凝血杀鼠剂可分为第一代和第二代。第一代抗凝血杀鼠剂包括杀鼠灵（灭鼠灵、华法灵）、敌鼠（双苯杀鼠酮）等。随着耐华法林鼠群的出现，此类杀鼠剂目前逐渐退出市场。第二代抗凝血杀鼠剂随之出现，此类药物具有多环侧链和更强的脂溶性，效果更强且作用时间更长，通常仅需1日暴露即可致死，因此也被称为超级华法林或长效药物，目前已广泛用于农业、餐饮业及其他行业的灭鼠防鼠工作。它包括：

1. 4- 羟基香豆素衍生物

大隆（溴敌拿鼠、杀鼠隆）、溴敌隆（溴敌鼠）、氟鼠灵。

2. 茚二酮衍生物

氯敌鼠和敌鼠。

一、抗凝血杀鼠剂中毒

（一）发病原因及机制

1. 常见病因

抗凝血杀鼠剂中毒常见的原因有误食误服、自行服用、恶意投毒、职业暴露、药物滥用等，其中最常见为各种原因导致的误食误服。杀鼠剂为吸引啮齿类动物，外观常作为鼠类喜欢的谷物、颗粒等形状，并辅以颜色鲜艳的染料，导致发生中毒最多的人群是幼儿。

抗凝血杀鼠剂口服后都吸收良好，并且与蛋白结合率高，经皮肤接触吸收少见，长期皮肤暴露或抗凝血杀鼠剂污染的皮肤用品导致的中毒鲜有报道。

2. 中毒机制

第一代和第二代抗凝血杀鼠剂的作用机制相似，都通过抑制维生素 K_1、25 环氧化物还原酶和维生素 K 醌还原酶来发挥作用，抑制氢醌型维生素转化为维生素 K 2，3- 环氧化物，减少由维生素 K 环氧化物还原而来的维生素 K_1，抑制了维生素 K 循环，阻断了凝血因子的 γ- 羧化作用，引起维生素 K 依赖性凝血因子 Ⅱ、Ⅶ、Ⅸ、Ⅹ 合成受阻，导致凝血时间和凝血酶原时间（PT）延长。同时，抗凝血杀鼠剂的代谢产物亚苄基丙酮可以直接造成毛细血管壁损伤，导致血管壁通透性增加，进一步加重出血。此外，第二代抗凝血杀鼠剂具有更强的脂溶性，容易在肝脏堆积，使得清除时间延迟。

（二）病理

抗凝血杀鼠剂摄入剂量和血清浓度之间的关系常常无必然关系，患者在大量摄入的情况下也不会立即出现中毒表现，因为血液中已存在的凝血因子需要一段时间才会出现下降，并因无法补充，凝血因子活性降至正常值的 30% 以下，才出现凝血功能障碍，实验室证据通常要延迟 24~48 小时，48 小时以后变得显著，主要表现为凝血酶原时间延长、国际标准化比值（INR）升高、凝血酶原含量下降。第一代抗凝血杀鼠剂主要经肝脏的细胞色素 P_{450} 羟基化代谢后，从尿液排泄。而第二代抗凝血杀鼠剂主要以原形从粪便排泄，并因堆积在肝脏、脂溶性强、清除时间延长等原因，可能还存在长达数天的潜伏期。

二、护理评估

（一）病史

抗凝血杀鼠剂摄入后，体内维生素 K 依赖的凝血因子在 3~5 天耗竭时，患者才会出现临床表现。同时摄入的剂量不同，中毒后的临床表现轻重程度不同。因此在病史采集中，除了询问患者家庭情况、职业、饮食和药物史、生活和工作环境等，还应重点采集以下内容。

1. 摄入的药物

接诊患者详细询问接触抗凝血杀鼠剂的具体名称，有无产品包装、明确的品牌名称、化学全名、接触的环境等，第一时间明确患者摄入的抗凝血杀鼠剂的准确名称。同时询问是否还有留存或残留的抗凝血杀鼠剂，对明确抗凝血杀鼠剂的种类也非常重要。

2. 摄入的剂量

因为剂量与患者的中毒症状、治疗方案、预后等均有明确的关系，摄入剂量的询问也很重要，同时还要通过询问明确摄入药品的浓度，以尽快明确摄入的抗凝血杀鼠剂的具体剂量。大量摄入的一般为自杀，误服的剂量一般较少。

3. 摄入的时间

抗凝血杀鼠剂摄入后到出现临床表现，存在 3~5 天的潜伏期，因此，摄入时间的询问时段应涵盖潜伏期，同时询问期间是否反复摄入相同的制剂、受污染的食物等引起二次中毒。

4. 摄入的其他

抗凝血杀鼠剂往往不是单纯制剂，需要详细询问。自杀患者往往不是服用一种药品、毒物，需要逐一询问，另外还要了解与中毒的表现、治疗等相关的药品。

5. 患者的基础疾病

在询问既往疾病史时，要重点询问患者是否患有肝病、凝血功能障碍相关疾病，是否在进行抗凝血治疗等，此类疾病或治疗会增加抗凝血杀鼠剂引起的出血风险。

（二）临床表现

抗凝血杀鼠剂潜伏时间长，一般需要 3~5 天体内的维生素 K 依赖性凝血因子耗尽时，才出现中毒表现，摄入量越大，潜伏期越短。主要表现为凝血功能障碍引起的出血倾向，常伴有恶心、呕吐、腹痛等非特异症状。最常见的出血主要表现为鼻出血、牙龈出血、皮肤淤斑、球结膜出血、消化道出血、血尿、咯血等，严重者可出现腹腔出血、颅内出血等导致的失血性休克，甚至死亡。

（三）实验室检测

抗凝血杀鼠剂中毒主要引起凝血功能障碍，因此实验室检测主要分为凝血功能检测和毒物检测。具体如下：

1. 凝血功能监测

根据中毒的时间、剂量，PT、活化部分凝血活酶时间（APTT）、凝血酶时间（TT）等均会出现不同程度的延长，PT 可能会在 24 小时内上升，并在 5 日内恢复正常。INR 升高，凝血酶原水平下降。凝血因子 Ⅱ、Ⅶ、Ⅸ、Ⅹ 活性减低。根据出血的程度不同，血红蛋白不同程度地下降。凝血功能应根据治疗进展情况动态监测。

2. 毒物检测

根据摄入的抗凝血杀鼠剂在体内的分布情况，常用的毒物检测生物样本有血液、头发、尿液、肝脏组织、粪便等，其中以血液为主要检测样本。常用的检测方法主要有气相色谱 - 质谱法（GC–MS）和液相色谱 - 质谱法（LC–MS），其中后者是近年来的主流检测方法，缺点是价格较贵。有研究推荐液相色谱 - 串联质谱法，因其简便、快速、灵敏、准确，还可同时测定中毒患者全血和尿液中杀鼠酮、灭鼠优、杀鼠迷、杀鼠灵、敌鼠、氯杀鼠灵、氯敌鼠、鼠得克、溴鼠灵、溴敌隆、噻鼠灵、氟鼠灵等 12 个品种。

（四）中毒分度

对于抗凝血杀鼠剂中毒严重程度的评估，目前临床上尚无明确的评分标准，可根据中毒严重程度评分表（RSS）对中毒患者的病情和预后进行初步判断。有研究表明，RSS分值与抗凝血杀鼠剂中毒患者的凝血功能有相关性，RSS分值越小，凝血功能指标异常越小，早期治疗可以获得较好的预后，避免严重并发症的发生；RSS分值越大，病情越重，凝血功能指标异常越大。

三、救治措施

抗凝血杀鼠剂中毒起病隐匿，服毒后潜伏期一般为3~5天。患者就诊后，关键的救治措施主要如下：

（1）根据患者凝血功能障碍程度，尽早维持凝血功能接近正常，并动态检测凝血功能变化。另外还要监测全血细胞计数和分类计数；输注血液制品时，需进行血型鉴定；需要输血时进行血型鉴定、交叉配血和感染标志物检查；对患者血尿检测，建议对患者的尿液进行尿干化学检测；检测血浆纤维蛋白原和血浆纤维蛋白降解产物。

（2）加快清除毒物。对于急性摄入毒物的中毒患者可通过洗胃，快速处理体内残余的毒物；经皮肤、黏膜吸收的患者，尽快去除衣物，并大量清水清除皮肤、黏膜毒物；抗凝血杀鼠剂分子量大，脂溶性高、蛋白结合率好，可进行血液净化治疗，清除血液内的毒物。

（3）解毒剂治疗。维生素 K_1 是抗凝血杀鼠剂中毒的特效解毒药，动态监测凝血功能，用维生素 K_1 维持凝血功能在正常范围，逐渐停药，并检测药物的不良反应。

（4）加快毒物在体内的代谢。可以使用脂肪乳、胆汁螯合剂促进抗凝血杀鼠剂由肝脏代谢到胆汁，经粪便排出体外，促进堆积在肝脏的毒物排出。

（5）对症支持治疗。对于重度贫血患者，应予以输注悬浮红细胞；对出血症状严重、维生素 K_1 需要量大者，也可输注含有稳定凝血因子的新鲜冰冻血浆，补充患者体内消耗的凝血因子，从而纠正凝血功能障碍。同时检测患者的水电解质、酸碱平衡，及时对症补充，维持内环境稳定。

四、护理诊断及问题

（1）有出血的危险。皮肤、黏膜多发出血，鼻出血，血尿，便血，与抗凝血杀鼠剂引起的凝血功能障碍有关。

（2）血容量不足。与凝血功能障碍、患者既往基础疾病有关。

（3）意识形态改变。与患者中毒程度重、出血量大等有关。

（4）舒适度改变。与疼痛与毒物作用有关。

（5）水电解质紊乱。与毒物导致的腹泻、呕吐等有关。

（6）有猝死的危险。与中毒程度深、治疗抢救不及时、患者依从性差等有关。

五、护理措施及护理观察要点

抗凝血杀鼠剂中毒患者症状存在潜伏期及程度轻重不一，在护理时，应全面问诊，了解患者中毒的时间。常见的护理措施如下：

1. 清除未吸收的残余毒物

清除毒物分为体内和体外残余毒物。

（1）洗胃。对于误服、自服毒物的患者，根据患者服药的时间，尽早洗胃，清除患者口、鼻、咽喉等部位的残留物和分泌物，反复清洗，直至洗出液澄清。洗胃时，插胃管和洗胃动作轻柔，避免黏膜损伤，造成毒物快速吸收。摄入毒物 1 小时内的患者，还可以给予活性炭吸附毒物。

（2）导泻。对服药时间较长、洗胃后的患者，均可使用导泻促进毒物排泄，可使用促进胃肠排泄的药物，包括中药汤剂。导泻排毒应注意观察患者排泄物的颜色和量，并及时补充液体。

（3）清洁患者体表。尽快为患者去除被毒物污染的衣物，并清洗体表、毛发，可用36℃左右的温水反复擦浴。注意洗胃、导泻后，患者体表、衣物被污染，需再次清洗、擦浴。水温不宜过高，避免皮肤毛孔扩张，导致毒物快速吸收。

2. 一般护理

（1）卧床休息。患者应卧床休息；凝血功能较差的患者建议绝对卧床休息，防止跌倒、擦伤、碰撞等引起新的出血。

（2）饮食护理。给予患者高蛋白、高碳水化合物、高维生素、易消化、无刺激的半流质饮食，避免坚硬食物造成损伤，引起再出血。

（3）预防和控制出血。尽量减少有创操作，避免肌内注射、大静脉穿刺、留置血管管路等；必须穿刺时，选择小号针头，结束后延长穿刺点压迫时间，并加强穿刺点观察，避免出现出血和血肿形成。

（4）基础护理。保持床单元的清洁干燥，包裹坚硬凸起部位，防止皮肤损伤出血。加强口腔护理，动作轻柔，避免出血；每天 3 餐前后漱口，保持口腔清洁。

（5）用药护理。维生素 K_1 能促进凝血因子 Ⅱ、Ⅶ、Ⅸ、Ⅹ 的合成，是抗凝血杀鼠剂中毒的特效解毒剂。轻度出血患者，如皮肤、黏膜淤斑，镜下血尿，少量鼻出血等，可口服维生素 K_1，保障患者按时服药，并维持治疗时间达到足够的疗程。大出血患者，如消化道出血、颅内出血等，需要注射使用维生素 K_1，补充凝血因子，甚至输血等。应注意肌内注射、静脉穿刺点的护理，避免出现新的出血点。同时，维生素 K_1 化学性质较不稳定，与多种药物存在不宜配伍使用，且遇光易分解，使用过程中应注意避光，小剂量配置，现配现用。

（6）对症护理。重症患者要维持生命体征平稳，保持呼吸道通畅。为避免患者烦躁造成新的损伤，必要时可予以镇静治疗。

（7）心理护理。全面评估患者中毒的原因、心理状态。对误服患者，要消除其恐惧心理，建立治愈的信心。对自杀患者，要做好患者和家属的心理疏导，必要时请心理医生进行干预，治疗心理疾病，防止患者再次自杀或自残。

3. 护理观察要点

（1）密切观察病情变化。密切观察患者的心率、呼吸、血压、神志、精神状态，早期发现大出血引起的失血性休克和颅内出血引起的死亡风险。详细观察患者的出血情况，如出血持续时间、出血量、有无变化等。重点观察患者皮肤、黏膜出血点和淤斑情况，观察大小便的颜色和量，必要时留取标本送检查。

（2）药物治疗观察要点。维生素 K_1 虽是抗凝血杀鼠剂中毒的特效药物，但持续治疗会给患者带来潜在风险，需加强护理观察。肌内注射维生素 K_1，可引起肌内注射部位的局部血肿；静脉注射时，可能出现过敏反应，患者出现皮疹、低血压、心悸、支气管痉挛，严重者可出现休克、窒息、心脏骤停等。

（3）特殊人群的观察要点。误服、误食或使用被污染食物中毒的儿童，应更关注其心理护理，观察患儿的精神状态，加强心理疏导，取得患儿对治疗的配合。对孕妇，除了观察孕妇的情绪和心理状态以外，还应注意对胎儿的监护。由于维生素 K_1 可透过胎盘屏障，对胎儿的潜在影响尚待研究。

4. 健康教育

（1）规范使用抗凝血杀鼠剂。随着国家对致惊厥抗凝血杀鼠剂的禁用，抗凝血杀鼠剂以其用量小、相对安全而逐渐广泛使用，但自服、误服、食用被污染食物等造成的中毒屡见不鲜。其规范使用成为减少中毒的重要措施之一。使用抗凝血杀毒剂有明确的标志和告知，施药地点应设置围挡避免儿童接触。使用抗凝血杀鼠剂时应戴手套、洗手，避免直接接触。

（2）早期发现症状。抗凝血杀鼠剂中毒往往存在较长时间的潜伏期，不易被发现。在可能接触此类毒物，并出现与此类药物中毒有关的症状时，如皮肤、黏膜出血点、淤斑，鼻出血，牙龈出血，血尿等要及时就医，并向医生主动告知接触史。

（3）加强药品管理。须使用抗凝血杀鼠剂时，应到规范的销售场所购买合格的产品，按照要求妥善保管，并放置明显的标志，放置在不易被儿童或其他家禽家畜接触的位置。安全保管，避免泄露污染食物。

六、标准化护理流程管理

抗凝血杀鼠剂中毒标准化护理流程见图 2-4-1。

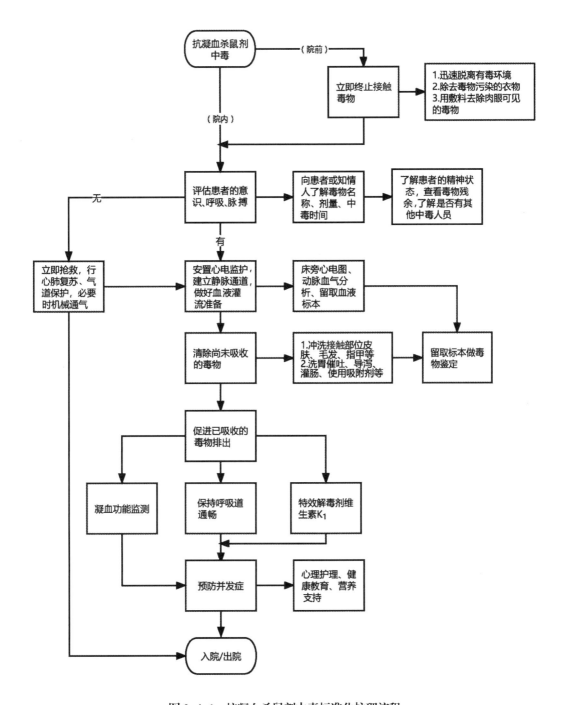

图 2-4-1 抗凝血杀鼠剂中毒标准化护理流程

七、知识拓展

（1）在抗凝血杀鼠剂的诊断中，对原因不明的维生素 K 依赖性凝血功能障碍患者，排除其他疾病后，需考虑抗凝血杀鼠剂中毒可能，应积极留取相关的生物样本，开展针对性的毒物检测。

（2）对抗凝血杀鼠剂中毒患者进行治疗时，对于特效解毒药维生素 K_1 的使用，应根据患者摄入的剂量、凝血功能障碍的程度、药物的不良反应、基础疾病等综合因素调整治疗剂量和疗程。

（3）在治疗的过程中，除了关注凝血功能情况，还应该关注毒物代谢动力学，综合评估患者的预后。

参考文献

[1] Bronstein AC，Spyker DA，Cantilena LR Jr，et al. 2011 Annual report of the American Association of Poison Control Centers' National Poison Data System（NPDS）: 29th Annual Report[J]. Clin Toxicol（Phila），2012（50）: 911.

[2] Spiller HA，Gallenstein GL，Murphy MJ. Dermal absorption of a liquid diphacinone rodenticide causing coagulaopathy[J]. Vet Hum Toxicol，2003（45）: 313.

[3] Xiang L，Min Z，Alan Z，et al. Retrospective study of twenty-four patients with prolonged coagulopathy due to long-acting anti-vitamin K rodenticide poisoning[J]. Am J Med Sci，2014，347（4）: 299-304.

[4] 龙剑海，孙亚威，邱泽武. 影响抗凝血杀鼠剂中毒患者维生素 K_1 维持剂量的多因素分析[J/CD]. 中华危重症医学杂志（电子版），2016，9（2）: 87-90.

[5] Watt BE，Proudfoot AT，Bradberry SM，et al. Anticoagulant rodenticides[J]. Toxicol Rev，2005（24）: 259.

[6] Ye L，Wang Z，Zhang H，et al. Application of a new established system for toxic doses in children with 4-hydroxycoumarin rodenticide intoxication [J]. Front Pediatr，2018（6）: 141.

[7] 邱泽武，彭晓波. 重视抗凝血杀鼠剂中毒全面提高临床诊治水平 [J]. 中华急诊医学杂志，2014，23（11）:1189-1191.

[8] 李添娣，张帅，刘奋，等. 液相色谱–串联质谱法同时测定全血和尿液中 12 种抗凝血杀鼠剂 [J]. 中华劳动卫生职业病杂志，2018，36（7）: 538-541.

[9] 袁海军，袁娜，詹向阳，等. 中毒严重程度评分对抗凝血杀鼠剂中毒病情评估的研究 [J]. 广东医学，2011，32（16）:2137-2138.

[10] 杨发俊，周洁，刀敏，等 .15 例敌鼠钠二次中毒临床分析 [J]. 中外健康文摘，2011，8（6）:226-227.

[11] Yaqoob M，Feinstein DL，Rubinstein I. Pregnancy in women with life-threatening poisoning with long-acting anticoagulant rodenticides[J]. Mayo Clin Proc，2019，94（8）: 1646-1647.

[12] Britt RB，Brown JN. Characterizing the severe reactions of parenteral vitamin K_1 [J]. Clin Appl Thromb Hemost，2018，24（1）: 5-12.

（熊敏）

第二节 硫脲类杀鼠剂（灭鼠特等）

1942 年，Richter 从数百种硫脲化合物中成功筛选出第一代硫脲类杀鼠剂 α–甲萘硫脲（Antu，即安妥），为灰紫色粉末，通常不溶于水，溶于有机溶剂或者碱性液体，对人体毒性较小，对人的致死剂量为 4~6 g。α–甲萘硫脲曾作为当时的主要杀鼠剂，但由于其容易产生鼠类的拒食性和耐药性，逐渐不作为主要的杀鼠剂。由于其原材料萘胺有致癌作用，安妥已在一些国家被禁用，同时也有在 α–甲萘硫脲的基础上生成其他类型的硫脲类杀鼠剂。

硫脲类杀鼠剂是主要包括安妥（α–甲萘硫脲，大鼠急性 LD_{50} 为 6 mg/kg，人口服致死量为 4~6 g）、灭鼠特（氨基硫脲，小鼠经口 LD_{50} 为 14.8 mg/kg）、灭鼠肼（又名捕灭鼠、灭鼠丹、鼠硫脲，人最小致死为 0.09 mg/kg）、双鼠脲等。

一、硫脲类杀鼠剂中毒

（一）发病原因及机制

1. 常见病因

硫脲类杀鼠剂中毒的途径是误食、自杀、投毒等，最常见的病因是不知情的情况下，进食了被毒物污染的食物，也是非人为投毒中最常见的原因。在幼儿和老人中毒者中，常见的病因还有食用了被做成可食用食品外观的毒饵，如糖果、谷物、饼干等。此外还有将毒物作为调料或食品添加剂使用引起的中毒，以及食用了中毒的家禽家畜引起的二次中毒等。

由于硫脲类杀鼠剂口服后对局部黏膜的刺激，常会引起不适的口感和胃肠道反应，报道的中毒发生事件较少。

2. 中毒机制

硫脲类杀鼠剂进入机体后作用于毛细血管，增加毛细血管的通透性。毒物吸收后主要是损伤肺毛细血管，毛细血管通透性增加，引起肺水肿、胸腔积液、肺出血，进而导致肺功能下降，部分患者可发生胸膜炎及其他脏器功能障碍。

（二）病理

硫脲类杀鼠剂进入人体后，可经胃肠道、呼吸道吸收，吸收后主要分布在肺、肝、肾和神经系统，大部分经肾脏排出。此类杀鼠剂进入体内后，首先对胃肠黏膜有刺激性，往往促使中毒者出现恶心、呕吐。毒物吸收后，损伤毛细血管壁，增加毛细血管的通透性，促进毛细血管扩张，引起肺水肿、肺出血，最终导致呼吸困难、呼吸功能衰竭而死亡。同时，毛细血管壁损伤也可以引起中毒者发生肝脏和肾脏脂肪变性及组织坏死，造成胰腺组织损害的，可出现一过性的血糖升高。

硫脲类杀鼠剂致人中毒死亡的报道不多，主要的死因考虑为中毒所致肺水肿、肺出血、呼吸衰竭。

二、护理评估

（一）病史

1. 摄入的药物

重点询问中毒者或家属、目击者接触药品的名称、包装袋，中毒者所处的环境，残留的药品或食物，盛放药品的容器等。

2. 摄入的剂量

询问中毒者摄入毒物的剂量、摄入被毒物污染物的剂量、毒物的浓度等，摄入毒品的原因也可以间接判断毒物摄入的剂量。服毒自杀者，摄入剂量往往较多；误食者，一般摄入剂量较少。

3. 摄入的时间

询问中毒者接触、摄入毒物的时间，可以推断目前中毒者体内毒物的进展和损害程度，应详细询问，还应询问是否存在反复接触或者摄入毒物。

4. 摄入其他

自杀者往往服用多种毒物，或者混合毒物，需要询问同时服用的其他药品或毒物，需要逐一询问，逐一甄别。

5. 患者的基础疾病

在询问既往疾病史时，要重点询问患者是否患有呼吸系统相关疾病，尤其是长期影响肺功能的疾病，如慢性阻塞性肺疾病、肺结核、支气管扩张等。

（二）临床表现

急性中毒期，由于硫脲类杀鼠剂的黏膜刺激作用，中毒者主要表现为口部烧灼感、恶心、呕吐、腹痛、胸骨后灼烧感，逐渐出现口渴、头晕、全身乏力、刺激性咳嗽，进而出现呼吸困难、发绀。出现肺水肿时，中毒者逐渐开始烦躁不安，口、鼻有大量白色或粉红色分泌物，双肺可闻及广泛明显的湿啰音，继之出现体温下降、抽搐、痉挛、意识丧失、窒息、休克、死亡。重症患者早期即可出现呼吸困难、发绀、肺水肿的临床表现，随着胸腔积液增多，呼吸音减低。慢性中毒或稍晚期患者除了肺水肿的临床表现外，还可能表现出肝脾肿大、黄疸、血糖升高、血尿、蛋白尿等。其他临床表现还有结膜充血、眼球水平震颤等。

（三）实验室检测

常用的简便的实验室检测方法主要是利用硫脲类杀鼠剂易溶于丙酮的特点，将可疑毒物粉末、食物残渣、呕吐物等粉碎后，加入丙酮于 40~50℃温水中浸泡 2 小时，过滤，烘干，残渣中加入浓硝酸适量，呈血红色，逐渐变为橙红色，最后变为橙色。

（四）中毒分度

由于硫脲类杀鼠剂对人的低毒性和胃肠黏膜的刺激性，目前报道的中毒病例数较少，暂时没有统一的中毒分度评价标准。

三、救治措施

各种杀鼠剂中毒的急救解毒治疗虽然有一定的特异性，但在早期排出毒物和加快毒物代谢方面基本相同。

1. 快速清除毒物

接诊中毒者后，立即予以刺激舌根喉部催吐，或者口服药物催吐；快速留置胃管，充分洗胃，可用清水或 1∶5 000 高锰酸钾溶液，禁用碱性液体洗胃；不论摄入毒物的时间，均建议导泻，可服用中药制剂，促进毒物排除，忌用油类导泻。同时对皮肤、毛发、衣物等沾染了毒物的，尽快清除，用清水冲洗干净。

2. 对症药物使用

可使用半胱氨酸注射液肌内注射，或者 5% 硫代硫酸钠溶液静脉注射，每日 3 次左右，以降低硫脲类杀鼠剂的毒性。此外，谷胱甘肽肌内注射或者静脉注射也有类似的效果。

3. 保护器官功能

对出现肺水肿的患者，可应用肾上腺素注射液利尿加快毒物排出，减少肺水肿；有颅内高压的中毒者，可给予甘露醇降颅内压，常规抗感染治疗，保护心、肺、脑、肝、肾等重要器官功能。

四、护理诊断及问题

（1）急性胃肠道刺激症状。与硫脲类杀鼠剂的胃肠道刺激症状有关系。

（2）气体交换受损。与硫脲类杀鼠剂引起的毛细血管通透性改变，导致的肺水肿有关。

（3）意识障碍。与肺水肿引起的呼吸功能衰竭有关。

（4）水电解质紊乱。与毒物刺激引起的呕吐，排出毒物的催吐、导泻等有关。

（5）焦虑。与治疗措施带来的不良感受及对治疗效果的担心有关。

（6）知识缺乏。缺乏毒物相关知识及中毒治疗相关知识。

（7）潜在并发症。多器官功能障碍，主要是肺、肝、肾等器官功能障碍。

五、护理措施及护理观察要点

1. 即刻护理措施

中毒者因为硫脲类杀鼠剂的胃肠黏膜刺激作用，常出现明显恶心、呕吐，需立即保持呼吸道通畅，及时清理呕吐、催吐、洗胃后的口腔分泌物，维持患者有效通气。后期出现肺水肿、呼吸困难、发绀，应及时行气管插管，必要时气管切开，持续机械通气，维持有效通气。出现心脏骤停的患者，需要立即行心肺复苏等抢救措施。

快速清除体内体外的毒物。通过催吐、洗胃、导泻、服用活性炭等方式，促进体内毒物的排出。虽然硫脲类杀鼠剂没有特效的解毒剂，但是仍可以选择半胱氨酸、硫代硫酸钠、谷胱甘肽等药品，降低毒物的毒性。

2. 一般护理

（1）休息和饮食。中毒者需绝对卧床休息，监测生命体征变化，流质饮食，禁食脂肪性及碱性食物。

（2）气道护理。持续吸氧，维持呼吸通畅，减轻肺水肿，留置气管插管或气管切开的患者，应加强气道管理，避免肺水肿下的肺部感染。接触中毒患者时，应立即使患者脱离中毒环境，清理被毒物污染的衣物，清洗被毒物污染的毛发，清除因呕吐残留的口鼻分泌物，保持呼吸道通畅。对呼吸困难、心脏骤停的中毒者，应立即予以心肺复苏和开放气道，予以生命支持。

（3）对症护理。对于重症患者，需严密监测其生命体征的变化，尤其是呼吸功能的监测，应积极予以呼吸支持，保护肺功能。同时监测肝、肾功能及血糖。定期翻身，防止压疮形成。

（4）心理护理。硫脲类杀鼠药中毒主要原因是自杀，应详细评估患者的心理状态，必要时实施心理干预，做好心理疏导，同时做好家属的健康教育工作，以防患者再次自杀。

3. 用药护理

硫脲类杀鼠药中毒无明确的针对性解毒药品，但可使用一些药品降低安妥为代表的硫脲类杀鼠剂的毒性，如：半胱氨酸肌内注射，常用剂量为 100 mg/kg；5% 硫代硫酸钠溶液 5~10 ml 静脉注射，每日 2~4 次；谷胱甘肽 0.3~0.6 g 肌内注射或者静脉注射，也可以起到类似的作用。

4. 健康教育

注重对中毒者的心理健康教育，对有自杀倾向患者做心理疏导，教育家属规范保管和使用杀鼠剂。

六、标准化护理流程管理

硫脲类杀鼠剂中毒标准化护理流程见图 2-4-2。

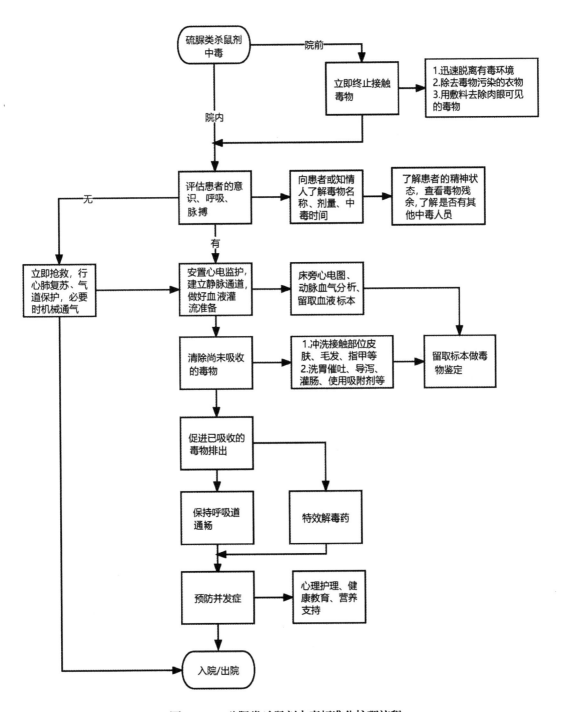

图 2-4-2 硫脲类杀鼠剂中毒标准化护理流程

七、知识拓展

硫脲类杀鼠剂目前在使用的情况已经较少，尤其是随着新型杀鼠剂的广泛使用，出现中毒的情况鲜有报道。但临床上出现不明原因的肺水肿患者，应警惕硫脲类杀鼠剂中毒的可能。

参考文献

[1] 宁工红. 常见毒物急性中毒的简易检验与急救 [M]. 北京：军事医学科学出版社，2000.
[2] 方克美，杨大明，常俊. 急性中毒治疗学 [M]. 南京：江苏科学技术出版社，2002.

（熊敏）

第三节　氨基甲酸酯类杀鼠剂

20 世纪 40 年代，瑞士嘉基公司合成了第一种氨基甲酸酯杀虫剂，50 年代逐渐商品化；1953 年美国联碳公司合成了具有强杀虫活性的甲萘威，后来成为世界上产量最大的农药品种之一，同时也被用来制作杀鼠剂。氨基甲酸酯类化合物因其优异的生物活性和选择性及其易于降解等特点，应用不断得到推广。氨基甲酸酯类化合物的商业化产量仅次于有机磷酸酯类杀虫剂；氨基甲酸酯类农药中毒病例的报道也越来越多。

氨基甲酸酯类杀鼠剂常见的有灭鼠安，大鼠经口 LD_{50} 为 0.46~1.23 mg/kg，属剧毒。

一、氨基甲酸酯类杀鼠剂中毒

（一）发病原因及机制

1. 常见病因

氨基甲酸酯类杀鼠剂可以通过呼吸道、消化道、皮肤等途径吸收进入体内，因此中毒者多经过口服、吸入、环境接触等接触毒物中毒，常见的原因有误服、自杀、接触被污染的物品、食用被污染的食物造成的二次中毒等。

2. 中毒机制

氨基甲酸酯类杀鼠剂与有机磷酸酯类杀虫剂的中毒机制一样，主要都是通过对机体乙酰胆碱酯酶的抑制发挥毒理作用。进入体内的氨基甲酸酯类杀鼠剂不需经过代谢转化直接抑制乙酰胆碱酯酶，主要机理是乙酰胆碱酯酶活性中心上的丝氨酸的羟基被氨基甲酰化，以致丧失了活性，不能水解乙酰胆碱，造成了乙酰胆碱的堆积，从而使胆碱能神经兴奋，在临床上表现为毒蕈样症状、烟碱样症状和中枢神经系统症状。

但氨基甲酸酯类杀鼠剂对乙酰胆碱酯酶的抑制作用比有机磷酸酯类化合物弱，并且为可逆性胆碱酯酶抑制剂，其中毒时抑制乙酰胆碱酯酶的速度慢、作用弱，中毒酶可重活化。

（二）病理

氨基甲酰化酶半衰期是 20~40 分钟，几个小时可完全恢复，所以氨基甲酸酯类杀鼠剂中毒症状出现早，且慢性毒性少见。常见的死亡原因主要由呼吸衰竭和肺水肿引起，导致心肌损害，造成心律失常、心肌炎、心衰、胰腺损害等。氨基甲酸酯类杀鼠剂较有机磷酸酯类杀虫剂难以透过血脑屏障，故神经系统症状明显轻于后者。由于儿童的血脑屏障发育未完善，神经系统症状较成人明显。

二、护理评估

（一）病史

1. 中毒的品名

询问患者、家属、工友等第一时间接触的人群，尽可能准确了解接触毒物的品名，并能获得残漏毒物、包装、购买信息等，掌握准确的毒物名称，会对抢救起到关键作用。

2. 摄入的剂量

氨基甲酸酯类杀鼠剂中毒的症状、机体损伤的程度均与摄入的剂量有关。经口服的中毒者往往能大致估算摄入的剂量，经呼吸道、经皮肤吸收的患者往往较难判断摄入毒物的剂量，但仍需要根据患者的症状、接触毒物的时间、环境中毒物的浓度等因素，综合预估摄入毒物的剂量。

3. 摄入的时间

中毒者摄入毒物的时间决定了患者发病时间、机体损害的程度，对治疗措施的选择有指导意义。

4. 摄入的其他

自杀患者常服用多种药物，要详细询问相关药物，明确服药的剂量。对同时患有基础疾病的患者，还需要进一步了解疾病的状态和治疗的情况。

（二）临床表现

急性氨基甲酸酯类杀鼠剂中毒的临床表现主要为毒蕈碱样、烟碱样和中枢神经系统症状。毒性作用迅速，10~30 分钟便会出现症状，患者均出现恶心、呕吐、上腹部疼痛、流涎、多汗、瞳孔缩小、头痛、头晕、乏力、视物模糊等症状；30 分钟至 1 小时，若症状严重程度达到高峰，迅速出现昏迷、肺水肿、呼吸衰竭等；超过 2 小时的患者就可能危及生命。

（三）实验室检测

实验室检测主要如下：

（1）中毒者机体状态相关项目的检测，如肝肾功能、凝血机制、尿常规等，以及与解毒相关的实验室指标的检测。血生化检测提示胆碱酯酶活力低于正常，红细胞乙酰胆碱酯酶的活性可以间接反映中毒的程度。

（2）毒物本身的检测对早期明确毒物的性质极其重要，常用的检测方法有气相色谱法、高效液相色谱法、气相色谱－质谱法和免疫分析法等。

（四）中毒分度

（1）轻度中毒，出现明显的毒蕈碱样、自主神经和中枢神经系统症状，比如头痛、头晕、乏力、恶心、呕吐、多汗、胸闷、瞳孔缩小、视物模糊等。胆碱酯酶的活性一般在 50%~70%。

（2）中度中毒，在轻度中毒的基础上还会出现肌肉震颤等烟碱样症状，胆碱酯酶活性下降到 30%~50%。

（3）重度中毒，患者除了有轻、中度中毒的表现以外，还会出现肺水肿、昏迷、呼吸衰竭、脑水肿、低血压、休克，胆碱酯酶活性一般会下降到 30% 以下。

三、救治措施

由于氨基甲酸酯类杀鼠剂可以通过呼吸道、消化道、皮肤等途径吸收进入体内，起效快，因此在中毒早期应快速地处置。

1. 快速清除毒物

（1）立即将中毒者搬离中毒环境，清除被污染的衣物，全身彻底地清洁。

（2）对口服药物中毒者立即予以彻底洗胃，减少毒物的吸收，同时可给予活性炭促进毒物的吸附。

（3）对服毒时间较长的患者，可给予导泻，促进毒物的排出。

（4）血液灌流。中毒者的早期血液透析有助于毒物的及时排出，必要时给予利尿剂加速毒物的排出。

（5）禁止催吐，因为存在误吸和诱发癫痫的风险。

2. 解毒药物的使用

氨基甲酸酯类杀鼠剂中毒以后的治疗原则与有机磷酸酯类杀虫剂中毒相似，主要是抗胆碱和对症治疗，标准治疗方案用特异性药物阿托品，早期建立静脉通道，予以阿托品注射，达到阿托品化后继续维持，直到患者症状减轻，逐渐延长阿托品的使用时间和减少用量，直到患者中毒症状消失。

3. 呼吸循环支持

保持呼吸道通畅，及时清除口鼻分泌物，持续氧气吸入。对心跳、呼吸骤停患者，立即予以心肺复苏，同时行气管插管和机械通气支持。

四、护理诊断及问题

（1）舒适度改变。疼痛、乏力、头晕与毒物作用有关。

（2）气体交换受损。与中毒所致的肺水肿有关。

（3）清理呼吸道低效。与中毒所致的肺水肿、分泌物增加有关。

（4）意识形态改变。与患者中毒程度重、出血量大等有关。

（5）水电解质紊乱。与呕吐、利尿、洗胃等有关。

（6）焦虑。与治疗措施带来的不良感受及对治疗效果的担心有关。

（7）知识缺乏。缺乏毒物相关知识及中毒治疗相关知识。

五、护理措施及护理观察要点

1. 即刻护理措施

应快速将患者脱离有毒环境，清理被毒物污染的衣物，清除口腔分泌物，尽快将患者转运到医疗机构，实施进一步的治疗。明确氨基甲酸酯杀鼠剂中毒时，立即建立静脉通道，予以阿托品治疗。对怀疑但不能明确氨基甲酸酯类杀鼠剂中毒的，可试用阿托品，根据患者症状缓解的程度进一步治疗。

抢救氨基甲酸酯类杀鼠剂中毒必须争分夺秒，解毒药物的使用和毒物的清除需要同时进行。尽快建立静脉通道，保证特效解毒药阿托品的快速输入。抢救过程中要分工明确，清除毒物和注射药物需专人负责，保证药物准确输注。

2. 一般护理

（1）休息和饮食。中毒者绝对卧床休息，禁食，对于烦躁的患者，应给予镇静，减少患者躁动造成的不良事件发生。

（2）气道护理。由于中毒患者中枢神经系统、呼吸中枢受抑制，烟碱受体介导膈肌无力，支气管痉挛，大量气道分泌物的共同作用，患者可能快速出现呼吸衰竭，对精神状态明显受到抑制的患者，应立即予以100%纯氧吸入，并立即行气管插管，予以呼吸支持。及时清理呼吸道分泌物，保持呼吸道通畅，同时严密监测生命体征变化，必要时予以高级生命支持。

（3）对症护理。对卧床的患者要注意肢体功能的观察和护理，定期翻身，防止压疮，定时肌肉按摩，防止静脉血栓形成。烦躁的中毒者应充分镇静，避免患者烦躁引发二次伤害。

（4）心理护理。关注患者的心理变化，尤其是自杀患者，了解自杀原因和患者的心理状态，鼓励患者保持良好的心情，正常地回归社会。中毒患者还容易出现恐惧、焦虑的情绪，要及时疏导患者消除不良情绪，建立治愈的信心。

3. 用药护理

氨基甲酸酯类杀鼠剂中毒的特效解药是阿托品，应早期使用，并且快速达到阿托品化，直到患者症状缓解，并根据患者症状缓解情况调整剂量，效果不佳时，每次给药剂量可以加倍。阿托品的使用应该持续到治疗终点，也就是呼吸道分泌物消失、支气管痉挛解除。抢救过程中，要注意静脉通道的保护，保持静脉通道的通畅，保障药物迅速、准确地输注到患者体内。对抢救过程中的口头医嘱做好查对、复核和记录。

4. 病情观察

氨基甲酸酯类杀鼠剂中毒后，起效快，病程进展快，需密切观察生命体征变化和患者症状的变化。解毒药物治疗的过程中，观察患者的毒蕈碱样、烟碱样和中枢神经系统症状缓解情况，及时调整阿托品的使用时间和剂量。氨基甲酸酯类杀鼠剂还会诱发癫痫，应密切观察患者的病情变化。

5. 健康教育

加强患者和家属对氨基甲酸酯类杀鼠剂的认识教育，增强安全使用杀鼠剂的意识，对不确定、不认识的食物不盲目食用。做到早期发现、早期就医、早期治疗，以免延误病情。与自杀患者及其家属沟通，了解自杀的原因，做好心理疏导和心理干预，使患者恢复生活的信心。

六、标准化护理流程管理

氨基甲酸酯类杀鼠剂中毒标准化护理流程见图2-4-3。

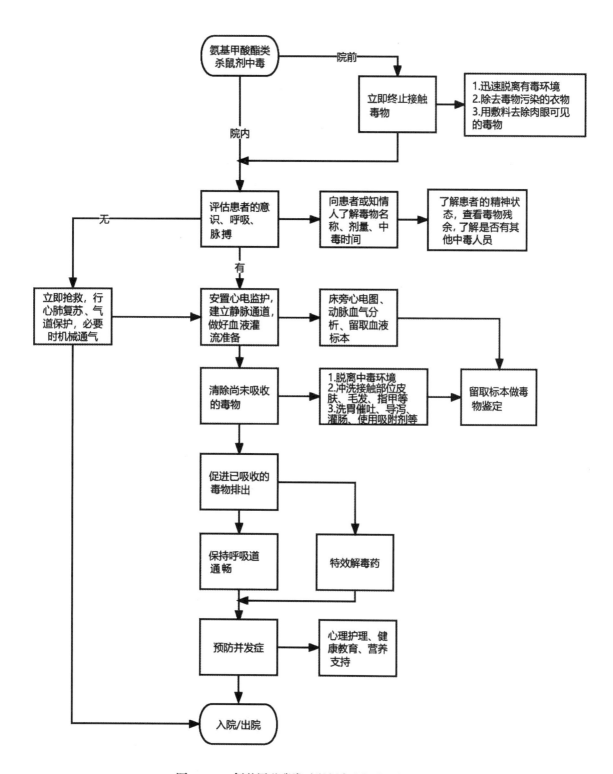

图 2-4-3 氨基甲酸酯类杀鼠剂中毒标准化护理流程

七、知识拓展

氨基甲酸酯类杀鼠剂中毒患者的表现、治疗和有机磷中毒一样，需要尽早使用有效的解毒药物，并持续到症状完全消失，治疗终点一般以呼吸道分泌物消失、支气管痉挛解除为重点。心动过速和瞳孔散大不宜作为治疗有效的标志，可能提示持续缺氧、血容量不足、交感神经刺激等。

在清除毒物方面，推荐尽早彻底清除毒物，但不推荐催吐，因其容易引发癫痫。同时推荐气管插管，防止发生误吸。

参考文献

[1] 崔文玉，张雁芳，潘志远，等. 宾赛克嗪拮抗 M 和 N 胆碱受体的特征及其抗胆碱酯酶抑制剂的毒性效应 [J]. 中国药理学通报，2011，27（7）：915-921.

[2] 刘念，曹洁玮，王汝欢，等. 宾赛克嗪对有机磷农药所致循环衰竭的救治作用 [J]. 中国临床药理学与治疗学，2007，12（5）:575-681.

[3] 王汝欢，石永平，金鑫，等. 宾赛克嗪对灭多威诱发循环衰竭的治疗作用 [J]. 中国临床药理学与治疗学，2012，17（12）:1327-1332.

[4] 胡维国. 氨基甲酸酯类化合物的毒性特点 [J]. 职业卫生与应急救援，1998，16（3）:132-134.

[5] 郭富桃，张蕾. 氨基甲酸酯类杀虫药急性中毒 32 例分析 [J]. 衡阳医学院学报，2000，28（3）:301-302.

[6] 于广池，卢英强，崔佰君，等. 万灵中毒死亡 13 例法医学检验 [J]. 中国实验诊断学，2003，7（5）:454.

[7] 职业性急性氨基甲酸酯杀虫剂中毒诊断标准及处理原则 [S].GBZ52-2002.

[8] Kassa J，Krejeova G. Neuroprotective effects of currently used antidotes in tabun-poisoned rats[J]. Pharmacol Toxicol，2003，92（6）:258-264.

[9] Sevelova L，Vachek J.Effect of methoxime combined with anticholinergic，anticonvulsant or anti-HCN drugs in tabunpoisoned mice[J]. Acta Medica（Hradec Kralove），2003，46（3）:109-112.

（熊敏）

第四节　干扰代谢类杀鼠剂

灭鼠优又名抗鼠灵、鼠必灭等，是一种淡黄色粉末，外观像玉米面，无臭无味，易溶于乙醇等有机物，不溶于水。大鼠经口 LD_{50} 为 12.3 mg/kg，对人类仅 5 mg/kg 的摄入量即可出现中毒症状。灭鼠优于 1975 年由美国罗门哈斯公司在费城上市，最早作为杀鼠药和追踪粉使用，但因为其严重的人体毒性而在 1979 年就不再使用，但在市场上仍有残留的此类药物，自服中毒和意外中毒仍有报道，甚至出现死亡病例。

一、干扰代谢类杀鼠剂中毒

（一）发病原因及机制

1. 常见病因

灭鼠优常见的中毒原因主要是误食、自杀。其中以自杀服药为主，也是中毒症状最明显的中毒方式。经其他途径接触中毒未见报道。

2. 中毒机制

干扰代谢类杀鼠剂主要是通过干扰生物正常的代谢引起疾病，发挥作用。灭鼠优作为烟酰胺拮抗剂，主要中毒机制是抑制烟酰胺的代谢，它能抑制细胞能量代谢所需的烟酰胺腺嘌呤二核苷酸及其还原辅酶的合成，造成 B 族维生素的严重缺乏，导致全身自主神经、外周神经和功能障碍。灭鼠优还破坏胰岛 β 细胞，暴露后很快出现高血糖，数小时内就导致糖尿病酮症酸中毒。

（二）病理

灭鼠优中毒会出现患者胰腺 β 细胞损伤，导致短暂或者终身的糖尿病。

二、护理评估

（一）病史

灭鼠优中毒目前已经罕见，因此发现此类药物中毒的患者一定要详细询问患者的病史。

1. 摄入的药物

询问中毒者或家属，接触药品的具体名称、药品的包装袋。尽可能了解是否还有残留的药品或食物、盛放药品的容器等，用于药品鉴定。

2. 摄入的剂量

询问中毒者摄入毒物的剂量，或者摄入含有毒物食品、液体中毒物的浓度等。自杀者摄入剂量较多，误食者摄入剂量较少。

3. 摄入的时间

灭鼠优中毒患者往往有 3~4 小时的潜伏期，询问患者摄入毒物的时间应包含潜伏期。

4. 摄入其他

询问中毒者时，要注意对出现相同症状的药物服用史的询问。

5. 患者的基础疾病

灭鼠优最主要的症状为高血糖，需要询问既往病史，尤其是糖尿病史。

（二）临床表现

（1）胃肠道症状包括恶心、呕吐、腹痛、纳差等。

（2）神经系统症状包括自主神经、周围神经、中枢神经系统功能障碍等，如体位性低血压、四肢疼痛、肌力减弱、视力障碍、精神错乱、昏迷、抽搐等。神志改变均会出现由轻度嗜睡到谵妄等表现。

（3）内分泌系统表现高血糖、酸中毒等。

上述临床症状可以持续数月或者持续终身。

（三）实验室检测

中毒患者血糖升高，并出现尿糖以及糖尿病酮症酸中毒相关的实验室表现，同时伴有脑电图和肌电图异常。

（四）中毒分度

由于干扰代谢类杀鼠剂中毒罕见，因此目前未检索到其中毒分度标准的报道。

三、救治措施

1. 快速清除毒物

灭鼠优中毒患者应快速催吐、洗胃，促进体内毒物快速排出。同时由于活性炭能够有效结合灭鼠优，因此洗胃后可在胃内注入活性炭，促进灭鼠优的吸附，减少毒物吸收。

2. 特效药物使用

根据灭鼠优的中毒机制为对烟酰胺的拮抗作用，因此首先使用烟酰胺 500 mg 静脉推注，也可以加入 250 ml 液体中静脉滴注，以防止烟酰胺的拮抗作用。后每 4 小时给予一次烟酰胺，每次 100~200 mg 静脉推注，持续给药 48 小时，症状缓解后可改为口服给药。儿童患者要减少剂量。

3. 对症支持治疗

在监测血糖变化的情况下，给予普通胰岛素调整血糖。积极予以支持治疗，尤其是及时纠正体位性低血压。根据血气分析，及时纠正糖尿病酮症酸中毒，维持酸碱平衡。

四、护理诊断及问题

（1）舒适度改变。疼痛、乏力、头晕与毒物作用有关。

（2）意识形态改变。与中毒后神经毒性有关。

（3）水电解质紊乱。与呕吐、利尿、洗胃等有关。

（4）自理能力下降。与中毒后肌力减弱有关。

（5）焦虑。与治疗措施带来的不良感受及对治疗效果的担心有关。

（6）知识缺乏。缺乏毒物相关知识及中毒治疗相关知识。

五、护理措施及护理观察要点

1. 立即实施的护理措施

及时快速地清除毒物，催吐、洗胃并及时清理口腔分泌物，洗胃后立即注入活性炭，充分吸附胃内毒物，减少毒物的吸收。对烦躁患者及时予以镇静。出现糖尿病酮症酸中毒的患者，予以补液、使用胰岛素、补钾、纠正酸中毒。

2. 一般护理

（1）休息和饮食。中毒者需卧床休息，避免体位性低血压发生。禁食，同时监测血糖。

（2）对症护理。患者会出现自主神经、周围神经、中枢神经系统损伤，因此需要及时评估患者的精神状态，烦躁患者需及时镇静。

（3）心理护理。干扰代谢类杀鼠药中毒的主要原因是自杀，应详细评估患者的心理状态以及患者中毒后的恐惧、焦虑心理，积极做好疏导。

3. 用药护理

灭鼠优中毒主要的治疗为补充烟酰胺、胰岛素控制血糖、补充液体，维持内环境稳定。使用胰岛素时，需要实时监测血糖变化。

4. 健康教育

注重对中毒者的心理健康教育，及时清理家中的杀鼠药，避免误服，教育家属规范保管和使用杀鼠剂。

六、标准化护理流程管理

干扰代谢类杀鼠剂中毒标准化护理流程见图2-4-4。

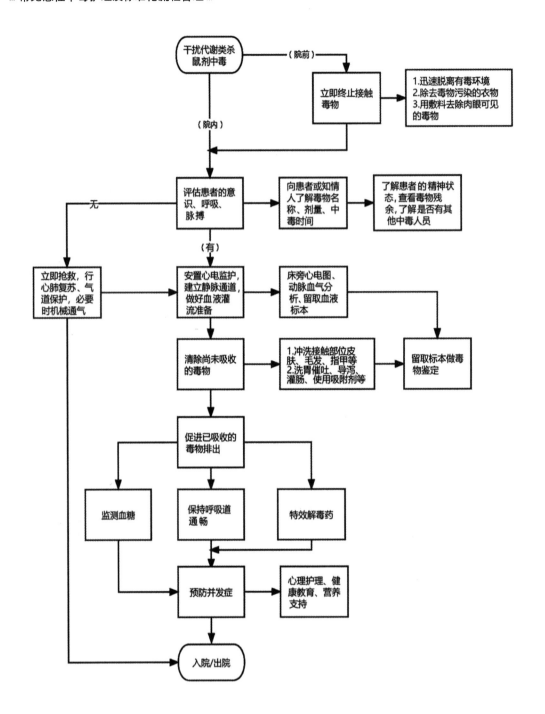

图 2-4-4　干扰代谢类杀鼠剂中毒标准化护理流程

七、知识拓展

目前干扰代谢类杀鼠剂（灭鼠优）中毒的情况很少见，但对于无糖尿病基础疾病的患者，突然出现糖尿病酮症酸中毒时，要警惕此类药物中毒。

参考文献

[1] LeWitt PA. The neurotoxicity of the rat poison vacor. A clinical study of 12 cases[J]. N Engl J Med，1980（302）：73.

[2] Painter JA，Mølbak K，Sonne-Hansen J，et al. Salmonella-based rodenticides and public health[J]. Emerg Infect Dis，2004（10）：985.

[3] riedman CR，Malcolm G，Rigau-Pérez JG，et al. Public health risk from Salmonella-based rodenticides[J]. Lancet，1996（347）：1705.

（熊敏）

第五节　植物类杀鼠剂

对于鼠害的防治，目前采用的方法主要有化学药物防治、生物防治、天敌防治、人工机械防鼠等，其中化学药物防治是最常见、运用最广泛、效果最佳的方法。但是，长期大范围使用化学灭鼠剂，鼠类的拒食性、耐药性会逐渐增强，很多地区出现耐药鼠，导致灭鼠效果下降。

为解决这一难题，人们开始在植物中寻找无公害杀鼠剂。我国早在西周时代就开始将植物用于杀虫、杀鼠。目前应用较多的两种植物源性灭鼠剂的有效成分主要是不育剂和杀鼠剂两类。

1. 不育剂

使用不育剂使害鼠不育是比毒杀更有潜力的办法。20世纪50年代就有科学家开始研究不育剂，主要包括避孕剂、杀精子剂、杀卵子剂等。其中最具代表的药物是雷公藤。雷公藤作为我国传统的药用植物和杀虫剂，可直接作用于雄鼠附睾的精母细胞，使其不能生成成熟的精子，从而达到不育的目的。其主要成分有雷公藤多苷、雷公藤甲素、雷公藤乙素等。

2. 杀鼠剂

以毒鼠碱为代表，又称为番木鳖碱、马钱子碱、士的宁等，是马钱子属或者马钱子科植物种子的提取物。早在17世纪的德国，马钱子的种子便被用来做杀鼠剂。毒鼠碱为无色结晶粉末，对哺乳动物有剧毒，主要作用于中枢神经系统，使脊髓索和脊髓突触受到抑制，使神经失去控制，作用很快，1~2小时即出现恐怖感、神经过敏、紧张和呆板，以及对外界触摸、声音或特发亮光刺激的超敏性，终致缺氧而死亡。

一、植物类杀鼠剂中毒

（一）发病原因及机制

1.常见病因

雷公藤除作为一种植物类杀鼠剂外，还有很好的药理活性，在临床上常用来作为免疫调节剂使用，常用于治疗系统性红斑狼疮、肾病综合征、类风湿性关节炎等。但由于其化学成分复杂且毒性大，常见的中毒原因主要是误服或超剂量服用；另外，自杀、药物用法不当等因素也会导致中毒。

毒鼠碱，即马钱子碱，具有通络止痛、散结消肿的功效，主要用于镇痛、抗炎、抗肿瘤、中枢神经系统兴奋等作用。常见的中毒原因主要是误服超过安全剂量的药物，或者摄入量小，但因为毒物的产地、烹制方法等也可以导致中毒。

2.中毒机制

雷公藤毒性作用机制主要分为以下几个方面：

（1）免疫毒性。雷公藤主要是导致胸腺基因变化，这些变化主要是对代谢调节、细胞增殖、免疫反应、激素分泌等方面产生影响。同时雷公藤的抑制增殖作用对多种淋巴细胞都有影响，主要表现为减少胸腺皮髓质淋巴细胞的数量。

（2）肝肾毒性。①脂质过氧化反应：毒物在肝脏内代谢转化为自由基、氧基等，破坏了细胞的结构，影响了细胞的功能。同时造成细胞膜脂质出现损伤和功能障碍，最终导致细胞的癌变或死亡。②免疫性损伤：雷公藤能激发肝内免疫应答，引起免疫性损伤。③肝细胞凋亡：雷公藤会调节细胞凋亡的相关蛋白，降低细胞成活率，产生肝毒性；④雷公藤导致急性肾毒性损害主要原因是肾小管的上皮细胞凋亡、代谢失调造成的氧化应激反应。

（4）血液系统。毒性雷公藤不仅对骨髓有较为明显的抑制作用，还会对造血干细胞具有明显的毒性作用，主要表现为红细胞、粒细胞、白细胞及全血细胞减少，其中最常见的是粒细胞减少。

（5）心血管系统毒性。大剂量的雷公藤药物主要作用于横纹肌以及平滑肌，可引起灶内心肌纤维肿胀、分离或溶解，导致心肌传导障碍，从而出现心动过缓。

毒鼠碱（马钱子碱）的中毒机制主要有：

（1）中枢神经系统的毒性。中毒剂量的马钱子碱可破坏脊髓神经的交互抑制，导致强直性惊厥。同时，提高延髓的呼吸和咳嗽中枢的兴奋性。还对大脑皮质产生毒性，引起脊髓反射性兴奋的显著亢进和强直性痉挛。

（2）泌尿系统的毒性。马钱子通过兴奋延髓血管运动中枢，使血管平滑肌张力增高，小动脉收缩，肾小管上皮出现缺血、缺氧而坏死。

（3）其他系统的毒性。对循环系统产生毒性，使室性心动过速、心肌酶升高、心脏骤停等。

（二）病理

雷公藤中毒者病理表现主要如下：

（1）以淋巴器官脾、胸腺萎缩和淋巴细胞的变性坏死最为明显，除了 B 淋巴细胞区域损伤外，还累及 T 淋巴细胞坏死。

（2）胃肠道黏膜广泛的充血、水肿、弥漫性出血点、出血斑。

（3）心内膜下点状出血、心肌水肿、心肌出血。

（4）肺水肿、淤血、肺气肿，伴有出血灶；肝脏水肿、肝细胞变性坏死、脂肪变性、胆汁淤积等。

（5）肾脏肿大，肾小管上皮细胞广泛变形坏死，肾乳头多发坏死。

（6）中枢神经系统出现严重营养不良性改变，主要表现在视丘、中脑、小脑、脊髓等，脑实质充血水肿。

毒鼠碱中毒的病理表现主要如下：

（1）马钱子碱可通过血脑屏障，对中枢产生刺激作用，造成骨骼肌紧张。重度中毒时延髓受到抑制，出现呼吸肌麻痹、窒息、心力衰竭。

（2）肾脏损害主要表现为肾小管上皮缺血、缺氧坏死，肾小管上皮受损导致急性肾功能不全。

（3）心肌细胞损伤、坏死。

二、护理评估

（一）病史

植物类杀鼠剂中毒的主要原因是误服或者自杀，接诊患者后，首先判断患者的意识、呼吸、脉搏等情况，对心脏骤停者应立即予以心肺复苏，清理患者的呼吸道，予以气管插管和机械通气，并快速启动后续的治疗，尤其是对重要器官的保护和功能支持。

在病史采集中，重点询问以下要点：

1. 摄入的药物

询问患者及其家属具体摄入的毒物名称以及毒物的化学名称、包装、商品名称。由于植物类杀鼠剂的成分往往比较混杂，不能单一区分药物的具体成分，因此要详细询问。

2. 摄入的剂量

中毒者摄入毒物的具体剂量与中毒症状、损害程度有明确的相关性，服用剂量的询问尤为重要。

3. 摄入的时间

中毒者摄入毒物的时间直接关系到毒物在体内造成的损伤程度和损伤进展情况，要尽可能明确准确的毒物摄入时间。

4. 摄入其他

自杀患者往往同时服用多种药物，存在多种药物的叠加损伤，病史中要详细询问相关情况，明确中毒药物以外的其他药物及剂量。

5. 患者的基础疾病

植物类杀鼠剂的雷公藤、毒鼠碱均为临床治疗多种疾病的药物，中毒者要注意对基础疾病的询问，避免因治疗中毒而影响其他基础疾病的治疗。

（二）临床表现

由于植物类杀鼠剂的中毒机制涉及全身多个系统，因此中毒者的临床表现往往是错综复杂的。

1. 雷公藤中毒的主要表现

（1）消化系统，早期出现口咽部的烧灼感，腹部剧烈疼痛，恶心、呕吐、腹泻，查体可见肝大、肝区叩痛、黄疸等。

（2）呼吸心血管系统，胸闷、气紧、呼吸困难、发绀、心悸、心律不齐、血压下降，中毒严重者出现心源性休克，心脏骤停。

（3）神经系统，出现乏力、头痛、头晕、烦躁不安、嗜睡、全身麻木、抽搐、腱反射消失、瞳孔扩大、昏迷等中毒性脑病表现。

（4）泌尿系统，出现多尿、蛋白尿、腰痛、肾区叩痛、肌酐升高等中毒性肾病表现。

（5）皮肤、黏膜症状，口腔黏膜溃疡、出血点、出血斑、色素沉着。

（6）出血症状，严重者可出现血便、血尿、口鼻出血等。急性期患者死亡多为急性心源性缺血缺氧脑病或心肌炎诱发严重肺水肿等呼吸循环衰竭死亡。

2. 毒鼠碱中毒的主要表现

症状出现快，开始为颈部肌肉紧张、痉挛、僵硬，以及反射亢进、肌肉震颤、吞咽困难，随后出现面部肌肉痉挛、角弓反张、牙关紧闭等强直性痉挛的表现，最终因窒息、呼吸衰竭等死亡。上述症状在轻微刺激下便可诱发。

（三）实验室检测

雷公藤的化学成分复杂，是其毒性的主要来源。它的化学成分主要有生物碱、二萜类、五环三萜类等。其中，雷公藤甲素是雷公藤中活性最高的成分。常用的分析方法主要有比色法、高效液相色谱法，主要用于雷公藤药材及制剂中各成分的测定，但用于雷公藤中毒者呕吐物、血液、尿液等中毒样品的测定则常用超高效液相色谱－串联质谱法。

毒鼠碱的检测方法可以分为定性法和定量法。定性法主要是通过化学法提取残渣、呕吐物等含毒物品中的马钱子碱做定性分析。定量分析一般有薄层色谱法、气相色谱法、高效液相色谱法和气相色谱质谱法。

（四）中毒分度

植物源杀鼠剂成分较复杂，其中的活性成分和有效成分较多，中毒的程度跟剂量往往无必然联系，临床表现轻重不一，因此，目前未见植物源杀鼠剂中毒的分度标准。

三、救治措施

植物源杀鼠剂中毒，尤其是雷公藤和毒鼠碱中毒，进展较快，缺少特效解毒药，致死率高，需要在接触毒物早期快速处置。接诊患者时，应快速让患者脱离有毒环境，清理被毒物污染的衣物，清除口腔分泌物，尽快将患者转运到医疗机构，实施进一步的治疗。

1. 快速清除毒物

（1）中毒者快速离开中毒环境，包括被污染的衣物、毛发等，做到彻底的清洁。

（2）对服毒者立即予以高锰酸钾彻底洗胃，减少毒物的吸收，同时可给予活性炭，促进毒物的吸附。

（3）对服毒时间较长的患者，彻底洗胃的同时可给予导泻，促进毒物的排出。

（4）中毒者的早期血液透析和间断血液透析有助于毒物的及时排出。

2. 对症药物使用

由于植物源杀鼠剂有效成分复杂，损伤的系统广泛，无明确的特异性解毒药物，因此植物类杀鼠剂中毒的治疗主要是补液、抗休克等对症支持治疗以及镇静、抗惊厥等神经系统症状的控制治疗。

3. 保护器官功能

由于植物源杀鼠剂中毒后损伤的系统、器官较多，大脑、心脏、肺、肝、肾等均会受到不同程度的器质性损伤，进而出现功能损伤。尤其是毒鼠碱中毒，主要损伤神经系统，进展快，中毒程度重，早期出现类似于中枢神经系统兴奋类杀鼠剂中毒反应。

四、护理诊断及问题

（1）舒适的改变。与毒物本身所致有关。

（2）气体交换受损。与植物源性杀鼠剂造成的肺水肿、心肌损伤等导致呼吸循环功能障碍等有关。

（3）意识形态改变。与杀鼠剂引起中枢神经系统损害有关。

（4）水电解质紊乱。与毒物刺激引起的呕吐以及肾功能损伤有关。

（5）焦虑。与治疗措施带来的不良感受及对治疗效果的担心有关。

（6）知识缺乏。缺乏毒物相关知识及中毒治疗相关知识。

五、护理措施及护理观察要点

1. 立即实施的护理措施

雷公藤、毒鼠碱等植物类杀鼠剂中毒后，需要立即脱离中毒物。开放气道，保持呼吸道畅通，必要时需要气管插管和机械辅助通气。心脏骤停者，需立即行心肺复苏，行生命支持。

2. 一般护理

（1）休息和饮食。由于植物类杀鼠剂对神经系统有明显的损伤，患者需绝对卧床休息、禁食，避免引起呕吐、腹痛等胃肠道症状。做好口腔护理，同时保持口腔清洁卫生。毒鼠碱中毒的患者易激惹，应避免声音、光线、触碰等刺激，需将患者安置在安静且光线较暗的房间。

（2）气道护理。植物类杀鼠剂中毒者由于神经系统甚至生命中枢受到损伤，需要呼吸、循环等高级生命支持，要及时清理呼吸道分泌物或呕吐物，保持呼吸道畅通；对肺水肿、气道分泌物多的患者还应增加吸痰的频次。

（3）对症护理。对意识障碍、昏迷的患者，应加强翻身，避免压疮。对毒鼠碱中毒患者护理前应充分镇静，以免诱发抽搐。中晚期中毒者应充分镇静，避免患者烦躁而引发二次伤害。

（4）心理护理。中毒者误服植物类杀鼠剂后，往往因为全身多系统的各种症状担心治疗效果而产生焦虑、烦躁、恐惧等心理，应多关心、安慰，向患者做好沟通解释工作，消除患者的紧张心理。

3. 用药护理

由于植物类杀鼠剂缺少特效解毒药物，往往使用多种对症药物，应重点观察药物治疗的效果和可能出现的不良反应。

4. 病情观察

中毒者须全程心电监护，密切观察其生命体征变化。危重患者和毒鼠碱中毒患者需要专人护理，严密观察其神志、意识、腹痛情况、尿量、排便、呕吐、呕吐物的量、24小时出入量等情况，并准确记录，及时向医生报告病情变化。

5. 健康教育

加强患者和家属对植物类杀鼠剂的认识教育，增强安全使用杀鼠剂的意识，对不确定、不认识的食物不盲目食用。与自杀患者及其家属沟通，了解自杀的原因，做好心理疏导和心理干预，使患者恢复生活的信心。

六、标准化护理流程管理

植物类杀鼠剂中毒标准化护理流程见图 2-4-5。

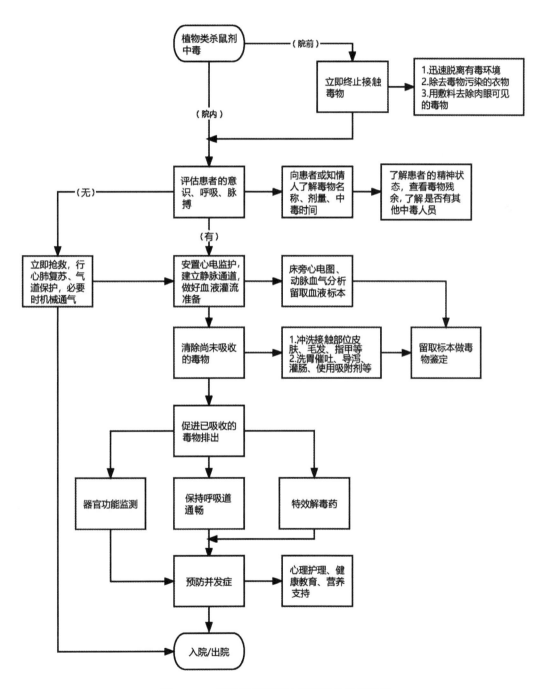

图 2-4-5 植物类杀鼠剂中毒标准化护理流程

七、知识拓展

随着近年来人们对植物类杀鼠剂的接受程度越来越高，以及其对环境无污染的优势，此类杀鼠剂的品种和成分越来越多，但其缺少特效解毒药，一旦中毒死亡率高，因此，应加强对普通大众对杀鼠剂的保管、规范使用等的宣传力度。

参考文献

[1] 宏利，韩崇选，杨学军，等 . 鼠害及其防治方法研究进展 [J]. 西北农林科技大学学报（自然版），2003（31）:167-172.

[2] 高源 . 鼠类化学不育剂的发展 [J]. 中国媒介生物学及控制杂志，1996，7（6）:481-484.

[3] FARRELL G C.Drugs and steatohepatitis[J].seminars in Liver Disease，2002，22（2）:185-194.

[4] 柴智，周文静，高丽，等 . 雷公藤肝毒性及其作用机制的研究进展 [J]. 中国实验方剂学杂志，2011，17（7）:243-246.

[5] YAO J C，JIANG Z Z，DUAN WG，et a1.InvoIvement of mitochondrial pathway in triptolide induced cytotoxicity in human normalliver L-02 cells[J].Biological Pharmaceutical Bulletin， 2008，31（4）:592-597.

[6] 黄种，张欣欣 . 细胞色素 P450 与药物性肝损伤 [J]. 肝脏，2008，13（3）:252-254.

[7] 杨帆，卓荦，李上勋，等 . 雷公藤甲素诱发大鼠急性肾损伤的机制 [J]. 中国中药杂志，2011，36（16）:2281-2284.

[8] 李晶，刘霞 . 雷公藤的毒副反应及减毒方法研究进展 [J]. 河南中医学院学报，2008，23（137）:102-104.

[9] Liu F，Wang X，Han X，et al . Cytotoxicity and DNA interaction of brucine and strychnine-Two alkaloids of semen strychni[J]. Int J Biol Macromol，2015，77: 92-98.

[10] Fernando K，Jayasekara K，Warushahennadi J，et al. Intentional ingestion of strychnos Nux-vomica seeds causing severe muscle spasms and cardiac arrest: a postmortem report[J]. Wilderness Environ Med，2015，26（1）: 101-102.

[11] 王学英，俞晓兰，钟素平 . 雷公藤多苷片中总萜内酯的含量测定 [J]. 医药导报，2015，34（8）: 91.

[12] 叶晓川，方红 . 高效液相色谱法测定雷公藤片中雷公藤内酯醇的含量及含量均匀度 [J]. 湖北省中医药研究院，1997，17（5）: 319.

第六节　中枢神经系统兴奋类杀鼠剂

一、中枢神经系统兴奋类杀鼠剂

原农牧渔业部、农业农村部、化工业部分别于 1982 年、1991 年联合发文禁止使用毒鼠强、鼠特灵等剧毒中枢神经系统兴奋类杀鼠剂，并于 2003 年 7 月在全国开展了禁用杀鼠剂的治理工作。2003 年禁用杀鼠剂后，较 2002 年的杀鼠剂中毒情况呈整体下降趋势，尤其是下半年，下降趋势更加明显。

但是近年来，随着农村人口的减少，鼠类等啮齿类动物在农村地区的快速繁殖，以及正规杀鼠剂不能完全满足需要，国家已经明令禁止的中枢神经系统兴奋类杀鼠剂又开始地下生产并通过流动商贩在广大农村地区销售。为了避免被发现，此类剧毒杀鼠剂往往被制成粉状、片状、膏状、糊状、蜡状等，且包装简单，无说明书、使用说明、有效成分，更无厂家地址，整个生产、包装、销售和使用等环节均处于失控状态，加上目前对杀鼠剂市场缺乏有效的监管，杀鼠剂甚至剧毒杀鼠剂仍然能在各种市场上轻易购买到，加之不法商贩为了增加杀鼠剂的销售量，将杀鼠剂做成各种食物、种子的形状，甚至在颜色上进行处理，以吸引啮齿类动物的食用，容易导致杀鼠剂被误食而引起急性中毒。杀鼠剂也是自杀的一种新药物，服药自杀事件偶有发生。

毒鼠强是中枢神经系统兴奋类杀鼠剂最典型的代表，毒鼠强化学名称为四亚甲基二砜四胺，又名没鼠命、三步倒、四二四等，属于剧毒类农药，国内外均严禁生产、销售、用作杀鼠剂。其对大鼠的经口 LD_{50} 为 0.1~0.3 mg/kg，人最低致死剂量为 5~10 mg，剂量大时，3 分钟即可致死。毒鼠强常为轻质粉末，可经消化道、呼吸道、不完整的皮肤吸收，其中，经胃肠吸收快，进入血液循环后很快在体内达到均匀分布。因其毒性强，除直接误食中毒外，二次污染中毒也时有发生。此外，毒鼠强化学性质稳定，在环境和生物体内代谢缓慢，不易降解，容易引起二次中毒。本章节以毒鼠强为例作详细讲述。

一、毒鼠强中毒

（一）发病原因及机制

1. 常见原因

随着非法杀鼠剂的生产、销售屡禁不止，中枢神经系统兴奋类杀鼠剂中毒事件频频发生，从中毒人数来看，有个体中毒，也有群体中毒；从中毒事件来看，在春秋季节，中毒发生率较高；从中毒的地区分布来看，主要集中于杀鼠剂使用较多的农村地区，从人群分布来看，儿童主要集中于误食中毒，成年人主要是自杀服药，且以女性为主，老年人误食的比例逐渐增加。常见的中枢神经系统兴奋类杀鼠剂中毒原因主要分为以下几类：

（1）误食中毒。误食中毒是指人不慎或不知情的情况下，食入杀鼠剂或者被杀鼠剂污染的食物造成的中毒。如食入被制成糖果、种子、饼干等杀鼠剂，此类误食往往出现在小孩和老人中，并以10岁以下的儿童为主；误食被杀鼠剂污染的食物，常出现聚集性发病的现象；使用被杀鼠剂污染的容器盛装食物，食用被杀鼠剂污染的食物引起中毒；食用杀鼠剂中毒的动物引起的中毒。

（2）自杀中毒。由于杀鼠剂非法销售屡禁不住，杀鼠剂价格便宜、毒力强，往往不易抢救。杀鼠剂尤其是中枢神经系统兴奋类杀鼠剂，成为化学性药物自杀的主要药物之一，发生病例多为个体病例，少见群发病例，但由于中毒者抱有必死的心理，往往服用剂量较大，死亡率高，常给患者及其家庭带来较大的精神创伤。

（3）个人投毒。犯罪分子利用杀鼠剂来源方便、价格低廉等特点，将杀鼠剂作为投毒犯罪的化学性药品之一。同时，杀鼠剂的不法制造商为了杀鼠剂的销售，将杀鼠剂做成食物形状，或无色无味，不容易被辨识，给不法犯罪分子造成可乘之机，导致大量的人员中毒事件发生。

2. 中毒的机制

毒鼠强是一种强烈的中枢神经兴奋剂，具有强烈的致惊厥作用，但对周围神经和肌肉的作用不明显。毒鼠强的中毒机制目前尚不明确，可能是通过变构效应阻断了GABA和其受体相结合，使兴奋在大脑和脊髓内广泛传播，产生惊厥、抽搐。此外，毒鼠强还可以直接作用于交感神经，导致肾上腺能神经性兴奋状态，并抑制酶的活性，使其失去灭活肾上腺能和去甲肾上腺能的作用，导致兴奋增强，其毒性主要表现为兴奋中枢神经系统，表现出强烈的致惊厥作用。另外，毒鼠强中毒还可以直接引起神经细胞、心肌细胞、淋巴细胞等细胞DNA损伤，持续中毒状态可以引起神经细胞、心肌细胞、肝细胞、肾脏细胞的凋亡，进而引起器官功能衰竭。

（二）病理

毒鼠强中毒主要的病理表现为窒息症状，心脏、肝脏、脑的病理改变较为显著。病理组织学主要表现为重要器官的淤血、水肿，少数可见脑干点状出血，心肌间质散在出血灶、心肌多发性肌溶解灶以及心肌收缩带坏死等。

二、护理评估

（一）病史

接诊鼠药急性中毒的患者，采集病史时，部分患者往往不能清楚表述中毒的经过，应注意对随行家属、朋友、共同的中毒者等一同询问，并详细记录。同时，引起急性中毒的鼠药常为国家禁止生产、销售的毒物，因此鼠药包装上往往没有成分说明、使用方法、生产厂家，杀鼠剂中毒后的很多患者不能第一时间明确中毒杀鼠剂的主要成分，延误患者的诊断和有效治疗。病史采集的内容主要包括：

1. 中毒的毒物及性状

首先要仔细询问进入患者机体的中毒物的名称，能在第一时间掌握中毒物，针对其特性进行相应的诊疗措施。自杀中毒患者往往知晓服用的中毒物的品名、性状，尤其是自杀意愿不够强烈、求生欲望较强的中毒者，但是，误服中毒和投毒中毒的患者常不能提供服入中毒物的品名。此时，应重点询问随行的家属、朋友，并尽可能请他们提供患者中毒时残留的中毒物，以便进一步检测中毒物的品名、化学结构、性状等，甚至要询问中毒者所生活区域近期售卖相关毒物的情况、街坊邻居是否购买，并提供中毒物。

2. 摄食的剂量和速度

摄食进入机体内的毒物的剂量往往跟中毒的严重程度直接相关，摄入量越大，中毒程度越重，同时与摄入速度也直接正相关。急性杀鼠剂均属于高毒类、剧毒类毒物，短时间摄入大量的毒物，会造成短时间内机体内毒物的堆积和迅速被机体吸收，达到饱和量，导致早期中毒症状重，抢救成功率低，死亡率高。误服中毒者，尤其是二次中毒者，摄入毒物剂量较少、速度较慢，同种中毒物，中毒程度较轻。自杀中毒和投毒中毒者，摄入毒物剂量大、速度快，中毒程度一般都较重，死亡率高。

3. 摄入的途径

毒物进入机体的途径不同，产生的毒性作用也不同。毒物进入机体的途径主要有：口服经胃肠道吸收、吸入经呼吸道吸收、静脉注射直接进入血液循环、经破溃皮肤吸收进入血液循环等多种途径。杀鼠剂引起的急性中毒主要是口服摄入毒物，经消化道吸收入血，其次是经破溃皮肤或者呼吸道吸收。直接经静脉通道进入血液循环鲜有报道，主要中毒原因为自杀。常见的中毒途径中，口服经胃肠道吸收进入机体代谢循环的速度快于经呼吸道和皮肤，中毒症状出现早，症状明显，机体损坏严重，需要及早发现，快速诊断，及时治疗。

4. 中毒者的机体状态

急性中毒者同一途径摄入相同剂量的中枢神经系统兴奋类杀鼠剂时，其中毒反应的程度和年龄、体质、身体主要解毒器官状态有关系。中毒造成的靶器官损伤程度也和神经系统、肝脏、肾脏、心脏等重要器官的基础功能有关系。如年老者和幼儿对毒物的反应比较重，中毒造成的损害也较大；肝肾等重要解毒、排毒脏器功能异常，常引起中毒物不能快速排出，容易造成毒物的体内蓄积，对机体持续造成损害。此外，中毒者对排毒措施的耐受程度也会影响毒物的排出，如不能耐受催吐、洗胃等操作。

（二）临床表现

误服杀鼠剂中毒，甚至人为投毒中毒者，单独追问病史往往不能获得中毒的关键信息。在中毒者意识丧失、中毒原因不明确时，临床表现则成为主要的诊断依据。

杀鼠剂引起的急性中毒主要为中枢神经系统兴奋类杀鼠剂，中毒后潜伏期短，出现中毒表现早，中毒症状明显，也与摄入杀鼠剂的剂量多少和摄入中毒物的时间有关，摄入量越大，潜伏期越短，中毒症状越重。杀鼠剂急性中毒的普遍临床表现为急性中毒面容，中毒相关的消化系统、神经系统症状，如恶心、呕吐、头晕、头痛、肢体抽搐等表现，但不同的毒物中毒亦常有不同的临床表现。

毒鼠强引起的急性中毒，潜伏期常为 5~30 分钟，长则 1 小时内出现临床症状。根据毒鼠强的中毒机制和损伤的靶器官，出现相应的临床表现。毒鼠强中毒的典型症状为：口吐白沫，内带血丝；双侧瞳孔散大，一般为 5~7 mm；脉搏细速；持续性昏迷；阵发性抽搐。

毒鼠强中毒常为口服摄入毒物，经黏膜、呼吸道吸收亦有报道。中毒者口服毒鼠强后，首先出现消化道症状，进而出现神经系统症状，症状持续 30~60 分钟可缓解，1~2 小时再次出现，可在病程中反复出现，并进行性加重。

轻度中毒者潜伏期较长，为 40~90 分钟，主要表现为摄入毒鼠强后出现的消化系统症状，如恶心、呕吐、口吐带血丝白色泡沫，以及头晕、四肢肌肉紧张等轻度的神经系统症状。

中毒者潜伏期约为 20 分钟，主要为上述轻型症状的基础上出现间歇性抽搐发作，偶发抽搐，伴有头昏、腹痛、乏力等症状，进而出现四肢强直、站立不稳、呼吸急促等。上述症状每 1~2 小时反复出现，并逐渐加重。

重型中毒者潜伏期短，常 15 分钟内出现典型症状，主要为上述症状反复进行性加重，出现神志不清、昏迷、瞳孔散大、脉搏细速、发绀、颈强直、各种生理反射消失，直至死亡。

（三）实验室检测

杀鼠剂急性中毒的检测主要分为中毒物的检测和中毒程度的检测，其中，中毒物的检测至关重要，对临床诊断、抢救的判断都是关键性的检测。

毒鼠强化学名为四亚甲基二砜四胺，所以俗称"四二四"。其不溶于水，难溶于酒精，易溶于苯、氯仿、丙酮、乙酸乙酯等。毒鼠强急性中毒的检测材料主要为胃内容物、呕吐物、剩余食物、剩余毒物等，其次有尿液、血液、肝组织等。目前常用的检测方法为化学比色法、气相色谱法和气相色谱 – 质谱联合法。

1. 化学比色法

化学比色法也称为变色酸法，是在毒鼠强的苯提取液中加入 30% 的硫酸，加热 10 分钟后冷却，再加入变色酸和浓硫酸，摇匀后加热 15 分钟，观察颜色变化，如果含有毒鼠强，溶液变为淡紫红色或深紫红色，否则变为淡黄色。

2. 气相色谱法

气相色谱法（GC）是毒鼠强检测常用的方法。常用的检测器有火焰光度检测器（FDP）、热离子氮磷检测器（NPD）、氢焰离子化检测器（FIR）等，检测方法都以保留时间指标作为定性分析的参考值，以色谱流出峰的面积作为定量分析的参考值。

3. 气相色谱 – 质谱联合法

气相色谱 – 质谱联合法是检测毒鼠强最为可靠的检测方法，常能得到准确的结果。以 240 质荷比（M/Z）的分子离子峰，212 M/Z 的基频峰，57、91、121、155、184 M/Z 的碎片离子峰可作为毒鼠强的定性特征峰。

（四）中毒分度

在接诊急性鼠药中毒时，通过询问中毒患者、随行人员、目击人员等，获得中毒的病史情况，同时对中毒患者进行体格检查和实验室毒源学检测，明确中毒者的中毒药物种类。根据临床症状的严重程度，通常分为观察病例、轻度中毒、中度中毒、重度中毒等。

1. 观察病例

有明确的中枢神经系统兴奋类杀鼠剂接触，但无临床症状的患者，归为观察病例。

2. 轻度中毒

接触中枢神经系统兴奋类杀鼠剂剂量较小或者中毒症状出现早期，出现头晕、头痛等神经系统症状，腹痛、恶心、呕吐等消化系统症状，可伴有局灶性癫痫样发作。

3. 中度中毒

接触中枢神经系统兴奋类杀鼠剂剂量大或者快速吸收的中毒者，在出现轻度中毒症状的基础上，出现下述症状之一者，称为中度中毒。

（1）间歇性癫痫样大发作。

（2）出现幻觉、妄想、谵妄等精神病样症状。

4. 重度中毒

接触中枢神经系统兴奋类杀鼠剂剂量较大或者快速达到较高血药浓度的中毒者。在具备中度中毒症状基础上，出现下述症状之一者，称为重度中毒。

（1）持续性癫痫发作或者癫痫样大发作。

（2）出现合并其他重要脏器功能损害或衰竭。

三、救治措施

（一）救治时机

中枢神经系统兴奋类杀鼠剂中毒者，一旦发现应立即脱离毒物接触，即刻送至就近的医院救治，并向接诊医务人员说明毒物接触情况。

医务人员接诊中枢神经系统兴奋类杀鼠剂中毒者，需要根据患者中毒症状的严重程度和中毒程度的进展进行快速判断和救治，根据上述中毒分度的标准快速分类；观察病例，需要在医院留观，至少需要密切医学观察24~48小时；轻度中毒患者和中度中毒患者需要住院治疗，重度中毒患者则需要立即进入抢救室或重症监护室进行抢救治疗。

（二）救治原则

根据中枢神经系统兴奋类杀鼠剂的中毒机制、病理表现、疾病进展和预后，紧急救治的原则主要为：

1. 清除毒物

快速将中毒者的搬离中毒环境，并去除沾染有毒物的衣物、饰品、装饰等；清洗中毒者的口鼻、皮肤、黏膜，及时更换衣物，减少毒物进一步吸收；早期清理胃肠道中的毒物，减少经口接触毒物中毒者体内毒物的进一步吸收。

（1）催吐是对清醒的中毒者早期处理胃内毒物常用的、有效的方法之一。

（2）对于误服中枢神经系统兴奋类杀鼠剂中毒的患者，无论中毒时间长短，均应尽早彻底地洗胃，尽快去除胃内容的毒物，避免毒物继续吸收。对急性鼠药中毒患者，常用大量清水或1:5 000的高锰酸钾溶液洗胃。

（3）中毒时间较长的患者或洗胃结束后，应口服或者经胃管注入50%硫酸镁30~50 ml或20%甘露醇200~300 ml导泻，通过渗透作用刺激胃肠蠕动，减少毒物吸收，促进肠道内毒物排出，减少毒物经肠道吸收，大多数患者2~5小时开始出现腹泻症状，此时应注意保持清洁，及时更换被污染的衣物，避免再次接触毒物，减少毒物经皮肤的吸收。

（4）对于中毒时间长的患者，大量的中毒物已经进入肠道，在洗胃的基础上导泻失败的患者，需进行高位清洁灌肠。常用温生理盐水进行灌肠。动作应轻柔，避免肠穿孔和黏膜损伤，同时记录出入量。

（5）中毒患者进入医院开始救治后，应尽快建立静脉通道，开始大量补液，必要时可开通多根静脉通道，主要补充生理盐水、电解质、维生素等，维持水电解质平衡，大量补液可以降低血液中的毒物浓度。充分补液后，可予以利尿，常用的利尿剂为呋塞米，加快毒物代谢，促进毒物排出。利尿同时要监测患者的电解质，可边利尿边补充电解质，维持内环境稳定。

（6）对重症患者，血液净化治疗是有效清除体内毒物的方法之一。患者血液中未完全吸收的毒物通过透析器，利用半透膜进行透析，将血液中的毒物、代谢物、多余的水分等排出体外，起到肾脏的代谢作用。有条件的医院，还可以对重症患者进行血浆置换，可以明显降低血液中的毒物浓度，清除毒物，减轻中毒症状。

（7）利用活性炭的吸附作用，将其灌洗进入胃内，清除胃内残留毒物，常在洗胃间隙进行。第一次洗胃结束后，每隔 4 小时，将 50 g 活性炭加入 250 ml 清水中，经胃管灌入胃内，保留 1 小时，充分吸收毒物后尽可能全部吸出。反复进行，可减少胃内的残留毒物。

2. 保持呼吸道通畅

及时清理患者口腔、咽喉部、气道等的分泌物，防止窒息。洗胃、催吐时，患者口腔中洗胃液、呕吐物明显增加，及时将患者头偏向一侧，清理分泌物，减少患者误吸、窒息。当患者出现抽搐时，要及时托起下颌，开放气道，将头偏向一侧，防止舌后坠和分泌物引起误吸，并可在抽搐间隙放入牙垫及口咽通气管，保护呼吸道畅通。对重度患者出现呼吸衰竭，可行气管插管后机械通气。

3. 抗惊厥治疗

急性中枢神经系统类杀鼠剂中毒患者均表现出不同程度的全身肌肉间歇性抽搐和痉挛，因中毒程度不同，可表现出不同程度的惊厥，严重的肌肉抽搐可导致患者呼吸肌麻痹，进而引起窒息，最终导致患者死亡，这也是急性期中毒患者死亡的主要原因之一。患者抽搐时防止舌咬伤，拉起床栏防止坠床，适当约束和固定。持续抽搐时，避免人为暴力阻止或者固定患者肢体，以免造成肢体脱臼，甚至骨折。

（1）地西泮是抽搐大发作和抽搐持续状态的首选药物，成人每次剂量为 10~20 mg，儿童每次剂量为 0.3~0.5 mg/kg，常为静脉缓慢注射。静脉注射速度成人不超过 5 mg/min，儿童不超过 2 mg/min。根据患者抽搐发生情况，必要时可以重复上述用药。

（2）苯巴比妥是缓解抽搐的基础用药，可以和其他镇静止痉类药物联合使用。轻度中毒者，每次 0.1 g，每 8 小时肌内注射一次；中重度中毒者，可以增加剂量和频次，每次 0.1~0.2 g，每 6~8 小时肌内注射一次。儿童患者每次 2 mg/kg，肌内注射。抽搐停止后减量使用 3 天至 1 周。

（3）其他。抽搐持续状态超过 30 分钟，连续使用地西泮和苯巴比妥不能有效控制，应及时使用麻醉药物，静脉用药，快速控制抽搐持续状态。

4. 特效解毒药物

急性中枢神系统兴奋类杀鼠剂中毒患者，根据早期毒物的判断应尽早使用特效解毒药物。针对氟乙酰胺、氟乙酸钠等有机氟类毒物以及毒鼠强，目前均有相应的解毒药物。由于特效解毒药能快速解除患者的中毒症状，成为急性鼠药中毒治疗的关键。

（1）乙酰胺。乙酰胺又称解氟灵，在有机氟中毒患者的治疗中，主要作用机理是和氟乙酰胺竞争酰胺酶，减少氟乙酰胺被分解为氟乙酸，以及减少氟柠檬酸的生成。由于乙酰胺与氟乙酰胺的竞争酶受体机制，在治疗有机氟类中毒时，应早期、足量使用乙酰胺，同时补充钙剂。轻、中度中毒成人患者每次肌内注射 2.5~5.0 g，每日 2~4 次，连续使用 5~7 天；重度中毒患者可一次给予 5.0~10.0 g，肌内注射，或肌内注射 2.5 g，每 4 小时一次，根据患者病情变化决定使用时间。

（2）二硫基丙磺酸钠。毒鼠强毒性极强，一旦中毒对生命威胁极大。一直以来，都缺乏毒鼠强的特效解毒药，仅能按照排除毒物和对症治疗的原则进行治疗，往往疗效欠佳，死亡率高。20世纪90年代，部分研究者发现二硫基丙磺酸钠在治疗毒鼠强中毒时，可以起到特效解毒药的效果。毒鼠强中毒患者一般给予二硫基丙磺酸钠0.25~0.375 g，肌内注射，常在1~2天可见起效，血液中毒鼠强的浓度开始下降；轻中度中毒患者往往7天内可以达到治疗效果。儿童患者常为5 mg/kg，肌内注射，每天2~3次。同时配合其他对症治疗措施，可以有效缓解患者的中毒症状，保全患者的生命。

5. 其他对症治疗措施

中毒患者抽搐症状反复出现、毒物对重要器官的影响、反复洗胃、血液透析、解毒药物的使用等，均可造成患者内环境紊乱、重要脏器功能损害等，因此在清除毒物、解毒治疗的同时，还应积极检测患者的水电解质及酸碱平衡，加强患者营养支持，密切监护脑、心、肝、肾等重要器官的功能，并针对出现的问题，积极予以相应的治疗措施。

四、护理诊断及问题

（1）有窒息的危险。与重度的剧毒性鼠药相关。

（2）气体交换受损。与中毒所致的肺损伤有关。

（3）意识形态改变。与中毒所致的神经系统损害有关。

（4）潜在并发症。多器官功能衰竭与毒物有关。

（5）水电解质紊乱。与毒物导致的腹泻、呕吐等有关。

（6）有猝死的危险。与中毒程度深、治疗抢救不及时、患者依从性差等有关。

（7）焦虑。与治疗措施带来的不良感受及对治疗效果的担心有关。

（8）知识缺乏。缺乏毒物相关知识及中毒治疗相关知识。

五、护理措施及护理观察要点

1. 严密观察意识状态和生命体征

急性中毒的患者，尤其是中、重度中毒的患者，常突然出现烦躁不安、四肢抽搐、全身阵发性强直性抽搐等，进而出现尿失禁、意识丧失等。随着毒物对机体重要器官的损害，以及神经系统损害带来的相关并发症，患者往往出现窦性心动过缓、心律失常，进而出现血压下降，甚至休克；由于误吸、肺水肿等出现呼吸道堵塞、呼吸困难，严重者出现呼吸衰竭；反复抽搐和持续痉挛，出现脑水肿甚至脑疝发生，需实时观察瞳孔大小及对光的反射情况。

2. 保持呼吸道通畅

中毒患者呼吸道和口腔分泌物增加,应及时清理,并保持患者侧卧位或者头偏向一侧。洗胃时,应保持呼吸道通畅,防止误吸。患者抽搐时,应使用牙垫或者压舌板包住纱布垫入口中,避免咬伤舌头。患者持续抽搐时,应及时将牙垫放入口咽通气道。意识丧失患者,应及时行气管插管、呼吸机支持呼吸。

3. 及时纠正缺氧状态

中毒患者就诊后,及时给予吸氧(4 L/min),当患者出现呼吸急促、口唇发绀等缺氧症状时,更应及时予以吸氧。尤其是患者出现抽搐,或强直性抽搐持续发作时,应增加吸氧,同时适当脱水,预防因缺氧造成的脑水肿。吸氧过程中,要注意观察患者的口唇、指端颜色和面色以及血氧饱和度,了解患者缺氧的状态。

4. 洗胃护理

经口服中毒的患者,为了尽早彻底清除毒物,洗胃是最常见的必要的治疗操作。洗胃时,应根据中毒患者实际情况,选择合适的洗胃管,洗胃时动作轻柔,避免造成黏膜损伤。洗胃时,先抽净胃内容物,再注入洗胃液,详细记录注入和吸出的量,观察抽出液体的颜色,及早发现胃出血,必要时行潜血试验,及时止血治疗。

5. 抽搐护理

中毒患者会反复出现四肢抽搐、全身强直性抽搐、抽搐持续状态,应遵医嘱及时给予地西泮和/或苯巴比妥镇静治疗,同时,完善患者的保护措施,防止患者坠床,如床挡、适当约束等,切不可暴力压迫患者肢体控制抽搐,易造成患者肌肉损伤、关节脱臼、四肢骨折等并发症。另外还需开放气道,保护患者的舌头,防止咬伤。

6. 心理护理

中毒患者治疗过程中,痛苦的经历和感受会对患者的心理造成影响,如反复洗胃的痛苦、抽搐的损伤、约束的不自由,甚至出现自伤和攻击行为。应在救治的过程中,积极进行心理疏导和干预。对因自杀服药的中毒者,应有专人陪护和护理,并了解患者的思想情况和心理状态,结合患者的性格,进行心理护理。

六、标准化护理流程管理

中枢神经系统兴奋类杀鼠剂中毒标准化护理流程管理见图 2-4-6。

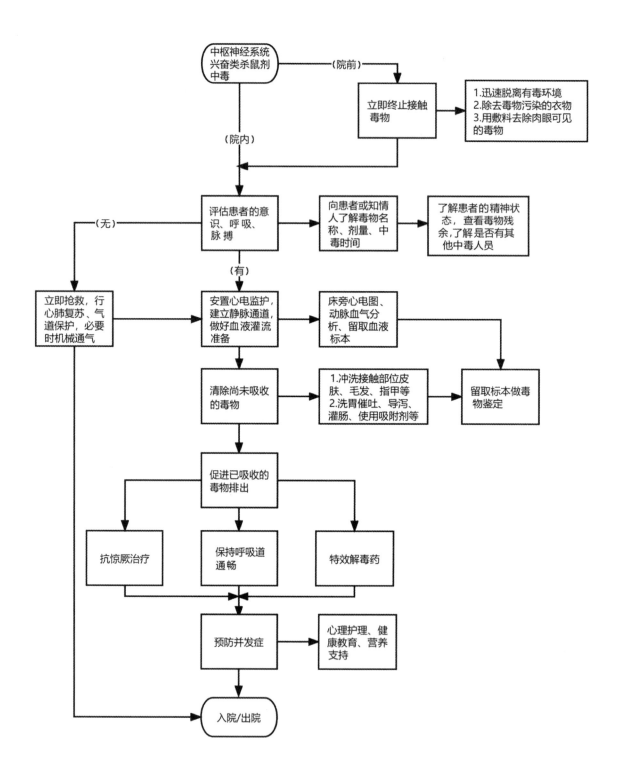

图 2-4-6 中枢神经系统兴奋类杀鼠剂中毒标准化护理流程管理

七、知识拓展

中枢神经系统兴奋类杀鼠剂中毒的进展快，死亡率高，因此早期的识别和诊断是抢救成功的关键，及时组织多学科联合抢救是抢救成功的保障，迅速控制抽搐是抢救成功的关键，早期彻底清除毒物是抢救成功的前提。

（熊敏）

第七节　无机磷类杀鼠剂

常见的无机磷类杀鼠剂有磷化锌和磷化铝，其中以磷化锌为典型代表。磷化锌是一种金属磷化物，属于低成本的剧毒灭鼠剂，常为灰黑色粉末，也被制成小丸或片剂，主要是赤磷和锌粉燃烧后形成的化合物。磷化锌主要在谷物的运输和存储中用来防治啮齿类动物和其他害虫。

磷化锌易溶于酸，不溶于水，大鼠经口 LD_{50} 为 4.75 mg/kg，对人的致死剂量为 40 mg/kg，是一种广谱性杀鼠剂，对哺乳动物的毒性无选择性，初次使用效果较好，但未死亡动物再遇到此药物会出现明显的拒食现象。

一、无机磷类杀鼠剂中毒

（一）发病原因及机制

1. 常见病因

磷化锌中毒的原因多为误食以及吸入磷化锌接触水分产生的磷化氢气体。磷化氢气体有类似于烂鱼的臭味，并且在气体浓度很低时即可闻到，但气味仍不能避免误食中毒，尤其是在含有磷化锌的粮仓中工作时，含有磷化锌的谷物接触水分，释放的磷化氢气体除了通过吸入导致中毒，也可以通过皮肤接触导致中毒。

2. 中毒机制

磷化锌经口服进入人体后，与胃酸结合转化为磷化氢和氯化锌，磷化氢气体经胃肠道黏膜快速吸收进入血液，磷化氢抑制细胞色素氧化酶，导致神经细胞功能障碍；氯化锌直接对胃黏膜产生强烈的刺激和腐蚀作用，导致消化道出血。此外也有文献提出磷化氢气体抑制氧化磷酸化、产生自由基、促进脂质过氧化反应、胆碱酯酶抑制等假说，但目前的假说均不能完全揭示磷化锌中毒的临床表现。

（二）病理

磷化锌遇胃酸产生的磷化氢气体和氯化锌对胃肠道产生强烈的刺激和腐蚀，同时还损害神经系统以及心、肝、肾等多个器官，经肝脏代谢以后，经肾脏排出体外。严重磷化锌中毒的患者通常都会在中毒后的第一天迅速死亡，死亡常见的原因是心律失常、难治性休克、心力衰竭。

二、护理评估

（一）病史

1. 中毒的品名

磷化锌转化为磷化氢气体后，会出现较为典型的烂鱼臭味。结合此特点，要详细询问患者摄入药物的名称。对于经呼吸道和皮肤摄入药物的患者，还需要询问其工作的环境、接触的药物。部分中毒患者是因为打开磷化锌的包装袋时吸入磷化氢气体中毒，也有中毒患者误食磷化锌中毒的动物后引起二次中毒。

2. 摄入的剂量

由于磷化锌属于剧毒物，对人的致死剂量很低，对磷化锌中毒的患者抢救，掌握剂量尤为关键。经口摄入的患者，往往可以预估摄入的剂量；经皮肤和经呼吸道吸入的患者，往往很难估计剂量。

3. 摄入的时间

磷化锌摄入后，在体内形成磷化氢气体，被快速吸收，且重度中毒者均在中毒 1 天内死亡。因此需详细询问具体的中毒时间，把握抢救时机。

4. 摄入其他

自杀的中毒者往往会服用多种毒物或者药品，要尽可能详尽地掌握患者服药的情况，制订合理的治疗抢救方案。

5. 特异性体征

磷化锌中毒后，患者的呼气或呕吐物会散发出特殊的烂鱼臭味，有利于早期发现和提示磷化锌中毒，为尽快救治提供特异性的证据。

（二）临床表现

磷化锌中毒后，通常在摄入毒物后 30 分钟内出现临床表现，主要表现有：

（1）胃肠道刺激症状，如恶心、呕吐、呕血、胸骨后疼痛及腹痛。

（2）循环系统症状，心律失常，包括心动过缓、室上性心动过速、心房颤动、心房扑动以及室性心律失常，直接心脏毒性还会引起顽固性低血压以及难以纠正的休克。

（3）呼吸系统症状，出血性肺水肿伴呼吸过速、咳嗽、急性呼吸窘迫综合征以及呼吸衰竭。

（4）其他症状，如肝脏毒性、血管内溶血、高铁血红蛋白血症、肾衰竭。

（三）实验室检测

中毒者的呕吐物或者洗胃液中可以检测出磷化锌的成分，血磷、血钙、血氮升高，尿常规出现蛋白尿、管型尿和血尿，肝功能提示胆红素升高，心电图提示 ST 段降低、不全性束支传导阻滞，直至完全性束支传导阻滞。此外，磷化锌属于金属化合物，不透过射线，腹部 X 线检查阳性有助于确诊。

（四）中毒分度

（1）轻度中毒：头痛、乏力、口鼻咽喉干、胸闷、咳嗽、恶心、呕吐、腹痛、腹泻、心动过缓、低热，查体可见肝脏轻度肿大。

（2）中度中毒：在轻度中毒症状的基础上出现轻度意识障碍、抽搐、肌束震颤、呼吸困难、轻度心肌损害等。

（3）重度中毒：在轻度、中度中毒症状的基础上出现昏迷、肺水肿、惊厥、呼吸衰竭、心肌损害、严重肝损害等。

三、救治措施

磷化锌接触后，快速吸收进入血液循环，30 分钟内出现临床症状，同时没有明确的解毒药，因此主要是支持治疗。

1.快速清除毒物

迅速清除毒物，包括体内和体外的，减轻持续中毒。体外主要包括中毒者所处的中毒环境、被污染的衣物和毛发、呕吐物、分泌物，主要的处理方式是脱离中毒环境，脱去被污染衣物，全身清洗；体内的主要是经口摄入的毒物，主要通过洗胃、活性炭吸附等。

2. 呼吸支持

根据患者的需要及时提供吸氧，吸入中毒的患者早期吸氧对预后有改善意义。呼吸支持要根据呼吸受损程度进行调整，必要时行气管插管，可采用标准方式行气管插管，并予以机械通气。

3. 循环支持

实时监测患者的血清肌钙蛋白，了解其心肌损伤情况，对有心肌损伤的患者，积极给予高级心脏生命支持来治疗心肌损伤、心律失常、心力衰竭等。

4. 液体复苏

根据血气分析和电解质监测的结果治疗低血糖以及纠正低钾血症和低镁血症，同时快速补液，以补偿严重体液丢失导致的低血量休克，并维持内环境稳定和电解质平衡。液体复苏治疗无效时，应积极予以血管活性药物和正性肌力药物来治疗休克。

5. 辅助治疗

磷化锌中毒的患者均会发生低血糖、低镁血症、低钾血症等电解质紊乱。血镁的补充首先给予静脉补充，并在电解质监测下持续补充，直到恢复或者持续5日。纠正低血糖方面，采用胰岛素输注葡萄糖，持续输注以维持血糖正常，对治疗效果不佳患者预后有益。

6. 其他治疗

其他治疗方面，可以尝试使用乙酰半胱氨酸用作抗氧化剂，使用曲美他嗪用于维持氧化磷酸化作用。

四、护理诊断及问题

（1）舒适的改变。与磷化锌转化成的磷化氢气体对胃肠黏膜的刺激有关。

（2）气体交换受损。与中毒后出现的出血性肺水肿、急性呼吸窘迫综合征有关。

（4）水电解质紊乱。与中毒后的液体大量丢失有关。

（5）潜在并发症。与磷化锌、磷化氢对心肌的损害有关。

（6）焦虑。与治疗措施带来的不良感受及对治疗效果的担心有关。

（7）知识缺乏。缺乏毒物相关知识及中毒治疗相关知识。

五、护理措施及护理观察要点

1. 即刻护理措施

由于磷化锌中毒的机制为磷化锌转为磷化氢气体，被快速吸收，中毒者常在中毒后30分钟即可出现临床症状。接诊中毒者时应尽快清除毒物，减轻毒物对胃黏膜的腐蚀作用，保持呼吸道通畅，严密观察病情变化。

2. 一般护理

（1）休息和饮食。患者绝对卧床休息，禁食禁饮，严密观察患者的病情变化，充分镇静，有效控制患者可能发生的抽搐。由于患者呕吐物、洗胃液中可能会释放磷化氢气体，存在潜在风险，建议单间隔离，并对医疗废弃物密闭处理。

（2）气道护理。保持呼吸道通畅，及时清理呼吸道分泌物，持续吸氧，将患者的头偏向一侧。根据患者的呼吸情况，及时行气管插管。

（3）重要器官护理。严密观察患者的心率和心律变化，预防心律失常；密切观察尿量、尿的颜色、皮肤和巩膜颜色等变化，防止肾功能衰竭。

（4）心理护理。磷化锌中毒患者早期便会迅速出现临床表现，常出现焦虑、恐惧的情绪和心理，应积极与患者及其家属沟通，生活上多照顾，鼓励患者建立战胜疾病的信心，积极面对治疗和护理。

3. 用药护理

磷化锌中毒的治疗主要是对症支持治疗，因此用药主要是维持重要器官的功能，水电解质、酸碱平衡，内环境的稳定。

4. 病情观察

磷化锌中毒对全身多个重要器官均会造成严重的损伤，对中毒患者，应持续心电监护，观察心率、心律、呼吸、血氧饱和度、血糖、尿量、尿色等，及时发现患者的病情变化，早期干预。

5. 健康教育

加强对磷化锌等剧毒类杀鼠剂的管控，规范、安全使用此类杀鼠剂，选择更安全的杀鼠、灭鼠方式。在存在磷化锌的工作环境中，可能会产生磷化氢气体，需做好个人防护，佩戴呼吸保护装备。

六、标准化护理流程管理

无机磷类杀鼠剂中毒标准化护理流程见图2-4-7。

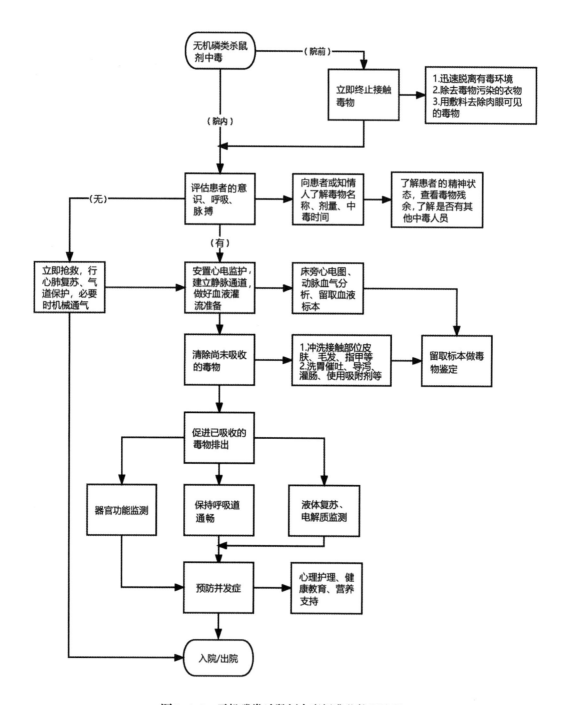

图 2-4-7 无机磷类杀鼠剂中毒标准化护理流程

七、知识拓展

对于少量摄入磷化锌而无症状的患者，仍建议在中毒 1 小时内进行洗胃，并使用活性炭对毒物进行吸附，同时实时气道保护和防误吸措施，还需要继续观察病情变化和完善辅助检查早期发现中毒症状。

参考文献

[1] Trabes J, Rason N, Avrahami E. Computed tomography demonstration of brain damage due to acute sodium monoflu- oroacetate poisoning[J]. J Toxicol Clin Toxicol, 1983, 20:85.

[2] Gupta S, Ahlawat SK. Aluminum phosphide poisoning--a review[J]. J Toxicol Clin Toxicol, 1995, 33:19.

[3] Banjaj R, Wasir HS. Epidemic aluminium phosphide poisoning in northern India[J]. Lancet, 1988, 1:820.

[4] Proudfoot AT. Aluminium and zinc phosphide poisoning[J]. Clin Toxicol（Phila）2009, 47:89.

[5] Rodenberg HD, Chang CC, Watson WA. Zinc phosphide ingestion: a case report and review[J]. Vet Hum Toxicol, 1989, 31:559.

[6] Stephenson JB. Zinc phosphide poisoning[J]. Arch Environ Health, 1967, 15:83.

[7] Singh S, Bhalla A, Verma SK, et al. Cytochrome-c oxidase inhibition in 26 aluminum phosphide poisoned patients[J]. Clin Toxicol（Phila）, 2006, 44:155.

[8] Chugh SN, Dushyant, Ram S, et al. Incidence & outcome of aluminium phosphide poisoning in a hospital study[J]. Indian J Med Res, 1991, 94:232.

（熊敏）

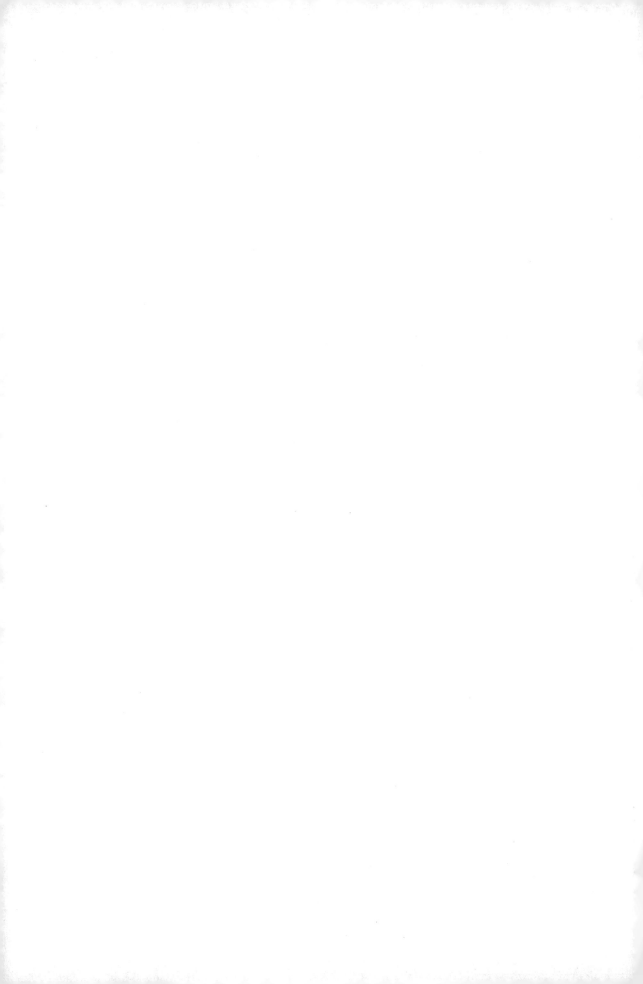

第三篇

食物中毒标准化护理流程管理及护理

第一章　概　述

食物中毒是指患者所进食物被细菌或细菌毒素污染，或食物含有毒素而引起的急性中毒性疾病。依据毒物的种类和特性呈现出不同的临床表现。食物中毒分为微生物食物中毒及化学性食物中毒。毒物进入机体后均导致一定的中毒症状，经数分钟至数小时的潜伏期，引起如恶心、呕吐、腹痛等胃肠炎症状，随后引起全身中毒症状如抽搐、昏迷及其他脏器损害。婴儿可从乳汁中吸收毒物。

一、发病原因及机制

常见中毒的原因，按照侵入途径的不同，主要包括以下几种：

1. 生活性中毒

以家庭生活中的食物中毒较为多见。由于家庭聚会数量日益增多，厨房操作人员对基本的食物烹煮方式了解不全，或者是缺乏对食物特性的辨识；在城乡接合部，部分食品加工环境欠规范，缺少必要的防腐、消毒、防蝇等措施，甚至使用的食材或者用水完全达不到国家卫生标准，从而导致食品安全问题出现；生食和熟食的工具交叉，食物摆放杂乱、暴露在污染环境等造成食品安全隐患，这也是导致食物中毒的原因之一，甚至引发群体性食物中毒。

在市区范围内的食物中毒现象，大多数是以动物性食品为主，这种食物中毒现象的出现说明动物性食品存放、反复冷冻、重复解冻，都会在一定程度上造成食物不安全，这也是引起食物中毒的原因之一。

通过实验室分析细菌性食物中毒显示，大多数是以副溶血弧菌引发的，此外还有蜡样芽孢杆菌、葡萄球菌等。人们食用毒蕈类引发中毒也屡见不鲜。食用有毒化学物质引发的食物中毒当数亚硝酸盐所致的中毒，腌制咸菜或者是其他方面使用工业盐，势必会造成亚硝酸盐中毒引发恶果，在种植蔬菜时使用有机磷，未进行有效、彻底的清洗，也有可能引起中毒。

2. 误服中毒

由于误食被有毒的化学物质污染的食品；因食用添加非食品级的或伪造的或禁止使用的食品添加剂、营养强化剂的食品，以及超量使用食品添加剂；因贮藏等原因，造成营养素发生化学变化等引发食物中毒。

3. 其他

婴儿可经母乳吸收毒物。有误将有毒化学物灌入直肠引起中毒的报道。

患者所进食物被细菌或细菌毒素污染，或食物含有的化学毒素经胃肠道进入人体后，在一定条件下与体液、组织相互作用，损害组织，破坏神经及体液的调节机能，使正常生理功能发生严重障碍，引起一系列代谢紊乱，甚至危及生命。毒物吸收后多数在肝脏内进行生物转化，起到解毒或活化作用；水溶性毒物在酸性胃液中吸收，脂溶性毒物在碱性肠液中吸收。

二、护理评估

准确的病史收集是正确诊断的基础和依据，分析中毒原因，明确毒源、毒素，针对性地实施诊疗计划，才能为患者的救治争取积极有效的方案。

（1）找到病因（毒物）与疾病（急性中毒）的因果关系，完成鉴别诊断，得出诊断结论。

（2）毒物食入证据从毒物的接触史、现场调查及生物实验室检查等方面取证。

（3）疾病的证据要明确疾病的临床表现、受累脏器及严重程度等，通过病史、体征及实验室检查结果予以支撑。

（4）毒物与疾病因果关系的证据包括：疾病发生过程中急性中毒发病的规律、临床表现与毒物毒性作用一致、病情严重程度与毒物食入的剂量相关，经病情观察修正、证实诊断的正确性。

（5）诊断依据可靠、可信，判断其临床意义正确，以免发生误差。

三、常见临床表现

（1）消化系统。食入有毒食物后在数分钟或数小时引起急性胃肠炎症状，患者常常表现为恶心、呕吐、腹泻、腹痛等不适，部分患者由于体液丢失出现口干、眼窝塌陷、脉搏细速、血压下降等休克、代谢性酸中毒的全身症状；老人、婴幼儿、免疫力低下的患者可能出现危及生命的菌血症等。常见于微生物性食物中毒：沙门菌食物中毒、副溶血性弧菌中毒、变形杆菌食物中毒以及金黄色葡萄球菌食物中毒，且微生物性食物中毒具有季节性，多发生在夏秋季节。

（2）神经系统。除胃肠型表现外，在进食部分毒物后，患者出现头痛、头昏、走路不稳、视物模糊、瞳孔变化、眼睑下垂、对光的反射变得迟钝、语言模糊、吞咽障碍、声音嘶哑、呼吸困难等神经症状；少数病情严重者可出现谵妄、幻觉、呼吸抑制等表现，死亡率高。常见于化学性食物中毒与肉毒杆菌食物中毒、河豚中毒等。化学性食物中毒没有季节性并且潜伏期较为复杂。

（3）血液系统。进食后的毒物部分可引起溶血反应，表现为腰、腹部疼痛，无力、苍白、尿液褐色、贫血、肝脾肿大等；亚硝酸盐中毒可致高铁血红蛋白血症，从而引发缺氧症状，导致呼吸浅快、窒息的发生。

（4）多器官损伤。病情严重患者可并发多器官的损伤，常见于肾衰竭所致的少尿、水肿等；肝脏损害引发黄疸、肝大、全身出血倾向等；心肌损伤并发的心律失常、心力衰竭等；部分有胰腺损伤，导致中毒性胰腺炎的发生。

（5）其他。毒物所致的组胺中毒，部分患者出现食入毒物过敏现象。

四、实验室检测

（1）特异性的效应生物标志物，如高铁血红蛋白测定等。

（2）毒物测定，如安托的硝酸反应、米龙试剂反应，氟乙酰胺的微晶反应、硫靛反应等。

（3）致病菌检测，检测微生物性食物中毒的有黄曲霉毒素快速检测试纸、沙门菌快速检测试纸、大肠杆菌快速检测试纸、李斯特菌快速检测试纸等。

五、食物中毒分级

食物中毒事件的发病人数达到 30 例及以上时，应按照突发公共卫生事件进行处理。事件分级如下：

（1）属重大突发公共卫生事件（Ⅱ级）的食物中毒事件，一次食物中毒人数超过 100 人，并出现 10 例以上死亡病例，由卫生部负责应急响应。

（2）属较大突发公共卫生事件（Ⅲ级）的食物中毒事件，一次食物中毒人数超过 100 人或出现死亡病例。

（3）属一般突发公共卫生事件 Ⅳ级 的食物中毒事件，发病人数在 30~99 人，未出现死亡病例。

食物中毒事件的分级响应原则：各级卫生行政部门在同级人民政府的统一领导和指挥下，开展卫生应急处理工作。

（1）属特别重大突发公共卫生事件的食物中毒事件（Ⅰ级）由国家卫生健康委员会负责应急响应。

（2）属重大突发公共卫生事件的食物中毒事件（Ⅱ级）由省级卫生行政部门负责应急响应。

（3）属较大突发公共卫生事件的食物中毒事件（Ⅲ级）由市（地）级卫生行政部门负责应急响应。

（4）属一般突发公共卫生事件的食物中毒事件（Ⅳ级）由县级卫生行政部门负责应急响应。

六、救治措施

食物中毒治疗的原则是尽快清除毒物，应用特效解毒剂，补充液体损失，控制感染和对症处理。

1. 促进毒物的排出

（1）催吐。利用手指、羽毛、筷子、压舌板触摸咽部，将毒物呕吐出来。已发生昏迷、抽搐、惊厥者，患有严重心脏、食管静脉曲张和溃疡病者禁用，孕妇应慎用。

（2）洗胃。清醒患者越快越好，但神志不清、惊厥、休克、昏迷者慎用，必要时为保证患者的安全，应在气道保护及生命支持的基础上实施床旁洗胃治疗。

（3）导泻。洗胃后灌入泻药，以清除肠道内的毒物。常用泻药如硫酸镁、甘露醇等。但患者已有剧烈呕吐和腹泻，则不必再行催吐、洗胃和导泻，以免造成进一步体液损失，加重病情，增加患者痛苦。

2. 补充液体

食物中毒常由于剧烈吐泻导致体液丢失，甚至引起酸中毒和休克，故应指导患者多口服补液盐（ORS）。严重者视病情可静脉滴注葡萄糖生理盐水或复方氯化钠注射液或生理平衡盐液以补充体液损失，必要时适当补钾，以保持水电解质平衡。

3. 特殊解毒剂的应用

依据中毒机制，食物中毒后可用该毒物的特殊解毒剂以消除其毒性作用。如肉毒杆菌中毒可用该菌的多价抗毒血清治疗。

4. 防止继发感染

控制感染一般不用抗菌药物。细菌性食物中毒大多数可根据病情用抗菌药物控制病原菌；若病原菌未能及时查明，可先经验性选择抗生素治疗；病原菌明确后，即选择强有力的抗生素，甚至联合用药，针对性选用病原菌敏感的抗菌药物，及时控制，并同时防治真菌性感染。

5. 对症支持治疗

保护脏器，提高机体免疫力，营养支持治疗。

6. 合理氧疗

急性中毒时，很多毒物导致机体缺氧，应及时纠正，依据病情评估，予以鼻导管、面罩吸氧，病情危重患者出现呼吸衰竭、肺水肿、ARDS，可用机械通气保持呼吸道通畅，改善机体组织缺氧。

七、健康宣教

1.积极预防食物中毒

（1）强化对食品的监督管理力度。建立并完善食品加工管理的规章制度和法律条例；增强监督与管理食品市场的力度，制定食品准入标准，限定食品准入准则；强化违法乱纪惩罚力度，严把关卡，杜绝食物中毒事件。

（2）强化防范食品中毒知识宣传。养成良好的生活习惯，包括注重食物的饮食卫生，冰箱生、熟食分开放置，不食用隔夜的饭菜，不食用不认识的野生菌类等。

参考文献

[1] 都鹏飞，样明功，龚维龙，等.中毒急救手册 [M].上海：上海科学技术出版社，2016.

[2] 任引津，张寿林，倪为民，等.实用急性中毒全书 [M].北京：人民卫生出版社，2003.

[3] 韩晓乃.常见家庭食物中毒及其饮食干预 [J].健康大视野，2021，5（9）：220.

[4] 李素娥.关于食物中毒调查方法的探讨 [J].中国卫生检验杂志，2005，7（15）：863.

[5] 任梁.食物中毒的原因分析及其预防措施探讨 [J].饮食保健，2021，3（13）：84.

[6] 梁永柱，王晓威.常见食物中毒症状及其预防与急救方法总结 [J].医院管理，2014，3（13）：279~280.

（梁燕）

第二章　细菌性食物中毒

细菌性食物中毒（bacterial food poisoning）是由于摄入的食物被细菌污染而引起的一种疾病，有起病急、发病率高、病程短、致死率较低等特点，发病多为群体，有共同的传染源，人群普遍易感，病后没有免疫力，可重复感染。细菌性食物中毒是食物中毒常见类型之一，夏秋季温度及湿度较适合细菌繁殖，食物易变质，6~9月是食物中毒事件高发时间段。近年来，食物中毒事件的发病人数和发生次数都呈上升趋势。我国发生的细菌性食物中毒的致病菌包括副溶血性弧菌、大肠埃希菌、金黄色葡萄球菌、沙门菌、蜡样芽孢杆菌、李斯特菌属、变形杆菌等，其中副溶血性弧菌、大肠埃希菌、金黄色葡萄球菌最常见。

一、发病原因及机制

（一）发病原因

食物变质，在生产、加工、运输、贮存、销售等过程中食物受到细菌污染；生、熟食物，工具，容器及人带菌交叉污染，或是清洗、消毒不严，烹饪食物方式不当，烹饪时间不足等，受污染的食物被食入，导致细菌性食物中毒。

（二）发病机制

1. 感染型

病原菌随食物进入胃肠道内，在胃肠道内繁殖生长，附于胃肠黏膜或侵入黏膜及黏膜下层，引起胃肠黏膜的水肿、充血、白细胞浸润、渗出等病理变化，部分被吞噬细胞吞噬的病原菌释放内毒素，引起发热，并与病原菌共同作用于胃肠黏膜，导致出现胃肠道症状。

2. 毒素型

大部分细菌能产生肠毒素或类似毒素，刺激肠壁上皮细胞，改变细胞分泌功能，抑制肠壁上皮细胞对 Na^+ 及水的吸收，导致腹泻。金黄色葡萄球菌等大多数病原菌导致的食物中毒潜伏期较短。

3. 混合型

副溶血性弧菌等病原菌进入肠道后，在侵入黏膜引起胃肠黏膜炎症反应的同时，还会产生肠毒素，为混合型。

（三）病理

胃肠型细菌性食物中毒的病理变化主要为急性胃肠炎症反应，可有胃肠道黏膜的充血、水肿，甚至可有糜烂出血，也可见肝、脾、肺、肾等其他脏器的中毒性病变。

二、护理评估

（一）病史

多在夏秋季发病，以群体发病最多见，即短时间内共同进食者出现相似症状，以食堂、餐馆、家庭群体发病多见。

（二）临床表现

根据不同的病原菌，细菌性食物中毒的临床表现各异，分为胃肠型细菌性食物中毒和神经型细菌性食物中毒。

1. 胃肠型细菌性食物中毒

潜伏期短，症状主要以急性胃肠炎为主，包括腹痛、腹泻、恶心、呕吐、寒战、发热、头痛等，其中腹痛、腹泻、呕吐最多见。腹痛多为首发症状，腹泻每日几次至几十次，大便可呈水样便、黏液便及脓血便，可伴有里急后重。呕吐物多为进食的食物，也可为胆汁、胃液等，甚至可能为血性。以下对副溶血性弧菌、大肠埃希菌、金黄色葡萄球菌、沙门菌、蜡样芽孢杆菌、李斯特菌属的临床表现进行详细讲解。

（1）副溶血性弧菌广泛存在于海水中，引起食物中毒的多为海产品，如蟹、鱼、螺等食物，是我国沿海地区常见的导致细菌性食物中毒的细菌，为革兰氏染色阴性。副溶血性弧菌进入消化道后，在肠道繁殖，产生耐热性溶血毒素，会导致腹泻。副溶血性弧菌导致的食物中毒为混合型，其潜伏期短，多为 6~22 小时，首发症状多为上腹部的疼痛，常伴有腹泻、恶心、呕吐、发热、乏力等症状。发热 37.7~39.1℃，腹泻 3~5 次 / 天，多则 10 次 / 天以上，大便多为水样便或血便，少数为黏液脓血便，病程 1~4 天，恢复较快，预后良好，少数重症患者可出现脱水、休克及意识障碍。

（2）大肠埃希菌为动物及人类肠道正常菌群，当宿主免疫力下降或大肠埃希菌侵入肠外组织、器官时可导致感染。引起食物中毒的多为各类熟肉制品、蛋及蛋制品。

大肠埃希菌为革兰氏阴性杆菌，大肠埃希菌中只有少量菌株可导致肠道感染，为致病性大肠埃希菌，发病与其产生的肠毒素有关。大肠埃希菌导致的食物中毒临床表现主要分为如下三种类型：急性胃肠炎型为一般胃肠炎表现，潜伏期较短，多为10~15小时，症状为呕吐、发热，腹痛多为绞痛，腹泻水样便或米汤样便；急性痢疾型呈痢疾样表现，由肠侵袭性大肠埃希菌导致，潜伏期为2~3天，主要表现为血便、脓血便、腹痛、发热，伴有里急后重；出血肠炎型由肠出血性大肠埃希菌导致，潜伏期为72~96小时，主要表现为突发剧烈腹痛、腹泻，大便早期为水样便，后期为血便，易感人群为幼儿。

（3）金黄色葡萄球菌广泛分布于空气、水、尘埃、人体皮肤、鼻腔、化脓感染部位等。引起食物中毒的多为淀粉类、乳制品、肉类、蛋及蛋制品。金黄色葡萄球菌为革兰氏阳性兼性厌氧菌。由能产生肠毒素的菌株导致食物中毒，潜伏期短，多为2~5小时，临床表现以呕吐为主，伴有上腹痛、恶心、腹泻，体温多正常，少有发热，病程多为1~2天，易感人群为幼儿。

（4）沙门菌引起食物中毒多为食用了被鸡、牛等动物的粪便中的沙门菌感染的食物导致中毒，尤其是食用鸡蛋。沙门菌为革兰氏阴性杆菌，需氧或兼性厌氧。其潜伏期较短，为12~38小时，最快6小时。沙门菌食物中毒分为五种类型：胃肠炎型、感冒型、伤寒型、霍乱型、败血症型。其中以胃肠炎型最多见，症状以发热、腹泻、腹痛为主，可伴有恶心、乏力、寒战。发热多为中高度发热，38~40℃，大便可呈黄绿色水样便，病程多为3~5天。易感人群为幼儿、老年人。

（5）蜡样芽孢杆菌广泛分布于土壤、植物、空气、尘埃、水中，为革兰氏阳性杆菌，可产生肠毒素。潜伏期为4~6小时，最快仅需数十分钟。可分为呕吐型和腹泻型，呕吐型以呕吐和恶心为主，伴有头晕、乏力、口干等，一般无发热，多见于食用含淀粉较多的米饭、米粉类食品，常因吃剩饭而未充分进行加热导致中毒；腹泻型以腹痛、腹泻为主，一般无发热，在各种食品中均可产生。病程短，多为8~10小时，一般不超过48小时，恢复快，预后良好。

（6）李斯特菌属在土壤、污废水、植物中均有存在，导致细菌性食物中毒的多为单核细胞增生李斯特菌，为革兰氏阳性杆菌，可存在于乳制品、肉类及水果中，尤其是冷藏时间过长的乳制品和肉类。李斯特菌属导致的食物中毒分为腹泻型和侵袭型，腹泻型潜伏期为8~24小时，表现为腹泻、腹痛，可伴有发热；侵袭型潜伏期较长，多为2~6周，首发症状以胃肠道症状为主，可伴有发热、败血症、脑膜炎等症状。李斯特菌易感人群为新生儿、孕妇、免疫缺陷者。

2. 神经型细菌性食物中毒

神经型细菌性食物中毒特指肉毒杆菌食物中毒，人体食入含肉毒杆菌外毒素的食物导致中毒，潜伏期为12~36小时。我国引起肉毒杆菌食物中毒的食品以火腿、腊肠、罐头、瓶装食品、家庭自制豆酱、臭豆腐、面酱、豆豉多见。临床表现主要是神经系统症状。首发症状多为乏力、头痛、头晕，后期出现眼睑下垂、瞳孔扩大、复视、斜视等症状。神经型细菌性食物中毒重症患者多有吞咽、咀嚼、抬头困难、声音嘶哑、失声、共济失调、言语困难等症状，甚至呼吸肌、吞咽肌瘫痪，少见肢体完全瘫痪；因胆碱能神经传递的阻断，可表现为腹胀、尿潴留、唾液及泪液减少等。神经型细菌性食物中毒患者体温多正常或低热，神志清楚，知觉正常，患者可在中毒后 4~10 日逐渐恢复，呼吸、运动、吞咽及语言症状减轻，继而其他肌肉瘫痪也逐渐恢复。

（三）实验室检测

1. 血常规

感染金黄色葡萄球菌及副溶血性弧菌者，白细胞计数可上升至 $10 \times 10^9/L$ 以上，中性粒细胞比例增高；感染沙门菌、大肠埃希菌者白细胞计数多正常。

2. 细菌培养

将患者的呕吐物、大便、肛拭子做细菌培养，可查出病原菌，以确诊。

3. 大便常规

水样便可见少量白细胞，脓血便可见大量白细胞及红细胞。

4. 中毒分度

按临床症状可分为轻型中毒、重型中毒。

1）轻型中毒

细菌性食物中毒大多数为轻型，及时救治，致死率较低。

2）重型中毒

少见，可出现酸中毒、休克等症状。

三、救治措施

（一）胃肠型细菌性食物中毒治疗

1. 一般治疗

患者急性期需卧床休息，行消化道隔离，立即停止进食可疑物，给予流质或半流质饮食，逐渐过渡至正常饮食。

2. 对症治疗

因呕吐、腹泻而大量脱水的患者需快速及时补液，可口服补液；若脱水严重需静脉补液，维持水电解质及酸碱平衡；恶心、呕吐严重者可肌内注射甲氧氯普胺 10 mg；腹痛严重者，可予阿托品 0.5 mg 肌内注射解痉止痛；高热者及时降温。胃肠型细菌性食物中毒一般不洗胃；休克者需尽快补充血容量，必要时使用血管活性药物进行抗休克治疗。

3. 抗菌治疗

根据不同的致病菌选用敏感的抗生素治疗。

（1）副溶血性弧菌感染的食物中毒可选用头孢曲松、氧氟沙星、庆大霉素、头孢克洛、氨苄西林等抗感染治疗。

（2）大肠埃希菌感染的食物中毒常选用第三代头孢菌素，如头孢哌酮舒巴坦，也可选用氨基糖苷类，如阿米卡星，以及选用喹诺酮类，如莫西沙星等。

（3）金黄色葡萄球菌感染的食物中毒一般不使用抗生素，感染严重者，可选用头孢类抗生素。

（4）沙门菌单纯胃肠型细菌性食物中毒一般不使用抗生素，重症及败血症型可选用头孢曲松、氧氟沙星等。

（5）蜡样芽孢杆菌导致的食物中毒一般不使用抗生素，病情较重者可使用庆大霉素、红霉素等。

（6）李斯特菌属导致的食物中毒使用氨苄西林治疗。

（二）神经型细菌性食物中毒治疗

1. 一般治疗

（1）肉毒杆菌食物中毒尽快洗胃、导泻，使用 2% 的碳酸氢钠液、1：5 000 高锰酸钾或温开水洗胃。首选碱性液体，因其能破坏肉毒杆菌外毒素，氧化剂能降低外毒素毒力及抑制肉毒杆菌生长。

（2）洗胃后注入 50% 硫酸镁 40~50 ml 导泻，以促进排出毒素。

2. 对症治疗

（1）呼吸困难、呼吸道有分泌物不能自行排出者保持呼吸道通畅及氧气吸入，应予以定期吸痰，必要时行气管插管及气管切开，可更好地保证吸痰及给氧，必要时使用呼吸机辅助呼吸。

（2）补充液体及保证营养摄入。存在吞咽困难的患者，可安置、保留胃管，通过胃管补充每日所需营养和能量，静脉输注每日的静脉药物和营养液，维持水电解质平衡。

（3）密切观察病情变化。神志不清的患者，关注其神志变化，必要时给予抗生素治疗。

3. 抗毒素治疗

肉毒杆菌食物中毒应尽早使用多价抗毒素，在发病后 24 小时内或在发生肌肉瘫痪前给药 5 万 ~10 万 U，必要时 6 小时后重复给药。尽量在 24 小时内、肌肉瘫痪之前使用抗毒素治疗，疗效最佳，需尽早使用，足量使用。三联抗毒素一次注射量 10 万 ~15 万 U，可肌内注射及静脉输注各一半，必要时每 6 小时重复给药 1 次。三联抗毒素用药前须做皮肤过敏试验，试验阴性直接使用，如试验结果为阳性，则须脱敏注射，由小量开始逐步加量。

四、护理诊断及问题

（1）腹泻。与胃肠道炎症有关。

（2）疼痛。与胃肠道炎症及功能紊乱有关。

（3）水电解质紊乱。与中毒所致的呕吐、腹泻有关。

（4）体温过高。与中毒导致的发热有关。

（5）自理能力降低或缺陷。与中毒导致的头痛、乏力、腹痛等有关。

（6）有体液不足的危险。与细菌及其毒素作用于胃肠道黏膜，导致呕吐、腹泻，使大量体液丢失有关。

（7）有皮肤完整性受损的危险。与中毒导致腹泻、乏力有关。

（8）知识缺乏。与缺乏避免不洁饮食相关知识及细菌性食物中毒后紧急处理方法相关知识有关。

（9）潜在并发症。休克、酸中毒。

五、护理措施及护理观察要点

1. 一般护理

（1）休息及饮食。患者在中毒急性期需卧床休息，注意保暖，行消化道隔离，饮食需流质或半流质，清淡易消化，逐渐过渡至正常饮食。呕吐、腹痛严重者暂时禁食，多饮用糖盐水。

（2）口腔护理。有呕吐的患者，呕吐后清水漱口，保持口腔清洁。危重患者予以口腔护理。

（3）皮肤护理。对严重腹泻的患者注意皮肤护理，保持肛门、会阴部的清洁干燥，可使用润滑剂、爽身粉等，减少刺激，保持清爽。

2. 病情观察

（1）密切观察患者神志、瞳孔、体温、脉搏、呼吸、血压、心率、血氧饱和度等生命体征的变化，及时发现其呼吸频率、节律、幅度的变化，若有异常及时处理，重点关注患者的血压变化，防止低血容量性休克。

（2）严重呕吐、腹泻者应详细记录呕吐物及排泄物的性质、颜色和量，尽快留标本送检。

（3）观察患者腹痛的程度、性质及持续时间，遵医嘱及时解痉止痛。

（4）详细记录出入量，密切观察患者的尿量、尿液的性状、每日进食和进水量、口渴情况及皮肤色泽、弹性、出汗情况，注意血压与尿量的关系，及时给予适量补液。

（5）密切观察患者皮肤的变化，如有严重腹泻，及时使用柔软纸张擦拭，保持清洁、干燥，预防皮肤破损、浸渍。

（6）注意追查患者血电解质、血糖、肝肾功能、血气分析等结果，以及时发现酸中毒、休克等病情变化并处理。

3.用药护理

遵医嘱使用抗生素，抗生素的选用根据病原菌的类型。应用抗生素者，现配现用，观察用药疗效及不良反应。

1）β-内酰胺抗生素

（1）头孢类抗生素：①过敏反应，可见皮疹、药疹、血管神经性水肿，偶见过敏性休克。用药前应询问患者用药史、过敏史、家族遗传史。头孢类抗生素与青霉素有部分交叉过敏反应，对青霉素过敏者慎用。②肾损害，第一代头孢菌素类的肾毒性较大，避免与氨基糖苷类、强效利尿药同时使用，会增强其肾毒性，肾功能不全者慎用。

（2）青霉素：①半合成青霉素、青霉素G均可发生过敏反应，用药前须先做皮肤过敏试验，用药前应询问患者用药史、过敏史、家族遗传史。②半合成青霉素在体外不能与庆大霉素混合，会使庆大霉素的抗菌活性降低。

2）大环内酯类

红霉素：①静脉输注时因其刺激性强，易导致穿刺处的疼痛，甚至可出现血栓性静脉炎，故静脉输注时需关注穿刺处变化，注意患者主诉。大剂量可导致肝功能受损，可出现转氨酶升高等，一般于停药数日后可恢复。②口服红霉素片可出现胃肠道反应，如恶心、呕吐、腹泻、中上腹痛等，过敏者禁用。

3）氨基糖苷类

（1）阿米卡星：①易引起耳毒性，主要影响耳蜗神经，在用药期间，关注患者有无耳鸣、眩晕，并进行听力监测，一旦出现，应立即停药，避免与耳毒性的药物合用。②有肾毒性，用药期间需保证水分摄入量，肾功能不全、孕妇慎用，过敏者禁用。

（2）庆大霉素：①易造成前庭功能损害，可导致听力减退，也可出现不可逆性耳聋，影响前庭功能时可发生步履不稳、眩晕。②肾损害多为可逆性，过敏者禁用。

4）喹诺酮类

①胃肠道反应常见，多为恶心、呕吐、食欲减退等，有胃溃疡史者慎用。②中枢神经系统反应以为头痛、头晕、失眠为主，还可出现焦虑、烦躁、步态不稳、精神症状等，可诱发癫痫，有癫痫病史者慎用。③过敏反应表现为瘙痒、红斑、光敏反应等；特别是接触日光部位，用药期间避免阳光直射，以免发生光感性皮炎。④可导致关节痛、关节肿胀等症状，可影响软骨发育，孕妇、未成年儿童应慎用。⑤主要经肾排泄，长期使用可致肝损害，肝功能不全者慎用，肾功能不全者应适当减少用量。

4.对症护理

对于腹痛的患者，做好保暖，及时遵医嘱使用止痛解痉药；呕吐严重的患者，及时使用止吐药；体液不足的患者及时补液；高热患者及时予以降温。注意及时纠正患者酸中毒、电解质紊乱，休克患者及时抢救。

5. 心理护理

应了解患者细菌性食物中毒的原因，做好患者及其家属的饮食健康教育，避免细菌性食物中毒的再次发生，向患者讲解细菌性食物中毒的发病原因、病程及预后。细菌性食物中毒的病程较短，病情重的患者可出现焦虑与紧张，要及时行心理护理。

6. 健康教育

加强安全饮食宣传，向患者及家属介绍有关食物保存的正确方法、食物的安全烹饪方法，要足够时间地加热，确保食物完全熟后才可食用，尤其是海产品，要讲解细菌性食物中毒的预防和急救知识。

不吃被污染、不洁的食物，不饮不洁的水。怀疑被污染的食物、水不能食用，不饮生水，尽可能不吃生的食物，盛放过被污染食物的器具需彻底清洁消毒，烹饪前观察食物有无异常改变。

加强安全饮食、食物保存、食品从业人员的管理。严格遵守有关食品、饮用水管理制度，加强食品、饮用水保管。家中食物生、熟分开放置，食品放于干净、阴凉、通风处。食物烹饪前仔细清洗，双手须清洗后再进行烹饪食物，保持烹饪及盛放食物的器皿洁净，食物不宜放置时间过长，宜在新鲜时食用。剩菜剩饭及时冷藏，再次食用前务必彻底加热，尤其是淀粉类及肉类食品。

7. 洗胃护理

对于神经型细菌性食物中毒治疗，应进行洗胃操作。对于昏迷、惊厥的患者应先行气管插管，在保证呼吸道通畅、生命体征平稳的情况下再进行洗胃，避免发生误吸，从而导致吸入性肺炎。

（1）洗胃前做好各项准备工作，选择2%的碳酸氢钠液、1:5 000高锰酸钾或37~40℃温开水，也可用生理盐水。洗胃时严格规范操作，插胃管时动作要轻柔、快捷，插管深度要适宜，55~70 cm。

（2）洗胃期间严密观察患者的病情及生命体征变化，关注患者的感受，首次抽吸物应留取标本做鉴定。

（3）洗胃后，拔胃管时应先轻轻按压患者的胃部，尽量排出胃部残余液体，避免胃部积液过多，再将胃管尾部夹住，以免拔管过程中管内液体反流入气管。

（4）拔管后，立即嘱患者用力咳嗽，或用吸引器抽吸患者口咽部或气管内的分泌物和胃内容物。

（5）洗胃后整理用物，观察并记录洗胃液的量、颜色及患者的反应，同时记录患者的基本生命体征。操作中预防、观察洗胃并发症，如心搏骤停、窒息、胃穿孔、上消化道出血、胃肠道感染、虚脱、寒冷反应、中毒加剧、吸入性肺炎、急性胃扩张、咽喉食管黏膜损伤、水肿、低钾血症及急性水中毒等。

六、标准化护理流程管理

细菌性食物中毒标准化护理流程见图 3-2-1。

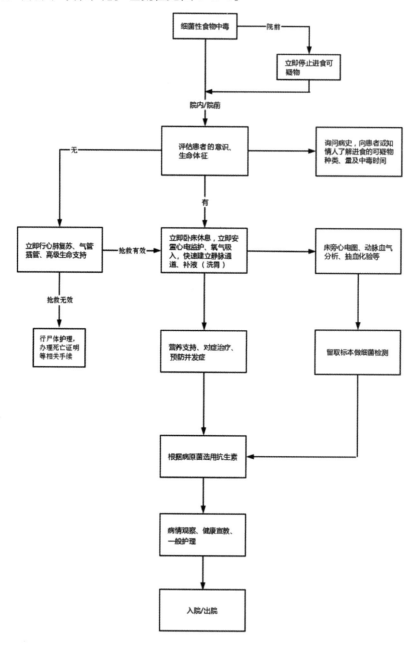

图 3-2-1 细菌性食物中毒标准化护理流程

七、知识拓展

（1）细菌性食物中毒的预防主要原则为防止食物污染、控制细菌繁殖及杀灭病原菌三方面。低温贮存食物比较重要，尽量避免生食食物，尤其是肉类、海产品等，食物确保加热彻底，确定完全熟后再食用，食物在保质期内进食，及时冷藏，尽快食尽，尤其是在夏秋季；生、熟食物分开放置，生、熟食物使用的器具也需分开，烹饪时注意清洁卫生。

（2）对于细菌性食物中毒的患者，其呕吐物阳性检出率最高，有助于精确地找出细菌性食物中毒的病原菌，更快地查到病原菌，所以患者若有呕吐，尽快收集标本，尽快送检；若无呕吐物，有大便，也须尽快送检，以便根据病原菌针对性用药。

参考文献

[1] 蔡晶，黄淑琼，张鹏，等.2008-2018 年湖北省食物中毒事件流行特征分析 [J]. 现代预防医学，2020，47（7）：1192-1196.

[2] 刘建平，张锦周，梁浩，等.2009—2018 年深圳市食物中毒事件流行病学分析 [J]. 公共卫生与预防医学，2021，32（3）：41-44.

[3] 庞国明 . 突发事件紧急医学救治指南 [M]. 北京：中国医药科技出版社，2014.

[4] 刘英 . 药物应用护理 [M]. 郑州：河南科学技术出版社，2008.

[5] 郝富智 . 细菌性食物中毒的微生物学检验及对策 [J]. 中国误诊学杂志，2020，15（11）：515-516.

[6] 蒋贤根，丛黎明，林香娟 . 副溶血性弧菌食物中毒流行病学判定依据的探讨 [J]. 中国公共卫生杂志，2000，16（9）：868.

[7] 黄瑛，田祎，吕冰，等.2017-2019 年北京市感染性腹泻细菌病原谱与流行特征分析 [J]. 中国预防医学杂志，2021，22（2）：93-97.

[8] 王中州，张书芳，张丁 . 实用食物中毒防治 [M]. 郑州：河南科学技术出版社，2009.

[9] 罗滢娟，罗汉宇，刘丽，等 . 细菌性食物中毒的微生物学检验探讨 [J]. 当代医学，2018，24（6）：65-67.

[10] 石梦蝶，伍雅婷，王肖，等 . 2014-2018 年武汉市食物中毒事件流行特征分析 [J]. 现代预防医学，2019，46（19）：3620-3625.

[11] 范春 . 公共卫生学 [M]. 厦门：厦门大学出版社，2009.

[12] 李树民，范元成，王革生 . 食物中毒事故应急处理和预防控制 [M]. 长沙：湖南科学技术出版社，2006.

[13] 赵珊，朱明伟，曲彦 . 院前急救医学 [M]. 北京：中国海洋大学出版社，2007.

[14] 康琳，李来有，任艳玲 . 临床护理问答丛书 内科护理 1176 问 [M]. 北京：军事医学科学出版社，2012.

（杨昕怡）

第三章 真菌性食物中毒

真菌性食物中毒（fungal food poisoning），是指是由于摄入可引起中毒的真菌毒素而引起的一种疾病，有起病急、致死率较高等特点，发病多为家庭。引起人类中毒的真菌分为两类，即蕈类毒素及霉菌毒素。毒蕈中毒（mushroom poisoning）也称毒蕈中毒，是指大型真菌子实体被人类食用后产生的中毒反应。6~9 月是毒蕈中毒的高峰期，误采、误食是毒蕈中毒的主要原因。云南、广西、四川、贵州是毒蕈中毒的高发省份。文献报道，国内毒蕈中毒的病死率达 21.2%，其中鹅膏菌属中毒病死率高达 80%。霉菌中毒（mushroom poisoning）是指霉菌生长产生的有毒代谢产物被食用导致的中毒，其中黄曲霉毒素（aflatoxins，AF）最多见。

一、发病原因及机制

（一）发病原因

1. 毒蕈中毒

毒蕈中毒的发病原因多为误食有毒蕈，类型分为原生质中毒型、神经系统中毒型、消化系统中毒型及类似解酒药中毒型。其中，原生质中毒型为毒素进入消化道，抑制细胞中的 RNA 聚合酶的活性，抑制核糖体的蛋白质合成。

2. 霉菌中毒

霉菌中毒其多为食用了霉变食物或被霉菌污染的食物，其中黄曲霉毒素中毒为毒素与细胞核和线粒体 DNA 结合，导致蛋白质合成受损，抑制免疫系统并影响肝肾功能。黄曲霉毒素是粮食食品霉变过程中主要由黄曲霉（aspergillus flavus）和寄生曲霉菌代谢生成的剧毒次生代谢产物。黄曲霉毒素毒性极强，是天然存在的强致癌物质，并在自然界普遍存在，其中黄曲霉毒素 B_1 毒性最强，约为氰化钾的 10 倍、砒霜的 68 倍，具有致癌、致畸、致突变的"三致"作用，摄入黄曲霉毒素污染的食物能够引起急性中毒死亡，慢性中毒可导致癌症发生。

（二）病理

1. 真菌菌株产生真菌毒素

真菌菌株产生真菌毒素，对人的身体导致损害，蕈类中毒中胃肠型、神经精神型、急性肝损害型、急性肾功能损害型最多见，还包括横纹肌溶解型、溶血型、光敏皮炎型等。

（1）环形多肽。主要毒素为鹅膏毒肽、鬼笔毒肽、毒伞肽，鹅膏毒肽主要通过抑制 RNA 聚合酶 Ⅱ 活性，阻止 mRNA 转录和蛋白质合成，造成细胞损伤，也可通过氧化应激，产生内源性因子，造成细胞凋亡，鬼笔毒肽和毒伞肽可干扰丝状肌动蛋白与球状肌动蛋白转化平衡，造成肝细胞膜的骨架结构破坏，引起细胞膜通透性的改变。如灰花纹鹅膏、致命鹅膏、淡红鹅膏、假淡红鹅膏、肉褐鳞环柄菇、条盖盔孢伞、纹缘盔孢伞等。

（2）环丙 2- 烯羧酸。主要毒素为环丙 2- 烯竣，中毒机制不明，如亚稀褶红菇。

（3）2- 氨基 -4，5- 乙二烯酸。主要毒素为 2- 氨基 -4，5- 乙二烯酸，导致急性肾损害，中毒机制不明，如欧式鹅膏、假褐云斑鹅膏。

（4）甲基肼化合物。主要毒素为鹿花菌素，其水解产物甲基肼导致磷酸吡哆醛相关酶促反应的抑制，从而引起功能性吡哆醇缺乏，最终减少了氨基丁酸合成而产生毒性，如鹿花菌。

（5）丝膜菌毒素。主要毒素为奥来毒素，毒素能抑制 DNA、RNA、蛋白质大分子合成，造成细胞氧化应激损伤，如退紫丝膜菌、毒丝膜菌等。

（6）毒蝇碱。主要毒素为毒蝇碱，刺激副交感神经兴奋，引起心跳减慢，加强腺体分泌，增强胃肠蠕动，发生平滑肌痉挛、瞳孔缩小；对中枢神经也有异常兴奋作用，如有毒蝇伞、豹斑毒伞等。

（7）异恶唑衍生物。主要毒素为鹅膏菌氨酸、异鹅膏胺，可刺激 N- 甲基 -D- 天冬氨酸受体和 γ- 氨基丁酸产生神经精神症状，如毒蝇伞、豹纹毒伞。

2. 黄曲霉毒素的毒理学效应

包括阻止凝血因子、蛋白酶的合成，抑制葡萄糖、脂肪酸的合成，引起免疫抑制，肝脂肪退化等。有研究表明，黄曲霉毒素中毒能够导致多个系统的毒性效应，包括消化系统、肝、血液、免疫，甚至影响生殖和发育等。

二、护理评估

（一）病史

毒蕈中毒多在夏秋季发病，以家庭为主，多为误采、误食毒蕈；霉菌中毒为进食霉变食物。此两种中毒者，共同进食者出现相似症状。

（二）临床表现

毒蕈、霉菌所含的毒素不同，表现不同，以下进行分类讲解。

1. 毒蕈中毒

毒蕈中毒分为胃肠型、溶血型、急性肝损害型、神经精神型、急性肾功能损害型、横纹肌溶解型和光敏皮炎型。

（1）胃肠型。潜伏期为 10 分钟至 6 小时，多为恶心、呕吐、腹痛、腹泻等。重者可有脱水、酸中毒、休克、昏迷、消化道出血等表现。毒蕈中毒者中胃肠型为最常见，一般病程短，恢复较快，预后较好，致死率低。主要是毒红菇、毒粉褶菌、白乳菇、黄毛乳、黄斑蘑菇等。

（2）溶血型。潜伏期为 30 分钟至 3 小时，在胃肠道反应后出现急性溶血性贫血、血红蛋白尿、少尿、无尿、血小板减少等症状。其死亡率低，一般可在 5~10 天恢复正常。重症可因心脏功能衰竭、肝肾损害死亡。主要是鹿花菌属的鹿花菌、褐鹿花菌、大鹿花菌等。

（3）急性肝损害型。潜伏期为 6~48 小时，进展较慢。首发多为胃肠道反应，之后出现黄疸、转氨酶升高及肝肾衰竭。严重者伴全身出血倾向，甚至并发弥散性血管内凝血（DIC）、肝性脑病等。毒蕈中毒以急性肝损害型最为危险，若不及时治疗，死亡率高达 50% 以上。急性肝损害型发病过程一般可分为 6 期：潜伏期、胃肠炎期、假愈期、内脏损害期、精神症状期和恢复期。

a. 潜伏期长，一般为 6~12 小时，此期多无明显临床表现。

b. 胃肠炎期以胃肠道症状为主，恶心、呕吐、腹泻，24~48 小时症状缓解或基本消失。

c. 假愈期，感觉无特殊表现，前期症状得到缓解，但毒素正通过血液进入肝脏进行侵害，病情易突然变化，多为 24 小时后。

d. 内脏损害期，患者出现急性肝炎或急性肾功能衰竭，表现为黄疸、转氨酶升高、肝大、心率增快等。

e. 精神症状期，临床表现为烦躁不安、谵语、淡漠、嗜睡，甚至昏迷、惊厥。

f. 进入恢复期轻者随毒性的消失症状逐渐减轻，病程多为 10 天左右。由于假愈期的临床表现易误导治疗与观察，故急性肝损害型中毒患者应留院观察，待病程结束再离院，避免导致病情加重。

急性肝损害型主要为致命鹅膏菌、灰花纹鹅膏菌、白毒鹅膏菌等中毒所致。

（4）神经精神型。潜伏期一般为 15 分钟至 2 小时，主要表现为流涎、流泪、大量出汗、排尿、瞳孔缩小、心搏缓慢等，伴有胃肠道症状。重症患者出现谵妄、精神错乱、幻视、幻听等。此型中毒用阿托品类药物及时治疗可迅速缓解症状。其病程较短，死亡率低。此型中毒主要是纹缘鹅膏菌、褐云斑鹅膏菌、毒蝇鹅膏菌、小毒蝇鹅膏菌等引起。

（5）急性肾功能损害型。潜伏期分为两种，一种较短，另一种为迟发性。

a. 潜伏期多为 8~12 小时，多以恶心、呕吐、腹痛、腹泻等消化道症状为首发表现，多在误食后 2~5 天出现少尿、无尿症状，血肌酐及尿素氮升高。

b. 迟发性于 4~20 天时出现肾功能衰竭，多为食入奥来毒素毒蕈导致。

毒蕈中毒可因肝衰竭或横纹肌溶解从而导致肾衰竭；1995—2004 年国内有 1 450 例毒菌中毒导致急性肾衰竭的文献报道。

（6）横纹肌溶解型：潜伏期短，多为 10 分钟至 1 小时，首发表现为胃肠道反应，后出现明显的乏力、肌肉疼痛、酸痛、心悸等不适，可出现少尿、无尿、茶色小便。肌酸激酶可以达 100 000 IU/ml 甚至更高水平。

（7）光敏皮炎型。潜伏期较长，24~48 小时出现，在胃肠道症状基础上，光照射皮肤处均出现皮炎。

2. 霉菌中毒

霉菌中毒包括黄曲霉毒素中毒、黄变米中毒、毒青霉中毒、橘青霉中毒、岛青霉中毒、镰刀菌中毒、黑葡萄状穗霉毒素中毒和紫色麦角菌中毒等。黄曲霉毒素中毒可引起发热、呕吐、腹痛和食欲下降等，严重时可导致肝脾肿大、肝区疼痛、黄染、腹水、下肢水肿、肝功能异常、心脏扩大和肺水肿，甚至引起痉挛、昏迷和死亡等症状。

（三）实验室检测

1. 血常规

可有白细胞总数及中性粒细胞的增高，需检查生化、肝、肾功能以评估中毒严重程度。毒蕈中毒急性肝损害型谷丙转氨酶（ALT）、谷草转氨酶（AST）升高，肾功能损害型血肌酐、尿素氮升高。

2. 细菌培养

将患者的呕吐物及大便、食用食物做真菌培养，可查出病原菌，以确诊。

3. 大便常规

水样便可见少量白细胞，脓血便可见大量白细胞及红细胞。

（四）中毒分度

毒蕈中毒根据发病时间分为：

（1）早发型中毒：发病时间 < 6 小时。

（2）迟发型中毒：发病时间 6~24 小时。

（3）缓发型中毒：发病时间 > 24 小时。

黄曲霉毒素中毒分为急性与慢性中毒。

三、救治措施

1. 一般治疗

患者中毒急性期需卧床休息，立即停止进食可疑物，给予流质或半流质饮食，逐渐过渡至正常饮食；呕吐严重者暂时禁食。

2. 对症治疗

因呕吐、腹泻而大量脱水的患者需及时补液，可口服补液；若脱水严重需静脉补液，维持水电解质及酸碱平衡。恶心、呕吐严重者可肌内注射甲氧氯普胺 10 mg；腹痛严重者，可予以阿托品；有休克者需抗休克治疗。有毒蕈碱样症状的患者，应用阿托品，直至阿托品化。

3. 其他治疗

真菌性食物中毒多无特效解毒药，需尽早催吐、洗胃、导泻、口服活性炭吸附等以减少毒物吸收；急性毒蕈中毒患者应尽早给予保胃治疗，如质子泵抑制剂奥美拉唑；护肝药物有还原型谷胱甘肽、腺苷蛋氨酸、多烯磷脂酰胆碱、水飞蓟宾葡甲胺等；解毒药物，目前毒蕈中毒仍无特效解毒药，常用药有药用炭、甘露醇、呋塞米、甲泼尼龙、青霉素等；对致幻觉的毒蕈的治疗主要是地西泮，以缓解肌阵挛，对癫痫发作需进行对症治疗，及时维持水电解质和酸碱平衡。血液净化是治疗毒蕈中毒的有效措施，对于重症患者，尽早血液净化治疗可以降低病死率。

四、护理诊断及问题

（1）腹泻。与毒素进入消化道有关。

（2）腹痛。与毒素进入消化道与功能紊乱有关。

（3）水电解质紊乱。与中毒所致的呕吐、腹泻有关。

（4）自理能力降低或缺陷。与中毒导致的头痛、乏力等有关。

（5）有体液不足的危险。与真菌及其毒素作用于胃肠道，导致呕吐、腹泻，使大量体液丢失有关。

（6）有皮肤完整性受损的危险。与中毒导致腹泻、乏力有关。

（7）知识缺乏。与缺乏安全饮食相关知识及真菌性食物中毒后紧急处理方法有关。

（8）潜在并发症。休克、酸中毒以及肝、肾功能受损。

五、护理措施及护理观察要点

1. 一般护理

（1）休息及饮食。急性期需卧床休息，注意保暖，饮食需流质或半流质，且清淡易消化，逐渐过渡至正常饮食。呕吐、腹痛严重者暂时禁食，多饮用糖盐水。

（2）口腔护理。有呕吐的患者，呕吐后用清水漱口，保持口腔清洁。危重患者予以口腔护理。

（3）皮肤护理。对严重腹泻的患者注意皮肤护理，保持肛门、会阴部的清洁干燥，使用润滑剂，减少刺激。

2.病情观察

（1）密切观察患者的神志、瞳孔、体温、脉搏、呼吸、血压、心率、血氧饱和度等生命体征的变化，及时发现呼吸频率、节律、幅度变化，及时发现并处理。

（2）严重呕吐、腹泻者应详细记录呕吐物及排泄物的性质、颜色和量，尽快留标本送检。

（3）观察患者腹痛疼痛的程度、性质及持续时间，遵医嘱及时解痉止痛。

（4）详细记录出入量，密切观察患者的尿量、尿液的性状、每日进食和进水量、口渴情况及皮肤色泽、弹性、出汗情况，注意血压与尿量的关系，及时给予适量补液。

（5）密切观察患者皮肤的色泽、湿润度、弹性的变化，如有严重腹泻，及时使用柔软纸张擦拭，预防皮肤破损、浸渍。

（6）注意追查血电解质、血糖、肝肾功能、血气分析等结果，以及时发现酸中毒、休克等病情变化，及时处理。

（7）进行血液透析的患者，观察其血透置管固定是否稳妥，穿刺处有无渗血渗液，置管后避免剧烈活动，若为股静脉置管，需限制活动，观察下肢有无肿胀。每日监测患者的体温，观察其穿刺处有无红、肿、热、痛，防止导管相关性感染，关注血透过程中有无异常。

3.用药护理

遵医嘱使用抗菌药物以及保胃护肝、解毒等药物。毒蕈中毒仍无特效解毒药，常用药有药用炭、甘露醇、呋塞米、甲泼尼龙、水飞蓟宾等。药用炭片能吸附并减弱其他药物的作用，影响消化酶活性，所以需要和其他口服药物间隔服用，长期服用可出现便秘。在使用甲泼尼龙治疗的过程中，观察患者有无感染、血压升高、胃肠道系统的并发症及消化性溃疡，嘱其餐后服用，停药需逐渐缓停。

4.对症护理

对于腹痛的患者，做好腹部的保暖，及时遵医嘱使用止痛解痉药；呕吐严重的患者，及时使用止吐药；体液不足的患者及时补足液体；高热者给予及时降温，须及时纠正酸中毒、电解质与休克。

5.心理护理

应了解患者真菌性食物中毒的原因，做好患者及其家属的饮食健康教育，避免真菌性食物中毒的再次发生，向患者讲解真菌性食物中毒的发病原因、病程及预后，病情重的患者可出现焦虑与紧张，需及时行心理护理。

6.健康教育

（1）加强安全饮食宣传，向患者及家属介绍有关真菌性食物中毒的相关知识，尽量避免采食野生蘑菇，不能确定是否有毒的蘑菇切勿食用，食用蘑菇时需彻底煮熟，讲解真菌性食物中毒的预防和急救知识。

（2）不吃霉变的食品，如怀疑霉变的食物、饮料不能食用，盛放过被污染食物的器具需彻底清洁消毒，烹饪前观察食物有无异常改变。

（3）加强安全饮食、食物保存、食品从业人员的管理。严格遵守有关食品、饮用水管理制度，加强食品、饮用水保管。家中食品放于干净、阴凉、通风处。食物烹饪前仔细清洗，检查有无霉变，保持烹饪及盛放食物的器皿清洁干净，食物不宜放置时间过长，宜在新鲜时食用。蘑菇食用前务必彻底加热。

7. 催吐、导泻、洗胃护理

中毒早期尽早催吐、导泻、洗胃，即使中毒时间较长，仍然需要进行洗胃、导泻和灌肠等处理，可以减轻病情。

（1）对清醒患者进行机械性刺激催吐，用手指、筷子或压舌板刺激其咽后壁或舌根处，诱发呕吐。若呕吐困难，可让患者饮温水或温盐水 200~300 ml，再行催吐操作。反复操作，直至患者呕吐的液体为清澈透明无异味时，再停止催吐操作。在催吐过程中注意观察患者的病情、神志变化，关注患者的主诉。及时准确记录患者的病情，记录催吐液体的名称、量及呕吐物的颜色、气味、量。

（2）食物性中毒催吐的禁忌证：①昏迷、惊厥；②腐蚀性毒物中毒，如强酸、强碱；③原有食管胃底静脉曲张、主动脉瘤、消化性溃疡病者；④年老体弱、妊娠、高血压、冠心病、休克者。口服毒物的清醒患者，催吐是尽早排出胃内毒物的最好方法，可排出胃内大部分的毒物，减少毒素吸收。

（3）洗胃液可选 37~40℃ 的温开水，也可用生理盐水，最佳洗胃时间为进食毒蕈 6 小时以内，越早越好，但可根据病情延长至 24 小时。洗胃完毕后立即向患者的胃管内注入活性炭 30 g 以吸附毒素。操作前评估患者的状态，观察其生命体征是否平稳，操作中预防、观察洗胃并发症，密切观察患者的生命体征、神志变化；洗胃后观察并及时记录患者洗胃液的量、颜色及反应，同时记录患者的基本生命体征。

（4）无严重腹泻者，洗胃半小时后给予 50% 硫酸镁 20 g 导泻，也可用肥皂水高位结肠灌肠导泻。导泻会使大量体液进入肠腔，降低循环血容量，导致血压、中心静脉压降低，影响重要器官的血供，可出现虚脱、电解质紊乱的加重、多脏器功能损伤等。使用导泻剂后观察患者有无呕吐、生命体征、病情的变化，尤其是血压、神志的变化。准确及时记录患者的病情、生命体征、使用导泻剂的名称及量，关注患者有无腹痛不适，观察其大便性状、次数及量。

六、标准化护理流程管理

真菌性食物中毒标准化护理流程管理见图 3-3-1。

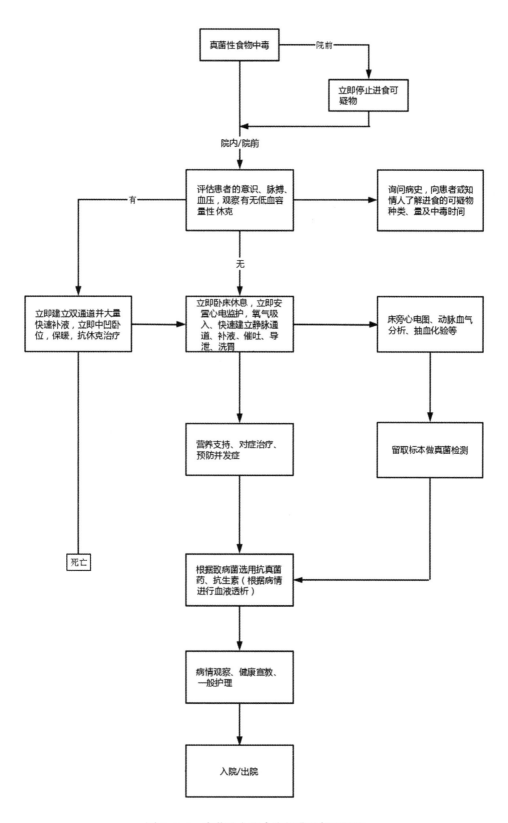

图 3-3-1　真菌性食物中毒标准化护理流程

七、知识拓展

（1）目前，自然界的毒蕈估计达 1 000 种以上，我国已知的毒蕈有 500 余种，目前已知的毒蕈毒素有 150 余种，其中 400 余种毒蕈可经高温或其他方法处理后食用，但仍有 30 余种毒蕈的毒素无法通过高温降解，毒性极强。

（2）由于蘑菇种类繁多，人们缺乏识别有毒与无毒蘑菇的能力，所以需在蘑菇采摘区对采摘人员进行培训及宣教，提升识别毒蘑菇的能力，避免毒蘑菇混入无毒蘑菇中，尽量减少毒蕈中毒的发生。

（3）由于毒蕈中毒无特效的解毒药物，在催吐、导泻、洗胃、常规补液及吸氧等治疗的同时，采用血浆置换联合血液透析的方法能安全有效地吸附、清除体内残存的毒物及代谢产物，从而减轻脏器损害，提高治疗成功率。对于急性毒蕈中毒，血浆置换联合血液灌流治疗相比于单纯血液灌流或血浆置换治疗临床有效治疗率升高，临床死亡率降低。

（4）血浆置换术是将患者血液引入血浆交换装置，分离血细胞与血浆，弃去血浆，补充与弃去血浆等量的正常新鲜血浆和白蛋白或血浆代用品、电解质等生理平衡液，从而清除存在于患者血浆与蛋白结合的毒性物质，这是清除毒物较好的途径。

（5）鹅膏毒素导致的肝衰竭可考虑肝移植等治疗。

参考文献

[1] 陈文博，陈作红，付豹，等 . 欧氏鹅膏菌中毒致可逆性急性肾衰竭两例报道并文献复习 [J]. 中国全科医学，2017，20（23）：2922-2924.

[2] 任成山，王伟强，徐梓辉，等 . 毒蕈中毒 3638 例临床分型的探讨 [J]. 中华内科杂志，2007，46（3）：229-232.

[3] 赵航，赵敏 . 急性毒蕈中毒的临床分析 [J]. 中国医科大学学报，2020，49（5）：433-436.

[4] 李林静，李高阳，谢秋涛 . 毒蕈毒素的分类与识别研究进展［J］. 中国食品卫生杂志，2013，25（4）：383-387.

[5] 吕方方，李国强，卢刚，等 . 毒蕈中毒致急性肝衰竭 3 例 [J]. 药物不良反应杂志，2010，12（4）：273-275.

[6] 任成山，高全杰，陆海华，等 . 毒蕈中毒临床类型及特征分析 [J]. 中国急救医学，2005，25（11）：781-784.

[7] 郑翔 . 实用中毒护理技术 [M]. 武汉：华中科技大学出版社，2017.

[8] 高红梅，张琳琪 . 实用专科护士丛书 儿科分册 [M]. 长沙：湖南科学技术出版社，2014.

[9] 孙亚军，袁伟，刘伦光，等 . 一起有毒牛肝菌引起食物中毒的调查 [J]. 中华流行病学杂志，2012（12）：1261-1264.

[10] 江湖，熊勇华，许杨 . 黄曲霉毒素分析方法研究进展 [J]. 卫生研究，2005，34（2）：252-255.

[11] BUTLER W H.Acute toxicity of aflatoxin B1in rats［J］.British Journal of Cancer，1964，18（4）:756 -762.

[12] 叶雪珠，王小骊，赵燕申，等 . 黄曲霉毒素 B1 检测方法的分析 [J]. 食品与发酵工业 .2003（10）：90-102.

[13] 黄惠明，徐群英，胡敏 . 黄曲霉毒素检测方法研究的概述［J］.中国卫生检验杂志，2001，11（4）:510-512.

[14] 肖良，刑卫锋 . 黄曲霉毒素的危害与控制［J］.世界农业，2003（3）:40-42.

[15] 王锐，高永军，丁凡，等 . 中国 2004—2011 年毒蕈中毒事件分析 [J]. 中国公共卫生，2014（2）：158-161.

[16] 中国医师协会急诊医师分会，中国急诊专科医联体，中国医师协会急救复苏和灾难医学专业委员会，等 . 中国蘑菇中毒诊治临床专家共识 [J]. 中华急诊医学杂志，2019，28（8）：935-943.

[17] 叶葶葶 . 预防医学自学辅导 [M]. 北京：北京医科大学，中国协和医科大学，2001.

[18] 张黎光，李峻志，祁鹏，等 . 毒蕈中毒及治疗方法研究进展 [J]. 中国食用菌，2014（5）：1-5.

[19] 朱加应，董裕康，任亦频，等 . 贵州省毒蕈中毒诊断与治疗指南（2020 版）（第一部分）国家突发中毒事件移动处置中心（贵州）贵州省医学会急诊医学分会 [J]. 贵州医药，2020，44（9）：1369-1372.

[20] 王顺年，胡文魁，吴新荣，等 . 实用急性中毒救治手册 [M]. 郑州：河南科学技术出版社，2017.

[21] 董凤岐 . 现代护理基础与临床 重症监护 [M]. 北京：中国科学技术出版社，2008.

[22] 彭刚艺，刘雪琴 . 临床护理技术规范 基础篇 [M]. 广州：广东科技出版社，2013.

（杨昕怡）

第四章　河豚中毒

一、河豚中毒的发病原因、机制及病理

　　我国地大物博，并且有着 5 000 年悠久的文化历史，而其中饮食文化作为中国的一大文化，一直被现代的人们津津乐道。作为一个美食大国，我国不仅保存着独有的饮食风格，而且随着社会的进步，我国的饮食文化和外国饮食文化也在相互交流和融合。河豚（又称河鲀）作为餐桌上的珍馐，越来越多的人感受到它们的鲜美。然而，即使对河豚的烹调人员进行专业培训，饭店也获得了卫生部门许可及实施特许经营资格，但是如果加工处理不当，也还是会引起食物中毒及致残、致死事故，严重威胁人们的生命安全。据统计，1972—1993 年，仅日本河豚中毒者就达 1 258 人，致死 279 人之多。我国河豚中毒事件也比较多，最高在 1993 年，因食用河豚中毒死亡就达 147 人之多。

　　河鲀毒素（tetrodotoxin，TTX），是鲀鱼类及其他生物体内含有的一种生物碱，它的分子式为 $C_{11}H_{17}O_8N_3$，是一种氨基全氢喹唑啉型化合物，是自然界中所发现的毒性最大的神经毒素之一，曾经一度被看作是自然界中最具毒性的非蛋白类毒素。TTX 对消化道有局部的刺激作用，被吸收后迅速作用于神经末梢和神经中枢，并且高选择性和高亲和性地阻断神经兴奋膜上钠离子通道，导致阻碍神经传导，从而引起神经麻痹以致死亡。毒素到底起源于生物体本身还是寄生物目前尚不清楚，体内毒素的积累和分布也会因季节的不同和部位的不同而发生变化。河豚在生殖季节毒性最大，且雌性大于雄性，而在不同部位中，毒素聚集在卵巢＞脾脏＞肝脏＞血液＞眼睛＞鳃耙＞皮肤＞精巢，一般河豚肌肉中不含有 TTX，但河豚死后，内脏中的毒素可渗入肌肉，此时鱼肉也会含有少量的毒素。TTX 纯品在医药方面用途广泛，具有极高的商业价值，提取的毒素主要部位为卵巢和肝脏。TTX 化学性质和热性质都很稳定，盐腌或日晒等一般烹调手段都不能将其破坏，只有在高温加热 30 分钟以上或在碱性条件下才能被分解，220℃加热 20~60 分钟也可使毒素全部被破坏。TTX 中毒后潜伏期很短，短至 10~30 分钟，长至 3~6 小时发病，并且发病急，如果抢救不及时，中毒后最快的 10 分钟可导致死亡，最迟的也会在 4~6 小时死亡，中毒后也没有特效的解毒剂可以使用。自 1990 年《水产品卫生管

理办法》颁布以来，我国的法律规定就禁止食用鲜河豚，这是基于生长在深海的剧毒河豚肌肉有毒而做出的防范规定。江苏省地方标准 DB32/T 543–2002《无公害家化暗纹东方鲀安全加工操作规范》规定，该品种的肌肉 TTX 含量不应超过 10 MU/g，而其余部位包括卵巢、肝脏、脾、肾、血液、眼球、胆、胃、肠、心脏、鳃均作为有毒废弃物处理。

因此，我们在享受河豚鲜美的同时，能多一些对 TTX 的了解，那么也会让我们提高食用河豚的安全性，进而大快朵颐。

（一）发病原因、机制

1. 发病原因

（1）食用时未能辨别是否是河豚，或该鱼类制品是否含有 TTX。

（2）新鲜河豚没有清洗干净，未将有毒的内脏或血污全部去除。购买无正规鉴定可食用的盐干制品或罐头。

（3）未在政府认证的餐饮店内食用河豚。

2. 机制

TTX 是一种小分子量且非蛋白性质的神经性毒素，对中枢神经系统和末梢神经均有麻痹的作用，其毒性比氰化钠大 1 000 倍，0.5 mg 就可导致人死亡。其毒素对胃肠道黏膜也有刺激作用，对神经细胞膜的钠离子通道有高度选择性和高亲和性的阻滞作用，可阻断神经冲动的传导，引起中枢神经和末梢神经麻痹，最后出现呼吸中枢和循环运动中枢麻痹而死亡，其中，TTX 所导致的呼吸系统麻痹是最主要的死亡原因之一。

（二）病理

TTX 是典型的钠离子通道阻断剂，它可以选择性地与肌肉、神经细胞的细胞膜表面的钠离子通道受体相结合，阻断电压依赖性钠离子通道，从而阻滞动作电位，抑制神经肌肉间的兴奋传导，导致与之相关的生理机能障碍，主要是造成神经和肌肉的麻痹。TTX 特异性作用于钠离子通道，对钾、钙通道和神经肌肉的突触及胆碱酯酶没有直接影响。此外，毒素能通过血脑屏障进入中枢系统，对中枢系统产生明显的抑制作用。总的来说，TTX 对心血管和呼吸的抑制是对中枢和外周的共同作用结果。

二、护理评估

（一）病史

详细地问清楚病史是中毒诊断的主要方式，应重点询问患者的职业史和中毒史，如从事什么工作，有没有食用有毒的食品或不能辨别的食品，有没有接触有毒的物品，接触毒物的种类和含量以及可能侵入的方式。大多数患者或其家属能将患者中毒的经过和毒物的名称说明清楚，在这种情况下，诊断并没有太大的困难，但是对于少数患者，必要时用细致而且带有探索性的方法，才能获得确诊的资料。比如有的患者，特别是服毒自杀者可能会隐瞒或汇报错误的服毒史；小儿可能由于中毒发生突然，家长尚不清楚；精神病患者发生中毒时，家人不明情况；有的患者在诊治时已经昏迷不醒，陪送人员不知情或不能准确描述等。此时应搜集现场物品，包括遗留食物、呕吐物、剩余毒物、器具、大小便、遗书等。

询问病史应注意以下几点：

（1）从事何种工作，有无接触有毒物质。

（2）进食的种类、量，食品有无外包装或说明书等。

（3）近期精神及生活情况，有无举止异常、情绪低落，以及有无遗言暗示、遗书等。

（4）毒物的种类及进入方式。

（5）进入人体毒物的量。若是由呼吸道进入或皮肤接触进入，应了解接触该毒物的时间有多久。

（6）中毒症状是缓起还是急起。若突发严重症状，如不明原因的休克、发绀、意识丧失、瞳孔缩小或扩大、呕吐、惊厥等，而不能用急性感染（如暴发型流行性脑脊髓膜炎、中毒型细菌性痢疾、大叶性肺炎等）、急腹症或原发疾病等解释者，都应考虑是不是由于中毒而引起的。

（7）了解患者既往有何急慢性疾病，经常用哪些药物，最近服药的情况（何种药物及数量多少），容易获得哪些药物，从前有没有用过同样药物，用后有没有反应，家中还有哪些药品，以便将患者当前的状况与原有疾病相联系和区别。

（8）了解患者中毒后是否及时脱离中毒环境，是否采用催吐、洗胃措施，是否彻底，用过何种解毒剂。

（二）临床表现

中毒的临床表现为发病迅速且潜伏期短，绝大多数在食用30分钟后出现中毒症状，也有的长达5~6小时才出现中毒症状。中毒者首先会感觉口唇、手指、舌尖麻木或有刺痛感，再到上下肢的其他部位，并且麻木感逐渐加重，接着会出现四肢无力、瘫痪，最后会出现全身肌肉麻痹。

1. 神经系统

中毒后患者首先出现舌尖、口唇的麻木，舌和喉咙苍白，且有蚁走和辛辣的感觉，继而发展成全身麻木，共济失调，四肢无力至瘫痪，最后再出现广泛的肌肉麻痹，其中咽喉最先麻痹，导致言语不清和吞咽困难，严重者可出现意识障碍。

2. 消化系统

消化道症状出现比较早，主要表现为恶心、呕吐、腹泻和腹痛，腹泻为水样便，偶有血便。

3. 呼吸系统

起初表现为呼吸浅、频率快、呼吸窘迫，继而出现呼吸困难，此时发绀较明显，最后呼吸肌进行性上性麻痹，成为死亡的主要原因之一。

4. 循环系统

脉搏细速，出现心律失常，严重者可出现血压下降，最后导致循环系统衰竭。

5. 视觉系统

瞳孔先缩小后散大或出现两侧不对称，随着病情的加重会出现眼球固定，瞳孔对光反射消失。

（三）实验室检测

（1）鉴定患者残留的食物是否有河豚。

（2）有条件的实验室可行小鼠生物实验及 TTX 检测。

（3）动物实验：取患者尿液 5 ml，注射于雄蟾蜍的腹腔内，于注射后 0.5 小时、1 小时、3 小时、7 小时分别观察中毒反应，可进行确诊及预后判断。

（4）外周血白细胞计数及中性粒细胞计数增高。

（5）心电图提示心律失常。

（四）中毒分度

1. 轻度

仅有舌尖、口唇、手指麻木感和呕吐。

2. 中度

麻木感进一步加重，上下肢运动麻痹，但腱反射尚存在。

3. 重度

全身运动麻痹、骨骼肌弛缓无力、咽下困难、言语不能、血压下降、发绀、意识尚清楚。

4. 极重度

意识不清，血压测不出，呼吸停止，心跳尚可存在，甚至死亡。

三、救治措施

TTX 发病时间快、死亡率高。首先，发现后必须立即进行人工干预；其次，还需要早期确诊，对症治疗，才会有希望。目前，针对 TTX 没有特效解毒药，主要采取综合对症治疗措施，早期中毒以催吐、洗胃和导泻为主，应尽早把毒物排出体外。

1. 清除毒物

早期及时催吐、洗胃、导泻，尽快排出未被吸收的毒素，减轻中毒症状。口服

1% 硫酸铜溶液 100 ml 催吐。洗胃应及时、反复、彻底、使用 1∶5 000 高锰酸钾或 0.2% 活性炭溶液洗胃，也可以用 2% 碳酸氢钠溶液洗胃，继而以 2% 食盐水洗胃，清除胃内残留毒素，给予 50% 硫酸镁溶液导泻，有条件者可行血液灌流清除血液中的毒素。

2. 拮抗毒素作用

TTX 无特效解毒药，L- 半胱氨酸因可改变 TTX 的分子结构而有解毒作用，可用 0.2 g 肌内注射，每天 2 次。肌肉麻痹可肌内或皮下注射 1% 盐酸士的宁 2 mg，每天 3 次，也可选用维生素 B_{12} 肌内注射。莨菪类药物（包括阿托品、东莨菪碱、山莨菪碱等）能对抗 TTX 对横纹肌的抑制作用，并提高机体对毒素的耐受性，有显著效果。大剂量维生素 C 亦有一定的抗毒、抗自由基作用。大剂量糖皮质激素可提高机体的应激能力，减少组织对毒素的反应，减轻细胞的炎症反应，起到保护机体的作用。运用时可进行大剂量冲击治疗，病情稳定后逐步减量停用。

3. 促进毒素排泄

静脉给予大量高渗或等渗葡萄糖溶液，辅以利尿剂，促进毒物尽快排泄。减少组织对毒素的反应，改善全身情况，同时注意水电解质、酸碱平衡。

4. 防治呼吸衰竭

保持呼吸道通畅，患者呼吸困难时给予氧气吸入并使用呼吸兴奋剂，必要时可行气管插管，应用呼吸机辅助通气，或还可行气管切开。重度中毒患者持续大剂量使用纳洛酮可解除毒素对呼吸循环的抑制及拮抗机体内 β – 内啡肽（β–EP）、氧自由基等对脑组织的抑制作用。

5. 维持循环功能

休克时应用多巴胺等升压药；房室传导阻滞用阿托品加糖皮质激素治疗；用强心剂控制心力衰竭，心搏骤停行心肺复苏。

四、护理诊断及问题

（1）意识形态改变。与河豚中毒引起的意识障碍有关。

（2）窒息。与中毒后引起的呕吐导致阻塞气道有关。

（3）呼吸形态改变。与中毒后引起的呼吸浅快、呼吸困难有关。

（4）有休克的危险。与中毒后引起心律失常、血压下降有关。

（5）疼痛。与中毒后引起的腹痛有关。

（6）焦虑。与患者担心中毒愈后有关。

（7）知识缺乏。与患者缺乏相关的饮食安全知识有关。

五、护理措施及观察要点

1. 一般护理

做好基础护理，防止并发症发生。如病情轻者协助漱口，病情重者要行口腔护理，每天 2 次，定期拍背翻身等，以预防口腔感染等并发症。患者昏迷期间按昏迷护理方法进行护理。保持呼吸道通畅，使患者头偏向一侧，及时清除呼吸道痰液及分泌物，动作轻柔。痰液黏稠不易吸出者可行超声波雾化吸入，以稀释痰液利于吸出。准备好各种急救器械、药物，并保持良好的应急状态。

2. 病情观察

密切观察患者的神志、瞳孔、体温、脉搏、呼吸、血压、肌张力等情况，根据病情每 30 分钟或每小时观察一次并记录，病情稳定后改为每天一次。密切观察大小便情况，并记录 24 小时出入量。

3. 机械通气护理

急性河豚中毒所致呼吸衰竭具有可逆性、时间性的特点。呼吸机有无创和有创通气模式，熟练掌握呼吸机的性能及使用方法，使用过程中，密切观察各管道是否通畅、报警灯是否灵敏、潮气量是否符合要求等。

4. 心理护理

患者甚至转清后，常出现焦虑、恐惧、烦躁，应及时针对患者的情绪耐心解释，减轻其顾虑，使其积极接受治疗及护理。

5. 康复护理

早期系统的康复治疗可防止关节挛缩、肌肉萎缩，促进患者肢体的功能恢复，抑制长期卧床并发症的发生，提高患者的生存质量。

6. 健康宣教

（1）购买河豚应到正规售卖点购买，并加强卫生宣教，正确识别河豚，防止误食。

（2）新鲜的河豚必须统一收购，集中加工，制成盐干加工品或者罐头，要经鉴定合格后方可食用。

（3）最好在政府准许开业的河豚料理专门店内食用。

六、标准化护理流程管理

河豚中毒标准化护理流程管理见图 3-4-1。

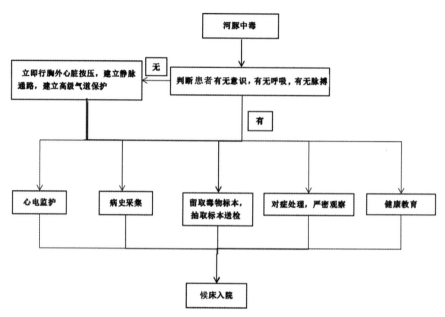

图 3-4-1　河豚中毒标准化护理流程管理

七、知识拓展

河豚又名蜓鲅、气泡鱼、乖鱼，是一种海鱼，属无鳞鱼类。我国沿海各地及长江下游，每逢春季有大量捕获。河豚种类很多，常见的有十多种，其中以暗色东方鲀和虫纹东方鲀为多见。我们在食用河豚前应做好相关预防工作。

（1）大力开展卫生宣传教育工作。有些人常因不了解而误食，造成中毒，因此，必须向群众大力宣传不要食用河豚。

（2）收购、批发、零售等各级水产经营部门，在批售鱼类食品时，应把混杂在食品中的河豚捡除，按规定回缴上级部门统一处理，切勿随意抛丢，以防别人拣去误食中毒。

（3）组织统一处理加工。我国有漫长的海岸线，河豚产量很多，必须设法加以利用。加工部门可把可食的河豚去毒，根据"三去"，即去尽内脏、皮和头，洗尽血污，处理无毒后定点销售食用。食用时需烧熟煮透，一般红烧半小时以上，但不宜炒鱼片或清蒸。若一旦发生中毒，应立即进行干预并拨打 120 及时抢救。

参考文献

[1] 陈宁庆.实用生物毒素学 [M].北京：中国科学技术出版社，2001.

[2] 郑翔.实用中毒护理技术 [M].武汉：华中科技大学出版社，2017.

[3] 王顺年，胡文魁，吴新荣，等.实用急性中毒救治手册 [M].郑州：河南科学技术出版社，2017.

[4] 张彧.急性中毒 [M].西安：第四军医大学出版社，2008.

（毛远征）

第四篇

药物中毒标准化护理流程管理及护理

第一章　概　述

一、药物与药物中毒

药物是可以预防、治疗及辅助诊断各种疾病的物质，具有能影响机体器官生理功能及细胞代谢活动的化学物质，也可以称为药品。根据药物成分可分为中药、化学药和生物制品等；根据药物治疗疾病种类可分为神经系统类药物、心血管系统药物、呼吸系统药物、泌尿系统药物等。药物通过机体发挥作用，可以参与或干扰机体细胞生理、代谢和合成过程；改变细胞周围环境；对细胞膜作用；促进酶的合成和抑制；与受体产生反应改变生理递质的释放，从而达到治疗疾病的作用。

药物能防病、治病，但绝大部分药物也是有一定毒性的，因药物的药理效应与剂量有关，剂量越大，药物浓度越大，药效加强。国家规定每种药物都有治疗量和极量，药物浓度剂量超过极量就有可能发生药物中毒，不但不能治病，反而引起不良反应，危害生命。药物中毒对身体各器官系统都有不同程度的损害，毒性可作用于神经系统、心血管系统、泌尿系统、呼吸系统等，使生理功能发生严重障碍，引起一系列代谢紊乱。根据药物引起中毒经过的时间长短和症状出现的缓急，可以将药物中毒分为急性中毒和慢性中毒：

1.急性中毒

急性中毒是指大量药物短时间进入人体内，24小时之内出现中毒症状。例如静脉快速推注氯化钾引起心脏骤停；大剂量服用巴比妥类、洋地黄类、麻醉剂等引起昏迷和呼吸抑制，都是急性中毒。

2.慢性中毒

慢性中毒是指有些药物虽然是小剂量或者正常治疗剂量服用，但因长期服用，在体内蓄积，刚开始症状不明显或根本不出现症状，当血药浓度超过中毒浓度就会出现中毒症状，称之为慢性中毒。例如长期服用镇静催眠药的患者可发生慢性中毒，除了轻度的中毒症状，还会出现精神症状；长期服用吡嗪酰胺易在肝脏发生蓄积引起慢性中毒，出现肝功能损伤等。

二、 药物中毒的原因

药物种类繁多，对人们至关重要。药物不仅可以治疗疾病，控制症状，增强抵抗力，还能在关键时刻挽救生命。但是，如果使用不当，不仅不能达到治病效果，反而危害健康，一些偶然因素会造成药物中毒。

容易因大剂量服用药物引起中毒的人群如下：

（1）自杀或他杀。对于自杀和被他杀患者，有意或被人无意之间，在短时间内服用大剂量的毒性较大的药物，体内血药浓度迅速升高，产生毒性，导致急性中毒，机体出现一系列中毒症状，如意识障碍、呼吸抑制、昏迷、心脏骤停等，这时要争分夺秒地积极抢救患者，如果不及时抢救，可危及生命。

（2）老年人或精神病患者。老年人有时健忘或者误服大剂量药物，精神病患者精神恍惚时可误服大剂量药物，超过治疗剂量，达到中毒剂量，引起药物中毒，出现一系列中毒症状。

（3）学龄前儿童。儿童不识字，不懂得药物的危害性，把药物误以为是吃的东西，拿到都往嘴里吃，使血药浓度增高，导致药物中毒。

临床上治疗疾病常选用多种药物联合使用，增加药物之间相互作用，达到更好的治疗效果，因此医生更愿意同时开几种药物联合治疗，多种药物比单一药物治疗效果更好。但是不是所有药物都能联合使用，有些药物有联合配伍禁忌，相互作用可能会影响药物吸收、分布、代谢、排泄过程，这些过程需要酶和载体等参与，两个药物之间就会抢夺或干预一些酶和载体，影响药物的疗效和不良反应，产生药物中毒。具体如下：

（1）药物毒性的叠加。当两种药物有类似的不良反应或毒性作用，同时服用会导致毒性增加。例如长期服用阿司匹林会增加胃肠道出血的风险，肝素抗凝药也会诱发皮下出血和胃肠道出血，两者同时使用，使毒性增加，可加重出血的风险；氨基苷类抗生素有神经肌肉阻断作用，如果联合使用肌肉松弛剂时，可产生呼吸肌麻痹，严重者呼吸衰竭。

（2）药物血浆蛋白结合率的影响。临床上有很多药物的血浆蛋白结合率很高，如果联合使用两种血浆蛋白结合率高的药物，造成双倍的血浆蛋白结合率，药理作用也会相应增加一倍，产生中毒。

（3）影响药物的代谢酶。有些药物会抑制药酶活性，使体内不能正常代谢药物，血浆药物浓度增高，引起中毒。

（4）影响药物的吸收和排泄。临床上一些药物会影响另一些药物在体内吸收和排泄，导致肾清除率下降，残留在体内，血药浓度不断增加，影响肝肾功能，导致中毒。

长期服用药物可在体内蓄积，药物小剂量或者正常治疗剂量长期服用，在体内蓄积，刚开始症状不明显或根本不出现症状，当血药浓度超过中毒浓度出现中毒症状，例如长期服用含有重金属的药物，可在体内蓄积，达到一定剂量就会产生中毒症状。

个体差异、年龄和生理因素：

（1）老年人各个脏器功能减退，对药物的吸收、代谢和排泄功能都有影响，所以在用药物时考虑患者生理因素，选择合适剂量，特别是肝脏、肾脏功能不全的患者，避免引起药物中毒。

（2）婴幼儿、小儿用药剂量必须根据年龄、体重及体表面积计算，小儿处于生长发育时期，需要了解药物对患儿中枢神经及智力发育是否有影响；对于新生儿和早产儿肝功能发育尚未完全，需要肝脏代谢转化的药物容易引起药物中毒；婴儿时期血脑屏障尚未发育完善，有些药物透过血脑屏障，抑制呼吸中枢，引起药物中毒。

（3）孕期及经期妇女应该严格用药，做好评估和沟通，以免发生不良反应。

（4）个体差异也是导致药物中毒的重要因素，有些患者对某种药物敏感性高于一般人群，出现超敏反应和毒性反应。

医源性过量中毒：

医护人员未做到慎独，在用药前没有详细询问患者病史、药物过敏史，对毒麻药物管理松懈、药物遗失、使用药物不规范等，还有个别医生用药不规范，递增药量太快，导致药量过大，血药浓度增大，抑制中枢神经系统导致中毒；护士对服药患者病情观察不仔细，记录不准确，未督促患者按时吃药，服药剂量过大等中毒。

三、药物吸收

1. 胃肠道

口服药物经过口腔、食管，少部分在口腔黏膜、胃黏膜被吸收，大部分在小肠吸收，小部分在直肠被吸收。

2. 呼吸道

有毒气体如一氧化碳、砷化氢等，还有过量吸入麻醉药均可经过呼吸道吸收引起中毒。

3. 皮肤

一些药物涂抹于皮肤表面吸收引起中毒，喷洒脂溶性农药也可从皮肤吸收引起中毒。

4. 直肠、阴道、耳、眼、口腔等

腐蚀性毒物可以从直肠、阴道、耳、眼、口腔等黏膜吸收发生中毒。

5. 注射

药物特别是抑制心血管药物经皮下、肌内、静脉快速注入，血药浓度瞬间增加，可发生急性中毒。例如快速推注氯化钾可引起心脏骤停。

四、药物代谢

药物代谢是外来药物在体内发生的生物化学变化。有些药物只有在体内代谢后才能转化成生理活性药物。不是所有药物都需要经过代谢，但大多数药物需要进入肝脏，在肝脏内经过氧化、还原、水解和结合等代谢过程后排出体外。药物在体内代谢都需要酶系统催化反应，药酶主要存在于肝细胞线粒体，药物大部分被代谢成无毒的水溶性高的代谢产物排出体外。因此肝功能不全或肝衰竭的患者，对药物的代谢功能减低，毒物蓄积在体内，引起中毒，严重者危及生命。

五、药物排泄

药物排泄是药物在体内的最后过程，可从各种排泄及分泌气管排出体外。肾脏是重要的排泄器官，游离药物及其代谢物经肾小球滤过，肾小管重吸收，可增加药物浓度，再吸收入血液，引起血药浓度增高，形成恶性循环。尿液的 pH 值也能影响药物的重吸收，从而影响排泄，如酸性药物在碱性尿液中可减少再吸收，加速排泄；而在酸性尿液中可增加再吸收，减慢排泄。某些药物在肝内代谢后生成极性高、水溶性高的代谢物，可经过胆道随胆汁排出至十二指肠，随粪便排出体外；有些药物可在十二指肠肠道中再吸收，形成肠肝循环，延长药物排泄时间，增加药物毒性吸收，引起中毒。哺乳期患者服药有些药物可从乳汁排泄，直接影响婴儿的健康。

六、药物中毒的诊断

正确的诊断是治疗疾病的先决条件，中毒的诊断是治疗的关键，询问患者病史及用药史尤为重要。对于清醒患者可详细询问患者，昏迷患者可询问家属，从中了解线索，做出正确的判断，选择最好的治疗方案。

1. 询问病史

详细询问患者有无遗传病史，家族史；了解患者病程，如首次发病的时间，发病时的症状表现，有无意识障碍、心律失常、呼吸困难等；了解就医治疗过程，相关检查结果、用药情况及效果、是否遵医嘱用药；询问此次发病情况，是突发还是逐渐变重，中毒后的症状，有无呕吐，注意呕吐物的颜色、气味等。若患者就诊时发生昏迷，应向家属或亲朋好友了解，或者收集现场物品，如药瓶、呕吐物、排泄物等。

2. 体格检查

首先观察患者神志状态，有无昏迷嗜睡，有无休克，有无惊厥、抽搐；检查瞳孔大小、对光反射有无迟钝；呼吸频率和节律，呼出气体有无特殊气味；口唇、皮肤颜色，有无发绀、潮红；血压是否正常；腹部体征及阳性体征；有无大小便失禁；有无呕吐，呕吐物的颜色、气味等。

3. 实验室检测

实验室对药物的定性、定量检测是诊断的重要依据，以便医生对症治疗。

（1）生化检测。可进行血常规、肝肾功能检测、血气分析等。

（2）药物检测。可进行药物的定量和定性分析检测。

（3）毒物检测。胃内容物、呕吐物、尿液、血液均可确诊。

（4）根据病情可进行心电图、X线检查、CT检测等。

七、药物中毒的临床表现

药物中毒种类特别多，引起的临床表现也非常复杂，一种药物可引起一个或多个靶器官损害，不同药物中毒可出现类似的表现，同一种药物剂量、浓度不同，个体不同，服用方式不同都会出现不一样的临床表现，因此在临床上我们要细致观察患者中毒的临床表现，及时给予治疗和处理。

1. 神经系统损害

大部分药物可损害神经系统，包括中枢神经系统和周围神经系统。这些毒物使神经递质的合成、吸收、代谢、释放及信息的传导发生变化，产生神经毒性，导致神经功能损害。

（1）急性中毒。大量毒物吸收后，短时间内出现头晕、头痛、眩晕、视物模糊、幻觉、谵妄、抽搐、震颤、截瘫等，也可出现意识障碍、昏迷、颅内压增高，发生脑疝或中枢呼吸衰竭。急性中毒性中枢损害患者早期可出现血压升高、心率减慢、呼吸深而慢，晚期可出现血压下降、呼吸不规律、脉搏微弱、视神经盘水肿、眼结膜水肿等，发生严重的脑水肿。急性中枢神经损害可出现共济失调、震颤、锥体外系反应等；急性周围神经损害可出现运动和感觉障碍、腱反射消失等。

（2）慢性中毒。早期有神经症和精神障碍症状，脱落接触后，可逐渐恢复。中毒神经衰弱综合征可表现为兴奋症状、情绪症状、紧张性疼痛症状、睡眠障碍、神经衰弱症状等，可出现感觉运动障碍如四肢麻木、四肢无力、痛觉消失、腱反射消失、肌肉萎缩等；周围神经损害伴有自主神经功能障碍如皮肤苍白、发凉、多汗或无汗、干燥等。

2. 呼吸系统损害

呼吸道有丰富的血液循环，可迅速吸收毒物，侵害人体。根据接触毒物的种类、性质、剂量不同对呼吸系统损害不同，导致不同程度临床表现和缺氧症状。

（1）呼吸道刺激炎症反应：咳嗽、咽痛、流涕、声音嘶哑、喉痉挛、喉头水肿、胸闷胸痛、发绀、粉红色泡沫痰、呼吸困难、呼吸道阻塞、呼吸抑制等。

（2）哮喘：喘息、呼吸困难。

（3）肺纤维化改变。

3. 心血管系统损害

可引起心肌损伤、心律失常、房室传导阻滞、室颤、血管扩张、血压下降、冠心病、心肌梗死等。

4. 血液系统损害

药物在体内吸收、分布、排泄等过程，都需要血液运输，血药浓度增加，吸收毒性更多，对血液系统的造血和凝血功能损害更多，患者可发生贫血、溶血、出血、血小板减少、白细胞减少、紫癜、白血病等。临床表现为乏力、头痛、呕吐、血尿、皮肤和巩膜黄染、高热、谵妄、抽搐、昏迷、出血、凝血功能障碍、DIC 等。

5. 消化系统损害

药物在肝肠循环吸收，引起肝功能异常和损害，对于有肝功能不全的人更应该注意药物肝脏毒性和剂量，患者可出现全身皮肤和巩膜黄染、腹胀、腹痛、急性胃肠炎等。

6. 泌尿系统损害

肾脏是药物排泄的主要器官，通过肾脏重吸收、排泄，引起血药浓度增加，毒性增加，患者可患急性肾病和慢性肾病，可表现少尿或无尿，肾功能衰竭等。

7. 皮肤损害

皮肤可吸收大量毒物，中毒可导致患者出现接触性皮炎、皮疹、痤疮、皮肤黑质病、皮肤肿瘤等。

8. 其他损害

毒物可引起眼部病变如角膜炎、结膜炎、视神经损害、视神经萎缩等；还可以引起骨质破坏和骨坏死等。

八、 药物中毒的急救处理

中毒的处理一般分为三个步骤：第一步是迅速清除体内尚未被吸收的毒物，防止毒物的继续吸收；第二步是加速排出已被吸收的毒物；第三步是药物对症治疗，采用对抗的解毒剂，以减轻中毒的危害。

1. 清除尚未吸收的毒物

（1）清除皮肤、黏膜上的毒物：尽快将患者移出中毒环境，必要时给予氧气吸入或人工呼吸；立即脱去污染的衣物，用大量清水冲洗被污染皮肤、黏膜；有伤口创面的皮肤应反复清水冲洗，局部引流排毒，减少局部毒物吸收；污染眼部时，立即清水冲洗，不少于 5 分钟，预防继发感染。

（2）催吐：对于神志清楚、配合的口服药物中毒的患者，催吐处理是排出胃内药物最好的方法。常用的催吐方法有：用压舌板或筷子刺激咽弓和咽后壁，引起反射性呕吐，排出胃内容物及药物，减少毒物的吸收。刺激咽喉壁时动作轻柔，以免损伤咽部，直至呕吐物澄清、无色、无味为止；还可以口服溶液催吐，0.3%~0.5% 硫酸铜或硫酸锌溶液 150~250 ml 口服，可刺激胃黏膜，引起呕吐。

（3）不宜催吐的情况：昏迷患者禁用催吐法；抽搐、惊厥发作的患者不宜催吐；严重心脏病、食管静脉曲张、主动脉瘤、消化道出血的患者不宜催吐。

（4）洗胃：应尽早洗胃，及时清除胃内容物，洗胃时间一般在服毒后 6 小时内。意识障碍患者应先插管，去枕平卧，头偏向一侧，在保证呼吸道通畅、生命体征平稳下进行洗胃；清醒患者做好患者解释工作，取得配合，取左侧卧位，以防洗胃液误吸入气管；抽搐的患者应控制抽搐后进行洗胃，避免误吸。成人可经口或经鼻插入胃管，儿童常以经口插入胃管为宜。洗胃时，动作轻柔，避免造成胃、食管黏膜损伤，促进毒物的快速吸收。每次洗胃液量保持在 200~300 ml，儿童根据年龄酌情减少，一般为

100~150 ml。每次洗胃时，对灌入液体和抽出液体进行计量，大量洗胃时注意水电解质平衡，每次灌洗液不宜过多，否则会使胃扩张，可加速毒物吸收，还容易反流至呼吸道，引起窒息。洗胃过程中密切观察患者意识状态，生命体征是否平稳，直至洗出液澄清、无色、无味。口服强腐蚀性药物时，禁止洗胃。洗胃后密切观察患者有无不良反应和并发症的发生，及时告知医生并处理。

（5）导泻和灌肠：多数药物可经过小肠和大肠吸收引起肠道刺激症状，除了催吐及洗胃方法外还需导泻及灌肠来清除进入肠道内的毒物，减少毒物在肠道内的吸收。洗胃后，拔管前可以经胃管注入导泻药 50% 硫酸镁 40~80 ml 或 25% 硫酸钠 30~60 ml，或者注入吸附剂常用活性炭 50 g，以清除肠道内毒物；导泻无效者可用温水或肥皂水清洁灌肠，加速肠道内毒物排出，减少毒物吸收。

2. 加速排出已被吸收的毒物

（1）利尿。大多数毒物进入机体由肾脏排出，加强利尿可加速毒物排出，可大量补液降低血液中药物浓度，充分补液后，可静脉输注甘露醇、呋塞米等脱水利尿药，促进毒物排出；可静脉缓慢输注碳酸氢钠，呋塞米 20 mg 静脉注射，防治酸中毒，碱化尿液，肾小管重吸收减少，有助于药物排出。注意患者出入量是否平衡，防止发生心力衰竭，肾衰竭患者需严格控制水钠出入平衡。

（2）血液净化疗法。急性中毒严重患者，血液净化治疗是促进毒物排出的有效方法之一，也是中毒患者常用的治疗措施。常用的血液净化方法有：

a. 血液透析为常用的血液净化技术，根据透析膜两侧的溶质浓度梯度和渗透压梯度以及膜两侧的流体压力差，以达到清除血液内毒物的目的。

b. 血液灌流，即将患者的血液通过含有交换树脂或活性炭的滤毒罐，吸收毒物后再把血输回体内，密切监测血液并给予补充。

c. 血浆置换，即通过滤过或离心装置，将血浆去除，补充置换液，以清除血液中易吸收结合的毒物。

3. 药物对症治疗，应用解毒剂

（1）应用解毒剂和对抗剂，某些药物和毒物相拮抗，有相反的药理作用，可对抗毒物引起的症状，例如氟马西尼是苯二氮䓬类药物过量和中毒的特效对抗药，阿托品类与吗啡及毛果芸香碱相拮抗，纳洛酮可迅速拮抗内源性阿片类药物所导致的意识障碍及呼吸抑制；氰化物中毒可用形成高铁血红蛋白及硫氰化物的方法解毒；活性炭对药物有较好吸附性，可减少胃内残留毒物。

（2）对症支持治疗。防止和治疗吸入性肺炎，应用抗生素；补液纠正低血压治疗；高压氧治疗；肾上腺皮质激素治疗；休克患者给予抗休克治疗；有呼吸抑制的患者给予呼吸机辅助呼吸或人工通气治疗等。

（李娇）

第二章　神经系统常用药物中毒

第一节　镇静催眠类药物中毒

一、镇静催眠类药物中毒

在急诊医学领域中，急性中毒是非常常见的，其中药物中毒中最容易引起中毒的药物是镇静催眠类药物，不管是手术还是插管治疗都需要镇静催眠类药物。镇静催眠类药物是中枢神经系统抑制药，具有镇静、催眠和抗惊厥等作用。镇静催眠类药物是有效帮助睡眠和改善睡眠的良药，能避免失眠对人体的严重危害，治疗失眠，提高睡眠质量。同一药物，在较小剂量时起镇静作用，在较大剂量时则起催眠作用，若超过安全剂量，过量服用会出现镇静催眠类药物中毒反应。

镇静催眠类药物种类较多，目前常用的镇静催眠类药物有三大类，第一大类是巴比妥类，有巴比妥、苯巴比妥、异戊巴比妥、硫喷妥钠等；第二大类是苯二氮䓬类的安眠药，就是传统安眠药，有地西泮、劳拉西泮、奥沙西泮、艾司唑仑、阿普唑仑、马来酸咪达唑仑等；还有一种新型的镇静催眠类药物就是非苯二氮䓬类安眠药，其中有酒石酸唑吡坦、佐匹克隆、右佐匹克隆、扎来普隆等等。

（一）发病原因及机制

发病原因：导致急性镇静催眠类药物中毒的主要原因是误服、自杀以及临床上一次应用剂量过多。慢性中毒则主要因长期滥用所致。

机制：镇静催眠类药物多种药物联合使用过量可通过药物之间的协同作用导致毒性增强。例如，苯二氮䓬类药物通过增加氯离子通道开放频率而增加氯离子内流，口服及注射后吸收快，一部分由肝脏代谢，经过肾脏排出，一部分与血浆蛋白结合进入大脑发挥作用，另外同时摄入乙醇或其他中枢神经抑制药可增加镇静催眠类药物的毒性；而巴比妥类和苯二氮䓬类药物均作用于 GABA 受体，但巴比妥类药物延长氯离子通道开放时间，增加氯离子内流，引起神经细胞超极化，抑制神经传导。多种药物之间相互作用的发生也可延长许多镇静催眠类药物的半衰期和显著提高其效力或作用持续时间。巴比妥类药物中毒剂量依不同药物、给药途径、给药速度和患者耐受性而异。一般摄入催眠量的 5 倍即可导致中毒。短效类药物如司可巴比妥和戊巴比妥潜在致死口服剂量为 2~3 g，长效类苯巴比妥为 5~10 g。一般而言，苯二氮䓬类药物中毒与治疗剂量比值非常高，例如有报道口服治疗剂量 15~20 倍的地西泮而无严重抑制作用。本类药物中毒直接致死罕见，如氯氮䓬成人最小致死量约 2 g。长期服用镇静催眠类药物可产生耐药性和依赖性，突然停药或减量可引起戒断综合征，出现焦虑、失眠、谵妄和癫痫发作等。如果长期滥用大量镇静催眠类药物的患者可发生慢性中毒，常常出现轻度中毒症状，并伴有精神症状和共济失调等症状。滥用巴比妥类患者停药后发病较多较早，症状较重，可出现癫痫发作和轻躁狂状态。滥用苯二氮䓬类药物患者停药后发病较晚，症状较轻，主要为焦虑和失眠。阿普唑仑和劳拉西泮与氯氮䓬和地西泮相比，可产生更严重的戒断症状，这可能是由于氯氮䓬和地西泮有活性的代谢物。一次性大剂量使用镇静催眠类药物可直接抑制延脑呼吸中枢，导致呼吸抑制，从而抑制血管运动中枢，使周围血管扩张，发生低血压型休克。

（二）病理

巴比妥类药物过量最常见的生命体征异常是低体温、呼吸抑制和低血压，呼吸抑制通常最早发生。异常体温控制和呼吸抑制是中枢介导的现象，而低血压主要是血管紧张性降低的结果。这些紊乱的最终结果可导致患者低体温、呼吸暂停和休克。患者可出现可变的脉搏率、瞳孔大小、光反应性和眼球震颤；胃肠道蠕动减慢，导致胃排空延迟和肠梗阻。巴比妥类药物过量死亡率范围在 1% ~3%，早期死亡源于呼吸骤停和心血管性虚脱。延迟死亡源于长时间心肺功能抑制造成的急性肾功能衰竭、肺炎、急性呼吸窘迫综合征、脑水肿和多器官系统衰竭。

苯二氮䓬类是 1，4- 苯二䓬的衍生物，主要作用于脑干网状结构和大脑边缘系统，对中枢神经系统有着广泛的抑制作用，产生镇静、催眠和抗惊厥等作用。镇静催眠的效果常因为剂量不同而产生的效果不同。小剂量时产生镇静作用，使患者安静，减轻或消除激动、焦虑不安等情绪；中等剂量时引起生理性睡眠，对睡眠各期都有不同程度影响；大剂量时可产生抗惊厥、麻醉作用，大剂量注射时，可使心肌收缩力减弱，心排出量减少，反射性心跳加快，抑制脊髓和脊髓上的运动反射，使骨骼肌松弛。此类药物由于毒性小，临床用途多，已经逐渐代替巴比妥类药，成为当前临床应用最广的镇静催眠类药物。

非苯二氮䓬类是属于第三代镇静催眠类药物，最大的特点是见效快、吸收效果良好，半个小时之内可以发挥药效，对肾脏副作用小，安全系数高，可以使患者处于保留意识的镇静状态中，并不引起呼吸抑制。长时间服用不会引起药物依赖性，但是过量服用容易出现不良反应，比如胃口变差，便秘、腹泻交替出现，头晕头痛，心脏不适，长期过量服用非苯二氮䓬类安眠药，会影响正常生活，导致注意力下降、反应迟钝、身体虚弱乏力等。因此类药物成瘾性较低，催眠作用较好，临床上比苯二氮䓬类和巴比妥类药物应用更广泛。

二、护理评估

（一）病史

1. 询问患者既往有无催眠药应用史

了解患者平时睡眠质量及睡眠时间，询问病程经过及就诊情况，如有失眠史，是否遵医嘱用药，如果没有按照医嘱服药，就会导致催眠类药物成瘾，对药物的心理渴求就开始逐步加量，越吃越多，剂量越吃越大，减少剂量会反复出现失眠，停止用药会出现心慌、出汗、手抖、烦躁等戒断症状。

2. 询问患者是否有大量使用镇静药物史

如有大手术、插管、癫痫发作等镇静药物治疗史，了解患者疾病的发展过程及治疗经过，镇静药物的治疗剂量及效果。

3. 询问患者有无抑郁症等精神病史

轻度抑郁症患者长期焦虑、胡思乱想、记忆力减退、失眠等，长期服用催眠药物治疗，对药物依赖性强；重症患者自责自罪，对自己既往的一些轻微过失或者错误产生深深内疚和罪恶感，产生消极自杀的观念和行为。了解患者治疗经过及用药情况，现在的心理—社会状况，有无大剂量服用，导致镇静催眠类药物中毒症状。

（二）临床表现

1. 急性中毒

（1）巴比妥类药物中毒症状与剂量有关，误服或过量服用巴比妥类药物患者会出现不同程度的意识障碍和部分伴有呼吸抑制的症状，呼吸减慢，血液下降，瞳孔缩小，进而心脏停搏。临床上分为三级：①轻度中毒，为催眠剂量2~5倍，患者出现头痛头晕、呕吐、睡眠增多、嗜睡、脉搏增快、情绪不稳定、易怒易喜，还可能出现反应迟钝、口齿不清、言语模糊、共济失调和运动失调等症状，一般生命体征平稳，无明显变化。②中度中毒，为催眠剂量5~10倍，患者出现浅昏迷，强烈刺激可唤醒，对外界的问答及反应能力下降或消失，呼吸减弱，血压可正常，瞳孔略缩小，对光反射迟钝，但存在眼球运动和手指运动。③重度中毒，为催眠剂量10~20倍，患者早期出现谵妄、烦躁、幻觉，逐步出现深昏迷，呼吸越来越慢，且存在潮式呼吸等不规则的呼吸运动，少尿或无尿，肝功能损害，各种反射消失，呼之不应，瞳孔缩小或散大，脉搏细速，血压下降，出现休克等症状，患者因为呼吸抑制而死亡。

（2）苯二氮䓬类药物中毒。苯二氮䓬类药物本身的剂量安全范围较大，毒性作用较低，中枢作用弱，易成瘾。轻度中毒出现头痛乏力、恶心呕吐、精神错乱、排尿困难、言语含糊不清、眼球震颤、共济失调等，中枢神经系统抑制程度较轻；重度中毒出现严重中枢神经系统抑制，患者出现昏迷、瞳孔散大、呼吸抑制、脉搏细速、休克、腱反射消失等。如果出现严重的中枢神经系统抑制，需要考虑是否同时服用多种镇静催眠类药物或饮酒；是否患有某些基础疾病（如脑干病变或多发性神经根神经炎）；是否是老年人及婴幼儿因肝肾功能衰退或发育不全，致药物代谢和排泄延迟。另外，长期大量服用苯二氮䓬类药物的患者突然停药或迅速减少药量时，可发生戒断综合征，主要表现为焦虑、失眠、激动不安、幻觉、妄想，少数出现癫痫样发作。

（3）非苯二氮䓬类药物中毒。非苯二氮䓬类药物镇静催眠作用比较温和，出现副作用的概率也较小。出不出现副作用主要和用药剂量、服药时间长短有关。剂量越大、服药时间越久，出现副作用的可能性越大。常见的临床表现有头晕头痛、乏力，此外还可以出现胃肠道反应，主要有口干、食欲不振、消化不良、恶心呕吐、腹胀等；个别患者可出现思维减慢、焦虑、抑郁、紧张、性欲减退，甚至可出现幻觉；少数患者还可出现过敏反应，表现为皮疹、皮肤瘙痒等。

2. 慢性中毒

长期滥用大量镇静催眠药的患者可发生慢性中毒，除了轻度的中毒症状，还会出现精神症状，有以下三个方面：①意识障碍和轻度躁狂状态，患者可能出现一时的意识障碍和烦躁不安，如兴奋、言语较多、有欣快感、容易疲乏，伴有吐字不清、步态不稳、震颤等；②智力障碍，患者计算能力、记忆力、理解学习能力下降；③人格变化，患者失去自信心、性格偏激、对家庭和社会失去责任感、孤僻、不愿与人交流。

3. 戒断综合征

长期大剂量服用镇静催眠类药物的患者，突然停药或迅速减少药量时容易发生戒断综合征，主要表现为精神症状、躯体症状及社会功能受损。

（1）轻症。停药后 1 天内或数天内可出现恐惧感、焦虑、头痛失眠、恶心呕吐、乏力、易激惹、肌肉痉挛、震颤等。

（2）重症。停药 1~2 天，有的药物停药 7~8 天出现癫痫发作，由于用药量大、时间长，突然停药后症状加重，可出现幻听、幻觉、妄想、定向力丧失、高热、谵妄，数天至 3 周恢复。

（三）实验室检测

1. 毒物检测

血、尿及胃液的定性检查有助于诊断。如血清苯二氮䓬类药物的测定不是常规检测，因其常与临床病情平行，没有良好的相关性，而定性尿测试可能有帮助；苯巴比妥血药浓度容易获得，患者中毒症状与浓度有关，巴比妥类也容易在常规尿毒物中检测出。

2. 生化检测

应检测肝肾功能、电解质、血糖、肌红蛋白、血常规、凝血酶原时间等。

3. 动脉血气分析

有助于了解患者呼吸状态和酸碱平衡情况，对于昏迷、精神症状的患者尤为重要。

4. 心电图、X 线检查

部分中毒患者会出现心律失常，心电图 PR 及 QT 间期延长，ST 段及 T 波改变。胸片可了解肺水肿、肺部感染、误吸及气管插管位置；腹部平片可了解胃内不透 X 射线的吩噻嗪类药物。

（四）诊断与鉴别诊断

1. 中毒药物的种类及类型

有口服或注射药物过量史。

2. 中毒症状及分级

轻者出现头晕头痛、呕吐、言语不清、共济失调、嗜睡、呼吸改变及精神症状；重者出现深昏迷、瞳孔缩小或散大、低血压、潮式呼吸、循环呼吸衰竭。

3. 胃液、尿液、血液中检测出镇静催眠类药物成分。

4. 急性中毒应与其他昏迷疾病相鉴别

如高血压脑病、低血糖、糖尿病非酮症高渗性昏迷、肝性脑病、尿毒症、一氧化碳中毒、酒精中毒等。

（五）中毒分度

1. 轻度中毒

患者出现头晕头痛，感觉反应迟钝，恶心呕吐，精神恍惚，定向力和判断力障碍，共济失调，腱反射减弱，一般体温、呼吸、血压、脉搏无明显变化。

2. 中度中毒

患者出现浅昏迷，意识大部分丧失，无自主运动，对声、光刺激无反应，对疼痛刺激可出现痛苦表情，瞳孔缩小，呼吸正常或变慢，血压仍正常，可有大小便失禁或尿潴留。

3. 重度中毒

患者出现深昏迷，完全失去知觉，对外界任何刺激无反应，肢体松弛，眼球固定，瞳孔扩大，各种反射消失，生命体征明显变化，如呼吸不规律、心律失常、血压下降、呼吸循环衰竭、休克直至死亡。

三、急救措施

1. 询问

及时询问了解患者所服用药物的名称、剂量和时间。若为昏迷患者则向家属或知情人了解；若有残留的药瓶则了解判断服药的剂量，立即判断患者病情、意识状态，测量生命体征是否稳定、呼吸道是否通畅、有无癫痫发作等，发现异常情况立即报告医生。同时病床旁备好急救药品、器械，确保患者呼吸道通畅，给予吸氧、心电监护及建立静脉通道。

2. 清除尚未吸收的毒物

（1）催吐。催吐用于神志清楚、能配合者，昏迷、惊厥、服腐蚀剂者禁用。可用咽喉刺激法或药物催吐。

（2）洗胃。应尽早洗胃，及时清除胃内容物，洗胃时间一般在服毒后6小时内，若意识障碍患者应先插管，去枕平卧，头偏向一侧，在保证呼吸道通畅、生命体征平稳下进行洗胃。洗胃时患者取左侧卧位，以防洗胃液误吸入气管；胃管插入深度为 55~65 cm；洗胃液可用温盐水，每次注入液量为 200~250 ml，一般不超过 300 ml，过多可使毒物进入肠内，加快毒物的吸收，洗胃液一般 5~10 L 直至洗出液澄清、无色、无味；大量洗胃时注意水电解质平衡，特别是幼儿洗胃容易引起水电解质紊乱。

（3）导泻。为减少毒物进入肠道吸收，应导泻和灌肠。导泻可用硫酸钠 20~30 g 溶于 100~200 ml 水，饮入或经胃管灌入；多数镇静催眠类药物主要在肝脏代谢，经肠道排泄，为了减轻肠道内的吸收，减少肝肠循环，应每日清洁灌肠 1~2 次。

3. 促进已吸收毒物的排出

（1）利尿。根据医嘱可静脉输注甘露醇、呋塞米等脱水利尿药，以防治脑水肿，促进毒物排出；可静脉缓慢输注碳酸氢钠，呋塞米 20 mg 静脉注射，防治酸中毒，碱化尿液，可使巴比妥类药物在尿中解离增多，肾小管重吸收减少，有助于药物排出。注意患者出入量是否平衡，防止发生心力衰竭，肾衰竭患者需严格控制水钠出入平衡。

（2）重症患者可进行血液净化治疗，血液净化治疗能有效清除血液内的毒物，包括血液透析、血流灌流及血浆置换等，迅速清除体内毒物。

4. 阻止毒物的吸收

常用特殊解毒剂的应用：纳洛酮可迅速拮抗内源性阿片类药物所导致的意识障碍及呼吸抑制，巴比妥类药物中毒时，中枢神经抑制，纳洛酮能与内啡肽竞争阿片受体，使患者恢复意识和呼吸，效果明显，安全性高；氟马西尼是苯二氮䓬类药物过量和中毒的特效对抗药，能竞争置换苯二氮䓬类中枢神经受体，逆转中枢神经抑制，有效改善患者意识障碍和呼吸抑制；活性炭对镇静催眠类药物有较好吸附性，可尽早使用。

5. 积极地对症支持治疗

防止和治疗吸入性肺炎，应用抗生素；补液纠正低血压治疗；高压氧治疗；肾上腺皮质激素治疗；有呼吸抑制的患者给予呼吸机辅助呼吸或人工通气治疗等。

6. 积极治疗并发症

（1）肺炎。昏迷患者容易发生坠积性肺炎，应定时翻身拍背，及时吸痰，遵医嘱用抗生素及化痰药等。

（2）急性肾衰竭。及时纠正休克，记录每小时尿量，注意水电解质平衡。

四、护理诊断及问题

（1）意识状态改变。与药物抑制中枢神经系统有关。

（2）清理呼吸道低效。与呼吸形态异常咳嗽无力有关。

（3）水电解质紊乱。与恶心呕吐、腹泻、大量洗胃有关。

（4）营养失调，低于机体需要量。与腹泻、呕吐丢失过多营养有关。

（5）焦虑。与失眠、担心预后有关。

（6）知识缺乏。与对疾病知识不了解和患者文化程度有关。

（7）潜在并发症。休克、感染。

五、护理措施及护理观察要点

1. 一般护理

保持呼吸道通畅，给予鼻导管吸氧 3~5 L/min，昏迷患者头偏向一侧或侧卧位，解开衣领，防止舌后坠阻塞气道，及时清除口腔内痰液及胃内容物，必要时行气管切开或气管插管，呼吸机辅助呼吸。留置尿管，严格无菌操作，记录 24 小时出入量。神志清楚、症状轻的患者给予高热量、高蛋白、清淡易消化的流质食物。昏迷患者可留置胃管，经鼻饲补充营养及水分，定时翻身拍背，减少坠积性肺炎的发生。保持床单清洁干燥，轻柔擦洗身体，保持皮肤清洁干燥，防止压疮发生。按摩四肢，促进血液循环，防止血栓发生。每天早晚进行口腔护理，可用生理盐水棉球做口腔擦洗。气管插管患者做好管道护理，妥善固定，检查插管深度，调节呼吸机参数以及及时处理呼吸机报警等。

2. 病情观察

严密监测患者生命体征，观察意识状态、瞳孔大小、对光反射、角膜反射等，初期每 0.5~1 小时观察记录一次，若患者出现瞳孔散大、血压下降、呼吸变浅或不规则，提示病情恶化，及时通知医生，配合医生抢救，采取紧急处理措施。若患者生命体征平稳，意识由深变浅，刺激有反应，提示病情好转。对有抽搐、烦躁不安、谵妄的患者应给予保护性约束，防止坠床和意外伤害。对于癫痫发作患者，及时观察患者发作先兆，床旁备好牙垫、舌钳、开口器等物品，抽搐发作时，及时采取急救措施，守护患者，防止窒息，直至患者恢复清醒，观察有无舌咬伤、尿失禁等，及时处理伤口，如有尿失禁更换衣裤及床单，遵医嘱给予地西泮片、苯妥英钠等抗癫痫药物。

3. 静脉通道的护理

迅速建立静脉通道，并保持通畅。选择粗直、弹性好的血管，减少穿刺次数，保护血管，避免选择关节部位、下肢的静脉血管，防止静脉血栓。患者躁动不安时保护好穿刺部位，妥善固定，防止针管脱出。使用甘露醇、碳酸氢钠等高渗药品时，密切观察穿刺部位有无渗血、渗液，有无静脉炎和组织坏死，及时处理，避免给患者带来痛苦。注意输液速度及补液量，防止肺水肿发生，大量补液时，密切关注患者出入量是否平衡，酸碱度及电解质是否平衡。

4. 用药护理

向清醒患者说明用药的注意事项，取得患者配合；用药过程中密切观察药物的不良反应及副作用；用药时一定要遵医嘱，掌握正确的给药途径；发药时做到准确无误；口服药时督促患者按时服药；长期服用镇静催眠类药物的患者，不能突然停药，应逐渐减量后停药；对于精神失常或者情绪不稳定的患者，要妥善保管药物，谨慎用药，防止产生依赖性；对于服药自杀的患者，不宜单独让其留在房间内，防止再度自杀；使用氟马西尼或使用镇静药物治疗戒断综合征的患者应注意观察患者呼吸抑制的情况和镇静状态，如果出现呼吸抑制立即采取急救措施。

5.心理护理

关心爱护患者，善于倾听，开导、安慰患者。对于轻生的患者要有耐心，细致地做好心理疏导工作，使其增强克服心理压力的信心和勇气，专人看护，细心照顾，杜绝病房有危险性物品，防止再度自杀。

六、标准化护理流程管理

镇静催眠类药物中毒标准化护理流程管理见图 4-2-1。

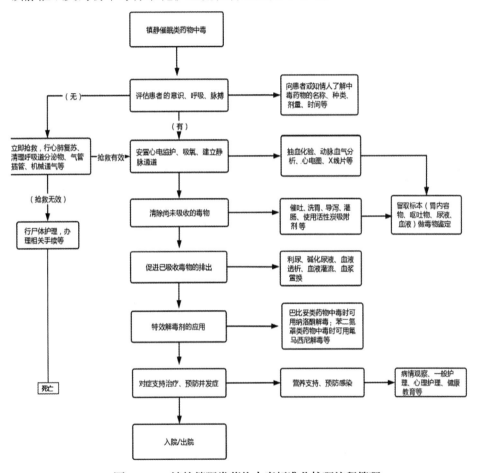

图 4-2-1 镇静催眠类药物中毒标准化护理流程管理

参考文献

[1] 孙树森，赵志刚. 临床药师与药物中毒：镇静催眠和抗精神病药物 [J]. 药品评价，2016，13（2）：8-16.

[2] 孙承业. 镇静催眠药物中毒 [J]. 药物不良反应杂志，2002（2）：107-110.

[3] 张广杰. 重症镇静催眠药物中毒的抢救体会 [J]. 河北医药，2001，6：471.

[4] 冯丽洁，沈洪. 镇静催眠类药物及其中毒的急救 [J]. 中国农村医学杂志，2003，1（3）：44-45.

[5] 李艳辉 . 急性镇静催眠药物中毒 [J]. 中国社区医师，1998（8）：9–10.

[6] 王晓枫 . 镇静催眠药物中毒的临床诊治分析 [J]. 现代中西医结合杂志，2007，16（33）：4982–4983.

[7] 李建文 . 镇静催眠药物中毒 126 例抢救体会 [J]. 基层医学论坛，2015，19（33）：4745–4746.

[8] 姜婷婷 . 纳洛酮应用于急性催眠镇静药物中毒急救中的临床效果研究 [J]. 中国卫生标准管理，2018，9（1）：83–84.

（李娇）

第二节　抗癫痫及抗惊厥药物中毒

一、抗癫痫及抗惊厥药物中毒

癫痫（epilepsy）即俗称的"羊角风"或"羊痫风"，是由各种原因引起脑组织局部神经异常高频放电，向周围组织扩散，导致大脑功能短暂失调的综合征。据中国最新流行病学资料显示，国内癫痫的总体患病率为 7.0‰，年发病率为 28.8/10 万，1 年内有发作的活动性癫痫患病率为 4.6‰。据此估计中国约有 900 万癫痫患者，其中 500 万至 600万是活动性癫痫患者，同时每年新增约 40 万癫痫患者，患癫痫的患者人数增长是非常快的，癫痫成为神经科仅次于头痛的第二大常见病。因此，在癫痫发作的治疗中，抗癫痫药非常重要。临床上常见的抗癫痫药物有：苯妥英钠、巴比妥类、卡马西平、丙戊酸钠等。这些药物能控制症状和达到治愈效果，但人们越来越重视用药的副作用，抗癫痫药物中毒较多见，特别是多种药物联合治疗时，达到中毒水平可导致中枢神经和周围神经障碍。

惊厥是全身骨骼肌的不随意收缩，可发生于全身或者局限于某些肌群，呈强直或阵挛性抽搐，是中枢过度兴奋状态，常见于小儿高热、癫痫大发作、子痫、破伤风、中枢神经兴奋药中毒等。临床常用抗惊厥药物有：巴比妥类、水合氯醛、地西泮、硫酸镁注射液等。能对抗和缓解中枢神经系统病理性兴奋状态，消除或缓解全身骨骼肌不自主强烈收缩。

（一）发病原因及机制

1. 抗癫痫药物中毒

1）发病原因

研究表明引起中毒最直接的原因是服用剂量较大，血药浓度高，中毒的发生率也明显增加。①神经病理损害，长期抗癫痫药物治疗，尤其是多种药物联合治疗如苯妥英钠和苯巴比妥反复达到中毒水平可导致周围神经和中枢神经不可逆的损害。②叶酸缺乏，长期苯妥英钠和苯巴比妥治疗对很多患者血清、红细胞、叶酸水平都有抑制作用；酰胺咪嗪和丙戊酸钠对血清叶酸有轻度影响，干扰叶酸进入神经系统，因此叶酸水平降低。③影响激素代谢，有些抗癫痫药物对内分泌有影响，影响垂体前叶和性激素而致精神疾病和认知功能障碍。④单胺代谢，抗癫痫药可影响脑中吲哚胺特别是 5-HT 水平，而脑单胺代谢可使精神障碍。

2）发病机制

（1）苯妥英钠。高浓度苯妥英钠能抑制神经末梢对 GABA 的摄取，诱导 GABA 受体增生，间接增强 GABA 的作用，使 Cl^- 内流增加而出现超极化，产生抑制异常高频放电的发生和扩散作用；苯妥英钠对神经元的快灭活型 Ca^{2+} 通道，抑制 Ca^{2+} 内流；较高浓度时还可以抑制 K^+ 外流，使其异常放电。

（2）丙戊酸钠。可升高谷氨酸脱羧酶活性，从而增加 GABA 在大脑中的浓度，抗癫痫作用与抑制电压敏感性 Na^+ 通道有关，也能抑制 GABA 代谢酶，使脑内 GABA 积聚。

（3）卡马西平。作用机制与苯妥英钠相似，治疗浓度时能阻滞 Na^+ 通道，抑制癫痫灶及周围神经元放电。

2. 抗惊厥药物中毒

（1）发病原因。对于小儿、孕妇、老人等用药，如果剂量过大或递增药量太快，血药浓度增大，抑制中枢神经系统导致中毒。

（2）作用机制。以硫酸镁举例，注射硫酸镁注射液后，镁离子可抑制中枢神经，对神经肌肉的运动传导产生抑制，使骨骼肌松弛，如果剂量过大或注射过快，可使血压下降，呼吸中枢麻痹，心肌传导阻滞。镁离子与钙离子化学性质相似，竞争钙离子受点，抑制神经化学传递和骨骼肌收缩，发生竞争性对抗，因此一旦中毒，可迅速静脉注射 5%氯化钙溶液抢救。

（3）地西泮。这类药物作用于中枢神经系统的苯二氮䓬受体，使 Cl^- 通道开放频率增加，Cl^- 内流增多，从而增强中枢抑制性神经元的作用，显示中枢抑制效应，产生抗惊厥作用。

（4）巴比妥类。巴比妥类在非麻醉剂量时作用于氨基丁酸 A（GABAA）受体，主要抑制多突触反应，减弱易化，增强抑制。在没有 GABA 时，模拟 GABA 的作用，延长 Cl^- 通道的开放时间，增加 Cl^- 的通透性，使细胞超极化；还可以减弱或阻断谷氨酸作用，引起中枢抑制。巴比妥类药物随着剂量的增加，中枢抑制作用不断加强，逐渐表现为镇静、催眠、抗惊厥、抗癫痫、麻醉等作用。大剂量还可抑制心血管系统，过量导致呼吸中枢麻痹而死亡。

（二）病理

癫痫是一类慢性、反复性、突发性大脑机能失调，表现为脑神经元突发性异常高频放电并向周围扩散。由于异常放电神经元所在部位不同和扩散范围不同，表现出不同的运动、感觉、意识和自主神经功能紊乱的症状。小发作又称失神发作，以突然神志丧失为主要表现，持续 5~20 秒，伴有脑电波体征性慢波出现，无运动紊乱；部分性发作是大脑局部异常放电且扩散至局部者，表现大脑局部功能紊乱状态，其中单纯性部分发作不超过 1 分钟，意识一般不受影响，复杂性部分发作可出现意识障碍和自动症；全身性发作是异常放电涉及全脑，导致突然意识丧失，出现全身肌肉强直性痉挛，约 20 秒后转为阵发性痉挛，可持续几分钟，若连续发生大发作 30 分钟以上，患者意识丧失，持续昏迷，则为癫痫持续状态，是非常危险的急危重症。

惊厥是各种原因引起的中枢神经过度兴奋的一种症状，表现为全身骨骼肌不自主地强烈收缩，呈强直性或阵挛性抽搐。抗惊厥药临床上常用硫酸镁，抑制神经化学传递和骨骼肌的收缩，从而使全身肌肉松弛，同时也作用中枢神经系统，引起感觉和意识丧失，对各种原因引起的惊厥，尤其是子痫，有很好的抗惊厥作用和镇静作用，药物过量时或注射速度过快时可引起呼吸抑制、腱反射消失、心脏抑制、血压下降甚至死亡。

二、护理评估

（一）病史

癫痫和惊厥虽然治疗困难，但是不是不能治愈，只要治疗及时，方法得当，很多患者能够得到完全控制和治愈，患者必须经过正规、系统治疗一定时期后不再发作，循序渐进减少用药剂量直至停药。

（1）询问患者癫痫或惊厥病史，了解患者首次发病的时间、发作时有无明显诱因，如感冒、劳累、精神刺激等因素引起发作，发作前有无先兆，发作的起始部位及症状，发作时是否伴有意识障碍，发作的频率及持续时间，发作间歇期有什么症状等。

（2）询问患者是否经过正规系统的抗癫痫或抗惊厥的治疗，了解患者治疗经过及药物的种类、治疗剂量及效果，有无副作用，现在是否还在服用等。

（3）询问患者既往史、生活史。产期，母亲在怀孕期间是否患过何种疾病，如糖尿病、高血压、甲状腺功能亢进等；分娩经过，是否早产、难产，胎位、产程情况，是否用过镇静剂及麻醉剂；婴幼儿时期，有无患神经性疾病、高热惊厥、脑膜炎等；生长发育史，有无神经系统发育障碍，包括语言、智力、运动、感觉等；成年人有无睡眠障碍、服药、外伤等。

（4）询问家族史，了解患者父母、其他亲人是否患有癫痫、惊厥或其他精神病史。

（二）临床表现

1.抗癫痫药物中毒

抗癫痫药物对人的记忆、运动速度等均有影响，血药浓度越高，影响越大。药物的副作用是每个患者都很关心的问题，其副作用的严重程度与药物种类、联合用药、剂量和个体差异有关。抗癫痫药物首先危害的是大脑神经系统，表现为眩晕、精神紧张、精神失常、精神萎靡、精神错乱、头痛、容易冲动、共济失调、言语障碍、眼球颤动、嗜睡，儿童可出现兴奋和焦虑等；消化系统症状可出现恶心呕吐、食欲不振、腹痛、厌食等；血液和淋巴系统症状可出现再生障碍性贫血、巨幼红细胞性贫血、血糖升高、淋巴结肿大、低血压、白细胞减少等；中毒严重者还可出现肝肾功能损害、造血功能障碍等。临床常用药物中毒的临床表现如下：

（1）苯妥英钠。轻度中毒时，表现为眩晕、头痛、全身乏力、双手颤动、失眠等。当血药浓度达到 20~40 μg/ml 时，患者可出现共济失调、眼球震颤、复视等急性中毒症状；当血药浓度高于 40 μg/ml，可出现神经紊乱、胡言乱语；当血药浓度超过 50 μg/ml 时可出现严重昏睡或昏迷。慢性中毒可出现眼球震颤、言语障碍、眩晕、共济失调、肌张力低等小脑萎缩症状和性欲减退、失眠、反应迟钝、幻觉、嗜睡等神经障碍症状。

（2）丙戊酸钠。中毒时可出现恶心呕吐、流涎、眩晕、头痛、共济失调、嗜睡、眼球震颤、抑郁，严重中毒时可发生心肌梗死和深昏迷直至死亡。

（3）卡马西平。服药 1~3 小时出现中毒症状，以神经肌肉抽搐最为突出，其次为意识障碍、昏迷、狂躁，幼儿表现为肌肉痉挛、震颤、角弓反张、共济失调、瞳孔放大、窒息，先反射亢进、后反射迟钝；恶心、呕吐、少尿或无尿、尿潴留、呼吸抑制；心律失常、房室传导阻滞、低血压或高血压、休克。合并中毒与乙醇、巴比妥类、三环类抗抑郁药等联合使用时，会加重中毒症状。研究显示当乙醇与肝药酶发生竞争性抑制作用时，可使抗癫痫药物血浆浓度增高，中毒加重。

2.抗惊厥药物中毒

患者发生惊厥可出现颈项强直、角弓反张、大小便失禁、口角一侧肢体或双侧肢体交替抽动，持续状态可出现意识障碍、缺氧性脑损害、脑水肿，甚至脑疝形成，因此及时应用抗惊厥药物至关重要。抗惊厥药物安全范围小，很容易引起药物中毒。临床常用抗惊厥药物中毒临床表现如下：

（1）硫酸镁。注射剂量过大或者注射速度过快时，患者可出现面色潮红、口干、流汗、恶心呕吐、头晕心慌、便秘、肠梗阻，个别可出现眼球震颤，中毒时继而出现肌肉兴奋性受抑制，膝反射减弱或消失，骨骼肌松弛；严重者伴有呼吸抑制、呼吸减慢、心跳加快、血压下降；当血药浓度达到 6 mmol/ml，可出现呼吸停止，心脏传导阻滞；浓度进一步升高可导致心脏停搏。

（2）巴比妥类。急性巴比妥类中毒患者，可出现中枢神经系统抑制，患者感觉迟钝、言语不清、定向力障碍、昏迷，并出现周期性脑电图异常、瞳孔扩大、角膜反射消失、腱反射消失；抑制呼吸中枢，使呼吸变浅、变慢，出现呼吸衰竭；大剂量时使心肌收缩力减弱，心排出量下降，外周血管弹性降低，回心血量减少，进一步降低心排出量，导致低血压和心电图异常；可抑制体温调节中枢，出现低体温；抑制肠蠕动，肠鸣音消失或减弱，注意恢复期肠蠕动恢复，从而加快肠内残留毒物的吸收，加重中毒症状。

（3）水合氯醛。口服或灌肠单次用药剂量过大或反复使用时容易发生急性中毒，出现恶心呕吐、肠炎、肠道出血、腹痛、腹泻等胃肠道反应；引起喉炎和支气管炎，呼吸肌松弛及呼吸抑制，进而呼吸减慢、呼吸困难、呼吸肌麻痹和呼吸衰竭致死；抑制心血管系统，血管扩张、血压下降、心律失常、瞳孔缩小、腱反射消失，导致心脏骤停；慢性中毒时患者可出现皮疹、流泪、结膜炎，有些患者可出现关节疼痛、黄疸、膀胱痉挛、抽搐、呼吸困难、肝肾功能损害等。

（三）实验室检测

（1）毒物检测。胃内容物、呕吐物、尿液、血液均可确诊。

（2）血药浓度的检测。通过血药浓度检测，可了解中毒药物浓度及中毒的程度。

（3）生化检测。检查肝肾功能，部分患者有肝肾功能损害，出现转氨酶及胆红素升高；小便常规检测部分患者可出现血红蛋白尿；电解质检测；乳酸检测。

（4）动脉血气分析。可检测呼吸受抑制程度和是否出现酸中毒。

（5）心电图、CT检测。部分中毒患者会出现心律失常、心电图改变；CT可了解患者有无肺部感染，抽搐时有无外伤骨折等并发症。

（四）诊断

（1）有长期服用抗癫痫或抗惊厥药物史。

（2）有精神、神经症状，如震颤、抽搐、言语不清、共济失调、幻觉、中枢神经系统和呼吸系统抑制症状。

（3）采集胃内容物、血液、尿液中毒物鉴定可帮助确诊。

（4）心电图改变，可出现心律失常、房室传导阻滞等。

（五）中毒分度

1.抗癫痫药物

（1）轻度中毒。当血药浓度达到20~40 μg/ml时，表现为眩晕、头痛、全身乏力、双手颤动、失眠、共济失调、眼球震颤、胃肠道刺激症状、心律失常、血压下降等。

（2）中度中毒。当血药浓度为40~50 μg/ml，可出现神经紊乱、胡言乱语、幻听和幻觉等。

（3）重度中毒。当血药浓度超过50 μg/ml，可出现严重昏睡或昏迷、呼吸抑制、心脏抑制，直至死亡。

2.抗惊厥药物

（1）轻度中毒。患者可出现恶心呕吐、头晕心慌、便秘、肠梗阻、眼球震颤、腹痛、腹泻。

（2）中度中毒。患者可出现肌肉兴奋性受抑制，膝反射减弱或消失，骨骼肌松弛，腱反射消失，呼吸中枢抑制，呼吸变浅、变慢，出现呼吸衰竭。

（3）重度中毒。患者出现瞳孔扩大、角膜反射消失、腱反射消失，严重呼吸抑制导致呼吸衰竭和呼吸肌麻痹、心脏传导阻滞、心脏骤停直至死亡。

三、急救措施

若是患者自行误服大剂量药物，询问了解患者所服用药物的名称、剂量和时间，若是临床用药剂量过大，反复用药导致患者中毒，应立即停用该药，判断患者病情、意识状态，测量生命体征是否稳定，呼吸是否规律，有无呼吸抑制等，发现异常情况立即报告医生，并于床旁备好急救药品、器械，确保患者呼吸道通畅，给予吸氧、心电监护及建立静脉通道，必要时行气管插管、人工呼吸。

1.清除尚未吸收的毒物

（1）催吐。对清醒患者，可刺激咽部，促使呕吐，使胃内残留药物快速排出，减少毒物的吸收。刺激咽喉壁时动作轻柔，以免损伤咽喉部，直至呕吐物澄清、无色、无味为止；也可使用催吐剂去除胃内残存药物，但对于昏迷者效果差，且有窒息的危险。

（2）洗胃。应尽早洗胃，及时清除胃内容物，洗胃时间一般在中毒后6小时内。若意识障碍患者应先插管，去枕平卧，头偏向一侧，在保证呼吸道通畅、生命体征平稳的前提下进行洗胃。清醒患者做好意识障碍患者的解释工作，取得配合，取左侧卧位，以防洗胃液误吸入气管；抽搐的患者应控制抽搐后进行洗胃，避免误吸。大量洗胃时注意水电解质平衡，每次灌洗液不宜过多，否则会使胃扩张，加速毒物吸收，还容易反流至呼吸道，引起窒息。洗胃过程中密切观察患者意识状态，生命体征是否平稳。洗胃液一般用1∶5 000的高锰酸钾液或等渗盐水，直至洗出液澄清、无色、无味。

（3）活性炭吸附与导泻。如果是巴比妥类药物中毒可使用活性炭吸附，活性炭与巴比妥的结合量为1∶0.35，一般取50~100 g制成混悬液，于洗胃后使用；盐导泻可去除肠道内吸收的巴比妥类药物，但不宜用镁盐，因部分吸收后可使血镁升高加重中枢抑制、心律失常和肾衰，以硫酸钠导泻为宜。

2.促进已吸收毒物的排出

（1）碱化尿液、利尿。药物从肾脏排出，可用20%甘露醇、呋塞米、5%碳酸氢钠等静脉输注，碱化尿液，减少毒物在肾小管重吸收，密切观察患者每小时尿量并记录。

重症患者可进行血液透析、血液灌流及血浆置换等迅速清除体内毒物。血液透析和血液灌流是临床非常有效的净化治疗手段，尤其是药物中毒方面的应用。但因血液透析是通过溶质弥散来清除毒物或药物，所以对水溶性，不与蛋白或血浆结合的物质，中、大分子量的物质无效。研究证实，对脂溶性高、容易与蛋白质结合的药物和毒物，血液灌流的清除效果要明显优于血液透析。因此，我们在药物中毒时根据药物中毒种类选择合适的血液净化方式，以达到最好的治疗效果。

（2）常用特殊解毒剂的应用。硫酸镁中毒可缓慢注射氯化钙或葡萄糖酸钙加以对抗。

（3）静脉输注用药对症支持治疗。遵医嘱用药，呼吸抑制时可用丙烯基去甲吗啡减轻呼吸症状；心动过缓或传导阻滞时可用阿托品治疗；血压下降应用升压药；造血功能障碍时可用重组人粒细胞集落刺激因子、叶酸、肾上腺皮质激素等，必要时输血治疗。

3. 一般护理和预防并发症

密切观察患者生命体征及记录，对于抽搐的患者，做好保护性约束，防止坠床和舌咬伤；对于昏迷患者，做好口腔护理、尿管护理和皮肤护理；给予高能量、高蛋白营养支持；呼吸机辅助呼吸的患者，做好管道护理，密切观察病情，根据病情调节参数，合理使用抗生素，预防并发症的发生；发现患者病情变化，立即通知医生，配合抢救。

四、护理诊断及问题

（1）意识状态改变。与药物抑制中枢神经系统有关。

（2）清理呼吸道无效。与药物抑制呼吸中枢有关。

（3）外伤的危险。与疾病导致抽搐有关。

（4）营养失调。与食欲不振有关。

（5）水电解质紊乱。与恶心呕吐、腹泻、大量洗胃有关。

（6）焦虑、恐惧。与担心疾病本身、预后有关。

（7）知识缺乏。与对疾病知识不了解和患者文化程度低有关。

（8）潜在并发症。心律失常、感染、心脏骤停、呼吸衰竭。

五、护理措施及护理观察要点

1. 一般护理

保持呼吸道通畅，给予鼻导管吸氧 3~5 L/min，昏迷患者头偏向一侧或侧卧位，解开衣领，防止舌后坠阻塞气道，抽搐患者取平卧位，头偏向一侧，使用压舌板或开口器，防止舌咬伤。避免重力按压患者，防止骨折，应床旁安抚患者，等待抽搐停止时，及时清除痰液及胃内容物；必要时行气管切开或气管插管，呼吸机辅助呼吸。抽搐患者留置尿管，严格无菌操作，记录 24 小时出入量。神志清楚、症状轻的患者给予高热量、高蛋白、清淡易消化的流质食物。昏迷患者可留置胃管，经鼻饲补充营养及水分，定时翻身拍背，减少坠积性肺炎的发生。保持床单清洁干燥，轻柔擦洗身体，保持皮肤清洁干燥，防止压疮发生。按摩四肢，促进血液循环，防止血栓发生。每天早晚进行口腔护理，可用生理盐水棉球做口腔擦洗。每天进行尿管护理，防止尿路感染，每周更换尿袋。

2. 病情观察

严密监测患者生命体征，观察意识状态、瞳孔大小、对光反射、角膜反射等，初期每 0.5~1 小时观察记录一次，若患者出现瞳孔散大、血压下降、呼吸变浅或不规则，提示病情恶化，及时通知医生，配合医生抢救，采取紧急处理措施。对有抽搐、烦躁不安、谵妄的患者应给予保护性约束，防止坠床和意外伤害。对于癫痫发作患者，及时观察患者发作先兆，床旁备好牙垫、舌钳、开口器等物品，抽搐发作时，及时采取急救措施，守护患者，防止窒息，直至患者恢复清醒，观察有无舌咬伤、尿失禁等，及时处理伤口，如有尿失禁更换衣裤及床单。

3. 静脉通道的护理

迅速建立静脉通道，并保持通畅。选择粗直、弹性好的血管，减少穿刺次数，保护血管，避免选择关节部位、下肢的静脉血管，防止静脉血栓。患者躁动不安时保护好穿刺部位，妥善固定，防止针管脱出。遵医嘱补液治疗，保护肝肾功能，促进大脑功能恢复，休克患者给予抗休克治疗。遵医嘱用药，呼吸抑制时可用丙烯基去甲吗啡减轻呼吸症状；心动过缓或传导阻滞时可用阿托品治疗；血压下降应用升压药；硫酸镁中毒可缓慢注射氯化钙或葡萄糖酸钙解毒。

4. 洗胃护理

中毒患者临床常用洗胃治疗，应严格掌握洗胃方法及注意事项，洗胃前与患者解释取得配合，家属签署知情同意书，应及早洗胃，中毒后 6 小时内效果好。患者取左侧卧位，昏迷患者应去枕平卧头偏向一侧，插管时动作轻柔，洗胃过程中密切观察生命体征，洗出液的量、颜色、气味。如果出现腹痛或洗出血性液体，应停止洗胃操作并通知医生；每次灌洗量以 200~300 ml 为宜，注意进出液出入量平衡，反复冲洗直至洗出的液体澄清、无味。洗胃完毕，轻压患者剑突下，以充分引流出胃内残留液体。拔胃管时，应反折胃管尾端，在患者深呼吸时拔除。洗胃观察患者有无并发症的发生，如胃出血、胃穿孔、中毒加重、电解质紊乱、吸入性肺炎、水中毒、胃扩张、窒息、心脏骤停等，及时发现并报告医生配合抢救处理。

5. 用药护理

向清醒患者说明用药的注意事项，取得患者配合；用药过程中密切观察药物的不良反应及副作用；用药时一定要遵医嘱，掌握正确的给药途径；发药时做到准确无误；口服药时督促患者按时服药；遵医嘱用药，注意输注药物浓度、剂量及用法。服用抗癫痫药物的患者，应禁止饮酒，在患者并发其他疾病需要联合用药时，应警惕药物与抗癫痫药物之间的相互作用，注意监测抗癫痫药物血药浓度，防止发生抗癫痫药物中毒。

6. 心理护理

安抚患者，消除恐惧焦虑心理，告知患者癫痫病和惊厥病治疗是一个漫长的过程，不是不能治愈，只要治疗及时，方法得当，很多患者能够得到完全控制和治愈。告知其疾病的相关知识，如何识别发病先兆，发病时如何保护自己，做好健康宣教；遵医嘱按时服药，不能随意增加或减少药的剂量，识别中毒症状，定期复查。

六、标准化护理流程管理

抗癫痫及抗惊厥药物中毒标准化护理流程管理见图 4-2-2。

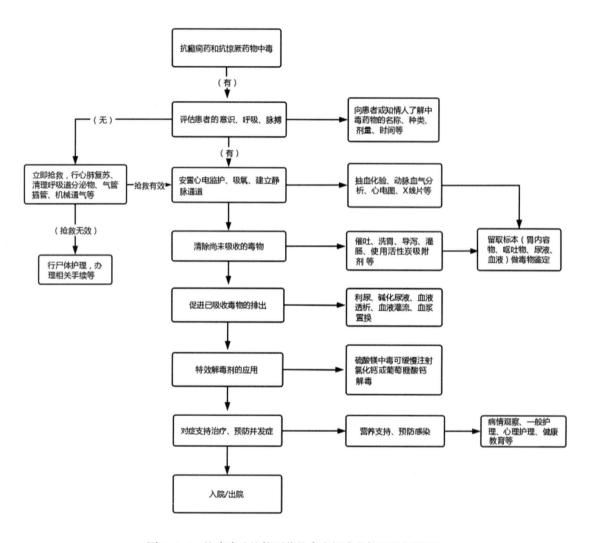

图 4-2-2 抗癫痫及抗惊厥药物中毒标准化护理流程管理

参考文献

[1] 杨宝峰，陈建国. 药理学（第3版）［M］. 北京：人民出版社，2015.

[2] 张峻，唐薇，季佳兴. 抗癫痫药物中毒病例的血药浓度监测及分析 [J]. 中国医院药学杂志，2003，23（3）:157.

[3] 王丽华，周丽宏，么秋香. 饮酒后诱发抗癫痫药物中毒48例临床分析 [J]. 中国急救医学，2002，22（11）:1.

[4] 王丽华，周丽宏，么秋香. 饮酒与抗癫痫药物中毒的关系 [J]. 中华实用医药杂志，2002，2（10）：42-43.

（李娇）

第三节　抗精神失常药物中毒

一、抗精神失常药物中毒

随着社会经济的飞速发展，人们的生活水平也越来越好，生活节奏加快，随之而来生活、工作、学习压力越来越大，我们总是重视身体上的疾病，却往往忽略了精神、情感上的健康需求。长期处于高强度的压力状态下，如果没有及时发泄消极负面的情绪，没有宣泄来自外界的压力，稍微意志力不强的人，就会崩溃，意志消沉，从而发生精神心理方面的疾病。一部分人是遗传因素，一部分来自家庭环境和教育，学校的压力，情感的打击，导致患病率越来越高，患病年纪也越来越小。

精神失常即精神障碍，是个体精神活动的各个方面出现功能严重紊乱的一种现象，患者已出现明显的认知障碍、行为失常、情感障碍为特征，主要为个体与心理、生理、发育相关的精神功能障碍，但不包括因应激性刺激等外界因素所导致的短期的行为异常。精神失常包括精神分裂症、躁狂抑郁症、焦虑症三类。

若发现精神行为异常应尽早就医，遵医嘱用药，防止疾病恶化。患者出现严重的精神行为会发生不良后果如药物中毒、自杀等。

抗精神失常药物是主要用于治疗精神分裂症和具有精神症状的精神障碍疾病的一类药物，根据临床用途主要分为三类：

1. 抗精神病药

吩噻嗪类主要以氯丙嗪、奋乃静、氟奋乃静为代表；硫杂蒽类：氯普噻吨；丁酰苯类：氟哌啶醇；非典型抗精神药：氯氮平、奥兰扎平为代表。

2. 抗躁狂抑郁症药

抗躁狂药：碳酸锂；抗抑郁药：丙米嗪。

3. 抗焦虑药

苯二氮䓬类。

（一）发病原因及机制

1. 发病原因

随着社会经济发展，人们压力日益增长，越来越多人患精神方面疾病，精神科治疗疾病的人越来越多，导致精神药物中毒主要发病原因有以下几点。

（1）个人因素：一部分是患者误服，未遵医嘱用药，导致药物过量中毒；另一部分是患者心理压力大，不愿意与人沟通，自己承受一切，把所有责任错误归根于自己，觉得自己患病与健康人有区别，感到羞耻，怕人取笑、排斥；认为患病需要长期服药，担心疾病恶化，不能治愈，药物副作用大，难以忍受，出现悲观的情绪，以大剂量服药自杀，导致药物中毒。

（2）家庭因素：首先家庭的教育和环境很重要，有些父母对子女太过严厉，施加压力，使其精神崩溃；其次对患病子女药物监管不严，对药物保管不周，让患者自行保管和吃药，使患者有机会服用大量药物导致中毒。

（3）社会因素：社会上对精神患者戴有色眼镜，避而远之，有时嘲笑他们的行为，对他们缺乏关爱、关心和照顾，使患者更加自卑，孤独无助，对社会失去信心，觉得自己被社会抛弃，促使患者服药自杀。

（4）疾病因素：导致自杀的精神病种类特别多，主要以精神分裂症和抑郁症为主。这两类患者对疾病无认识，自知力缺乏，受幻想、幻听、被迫妄想症折磨，感觉有人要害他，或听到有声音促使自己产生自杀念头。

（5）医源性过量中毒：个别医生用药不规范，递增药量太快，导致药量过大，血药浓度增大，抑制中枢神经系统导致中毒；护士对服药患者病情观察不仔细，记录不准确，未督促患者按时吃药，服药剂量过大等中毒。

2. 作用机制

典型抗精神病药物几乎都能阻断大脑多巴胺受体，通过阻断中脑—边缘—皮质 DA 通路 D_2 受体，从而起到抗精神病作用，这类药物不良反应较多，临床为二线用药；非典型抗精神病药通过对去甲肾上腺素（NE）、$5-HT_2$ 两个系统的协同作用更好地达到治疗精神分裂症的阳性症状、阴性症状及情感症状和认知障碍等，同时对锥体外副作用和催乳素升高的副作用减少，具有一定临床应用，具有以下几个受体的阻断作用：

（1）多巴胺受体阻断：主要作用于 D_2 受体，可以阻断 D_2 受体，催乳素水平升高导致的副作用与大脑内下丘脑—垂体的结节漏斗通路有关联，参与调节内分泌功能；锥体外系副作用与黑质纹状体通路有关联，参与运动调节；抗精神病作用与大脑内多巴胺系统投射通路中脑—边缘—皮质通路有关联，影响患者情绪、本能活动及精神活动。

（2）5-羟色胺受体阻断：主要作用于 $5-HT_2A$，可以阻断 $5-HT_2A$ 的作用，5-HT 阻断剂能有一定的抗精神病作用，锥体外系症状发生率越低而 $5-HT_2/D_2$ 受体阻断比值越高，并且能有效改善阴性症状。

（3）肾上腺素能受体阻断作用：主要作用于 α_1 受体，具有镇静作用，可以发生体位性低血压、心动过速、性功能减退等副作用。

（4）组胺受体阻断作用：主要作用于 H_1 受体，可以阻断其 H_1 受体而可以产生镇静作用，有使患者体重增加的副作用。

（5）胆碱能受体阻断作用：主要作用于 M_1 受体，可以阻断其受体，产生多种抗胆碱能副作用，其副作用视物模糊、口干、排尿困难、便秘、记忆障碍等。

（二）病理

1. 抗精神病药

抗精神病药物为中枢多巴胺受体阻滞剂，主要作用于大脑中枢神经，通过阻断中脑—边缘—皮质通路及下丘脑多巴胺受体，产生抗精神病作用；通过阻断网状结构上行激活系统的 α-肾上腺素受体有关，产生镇静安定作用；小剂量可抑制延脑催吐敏感的多巴胺受体，大剂量时可直接抑制呕吐中枢，达到止吐作用；多种受体阻滞作用，如 $5-HT_2A$、H_1 受体、M_1 受体等，可产生抗胆碱、抗组胺、扩血管降血压等作用；抑制体温调节中枢，使体温随环境温度变化而变化；抑制交感神经，降低癫痫发生；对心肌细胞具有抑制作用，预防心律失常等。若急性过量中毒，可引起神经、心血管、抗胆碱毒性和锥体外系反应。

（1）吩噻嗪类：二甲胺类药物急性中毒时中枢抑制、低血压、心脏毒性和锥体外系反应大；哌啶类急性中毒时中枢抑制和心脏毒性大，锥体外系反应轻；哌嗪类急性中毒时锥体外系反应大，中枢抑制和心脏毒性较轻。

（2）丁酰苯类：急性中毒时中枢抑制、抗胆碱作用、低血压、心脏毒性较轻，锥体外系反应较重。

（3）硫杂蒽类：急性中毒时容易引起心律失常、惊厥，而中枢抑制、心脏毒性、低血压和锥体外系反应较轻。

2. 抗躁狂抑郁药

（1）抗躁狂症药：碳酸锂对躁狂患者疗效显著，但是不良反应多，安全范围小。碳酸锂对胃肠道有刺激作用，对中枢神经系统、心血管、肾脏功能均有不同程度的损害。轻度中毒表现为恶心呕吐、腹泻、腹痛、胃肠道出血、手指震颤、脑电图改变等；中度中毒表现为共济失调、言语不清、视物模糊、眩晕、多尿或蛋白尿等；重度中毒时损害神经系统可出现精神紊乱、震颤明显、反射亢进、癫痫发作、肾衰竭、惊厥、心律失常、昏迷、血压下降甚至休克。碳酸锂浓度大于 3.0 mmol/L 时可危及生命。

（2）抗抑郁症药：丙米嗪、米帕明等主要通过抑制脑内 5-羟色胺和去甲肾上腺素的再摄取，抑制单胺氧化酶活性，促进突触传递发挥抑郁活性，产生中枢及外周抗胆碱作用和心脏毒性。急性中毒早期引起高血压和心律失常，后期可导致低血压、中枢抑制而死亡。

3. 抗焦虑症药

苯二氮䓬类是 1，4-苯二䓬的衍生物，主要作用于脑干网状结构和大脑边缘系统，对中枢神经系统有着广泛的抑制作用，产生镇静、催眠和抗惊厥等作用。小剂量时可以产生镇静作用，发生轻度镇静症状如使患者保持安静，逐渐减轻或消除激动、焦虑不安等情绪；中等剂量时可以引起患者出现生理性睡眠，不同程度影响睡眠前期、中期、后期等；大剂量时可产生抗惊厥、麻醉作用，如果短时间内大剂量注射时，患者发生反射性心跳加快，心肌收缩力减弱，心排出量减少，抑制脊髓和脊髓上的运动反射，从而导致骨骼肌松弛。

二、护理评估

（一）病史

详细询问患者有无遗传病史、家族史，家族里面是否还有精神疾病患者，是几代亲属；了解患者病程，如首次发病的时间，发病时的症状表现，有无意识障碍、心律失常、呼吸困难等；了解就医治疗过程、相关检查结果、用药情况及效果、是否遵医嘱用药；询问此次发病情况，病情是否有加重趋势；询问此次发病有无诱发因素，家属亲人、社会有无刺激患者，如家庭变故、学习和工作上的压力、社会的不公平、感情有无受到挫折等；此次服用抗精神药物的种类、剂量及时间。若患者就诊时发生昏迷，应向家属或亲朋好友了解，或者收集现场物品，如药瓶、呕吐物、排泄物等。

（二）临床表现

1. 抗精神病药

（1）中枢神经系统症状：①锥体外系反应，急性肌张力障碍，不自主地刻板运动，眼上翻、吐舌、角弓反张、强迫性张口等；不能静坐，坐立不安，反复徘徊；震颤麻痹，肌张力高，在急性中毒 24~72 小时发生。②意识障碍，可出现嗜睡、大小便失禁、躁动性肌肉震颤、昏迷、瞳孔缩小、呼吸抑制等。③体温调节中枢紊乱，患者可出现体温过低或体温过高。④癫痫发作，可发生器质性脑病或原有癫痫疾病发作。

（2）心血管系统症状：中毒患者可出现心律失常、心悸、体位性低血压、心肌抑制、心电图 PR 及 QT 间期延长、ST 段和 T 波改变。

（3）抗胆碱毒性症状：中毒患者可出现口干、便秘、尿潴留、视物模糊、心动过速等。

（4）其他症状：恶心呕吐、食欲减退、腹痛、肝功能异常等。

2. 抗躁狂症药

（1）轻度中毒：恶心呕吐、腹痛、腹泻，轻度肌肉震颤。

（2）重度中毒：反射亢进、精神紊乱、胡言乱语、震颤明显、吐字不清、惊厥、呼吸抑制、昏迷。

3. 抗抑郁症药

（1）中枢神经系统症状：锥体外系反应和自主神经功能紊乱，患者可出现躁狂状态，在中毒昏迷前可出现兴奋激动、谵妄、胡言乱语、幻听、幻觉、高热惊厥、肌肉抽搐痉挛、癫痫发作；最后昏迷直至死亡。

（2）心血管系统症状：心肌损害、心律失常、心动过速、心电图改变（PR 间期及 QT 间期延长，QRS 波群增宽）、血压升高后下降，严重发生猝死。

（3）抗胆碱症状：口干、发热、便秘、尿潴留、瞳孔扩大、视物模糊等。

（三）实验室检测

（1）毒物检测：取患者血液、尿液、呕吐物测定相应浓度，行毒物定性、定量分析可确诊。

（2）生化检测：应检测肝肾功能、血电解质、血糖、动脉血气分析等。

（3）心电图：常发生多种心律失常，心电图 PR 及 QT 间期延长，ST 段及 T 波改变，U 波明显增高，QRS 波群增宽等。

（4）必要时行 X 线片检查。

（四）中毒诊断要点

（1）有服用过量药物摄入史。

（2）出现精神药物中毒症状，如椎体外系反应，不能静坐、刻板运动、震颤麻痹、低血压、意识障碍、瞳孔缩小、心律失常、癫痫发作和抗胆碱症状。

（3）毒物检测：患者血液、尿液、呕吐物中测定出药物浓度。

（4）心电图出现心律失常，如窦性心动过速、房室传导阻滞、室速或室早等，心电图改变（PR 间期及 QT 间期延长，QRS 波群增宽）。

（五）中毒分度

1. 轻度中毒

患者早期可呈现出嗜睡、表情淡漠、无力、眩晕、呕吐、兴奋不安、尿潴留、心悸、震颤、肌张力增高、血压轻度下降、共济失调；有些患者可出现锥体外系反应，如静坐不能、角弓反张、眼上翻等。

2. 重度中毒

患者可出现烦躁不安、谵妄、抽搐、癫痫大发作、意识障碍、瞳孔扩大、大小便失禁、呼吸抑制、高热惊厥、昏迷、低血压，如治疗不及时容易发生急性肝肾功能和心功能损害，酸碱平衡失调和电解质紊乱，最终发生多器官功能障碍综合征和全身炎症反应综合征。

三、急救措施

（1）及时询问了解患者所服用药物的名称、剂量和时间，立即判断患者病情、意识状态，测量生命体征是否稳定，呼吸道是否通畅，有无癫痫发作等，发现异常情况立即报告医生，病床旁备好急救药品、器械，确保患者呼吸道通畅，给予吸氧、心电监护及建立静脉通道。

（2）毒物清除：口服中毒者应及早进行催吐、洗胃及导泻等措施，立即清除尚未被吸收的药物。抗精神药物胆碱作用使胃蠕动减弱，胃排空延迟，因此 12 小时内就诊患者都应该进行洗胃，当然越早洗胃越好。

a. 催吐。适用于清醒能配合，服用剂量小、时间短的，无催吐禁忌证的患者。患者取坐位，用压舌板或者筷子刺激咽后壁，引起反射性呕吐，排出胃内容物及药物，减少毒物的吸收。刺激咽喉壁时动作轻柔，以免损伤咽喉部，直至呕吐物澄清、无色、无味为止。

b. 洗胃。应尽早洗胃，及时清除胃内容物，洗胃时间一般在中毒后 6 小时内，若意识障碍患者应先插管，去枕平卧，头偏向一侧，在保证呼吸道通畅、生命体征平稳下进行洗胃。清醒患者做好意识障碍患者的解释工作，取得配合，取左侧卧位，以防洗胃液误吸入气管；抽搐的患者应控制抽搐后进行洗胃，避免误吸。大量洗胃时注意水电解质平衡，每次灌洗液不宜过多，否则会使胃扩张，可加速毒物吸收，还容易反流至呼吸道，引起窒息。洗胃过程中密切观察患者意识状态，生命体征是否平稳，直至洗出液澄清、无色、无味。

c.导泻灌肠。洗胃后，拔管前可以经胃管注入导泻药 50% 硫酸镁 40~80 ml 或 25% 硫酸钠 30~60 ml，或者注入吸附剂常用活性炭 50 g，以清除肠道内毒物；导泻无效者可用温水或肥皂水清洁灌肠，加速肠道内毒物排出，减少毒物吸收。

（3）促进已吸收毒物的排出。

a.碱化尿液、利尿。药物从肾脏排出，可用 20% 甘露醇、呋塞米、5% 碳酸氢钠等静脉输注，碱化尿液，减少毒物在肾小管重吸收。利尿时密切监测尿量，肾功能衰竭患者不应用利尿方法，否则可加重肾衰竭。

b.重症患者可进行血液透析、血液灌流及血浆置换等迅速清除体内毒物。

（4）一般护理。安置心电监护，密切监测患者生命体征；吸氧，保持呼吸道通畅，对于昏迷、呼吸抑制患者，先行气管插管，呼吸机辅助通气；建立静脉双通道补液，大剂量快速补液，促进排泄，注意水电解质、酸碱平衡；尿潴留患者可行导尿术，密切监测记录出入量是否平衡。

（5）对症支持治疗。中枢神经系统抑制时，可用苯丙胺 5~10 mg 口服或肌内注射；昏迷患者可用盐酸哌甲酯 40~100 mg 肌内注射；对于低血压或休克患者，及时补充血容量，纠正酸中毒和心律失常，遵医嘱用去甲肾上腺素等升压药；患者出现锥体外系反应时可用东莨菪碱 0.3~0.6 mg 或苯海拉明 2~4 mg 肌内注射；呼吸抑制患者可遵医嘱给予呼吸兴奋剂尼可刹米、纳洛酮等静脉输入；癫痫发作、抽搐烦躁患者，保护性约束患者，防止舌后坠，避免跌倒，保护患者，遵医嘱给予镇静药；合理使用抗生素，预防感染；积极治疗预防并发症的发生。

（6）心理护理。对于正在发作躁狂的患者，护理人员要先安抚患者，稳定其兴奋情绪，使患者安静下来，倾听患者诉说，努力接近患者，关心、鼓励患者，让其积极配合治疗。若有自残或伤害他人的情况，要保护自己和患者，防止一切有危险的物品，必要时药物治疗稳定其情绪，防止他人受伤害；对于抑郁情绪低落患者，护理人员应和蔼可亲，关心患者，取得信任，多谈心，鼓励患者与人沟通交流，多倾诉自己的情感，转移注意力。周围人多鼓励患者，给予正能量和积极向上的心态，以感染和影响患者，使患者对生活有信心，有战胜疾病的信心；对于自杀的患者，护理人员要常备不懈，了解患者自杀的原因，疏导患者情绪，密切观察患者的行为和情绪，防止一切有危害的物品在身边，不能让患者单独一人在病房，最好有一人陪护，发现异常及时采取措施，防止再度发生自杀危害。

四、护理诊断及问题

（1）意识状态改变。与药物抑制中枢神经系统有关。

（2）清理呼吸道低效。与呼吸形态异常、咳嗽无力有关。

（3）水电解质紊乱。与恶心呕吐、腹泻、大量洗胃有关。

（4）焦虑、恐惧。与担心疾病本身、预后有关。

（5）知识缺乏。与对疾病知识不了解和患者文化程度低有关。

（6）外伤的危险。与精神障碍、癫痫发作有关。

（7）潜在并发症。心律失常、休克、感染，与病情进展有关。

五、护理措施及护理观察要点

1. 一般护理

应将患者安置在单间病室，专人看护。安置心电监护，建立静脉通道，遵医嘱用药，给予鼻导管吸氧 3~5 L/min。昏迷患者头偏向一侧或侧卧位，解开衣领，防止舌后坠阻塞气道，必要时行气管切开或气管插管，呼吸机辅助呼吸，及时吸痰，保持呼吸道通畅。留置尿管，严格无菌操作，记录 24 小时出入量。每天早晚进行口腔护理，可用生理盐水棉球做口腔擦洗。做好口腔护理和尿管护理。神志清楚、症状轻的患者给予高热量、高蛋白、清淡易消化的流质食物。昏迷患者可留置胃管，经鼻饲补充营养及水分，定时翻身拍背，减少坠积性肺炎的发生。保持床单清洁干燥，轻柔擦洗身体，保持皮肤清洁干燥，防止压疮发生。按摩四肢，促进血液循环，防止血栓发生。

2. 病情观察

严密监测患者生命体征，观察意识状态、瞳孔大小、对光反射、角膜反射等，并及时记录。若患者出现瞳孔散大、血压下降、呼吸变浅或不规则，提示病情恶化，及时通知医生，配合医生抢救，采取紧急处理措施。若患者生命体征平稳，意识由深变浅，刺激有反应，提示病情好转。对有抽搐、烦躁不安、谵妄的患者应给予保护性约束，防止坠床和意外伤害。抗精神药物对心血管损伤很大，密切监测心电监护，及时发现心电图变化，及时处理心律失常等并发症；对于癫痫发作患者，及时观察患者发作先兆，床旁备好牙垫、舌钳、开口器等物品防止舌咬伤；中毒引起高热，应给予物理降温，若发生体温过低时应注意保暖，使用热水袋注意防止烫伤。

3. 用药护理

密切观察患者病情，观察药物治疗的不良反应，预防处理并发症，定期监测血药浓度。遵医嘱给予利尿、解毒保肝药物静脉输注；若患者发生低血压，应遵医嘱及时补液，纠正血容量，遵医嘱给予去甲肾上腺素；因抗精神药物中毒可降低大脑皮质抽搐阈值，引起癫痫发作，要做好防范措施，遵医嘱给予地西泮片肌内注射或静脉输注，达到镇静催眠效果；对于清醒患者发放口服药时，护士应三查八对，掌握药物治疗的相关知识，了解药物副作用，做好解释工作，督促患者服药，避免发生意外，确保用药安全。

4. 心理护理

精神病患者是弱势群体，来自社会、家庭和工作的压力，导致他们长期服药。对企图自杀抢救回来转危为安的患者，应做好心理护理，了解和掌握患者心理动态，过量服药的原因，耐心倾听，关心患者，进行心理的疏导工作，树立重新生活的信心，正确对待生活工作中的各种挫折，如何处理好人际关系，正确认识精神疾病，进行用药知识的健康教育，如何正确服药，了解药物的不良反应及应对措施，减轻和消除患者不适，帮助患者树立战胜疾病的信心。

5. 做好家属精神知识教育

家属对精神病患者的监督至关重要，可以及时发现患者不良情绪，预防不良事件发生。因此，医护人员应向家属讲解精神疾病的相关知识，了解疾病复发的先兆表现。家属应保管好药物，督促患者遵医嘱定时服药，掌握和观察患者用药后的不良反应，睡眠情况，工作和生活自理情况，及时向医生反馈信息，及时处理，定期复诊；在生活中多关心和支持患者，给予更多的照顾和理解，让患者感受到亲人的爱和温暖，减少应激事件发生，提高患者服药的依从性，对生活更加有信心和勇气。

六、标准化护理流程管理

抗精神失常药物中毒标准化护理流程管理见 4-2-3。

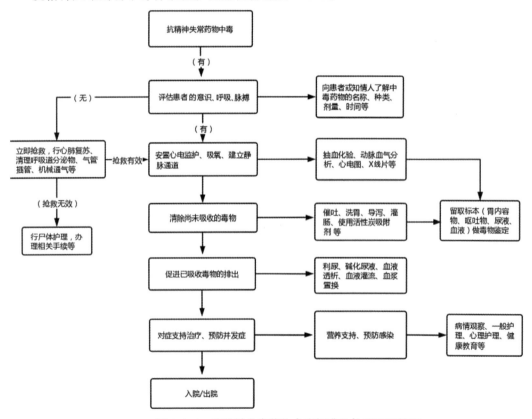

图 4-2-3　抗精神失常药物中毒标准化护理流程管理

参考文献

[1] 陈汝兰，苏保育. 抗精神病药物中毒原因分析及预防 [J]. 现代临床护理，2003，2（3）：16-18.

[2] 王浩春，邱泽武. 抗精神失常药物中毒与救治的相关问题 [J]. 药物不良反应杂志，2002，3：169-172.

[3] 盛玉山，董锦平. 抗精神病药物过量和中毒的症状及处理 [J]. 锦州医学院学报，2001，22（2）：38-39.

[4] 赵林，唐红梅，何梅. 抗精神病药物中毒患者的抢救与护理 [J]. 心理医生，2015，21（14）：172-173.

[5] 梁菊芳，刘少娟，龚永静. 27 例抗精神病药物中毒的抢救及护理 [J]. 当代护士，2003（1）：58-60.

[6] 李兴民，王明旭. 现代行为医学 [M]. 北京：军事医学科学出版社，2000.

（李娇）

第四节　麻醉镇痛类药物中毒

一、麻醉镇痛类药物中毒

麻醉镇痛类药中毒，是指由于某些原因造成患者对一定剂量的麻醉药或镇痛药所产生的毒性反应。

麻醉镇痛药中毒根据麻醉药物的种类及给药途径分为局部麻醉镇痛药物中毒、静脉麻醉镇痛药物中毒和吸入性麻醉镇痛药物中毒。局部麻醉药按化学结构的不同分为酯类（如可卡因、普鲁卡因、丁卡因等）和酰胺类（如利多卡因、布比卡因、丙胺卡因等）两类。静脉麻醉药主要包括超短小巴比妥类，如硫喷妥钠、氯胺酮、丙泊酚等。吸入性麻醉药包括挥发性（如乙醚、氟烷等）及气体吸入麻醉药（如氧化亚氮、乙烯等）两大类。其中，以局部麻醉药物中毒多见；而全身麻醉药物中毒由于相关麻醉管理非常严格，临床上极为罕见。

（1）氧化亚氮，由于吸入后会让人感觉愉悦、大笑，故又称笑气，化学式为 N_2O，是一种无色、味甜、无任何刺激性的轻微气体麻醉剂。主要用于外科和牙科的麻醉和镇痛。化学性质稳定，不燃不爆，但有助燃性，在一定条件下能支持燃烧。N_2O 能溶于水、乙醇、乙醚及浓硫酸，可以用来作为火箭和赛车的氧化剂，以及增加发动机的输出功率。需要注意的是，N_2O 是一种强大的温室气体，它的效果是二氧化碳的 296 倍。

（2）异氟烷分子式：$C_3H_2ClF_5O$，为无色澄明的液体。七氟烷和地氟烷是目前最为常用的两种吸入麻醉药，化学性质稳定，不受光的影响，不腐蚀金属和橡胶。中毒常由于短时间内吸入浓度过高所致。

（3）氯胺酮，化学式为 $C_{13}H_{16}ClNO \cdot HCl$，呈白色粉末状固体物质。俗称 K 仔、K 粉、K 他命、克他命。它是一种很危险的精神科药物（毒品），属于非鸦片系麻醉科药物。日常所见的氯胺酮产品的主要成分是盐酸氯胺酮，系唯一兴奋心血管而镇痛作用又较强的静脉麻醉剂。

（4）丙泊酚，化学名称为 2，6- 二异丙基苯酚，分子式为 $C_{12}H_{18}O$，别名二异丙酚、得普利麻、异丙酚，是一种短效的静脉麻醉药，用于诱导和维持麻醉或在人工通气过程中起连续镇静的作用。常与硬膜外或脊髓麻醉同时应用，也常与镇痛药、肌肉松弛药及吸入性麻醉药同用。

（5）硫喷妥钠，化学式为 $C_{11}H_{17}N_2NaO_2S$，别名戊硫巴比妥钠、潘托撒、喷妥钠，是一种有机化合物，为淡黄色粉末，有潮解性，易溶于水和乙醇，有蒜样臭味，性质不稳定，密封于安瓿中阴凉保存。是一种静脉用全身麻醉药，也可用于抗惊厥。

（6）盐酸利多卡因，化学式为 $C_{14}H_{23}ClN_2O$，别名赛罗卡因、昔罗卡因，为白色结晶粉末，无臭，味苦，继有麻木感。易溶于水和乙醇，本品为酰胺类局麻药及抗心律失常药。

（7）盐酸吗啡，化学式为 $C_{17}H_{20}ClNO_3$，无色结晶或白色结晶性粉末，是一种有机化合物，临床上常用作镇痛药。

（8）盐酸哌替啶，化学式 $C_{15}H_{22}ClNO_2$，别名杜冷丁、美吡利啶杜冷丁，为白色结晶性粉末，味微苦，无臭。是人工合成的阿片受体激动剂，属于苯基哌啶衍生物，是一种临床应用的合成镇痛药。

（9）枸橼酸芬太尼，是一种有机化合物，化学式为 $C_{28}H_{36}N_2O_8$，白色结晶性粉末，为人工合成的强效麻醉性镇痛药，是复合全麻中常用的药物。

（10）盐酸曲马朵，是一种有机化合物，化学式为 $C_{16}H_{26}ClNO_2$。别名曲马多、曲吗多、曲拉马多，是非吗啡类强效镇痛药。

（一）发病原因及机制

1. 发病原因
主要是因吸入或注射过量的麻醉镇痛类药品所致。

2. 机制
通过吸入或注射过量的麻醉镇痛药物，使体内血药浓度过高，造成中枢神经系统、循环系统和呼吸系统症状，如头晕、头痛、血压升高、呼吸困难，继而发生昏迷、心力衰竭、心跳呼吸骤停等。

（二）病因

1. 氧化亚氮
氧化亚氮具有麻醉作用，对呼吸道无刺激，对全身多个重要器官的功能无损伤。在体内不需要降解或转化，绝大多数仍以原药形态随与机体呼吸排出，只有少量由皮肤蒸发，无积累效应。吸入后，只需 30~40 秒即可出现镇痛效果，而镇痛效果强，麻醉效果比较弱，受者可在保持清醒状态进行拔牙等小手术，避免了全身麻醉的并发症，术后恢复迅速。长时间吸入氧化亚氮，对骨髓有抑制作用，可出现白细胞和血小板减少、红细胞再生不良。氧化亚氮对人体呼吸道黏膜具有强烈的刺激作用，可引起支气管、肺脏的炎症，肺毛细血管渗透性增强可致肺水肿；吸收入血后，呈现亚硝酸样作用，可引起血管扩张、血压下降；使血红蛋白形成变性血红蛋白，失去带氧能力。

2. 异氟烷

异氟烷对中枢神经的抑制作用随其浓度升高、吸入剂量的增多而加深。对呼吸、心肌的抑制，周围血管阻力下降都与麻醉深度相平行。肝、肾疾病患者长时间吸入后个别会发生肝坏死和暂时的肾功能障碍。

3. 氯氨酮

氯氨酮主要是阻断大脑的联络途径和丘脑新皮质系统，可使交感神经兴奋血压升高、脉搏增快，且个体差异大。过量使用对中枢神经轻度抑制，对呼吸和心脏的抑制与使用剂量和注入速度呈正相关。用氯氨酮麻醉时，由于咽喉反射存在，导致唾液腺、支气管黏液腺分泌增加，当吞入大量气体和液体后，容易引起急性胃扩张，在术中或术后易发生呕吐而窒息。有上呼吸道炎症时，可诱发喉痉挛和支气管痉挛。本药主要通过肝脏代谢，大量使用后，转氨酶明显升高，有增高颅内压、脑脊液压和眼压作用。由于阻断中枢对逼尿肌的反射，膀胱括约肌痉挛，致尿潴留和氯氨酮排出障碍而苏醒延迟。本药脂溶性高，易通过胎盘，因胎儿呼吸中枢发育不全，剖宫产若选用氯氨酮麻醉，胎儿呼吸易受抑制而窒息。少数患者有过敏或高敏反应，麻醉后可有体温升高。本药与镇痛、镇静剂有协同作用，合用时对呼吸可明显抑制，甚至呼吸停止。且能兴奋大脑特定部位，部分患者在苏醒期有神经系统的各种症状和体征。

4. 丙泊酚

丙泊酚通过抑制中枢神经系统，产生镇静、催眠效应，能抑制咽喉反射，有利于插管，很少发生喉痉挛。对循环系统有抑制作用，做全麻诱导时，可引起血压下降，心肌血液灌注及氧耗量下降，外周血管阻力降低，心率无明显变化。丙泊酚可使血压下降，对呼吸系统也有显著的遏制作用，如在清醒状态下，呼吸频率会加快，潮气量减少，导致二氧化碳无法排出。静脉注射时常发生呼吸暂停，对支气管平滑肌无任何作用。丙泊酚能降低颅内压及眼压，减少脑耗氧量和脑血流量，术后恶心呕吐少见，镇痛作用很微弱，与其他中枢神经抑制药并用时有协同作用。应用丙泊酚可使血浆皮质激素浓度下降，但肾上腺皮质对外源性皮质激素反应正常。丙泊酚在用作麻醉时，可能出现抽搐等异常肌肉运动，麻醉较浅时症状更明显。丙泊酚是高亲脂性的，静脉注射后很快地达到镇静催眠的效果。

5. 硫喷妥钠

硫喷妥钠通过血脑屏障抑制多突触的神经传导系统产生快速麻醉作用，静脉注射后可进入睡眠约 30 秒，无兴奋期。麻醉维持时间段仅持续几分钟，长时间麻醉则需要反复静脉注射或持续静脉注射，主要适合于小手术或抗惊厥治疗。

6. 盐酸利多卡因

盐酸利多卡因的局部麻醉作用是普鲁卡因的 2 倍，具有穿透性大、扩散性强、作用速度快、持续时间长等优点，一次作用可持续 1~2 小时。其毒性是普鲁卡因的 1 倍，但其安全范围更大，刺激更少，局部血管舒张更不显著，过敏反应的发生率更低。主要通过血脑屏障及胎盘屏障，对中枢神经系统有明显的兴奋和抑制性双极效应，而没有前驱的兴奋，血液浓度较低时，出现镇痛和嗜睡、痛阈提高；随着剂量加大，作用或毒性增强，亚毒性血液药浓度具有抗惊厥作用。

7. 盐酸吗啡

盐酸吗啡是一种阿片类受体激动剂，镇痛、镇静作用强大，注射给药迅速吸收，可透过胎盘屏障。可抑制或兴奋中枢神经系统，以抑制作用为主。抑制大脑高级中枢，引起意识障碍；抑制延脑中枢，降低呼吸中枢对 CO_2 的反应性，引起呼吸和循环衰竭；兴奋动眼神经缩瞳核，导致瞳孔针尖样缩小。血管运动中枢被抑制，促进组胺的释放，扩大外周血管，降低血压，扩张脑血管，升高颅内压。能刺激平滑肌，使胃肠及其括约肌张力增加，减慢胃肠蠕动，引起便秘，并有止泻作用。可增加输尿管、膀胱、胆道平滑肌张力，导致尿潴留，引起胆绞痛。可兴奋延髓催吐化学感受区，引起恶心、呕吐。

8. 杜冷丁

杜冷丁与阿片受体结合，产生镇静、镇痛、呼吸抑制等中枢作用，对心血管、平滑肌亦有一定影响。阻断乙酰胆碱 M 受体，引起口干、瞳孔扩大、心动过速；抑制心肌收缩力，降低外周血管阻力，造成低血压或休克；代谢产物甲哌替啶可兴奋神经肌肉而诱发惊厥。但杜冷丁反复作用也可成瘾，被列为严格管制的麻醉药品。

9. 芬太尼

芬太尼具有吗啡相似的镇痛作用机制，为一种阿片类受体激动剂，其镇痛强度是吗啡的 60~80 倍。与吗啡和哌替啶进行对比，作用快，维持时间短，组胺不释放，对心血管功能影响较小，可抑制气管插管时的应激反应。呼吸抑制作用弱于吗啡，但静脉注射速度过快容易抑制呼吸，具有成瘾性。

10. 盐酸曲马朵

盐酸曲马朵主要作用于与疼痛相关的中枢神经系统中的特定受体。其不会引起平滑肌痉挛和呼吸抑制，镇痛作用可维持 4~6 小时；可延长巴比妥类药物的麻醉时间；配合地西泮使用可增强镇痛效果，耐药性轻、依赖性轻。

二、护理评估

（一）病史

主要需明确患者的用药史，有无吸入或注射过相关药品。

（二）临床表现

1. 氧化亚氮

吸入中毒量的氧化亚氮后，先出现局部刺激症状，如咽喉发热、刺激性咳嗽等，继之出现头晕、恶心、呕吐、胸疼；严重时，因变性血红蛋白之故，致使机体出现面色青紫、缺氧、喘息、血压下降，最后昏迷、死亡。

2. 异氟烷

异氟烷中毒临床表现主要为呼吸抑制、血压下降、全身痉挛或惊厥。

3. 氯胺酮

氯胺酮中毒临床主要表现为：

（1）呼吸浅、慢，潮气量减少甚至停止，喉痉挛或支气管痉挛，面色青紫，呼吸困难。

（2）血压升高，心率增快。

（3）患者谵妄、躁动、多语甚至抽搐，癫痫大发作；出现幻觉、幻听、幻视，视觉异常，或暂时性失明、失语，以小儿多见。

（4）腹部膨隆、呕吐。膨隆的胃刺激膈神经引起顽固性呃逆。

（5）皮肤出现斑块，眼结膜水肿，喉水肿。

（6）高热、昏迷和尿潴留。

4. 丙泊酚

丙泊酚用于诱导麻醉时会出现血管扩张，血压明显下降，心率增快，呼吸抑制，甚至呼吸暂停，罕见横纹肌溶解。部分患者还有过敏反应的表现，如荨麻疹、支气管痉挛、低血压等。还可能出现惊厥，眼压下降。

5. 硫喷妥钠

该药对呼吸中枢有明显的抑制作用，抑制程度与剂量大小及注射速度有关，浅麻醉时可引起咳嗽、喉痉挛和支气管痉挛；剂量过大或注射过快可引起心搏减少或严重低血压；当更大剂量使用时，可能会出现长期睡眠延迟。少数患者有异常反应，如持续意识不清、兴奋、幻觉、过敏、头痛、恶心、呕吐等。

6. 盐酸利多卡因

盐酸利多卡因中毒主要表现为中枢神经系统及循环系统的症状。

（1）中枢神经系统症状：开始时出现兴奋、语言过多，继而意识冷漠、嗜睡、瞳孔扩大，严重时可出现意识不清，震颤、强直性和阵挛性惊厥也可能发生，如不及时抢救，可引起呼吸衰竭。

（2）循环系统症状：面色苍白或发绀、脉搏细速、全身湿冷、血压降低，导致循环衰竭。

7. 盐酸吗啡

盐酸吗啡中毒主要表现为：

（1）昏迷、针状瞳孔和呼吸高度抑制是吗啡中毒的三重症状。

（2）一般中毒症状为头晕、头痛、兴奋或抑制、恶心、呕吐、阿片类呼吸，肌张力先紧张，然后弛缓，全身出汗、皮肤瘙痒、幻觉、时空感受感丧失。对这种药物敏感的人可能会出现各种形状的皮疹。

（3）在中毒患者因窒息而虚脱前，常出现肌肉震颤、惊厥、牙齿闭合和角弓反张等。

（4）剂量过大时，患者首先出现叹气样呼吸、肺水肿、发绀、瞳孔极度收缩；继而出现休克及瞳孔扩张等，偶尔出现蛛网膜下腔出血和高热等体征。

（5）急性吗啡中毒后6~12小时，致死原因为呼吸麻痹；超过12小时，呼吸道感染，常死于肺炎；超过48小时的患者，预后良好，因此需要争取时间积极治疗。

（6）慢性中毒（即阿片类药物成瘾或吗啡成瘾）有食欲不振、便秘、消瘦、贫血等，如停药8小时以上，即出现戒断现象、抑郁、大喊大叫、打哈欠、涕泪交流、冷汗、呕吐、腹泻、失眠，甚至意识丧失。

8. 杜冷丁

中毒后可出现呼吸缓慢、幅度浅、不规则，口唇发绀，嗜睡，然后昏迷、皮肤湿冷、肌肉无力、脉搏缓慢、血压下降，偶尔可先有阿托品样中毒体征呈现，如瞳孔扩张、心动过速、兴奋、妄想甚至惊厥，然后出现抑制。

9. 芬太尼

剂量大、速度快的静脉注射可导致颈部、胸壁、腹壁肌肉强直，胸廓顺应性降低，影响肺通气功能。还可能出现心率减慢、血压下降、意识障碍、抽搐、瞳孔极度收缩等情况，最终可导致循环抑制、呼吸或心脏停止。

10. 盐酸曲马朵

过度服用可出现嗜睡、恶心、呕吐、头晕，更甚者出现中枢抑制。

（三）实验室检测

①药物检测：通过血液、尿液检测分析毒品成分，定性试验呈阳性反应；②血药浓度：超过治疗量，达到中毒量或者致死量。

三、救治措施

1. 氧化亚氮

（1）迅速脱离中毒环境，将患者移至通风良好处，给予吸氧。

（2）若有明显发绀、呼吸困难者可给予亚甲蓝静脉注射，剂量为每千克体重1 mg，必要时给予球囊辅助呼吸或建立人工气道，机械通气，维持呼吸。

（3）其他对症处理。

2. 异氟烷

（1）立即给予氧气吸入，或者使用球囊辅助呼吸或建立人工气道，机械通气，保持呼吸通畅以加快异氟烷从体内排出。

（2）适量补充液体，或使用血管活性药物以维持循环功能稳定，根据心律失常的性质给予对症处理。

（3）其他对症处理。

3. 氯胺酮

（1）出现中毒症状时，应立即停止给药。

（2）出现呼吸抑制时，给予氧气吸入，必要时给予辅助呼吸或人工呼吸，清理呼吸道中的痰液，保持呼吸道通畅。

（3）出现精神症状，可用镇静剂。

（4）失明、失语时，可用镇静剂解除患者的紧张情绪。

（5）偶有高血压患者应用本药后出现高血压危象，可静脉滴注 5~10 pg/min 硝酸甘油，至血压、脉搏平稳。

（6）急性胃扩张行胃肠减压，尿潴留予以导尿；喉痉挛、支气管痉挛、高热者对症处理均能好转；过敏严重者，除对症处理外，还需加抗过敏药。

4. 丙泊酚

（1）首先，即刻停用丙泊酚，由于其半衰期较短，大多数轻度中毒患者可以自行缓解。

（2）出现呼吸暂停时，可给予球囊面罩辅助呼吸，必要时给予气管插管，运用机械通气维持呼吸。

（3）如果出现血压下降，可给予补液治疗，遵循先晶后胶的原则进行液体复苏，确保有足够的容量，如疗效不好，可应用血管活性药物，如多巴胺、去甲肾上腺素微量泵入，并监测血压。

（4）其他罕见的不良反应，如横纹肌溶解、体温升高、过敏等，可做对症支持治疗。

5. 硫喷妥钠

（1）首先立即停药，大多数轻症患者可以自行缓解。

（2）咳嗽、喉痉挛、支气管痉挛患者，先解除诱因，后正压氧气吸入。麻醉前注射阿托品具有一定的预防作用。

（3）对于呼吸中枢受到抑制的患者，应行气管插管，并以机械通气维持呼吸。

（4）血压过低的患者，立即进行液体复苏，维持灌注，必要时给予多巴胺、去甲肾上腺素等泵入，维持血压。

6. 盐酸利多卡因

（1）首先立即停止使用利多卡因，轻症患者可自行缓解。

（2）静脉用药导致的中毒，应给予大量补液，加速药物的分解代谢，并运用利尿剂进行排泄。口服中毒时，应立即催吐，把未吸收的药物先清除，然后再进行洗胃，以促进毒物的消除。洗胃后可在胃内加入 5 g 鞣酸。

（3）对症治疗：根据中枢神经系统症状，给予镇静，肌肉松弛，气管插管、机械通气维持呼吸，强心脏药物和临时起搏可应对循环抑制。

（4）避免使用兴奋性药物，如咖啡因、尼可刹米等，因为这类药物会过度激发神经细胞的活动，增加氧气的消耗，从而使中枢抑制的时间延长。也应避免使用肾上腺素和吗啡。

7. 盐酸吗啡

（1）无论经消化道或注射（吗啡可吸入胃内）摄入吗啡，禁止催吐，尽早洗胃，清除消化道毒素。由于幽门痉挛，胃内可能会有少量吗啡长时间残留，因此中毒时间较长的患者也应洗胃。洗胃液选用 1:2 000 高锰酸钾溶液，然后用清水清洗。采用小剂量洗胃，防止胃内容物反流，引起吸入性窒息。

（2）洗胃后可给予 30% 硫酸钠液 50~100 ml 导泻。有呼吸衰竭者，则用硫酸镁导泻，可缓解因毒物引起的肠道过度紧张。

（3）吗啡的拮抗剂是纳洛酮，可静脉注射纳洛酮来中合吗啡毒素，另外可大量输注高浓度葡萄糖溶液以及电解质溶液，通过液体补充，从而促进毒物分解和排泄，也能达到防止脱水的作用，也可根据患者的具体情况输入部分血浆，维持血容量。

（4）如是皮下注射吗啡过量者，可使用止血带等压迫注射点上方，松紧以静脉回流停止为度，并每隔一小时要放松 10 分钟，否则会导致肢端坏死。另外，可使用冰袋进行局部冷敷，减缓毒物的吸收。

（5）保持呼吸道通畅，如出现呼吸抑制或昏迷时，应立即给予氧气吸入或使用简易呼吸器辅助呼吸，必要时建立人工气道，进行机械通气，静脉可给予阿托品、洛贝林、尼可刹米等呼吸兴奋药物提高呼吸中枢兴奋，促进呼吸恢复、意识恢复。

（6）其他对症治疗。

8. 杜冷丁

（1）口服中毒者应尽早洗胃，清除胃中残余的毒物，然后导泻，尽可能排出更多的毒物。

（2）保持呼吸道通畅，维持呼吸，给予氧气吸入，必要时进行气管内插管，机械通气。

（3）维持循环功能，充分补液，必要时给予血管活性药物，提升血压。

（4）杜冷丁的拮抗药物有纳洛酮和丙烯吗啡，可静脉注射以中合杜冷丁的中毒反应。当出现兴奋、惊厥等症状时，则不能再使用纳洛酮或丙烯吗啡拮抗，因为该拮抗药物可使其症状加重，此时应选用地西泮或巴比妥类药物静脉注射以缓解中毒症状。

（5）如哌替啶在血液中浓度过高时，可运用血液透析促进排泄毒物。

9. 芬太尼

（1）当患者出现肌肉强直时，可使用拮抗药物进行处理。

（2）如果出现呼吸抑制时，则可使用氧气吸入，或者建立人工气道、呼吸机支持呼吸等措施进行救治。

（3）心动过缓者可用阿托品治疗。

（4）对症治疗。补充血容量，维持灌注，稳定血压，必要时可选用升压药。

10. 盐酸曲马朵

（1）出现呼吸抑制的患者，可以通过建立人工气道，呼吸机支持呼吸缓解。

（2）如果出现血压降低等症状时，可静脉给予液体补充，保证血容量充足，必要时可以使用多巴胺、去甲肾上腺素等血管活性药物维持血压。

（3）根据患者的症状对症治疗。

四、护理诊断及问题

（1）低效性呼吸形态。与麻醉药物过量抑制呼吸有关。

（2）意识形态改变。与麻醉药物过量有关，表现为昏迷、意识障碍。

（3）组织灌注不足。与麻醉药物过量，引起血管收缩、血容量下降有关。

（4）清理呼吸道低效。与意识障碍以及痰液不能及时排出有关。

（5）潜在并发症。与中毒后引起相关症状有关，如惊厥、成瘾。

（6）焦虑。与患者担心预后有关。

（7）知识缺乏。与患者接受教育程度低及接受专业培训少有关。

五、护理措施及护理观察要点

1. 一般护理

（1）立即终止接触药物。

（2）口服或静脉注射中毒者应首先停药。

（3）迅速清除体内尚未被吸收的毒物。

（4）经呼吸道吸收的中毒者，应立即脱离中毒现场，置于通风处。

（5）经皮肤和黏膜吸收毒物者，应立即去除污染衣物，用清水彻底清洗皮肤、头发及指甲缝。

（6）经消化道吸收者，应立即进行催吐、洗胃、导泻。不易催吐药物则用活性炭进行吸附再导泻。

2. 病情观察

（1）严密监测患者生命体征，观察意识状态、瞳孔大小、对光反射、呼吸、循环，准确记录出入量。如出现呼吸抑制，心率下降，应采取紧急处理措施。

（2）保持呼吸道通畅，必要时给予氧气吸入或球囊辅助呼吸，若自主呼吸不能维持，可根据情况，建立人工气道，给予机械通气维持呼吸。

（3）保证组织灌注的充足，维持循环，若出现低血压者应给予充分补液，必要时使用升血压药物。

（4）留取呕吐物、大小便送检，正确采集血标本进行毒物剂量分析。

3. 用药护理

（1）给予拮抗药物，促进苏醒。

（2）静脉给予 5% 葡萄糖或 5% 葡萄糖盐注射液输注，充分补液，促进毒物排出。

（3）鼓励患者大量饮水，同时遵医嘱给予利尿剂加速毒物的排出。

（4）根据累及的脏器具体情况给予对症治疗，必要时予以血液透析或灌流。

4. 心理护理

保持良好的心情，避免焦虑，积极配合治疗。

5.健康教育

严格掌握麻醉镇静药物的适应证、用药剂量，在有监护的情况下正确用药，出现不良反应时应立即停药，积极抢救。

六、标准化护理流程管理

麻醉镇痛类药物中毒标准化护理流程管理见图 4-2-4。

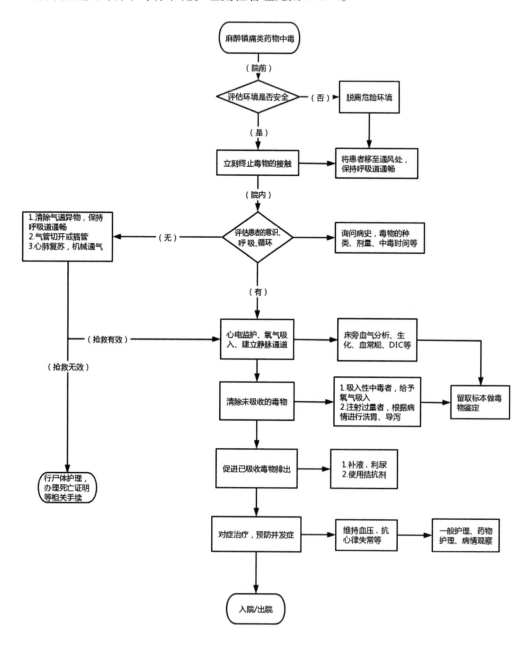

图 4-2-4　麻醉镇痛类药物中毒标准化护理流程管理

七、知识拓展：最新常见新型毒品种类有哪些

21 世纪以来，新型毒品逐渐取代了鸦片、海洛因的主导地位，这些由人工化学合成的致幻剂和兴奋剂类毒品，直接作用于人的中枢神经系统，能使人产生欣快感。合成毒品的滥用和成瘾会增加死亡率，导致获得性免疫缺陷综合征和丙肝等疾病的传播，而且会严重危害躯体健康（如心血管事件）和神经精神健康（如神经认知障碍、帕金森病、癫痫、抑郁症、精神病等）。目前常见的新型毒品包括如下类型：

1. "笑气"

化学名称是氧化亚氮，曾作为麻醉药物使用，现多用作食品添加剂。然而，不法人员将"笑气"作为新型毒品替代品，压缩后注入小钢瓶，再导入气球供青少年吸食。小钢瓶中的"笑气"有奶油香味，吸食后让人产生幻听和幻觉。"笑气"具有成瘾性和神经毒性，一次使用会让人产生快感，长期使用会产生依赖，导致四肢麻木、头皮有红斑，胸口喘不过气来，甚至还会引起心脏病变、中枢神经系统损坏等疾病，严重时可致人死亡。由于此药品是尚未列入管制名录的新型毒品替代品，且价格便宜，有些青少年对社会诱惑抵抗力差，意识不到吸食"笑气"的危害，是"笑气"的主要消费群体。

2. 冰毒

即兴奋剂甲基苯丙胺，又名甲基安非他明、去氧麻黄素。由于外观是纯白结晶体，而且晶莹剔透，所以被吸毒、贩毒者称为"冰"（Ice）。因为它的毒性剧烈，所以称之为"冰毒"。小剂量使用时有短暂的兴奋抗疲劳作用，故又有"大力丸"之称。冰毒主要作用于人体的中枢神经系统，直接摧残人体大脑，破坏人体的大脑组织。冰毒的生理成瘾性虽然比海洛因小，但心理的成瘾性是最厉害的，危害性也是最高的，一旦吸食，对大脑组织便会造成不可逆的损害。过量吸食冰毒可导致急性中毒，严重者会出现神精混乱、性欲亢进、焦虑、烦躁、幻觉状态、死亡。如果长期滥用冰毒，可造成慢性中毒、体重下降、消瘦、溃疡、脓肿、指甲脆化、夜间磨牙、龋齿、死亡。高剂量或反复使用可产生中毒性精神病，表现有被害妄想、幻视，也可能出现听幻觉和触幻觉。亦称苯丙胺精神病。静脉注射可引起各种感染合并症，包括肝炎、细菌性心内膜炎、败血症和获得性免疫缺陷综合征等。吸食冰毒的人还具有的较强的攻击性，可能出现暴力行为。

3. 摇头丸

是一种人工合成毒品，一般以 3，4－亚甲基二氧甲基苯丙胺（MDMA）、4，5－亚甲基二氧基苯丙胺（MDA）、苯丙胺（AM）及甲基苯丙胺（MAM）为主要有效成分。吸食后，可引起大脑皮质兴奋，在没有音乐的时候，头也会轻微晃动，有一种疲惫、欲睡的感觉。但吸食者受到音乐的刺激时，就会随着音乐的节拍不由自主地手舞足蹈、疯狂地摇头，音乐节奏越强烈，头晃动得越厉害，感觉越舒服，甚至有摇断了脖子的记录，故此被称为"摇头丸"。

4. K 粉

化学名称"氯胺酮"，为一种合成毒品，是国际流行的新型毒品。外观为易溶于水

的白色结晶粉末，通常滥用于娱乐场所。 当被人滥用作为毒品时，一般人只要足量接触两到三次即可上瘾，是一种很危险的毒品。吸食 K 粉后会随着音乐疯狂摇头，出现极度兴奋、精神分裂等神经中毒反应。长期吸食，还会对心血管系统、呼吸系统、消化系统、神经系统、泌尿系统均有不同程度的损害，是对人体健康造成极大危害的毒品之一。此外，吸食 K 粉后，易让人产生性冲动。

5. 三唑仑

又名三唑氯安定、海乐神，是一种新型的苯二氮䓬类药物，也是第三代毒品，具有催眠、镇静、抗焦虑的作用。由于它无色无味，易溶于水及各种饮料中，催眠、麻醉作用非常强，所以常被犯罪分子用来实施犯罪行为，故俗称迷药、蒙汗药、迷魂药。三唑仑还可使人出现狂躁和好斗的情况，滥用会对人身心造成严重危害。

此外，新型毒品还有氟硝西泮、麦角乙二胺（LSD）、丁丙诺啡、地西泮及有机溶剂和鼻吸剂等。

目前，无论是国内还是国际上，新型毒品使用的形势都不容乐观，临床上也缺少治疗新型毒品成瘾有针对性的药物或方法。因此，新型毒品成瘾的防治仍然是当下的热点问题。可喜的是，从近年来的研究成果来看，对新型毒品的认识正从分子学、细胞学层面逐步向系统生物学转变，对毒品的认知正从简单走向复杂，从单一走向多元。相信随着研究的进一步深入，人们对新型毒品成瘾的本质将有更加深刻的认识，并逐步发现一些可应用于临床的有效药物或治疗方法。

（贺娜）

第五节　中枢兴奋类药物中毒

一、中枢兴奋类药物中毒

中枢兴奋类药物（central stimulants）是能提高中枢神经系统机能活动的一类药物。根据中枢兴奋类药物的作用部分不同，可分为三类：①兴奋大脑皮质的药物，这类药物可以提高大脑皮质层神经细胞的兴奋性，促进脑细胞的代谢，从而改善大脑的机能，比如咖啡因、烟碱。②兴奋延髓呼吸中枢的药物，又称呼吸兴奋药，这类药物直接或间接地作用于呼吸中枢，增加呼吸的节律和深度，如尼可刹米、洛贝林。③兴奋脊髓的药物，也是促进脑功能恢复的药物。

咖啡因（caffeine）也叫咖啡碱，主要分布于茶叶、咖啡豆等植物的幼嫩组织部位，通过提取得到的一种黄嘌呤生物碱化合物，化学式为 $C_8H_{10}N_4O_2$，化学名为 1，3，7- 三甲基黄嘌呤（137X）。咖啡因纯品为具有强烈苦味的白色粉状物质，常广泛用于药物中，治疗神经衰弱和昏迷复苏；也常见于食品中，如红牛等功能性饮料及茶叶、奶茶、咖啡等饮品中都含有咖啡因成分。

烟碱（nicotine）又名尼古丁，化学式为 $C_{10}H_{14}N_2$，化学名为 54-11-5，是一种存在于茄科植物（茄属）中的生物碱，是烟叶的重要成分。其主要成分为无色、透明、有挥发性的油状液体，具有特殊的芳香气味，有吡啶臭和焦辣味，极易吸湿，在空气或光线中逐渐变成棕黄色，能随水蒸气挥发。烟碱是一种吡啶型生物碱，曾用作园艺上的杀虫剂，由于它的高度挥发性，可防治蔬菜、果树上的蚜虫、介壳虫、潜叶蝇、菜粉蝶幼虫等，也可用于防治稻飞虱及棉花、柑橘上的红蜘蛛等。它的熏蒸作用对昆虫也有触杀、胃毒、抑制生长发育和一定的杀卵作用。烟碱经氧化可制得烟酸，用作医药、食品和饲料添加剂。用于制作电子烟、电子烟油、医药、食品、营养保健品、香精香料、化妆品、动物饲料的添加剂、香烟加味剂、减肥药、戒烟药及其他化工、生化试剂等。

洛贝林又名山梗菜碱（lobeline），是由山梗菜中提出的一种生物碱，白色结晶或颗粒状粉末，无臭、味苦，遇光及热易分解变色。略溶于水，溶于乙醇，易溶于氯仿。分子式为 $C_{22}H_{27}NO_2$，化学名为 90-69-7，中药半边莲、山梗菜全草和种子中都含有洛贝林。

烟酸二乙胺，又名尼可刹米，是一种有机化合物，分子式为 $C_{10}H_{14}N_2O$，化学名为 59-26-7，为无色或淡黄色的澄清油状液体；放置冷处，即成结晶；有轻微的特臭，味苦；能直接兴奋延髓呼吸中枢，使呼吸加深加快。

二甲弗林，又名回苏灵，分子式为 $C_{20}H_{21}NO_3$，化学名为 1165-48-6，是中枢兴奋药，具有作用快，维持时间短，疗效明显的优点。

苯丙胺（amphetamine）又名苯齐巨林、安非他明、非那他明。分子式为 $C_9H_{13}N$，化学名为 300-62-9，白色粉末，无味或稍苦，气味淡薄，能溶于水，是一种中枢兴奋药，可用于治疗乙醇、麻醉药与其他中枢抑制药中毒及精神抑郁、发作性睡病等。

哌甲酯（Methylphenidate）为哌啶衍生物，别名利他林、哌醋甲酯，是一种有机化合物，化学式为 $C_{14}H_{19}NO_2$，是精神兴奋药物。它能提高振奋精神，促进思维敏捷，缓解疲劳，对抗抑郁症。用于治疗注意缺陷多动障碍时，能增强注意力，改善动作协调性和运动功能，提高智商。主要用于轻微脑功能失调（MBD），被列入第一类精神药品管控。

（一）发病原因及机制

1. 发病原因

中枢兴奋药物类中毒大多由用药剂量超过极量使用、误服或服药过量以及药物滥用而导致，个别中枢兴奋药物中毒与其职业也有一定关系，如在咖啡因、烟碱生产过程中，如果不注意自身保护，接触有毒的原料、中间产物或成品，可发生中毒。

2. 机制

中枢兴奋药随着用药剂量的增加，不但兴奋的作用增强，还对中枢作用范围也随之扩大。若过量使用均可引起中枢神经系统各部位广泛兴奋，从而发生惊厥。严重的惊厥可能因能量耗尽而转入抑制，此时就不能再继续使用中枢兴奋药物来对抗，否则会因中枢过度抑制而导致死亡。

（二）病理

1. 咖啡因

咖啡因作为精神活性物质在全世界范围内被广泛使用，其作用于人体中枢神经系统，使机体产生兴奋作用。咖啡因作为国家管制的精神药品物质，其管制力度远低于其他滥用药物。咖啡因具有安全范围较大、不良反应轻微的特性，适量摄入有益于运动和神经功能，可缓解疲劳，醒脑提神。若使用过量（> 400 mg），则出现紧张、多尿、失眠、烦躁、血压升高、呼吸加快、心率过快等症状。长期或大量使用会对机体产生以下危害：

（1）神经系统方面：咖啡因会对人体中枢神经系统造成不同程度的损害，由于咖啡因对大脑皮质有较强的兴奋作用，小剂量口服可增强大脑皮质兴奋度，振奋精神，减少疲劳感，改善思维，提高对外界的感应性，从而提高工作效率。大剂量则会兴奋延髓的呼吸中枢和血管运动中枢，使呼吸中枢对二氧化碳敏感性增加，增加呼吸频率和深度；使血压回升，继而兴奋和影响延髓。但使用过量时，可引起强直性惊厥。

（2）心血管系统方面：咖啡因对心血管系统具有中枢性及末梢性双重作用，起初兴奋延髓中的迷走中枢，使心率稍慢；继而可能由于对心肌直接作用占优势，使心率加快，心肌收缩力加强。由于兴奋血管运动中枢，使内脏血管收缩，同时又直接舒张血管平滑肌，使外周血管扩张；因脑血管阻力增加，致使脑循环血流量减少。

（3）消化系统方面：咖啡因可通过兴奋中枢神经系统的迷走中枢，刺激迷走神经胃支，从而引起胃泌酸增加和胃腺分泌亢进，也会刺激胃肥大细胞释放组胺，进而造成胃壁细胞泌酸增加。因咖啡因具有刺激性，口服会引起胃液分泌，胃酸增多等胃部不适症状；中毒后会出现恶心、呕吐现象。十二指肠溃疡患者若饮用含大量咖啡因饮料，会因强烈而持久的刺激导致溃疡、穿孔。

（4）泌尿系统方面：咖啡因可松弛胆管和支气管平滑肌，具有利尿、兴奋横纹肌、轻度增强新陈代谢等作用。如剂量使用不当，可增加肾小管上皮细胞和红细胞的肾脏排泄率，甚至出现肌肉跳动和抽搐等。

（5）具有成瘾性：长期大量摄入，则产生重度成瘾性，一旦停用可表现短期或数日头痛或不适，浑身乏力疲惫，精神萎靡等各种戒断症状，摄入中毒剂量可引起阵挛性惊厥，严重者可致死亡。

2. 烟碱

烟碱有剧毒，是 N 胆碱受体激动药的代表，对 N_1 和 N_2 受体及中枢神经系统均有作用。

（1）烟碱可通过口腔、呼吸道、胃肠道等处的黏膜很快吸收，并可由母亲的乳汁传给婴儿。吸收后的烟碱有 80%~90% 主要在肝内，部分在肾及肺内被破坏，其他代谢产物和未分解的一部分都由尿中排出。再大剂量也能在 16 小时内完全排出。据研究发现，在碱性尿液中排出的烟碱只及酸性尿液中排出的 1/4。

（2）烟碱主要作用于交感神经节和副交感神经节，具有双相作用。小剂量时兴奋，大剂量时抑制。中毒后，初期表现为短时间兴奋，随后则发生较长时间抑制。

（3）烟碱对于中枢神经系统有明显的兴奋作用，特别是延髓中的呼吸、血管运动和呕吐中枢。小剂量应用，因烟碱兴奋颈动脉和主动脉化学感受器引起的反射，使呼吸加强。大剂量使用，因烟碱的箭毒样作用，可发生呼吸抑制，致使呼吸肌麻痹，常可导致呼吸停止。

（4）烟碱可使副交感神经兴奋而致心动缓慢，随即发生交感神经兴奋而引起血压升高、心跳加速；大剂量使用烟碱可发生心律失常、血压下降等中毒症状。

（5）烟碱性剧毒，成人内服烟碱致死量为 50~60 mg，中毒量是 4~10 mg。其作用发生很快，5~30 分钟即可死亡。无吸烟习惯的人，有时 4mg 烟碱就可引起严重症状。

3. 洛贝林

洛贝林可激动颈动脉体和主动脉体的 N 胆碱受体，反射性兴奋呼吸中枢、迷走神经中枢和血管运动中枢的兴奋，使呼吸加深加快，在临床上用作呼吸兴奋剂以及其他中枢抑制药中毒的抢救，作用迅速而短暂，用于新生儿窒息、一氧化碳引起的窒息、吸入麻醉剂及其他中枢抑制药（如阿片、巴比妥类）的中毒及肺炎、白喉等传染病引起的呼吸衰竭。剂量过大时对自主神经节先兴奋后麻痹。

4. 尼可刹米

尼可刹米通过刺激颈动脉窦和主动脉体的化学感受器，反射性地兴奋呼吸中枢，并提高呼吸中枢对二氧化碳的敏感性。对大脑皮质、血管运动中枢及脊髓也有较弱的兴奋作用，对其他器官则无直接兴奋作用。由于尼可刹米的治疗有效量和中毒量很接近，频繁应用或一次误用过大剂量可发生中毒，使高级运动中枢兴奋而发生惊厥，导致呼吸麻痹。

5. 二甲弗林

二甲弗林作用于呼吸中枢，可迅速增大通气量，对一切通气功能紊乱、换气功能减退和高碳酸血症均有呼吸兴奋作用，其兴奋作用强于洛贝林、贝美格及尼可刹米，促苏醒率也高，适用于各种原因引起的中枢性呼吸衰竭。在使用中如不注意控制剂量，剂量过大就会引起肌肉抽搐或惊厥等中毒症状。

6. 苯丙胺

苯丙胺可引起深度精神作用，包括警觉性、主动性和信心提高，欣快感、疲劳感减低，语言增多，以及集中注意力的能力增强。苯丙胺还可引起过度兴奋、不安、失眠、震颤、紧张和烦躁等症状，大剂量或反复使用，可以成瘾，并可引起兴奋和抑制过程平衡失调而导致精神症状，故被列为毒品。口服时用量为 5~10 mg，每日极量为 30 mg。应用过量可引起中毒，成人最小致死量 250 mg，静脉快速注射 120 mg 即可致死。

7. 哌甲酯

哌甲酯系较温和的精神兴奋药，作用于皮质和皮质下神经元（包括背侧丘脑），能兴奋中枢多种精神性活动；对呼吸中枢也有兴奋作用，小剂量时通过颈动脉体化学感受器反射性兴奋呼吸中枢，大量时直接兴奋延髓呼吸中枢，剂量过大亦能引起惊厥。用于对抗巴比妥类、水合氯醛或萝芙木生物碱类药物过量所致的中枢抑制和其他原因引起的呼吸抑制、儿童多动综合征、轻度脑功能失调、小儿遗尿症、发作性睡病，以及巴比妥类、水合氯醛等中枢抑制药过量引起的昏迷。

二、护理评估

（一）病史

要诊断药物中毒最主要的方法是详细询问病史。对有些药物中毒患者，必须采用探索性的询问方法，诱导式提问，才能获得准确的病史资料。询问病史应注意以下几点：

（1）询问起病情况，如：该类症状的出现是急还是缓？患者原来的健康状况如何？是否突然发生严重病状？

（2）询问从事的工作，如：是否有毒物的接触史？

（3）询问健康状况，如：是否患病？曾用何种药物治疗？数量多少？用后有无反应？是否有同时使用几种药物史？

（4）询问饮食情况，如：发病前吃过哪些食物？喝过哪些饮料？之前是否吃过，饮用过？吃后或饮用后有无不适感觉？有无与他人同食此类食物？

（5）询问生活习惯，如：有无吸烟、喝酒史，喜饮咖啡史？

（二）临床表现

1. 咖啡因

（1）过敏反应：表现为皮肤湿疹、荨麻疹或鳞状红斑样皮疹，伴气喘，偶可发生过敏性鼻炎、哮喘。高度过敏者，可发生烦躁不安、口唇发绀、意识丧失，甚至引起呼吸、心脏骤停。

（2）消化道症状：表现为上腹部疼痛、恶心、呕吐等消化道症状。

（3）中枢神经症状：表现为失眠、头痛、烦躁不安、恐惧、谵妄、幻觉、精神错乱等。严重中毒者可出现肌肉跳动、抽搐、震颤、强直性惊厥、瞳孔缩小及对光反射消失等。

（4）其他系统症状：表现为脉速、心悸、胸部有压迫感，可出现心脏早搏、皮肤湿冷、呼吸困难或急促、多尿、排尿后有里急后重感、血压下降及中枢神经兴奋等严重症状。

2. 烟碱

（1）由于烟碱具有较强的腐蚀作用，故开始时常有口及胃内灼痛，口咽干燥或流涎、恶心、呕吐、腹痛、严重腹泻等表现。

（2）烟碱轻度中毒时有头痛、头晕、心悸及胸部压迫感，手指震动；重度中毒时可表现为精神兴奋、瞳孔缩小、弱视、显著的全身震颤、心动过缓（有时心动过速）、血管张力过低、痉挛等。严重中毒患者可出现瞳孔先缩小后散大、脉搏细速、血压降低、皮肤湿冷、呼吸困难、谵妄、惊厥、昏迷，常死于呼吸麻痹或心脏骤停。

（3）对烟过敏的人可因微量液接触皮肤而在 3~5 分钟发生休克。

（4）慢性中毒常有频繁心悸、心律不齐，有时血管张力过强；胃肠道症状有恶心、唾液分泌过多、上腹部疼痛便秘或腹泻等；神经系统症状可有头痛、眩晕、失眠或嗜睡、出汗增多、瞳孔缩小、黄视或弱视等；通常各系统症状同时出现。

3. 洛贝林

（1）按照正常剂量使用时，可有口咽干燥、恶心、呕吐、腹痛、腹泻、咳嗽、头痛、眩晕、震颤、感觉异常、尿道烧灼感等不适。

（2）较大剂量使用时，可兴奋迷走神经中枢而致心动过缓、房室传导阻滞或心动过速。

（3）超剂量使用时，可因交感神经节及肾上腺髓质被兴奋，而释放大量递质引起心动过速。严重者可发生精神错乱、瞳孔缩小、对光反应消失、惊厥、呼吸和循环衰竭、大汗、恐惧、震颤、肌肉跳动、瞳孔先缩小后扩大，最终因血压下降、呼吸中枢麻痹而死亡。

4. 尼可刹米

大剂量应用时可出现血压升高、皮肤潮红、瘙痒、恶心、呕吐、咳嗽、心慌、心悸、心律失常、呼吸加深加快、肌肉震颤；严重中毒者可发生惊厥、呼吸麻痹。

5. 二甲弗林

正常用药后，会有恶心、呕吐、皮肤灼热感等；若超剂量使用，会出现兴奋不安、肌肉抽搐、惊厥等症状。

6. 苯丙胺

1）急性中毒

（1）轻度中毒时可出现头痛、烦躁不安、头晕、失眠、欣快等；中度中毒时可出现瞳孔散大、反射亢进、脉搏细速、震颤等体征；重度中毒时除以上症状外，还可能出现幻觉、谵妄、精神错乱、自伤或伤人行为，甚至惊厥、昏迷。

（2）中枢兴奋过后，会出现疲劳和抑制，意识朦胧或昏迷，呼吸浅表甚至衰竭，少数患者可出现脑出血或其他部位出血的征象。

（3）消化系统症状表现为口咽干燥、金属味、恶心、呕吐、上腹胀气、腹痛、腹泻等。

（4）心血管系统症状表现为面部先潮红后苍白、心动过速、早搏或心律失常、心绞痛，显著的高血压或低血压，以致晕厥和循环衰竭。

2）慢性中毒

（1）长期使用该药可以成瘾或有耐药性，突然停用时可出现震颤、抑郁、出汗、衰弱，甚至有自杀企图。

（2）慢性中毒综合征与急性过量症状相似，因患者体重减轻、明显精神症状偶被误诊为精神分裂症，常有情绪激动、幻听、幻视及类偏执狂、妄想等。停药后于短期内恢复正常，偶成慢性。

（3）盐酸苯丙胺长期使用后时常有食欲不振、体重减轻发生，偶有皮炎发生。

7. 哌甲酯

（1）神经系统症状：焦虑、失眠、头晕和眩晕、听力下降、癫痫发作；会引起攻击和多动行为；还会出现抽动、急性运动障碍、抑制生长。

（2）心血管系统症状：心率过快，血管收缩，心肌缺血，血压升高，导致室上性心动过速、急性心肌梗死和猝死。

（3）消化系统症状：恶心、呕吐、上腹痛、腹泻、消化不良、食欲下降，引起体质量下降。

（4）长期静脉注射哌甲酯，可引起精神病症状（言语性幻听和妄想）、情感症状（惊恐发作、威胁要攻击的极端愤怒、暴力行为和激越）、妄语，静脉注射者可引起局部感染（脓肿和蜂窝织炎）及全身感染（心内膜炎、破伤风、肉毒中毒性感染或人类免疫缺陷病毒感染）。

（三）实验室检测

目前咖啡因及其代谢物的主要检测方法有高效液相色谱法（HPLC）、气相色谱—质谱联用法、液相色谱—质谱联用法、液相色谱—质谱串联法、磁共振法（NMR）等。在法医学领域中研究多集中在血液、尿液和组织等生物检材中咖啡因及其代谢物的检测。咖啡因半数致死量取决于体重和个人敏感程度，通常情况下是 150~200 mg/kg 体重，也就是说一个普通成年人口服超过 1 g 即可发生中毒性反应，致死量为 10 g，血浓度为 60~160 μg/ml。

烟碱中毒患者的血液中烟碱浓度超高，可有血糖增高、糖尿、血钾降低、白细胞增多等情况出现。尼可刹米中毒，可做肝肾功能的检查，中毒时间较长的患者还应定期检查心电图。哌甲酯中毒，需要定期检查心电图。

（四）中毒分度

中枢性兴奋药物中毒可根据用量分为轻、中、重度，其具体表现参照临床表现。

三、救治措施

1. 咖啡因

（1）对于内服大量含咖啡因的药物或饮料而导致的中毒，应采用催吐、洗胃、导泻的方法进行排毒。

（2）若患者出现烦躁不安或惊厥时，可选用地西泮或巴比妥类药物。严重精神兴奋者可给予奋乃静或氯丙嗪药物治疗。

（3）可静脉输注 5% 葡萄糖盐水维持体液，促进毒物的排泄，当排尿较多时，应适当补钾。

（4）对于过敏者，可选用异丙嗪、阿司咪唑、泼尼松或氢化可的松等治疗。

（5）重症患者根据情况对症治疗，必要时给予氧气吸入，或建立人工气道，进行机械通气，维护呼吸功能。

2. 烟碱

由于烟碱发生中毒比较迅速，且在体内分解破坏也快，所以应及时给予有效治疗措施，对烟碱进行解毒，及时排出体内剩余的烟碱。

（1）口服中毒不可进行催吐，先给予活性炭进行吸附，再进行导泻。如无活性炭，也可洗胃。

（2）如是皮肤接触烟碱等物，应迅速脱除被污染的衣服，并用大量温水冲洗被污染的皮肤，保持清洁。

（3）静脉滴注 10% 葡萄糖液或 5% 葡萄糖生理盐水，维持体液，以促进毒物由肾脏排泄。

（4）必要时给予氧气吸入，或进行人工呼吸。因烟碱本身具有兴奋呼吸作用，中枢性呼吸兴奋药并不适用。当呼吸衰竭时，表明其作用已发展到麻痹期，此时只能建立人工气道，给予机械通气，维持呼吸，使患者顺利度过烟碱解毒和排泄所需时间，即可避免死亡。

（5）根据其具体表现进行对症治疗，如出现低血压时则应选择升压药静脉滴注；当心动过速时可选用洋地黄类药物静脉注射；若出现心脏骤停则应尽快进行心肺复苏术并配合肾上腺素进行积极抢救。

3. 洛贝林

（1）一般不良反应可立即停药，由于该药在体内易于分解，药效迅速而短暂，一次剂量仅能维持 30 分钟左右，故停药后症状即可消失。

（2）如口服半边莲、山梗菜叶及籽，可先进行催吐，然后用 1 : 5 000 高锰酸钾溶液进行洗胃，洗胃完毕后可内服硫酸钠进行导泻。

（3）输入适量的液体可补充体液，也可促进排泄。

（4）根据其具体表现对症用药，如血压降低，应用血管收缩升压药。如有惊厥，应用速效巴比妥类或地西泮。必要时给氧并做人工呼吸。

（5）其他对症治疗。

4. 尼可刹米

（1）出现一般不良反应时可立即停用尼可刹米，并静脉滴注 10% 葡萄糖液，保持体液，促进药物排泄。

（2）若出现烦躁不安、惊厥时，可选用地西泮、苯巴比妥钠、水合氯醛等；出现心律失常、呼吸麻痹时给予相应的治疗。

（3）根据其临床表现进行其他的对症治疗。

5. 二甲弗林

（1）出现一般不良反应时则立即停药，并静脉滴注 5% 葡萄糖液或者 5% 葡萄糖氯化钠液，保持体液，促进药物排泄。

（2）若出现烦躁不安、惊厥时，可选用短效巴比妥类药物或者地西泮肌内注射或者静脉注射，有小儿或惊厥史的患者慎用或不用。

（3）根据其临床表现进行其他的对症治疗。

6. 苯丙胺

（1）口服中毒者，在未发生惊厥前催吐，应用活性炭混悬液口服，继之导泻。若已发生惊厥，则应先控制惊厥再行洗胃。

（2）应用氯化铵以酸化尿液，因为酸性尿可促进排泄。氯化铵口服量：成人每次 1~2 g，每日 3 次；儿童每次 30~75 mg/kg，每日 3 次。

（3）控制中枢神经兴奋首选静注短效巴比妥类药物，较为安全、有效。

（4）血压明显升高时首选硝苯地平 10 mg 舌下含化或静脉滴注利舍平 0.5~1 mg。

（5）严重中毒者可采用腹膜透析或血液透析治疗。

7. 哌甲酯

（1）出现一般不良反应时立即停药，如果用药过量可通过洗胃以排空胃内容物。对于有激越和癫痫症状的患者，在洗胃前应进行适当控制，并保证呼吸道通畅。也可以给予活性炭先吸附再进行导泻。

（2）静脉滴注 5% 葡萄糖液或者 5% 葡萄糖氯化钠液，保持体液，促进药物排泄。

（3）根据其临床表现进行其他的对症治疗。

（4）要防止患者的自我伤害，并避免任何外部刺激加重已有的过度兴奋症状。

四、护理诊断及问题

（1）意识形态改变。与中枢兴奋药物刺激中枢神经系统引起头晕、烦躁、精神亢奋等意识改变有关。

（2）心律失常。与中枢兴奋药物过量导致的心动过速、早搏、心绞痛等有关。

（3）低效性呼吸形态。与中枢兴奋药物过量抑制呼吸有关。

（4）焦虑。与患者担心预后有关。

（5）知识缺乏。与患者接受教育程度及接受专业培训有关。

五、护理措施及护理观察要点

1. 一般护理

（1）立即终止接触药物。口服中毒者应首先停药。

（2）迅速清除体内尚未被吸收的毒物。经皮肤和黏膜吸收毒物者，应立即去除污染衣物，用清水彻底清洗皮肤、头发及指甲缝等；经消化道吸收者，应立即进行催吐、洗胃、导泻。不易催吐药物则用活性炭进行吸附再导泻。

2. 病情观察

（1）严密监测患者生命体征，观察意识状态、瞳孔大小、对光反射、循环，准确记录出入量。若瞳孔放大、血压下降、呼吸变浅或不规则，常提示病情恶化，应采取紧急处理措施。对于有抽搐、谵妄或狂躁症状的患者可给予保护性约束，避免出现意外伤害。

（2）保持呼吸道通畅，必要时给予氧气吸入，若自主呼吸不能维持，可根据情况，建立人工气道，给予机械通气维持呼吸。

（3）应保证血液循环，若出现低血压者应给予升血压药物，保持灌注充足。

（4）对于高热患者还需物理降温。

（5）留取呕吐物、大小便送检，正确采集血标本进行毒物剂量分析。

3. 用药护理

（1）出现惊厥时，应给予地西泮或苯巴比妥钠控制惊厥发作，惊厥强烈时应给予异戊巴比妥钠或硫喷妥钠控制发作。

（2）静脉可给予 5% 葡萄糖或 5% 葡萄糖盐输注，充分补液，促进毒物排出。

（3）鼓励患者大量饮水，同时遵医嘱给予利尿剂加速毒物的排出。

（4）根据累及的脏器具体情况给予对症治疗，必要时予血液灌流。

4. 心理护理

保持良好的心情，避免焦虑，积极配合治疗。

5. 健康教育

（1）严格掌握用药适应证和用药剂量，在用药过程中出现精神兴奋及惊厥时，应立即停药。

（2）良好的生活习惯，避免或少使用含有兴奋作用的药物来提神醒脑，缓解压力，提高效率。

六、标准化护理流程管理

中枢兴奋类药物中毒标准化护理流程管理见图 4-2-5。

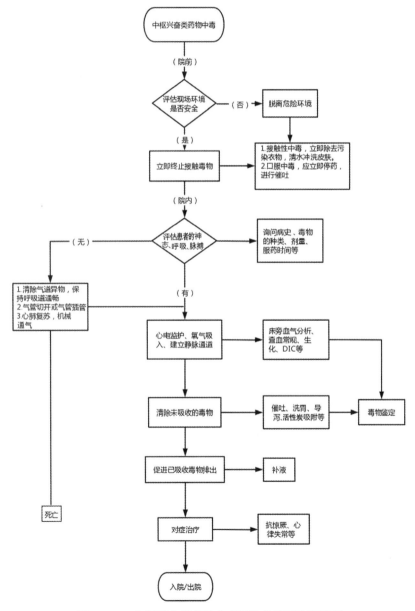

图 4-2-5　中枢兴奋类药物中毒标准化护理流程管理

七、知识拓展

奶茶作为现代年轻人必不可少的快乐水，你多久喝一次？近日，消费者委员会开展珍珠奶茶比较试验，10 个品牌奶茶均被检出含有咖啡因，平均含量为 258 mg/kg。其中，咖啡因含量最高者为 522 mg/kg。然而一杯美式咖啡（中杯）的咖啡因含量仅为 108 mg；一罐红牛饮料中的咖啡因含量仅为 50 mg。也就是说，部分奶茶的咖啡因含量高到可怕！最高的一杯奶茶咖啡因含量等于 4 杯咖啡！等于 8 罐红牛！怪不得有的时候喝了杯奶茶，晚上怎么也睡不着觉……在人们的印象中，咖啡因一般在咖啡、浓茶等饮料中存在，当特别疲劳困乏的时候，都会想到饮咖啡或浓茶来提神醒脑，谁曾想到奶茶的咖啡因含量居然如此之高呢？难怪有些人喝了奶茶会出现如心悸、震颤、睡眠紊乱等情况。奶茶不仅含咖啡因量高，其含糖量也非常高，就算一杯无糖奶茶其含糖量也达到 2.4 g。奶茶本身里面所含有的脂肪量达到 2.7 g/100 ml，特别注意的就是奶盖类型的奶茶，奶盖里脂肪含量是普通奶茶的两到三倍！越好喝越容易使你变胖！奶茶里还包括反式脂肪酸，长期食用会诱发人体血脂代谢异常，增加心血管疾病发生风险和导致肥胖！尽管道理都懂，但想喝奶茶的人总是会为了喝上一杯奶茶而找各种借口，因为奶茶是戒不掉的快乐啊！但是为了自己的健康，我们还是要降低频率少喝点。

参考文献

[1] 杨洪国 .GC/MS 法测定毛发中咖啡因及其代谢物 [D]. 兰州：甘肃政法学院，2013.

[2] 王乐，贾宗平，赵文成，等 . 咖啡因检测方法研究进展 [J]. 南警官学院学报，2019，1：19-27.

[3] 翟金晓，崔文朱军 . 咖啡因的中毒、检测及其应用研究进展 [J]. 中国司法鉴定，2017，5：30-35.

（贺娜）

第三章　呼吸系统常用药物中毒

第一节　镇咳药中毒

一、概述

咳嗽是一种保护性呼吸道反射动作，是呼吸系统疾病最常见的症状之一，可以是单独出现的唯一症状，也可以伴随有咳痰和气喘症状同时出现，互相作用，互为因果，相互影响。咳嗽中枢位于延髓呼吸中枢旁，咳嗽刺激一般经过迷走神经、三叉神经和吞咽神经传递到咳嗽中枢。迷走神经在耳、咽、喉、支气管、胸膜、肺及其他内脏各处均有广泛分布，所以呼吸系统任何一处发生病变，都有可能引起咳嗽症状。呼吸道受到炎症、痰液等刺激后，借助咳嗽动作将呼吸道内的异物和分泌物排出体外。所以咳嗽是一种保护性的刺激反射，有益于清除呼吸道内的异物、痰液等，防止呼吸道痰液堆积或异物阻塞气道，以保持呼吸道的通畅。一般大部分呼吸系统疾病，医生会教会患者有效咳嗽方法，鼓励患者咳嗽清除呼吸道异物及痰液来保持呼吸道通畅。偶尔的咳嗽对身体无害还具有一定的保护功能，不需要药物治疗。咳嗽按照咳嗽时间的长短分为3类：急性咳嗽、亚急性咳嗽、慢性咳嗽。急性咳嗽时间不超过3周，亚急性咳嗽时间为3~8周，慢性咳嗽8周及以上。普通咳嗽在解除咳嗽刺激因素或致病因素后可自行恢复，因此若非刺激性强或频繁的咳嗽，一般不建议使用镇咳药。如果是因为呼吸道产生的炎症、黏膜充血和水肿、呼吸道分泌物过多的刺激等因素导致剧烈的、持续性干咳，因此类咳嗽会增加患者的痛苦、消耗自身过多体力，从而影响工作、学习和休息，使患者舒适度降低，甚至加重病情并引起更严重的并发症等。对于这类咳嗽需使用镇咳药以减轻症状，增加患者舒适度。因此，所谓镇咳药，就是指能减轻或有效制止咳嗽的药物。对于痰液过多刺激呼吸道伴随的剧烈咳嗽，可同时使用祛痰药物，稀释痰液后促使痰液更易咳出。痰液过多的情况下不适合单独使用强力镇咳药，否则将影响痰液的排出，从而加重呼吸道的炎症，不利于疾病恢复。

（一）镇咳药分类

镇咳药作用于咳嗽反射中枢的不同环节从而产生镇咳作用亦不相同，通常根据药物作用部位可细分为：中枢性镇咳药、外周性（周围性）镇咳药、兼性（双重作用）镇咳药。

（1）中枢性镇咳药直接抑制延髓咳嗽中枢发挥镇咳作用，其又可分为成瘾性中枢性镇咳药和非成瘾性中枢性镇咳药两大类。

a. 成瘾性中枢镇咳药为吗啡类生物碱及其衍生物，其特点为镇咳作用强，具有成瘾性，主要适用于各种原因引起的剧烈干咳和刺激性咳嗽，尤其是伴有胸痛的干咳。该类药物在镇咳的同时还兼有镇痛等作用。但由于能抑制支气管腺体的分泌，使痰液黏稠，痰多者应避免使用。因其具有成瘾性，目前该类药物用于临床镇咳的已经较少，国家加强了此类药物的监管。磷酸可卡因最为常用，另外还有福尔可定（吗啉吗啡）、二氢可卡因、羟蒂巴酚（羟甲吗啡）等。

b. 非成瘾性中枢镇咳药较多的是一些人工合成的药物，该类药物虽作用于呼吸中枢，但其无抑制作用，且无镇痛作用和成瘾性，仅仅只保留了强力镇咳的作用。主要用于感冒、急性或慢性支气管炎、支气管哮喘、咽喉炎、肺结核以及其他上呼吸道感染引起的刺激性干咳。此类药物主要有氢溴酸右美沙芬（美沙芬）、盐酸氯哌斯汀、磷酸二甲啡烷、枸橼酸奥昔拉定等。

（2）外周性镇咳药（又称周围性镇咳药、末梢性镇咳药），可通过抑制呼吸道感受器或反射弧的传出、传入神经的相关环节，阻断咳嗽反射传入中枢，发挥解除支气管痉挛、祛痰等作用，是常用的镇咳药。因其不作用于中枢神经，故避免了与中枢神经相关的副作用。口服后能解除支气管痉挛，保护咽部黏膜少受刺激，而起到止咳作用。该类药物主要有喷托维林、盐酸普诺地嗪、枸橼酸奥索拉明等。

（3）兼性镇咳药（又称双重作用镇咳药），具有非成瘾性中枢性镇咳作用，同时亦兼并外周性镇咳作用。这类药物既有抑制咳嗽中枢的作用，也有抑制肺及胸膜牵张感受器引起的肺—迷走神经反射的作用，有时与非成瘾性中枢性镇咳药难以严格区分。常用药物有磷酸苯丙哌啉、枸橼酸喷托维林（咳必清）等。

镇咳药的应用需严格根据病情而定，选用不当反而会引起不良后果，加重病情，导致疾病迁延不愈。中枢性镇咳药可以直接抑制咳嗽中枢，作用较强，效果显著，多适用于各种原因引起的频繁而剧烈的干咳。值得注意的是该类药物不适用于痰量多的患者，防止药物抑制咳嗽反射，从而使大量痰液滞留在呼吸道内无法排出，导致呼吸道堵塞、感染加重等情况诱发更严重的并发症。另外，磷酸可卡因等成瘾性中枢镇咳药可引起中枢神经系统的副作用和药物依赖作用，应严格遵医嘱使用，禁忌自行选用，避免成瘾。呼吸系统疾病所引起的刺激性干咳或阵咳，临床上通常使用非成瘾性中枢镇咳药或兼性镇咳药，如枸橼酸喷托维林等。外周性镇咳药药理作用缓和，常用于较为轻度的咳嗽。使用镇咳药物时，还应针对引起咳嗽的病因进行对症治疗，才能达到治标治本的效果。

（二）镇咳药过量/中毒的原因

1. 滥用中毒

因中枢性镇咳药含有国家管制类药品成分，如可卡因（又名甲基吗啡）、麻黄碱（又名麻黄素）、樟脑酊、罂粟壳等。随着国家相关部门对毒品犯罪的打击力度以及对含麻含可卡因制剂的控制力度增大，购买含麻含可卡因制剂的要求和成本也相应增大，而氢溴酸右美沙芬片作为甲类非处方药，价格低廉，易于购得，几乎任何一个药店或诊所都可以买到。一些特殊人群错误地利用该药的中枢抑制作用，长期、大量服用以产生类似毒品的效果，导致药物中毒产生。

2. 误服中毒

误服中毒是指人不慎或不知情的情况下，自服或被他人诱导服用镇咳药或者被混入镇咳药的食物、酒水等造成的中毒。如一些特殊场所内，不法人员为达到目的，此类误食往往出现在 18 岁到 25 岁的年轻人群体，因此类群体大部分为在读大学生，缺乏社会经验，往往容易上当受骗。

3. 未遵医嘱超剂量服用中毒

深秋严冬是呼吸道疾病高发的季节，咳嗽是呼吸系统疾病最常见症状之一，特别是剧烈干咳和刺激性咳嗽，严重影响工作、学习及休息。一些人为尽快缓解咳嗽症状，未仔细阅读药品说明书或不严格遵从医嘱，盲目地认为在短时间内服用大剂量镇咳药物能促使疾病尽快痊愈，导致镇咳药超剂量使用，最终产生过量/中毒症状。

4. 自杀中毒

由于不法药商未按国家药品监督管理局规定，不按规定销售中枢性镇药物，一些处方药物亦可轻易购得。镇咳药按推荐剂量服用时，是一种安全药物，过量服用亦可致人死亡。国外曾有报道 5 例少年可能由于服用过量胶囊包装的粉状右美沙芬造成死亡。国内亦有服用过量枸橼酸喷托维林自杀死亡的报道。

5. 医源性中毒

部分医生在给患者用药时，为了减轻疾病症状所带来的痛苦，在应用药物时，不严格掌握药物的药理作用及剂量，频繁、过量地使用，导致患者药物中毒，甚至成瘾。给患者身心带来巨大伤害。

（三）镇咳药机制及用药剂量

1. 可卡因

可卡因（codeine）又名甲基吗啡，属于中枢性镇咳药，口服后，30~45 分钟起效，作用持续时间镇痛为 4 小时，镇咳为 4~6 小时；能选择性地抑制延髓的咳嗽中枢，镇咳作用迅速且效果明显，其作用强度约为吗啡的 1/4。对中枢神经系统的抑制也有镇痛镇静的作用，为吗啡的 1/7~1/2，但强于一般解热镇痛药，能抑制支气管腺体分泌，使痰液黏稠，不易咳出，故不宜用于痰多黏稠的患者。呼吸抑制、便秘、耐受性及成瘾性等作用均较吗啡弱。临床上常用药物为磷酸可卡因糖浆，成人常用量为一次口服 15~30 mg，一日 30~90 mg，一次口服不超过 100 mg，一日总量不超过 250 mg。因服用后可有短暂的兴奋感，故以误用、滥用中毒较多见。口服后被胃肠道吸收，主要作用于肺、肝、肾和胰。本品易于透过血脑屏障，又能透过胎盘屏障，可引起新生儿戒断综合征，故孕妇及哺乳期妇女禁用。

2. 右美沙芬

右美沙芬（dextromethorphan）又名右甲吗喃、美沙芬、普西兰，美国 FDA 将其誉为"现代最安全的中枢镇咳药"：1961 年右美沙芬在世界麻醉药会议上被定为非麻醉药；1989 年，世界卫生组织认为"右美沙芬是取代可卡因的一种镇咳药"。氢溴酸右美沙芬口服给药后在胃肠道吸收完全，10~30 分钟起效，口服 10~20 mg 时，有效时间为 5~6 小时，而 30 mg 时有效时间长达 8~12 小时，与相同剂量的可卡因相比其作用时间长。肺的支气管周围的神经有迷走神经，夜间迷走神经相对活跃，迷走神经兴奋会使肺的气管支气管分泌物增加，刺激气管支气管平滑肌收缩，故晚上的咳嗽相对较重。右美沙芬通过阻断迷走神经的兴奋，从而发挥强力镇咳作用。故能用于抑制夜间咳嗽以保证睡眠。

3. 喷托维林

喷托维林（Pentoxyverine）又名维静宁、咳必清，属芳酸胺基酯类，是人工合成的非成瘾性中枢性镇咳药，对咳嗽中枢有选择性抑制作用，有局部麻醉和阿托品样作用，对支气管平滑肌有一定的解痉作用，兼有外周性镇咳作用，强度为可卡因的 1/3，适用于干咳无痰的患者。本身毒性较低，超剂量时也易出现并发症。成人每次口服 25 mg，一日 3~4 次，5 岁以上儿童每次口服 6.25~12.5 mg，一日 2~3 次。

（四）临床不良反应

1. 磷酸可卡因

（1）常见不良反应有：①心理变态或幻想；②呼吸微弱、缓慢或不规则；②心率或快或慢、异常。少见的不良反应：①惊厥、耳鸣、震颤或不能自控的肌肉运动等；②荨麻疹、瘙痒、皮疹或脸肿等过敏反应；③精神抑郁和肌肉强直等。

（2）依赖性：长期应用可引起依赖性，常用量引起依赖性的倾向较其他吗啡类药为弱。典型的症状为：食欲减退、腹泻、牙痛、恶心呕吐、流涕、寒战、打喷嚏、打哈欠、睡眠障碍、胃痉挛、多汗、衰弱无力、心率增速、情绪激动或原因不明的发热。

2. 右美沙芬

不良反应为可偶见头晕、轻度嗜睡、胃肠道不适、口干、便秘等。应用过量可致兴奋、精神错乱、呼吸抑制等。与优降宁等单胺氧化酶抑制剂合用时，可致高热，甚至死亡。

3. 喷托维林

（1）不良反应有轻度头痛、头晕、口干、恶心、腹泻，偶见便秘。

（2）曾报道 3 个儿童分别服用本药 25 mg、250 mg 和 550 mg 后出现阿托品中毒样反应，皮肤潮红、瞳孔散大、对光反射消失、口腔黏膜干燥、烦躁不安，以至癫痫样发作，导致昏迷。

（五）镇咳药急性中毒病理

引起镇咳药急性中毒的磷酸可卡因、右美沙芬、喷托维林等作用机制不同，主要的病理表现也不同。以喷托维林为例，大量喷托维林中毒后，药物迅速吸收入血，使药物浓度在血液中迅速升高。喷托维林选择性抑制延髓呼吸中枢，很快使中毒患者呈现昏迷状态，随着血液浓度的进一步升高，导致更严重的呼吸抑制，致使全身多个器官缺氧，最后因为呼吸功能衰竭导致呼吸心脏骤停。另外喷托维林中毒时，其还有阿托品样作用，可以抑制腺体分泌，扩张微小血管，使血压降低，引起患者多个器官淤血，肺高度淤血水肿、脑出血水肿等急性中毒及缺氧的病理学改变。

二、护理评估

（一）病史

镇咳药急性中毒的患者，几乎都伴有精神症状，故采集病史时，部分患者往往不能清楚表述中毒的经过，应注意对随行家属、朋友、共同的中毒者等一同询问，特别是近期有无呼吸系统疾病，有无自行购买并服用镇咳药物的习惯，并详细记录。病史采集的内容主要包括：

1. 导致中毒的药物及性状

首先要仔细询问患者服用的是何种类型药物，争取第一时间掌握何种药物导致中毒，针对其特性进行相应的诊疗措施。自杀中毒患者往往知晓服用的中毒药物品名、性状，尤其是自杀意志不够坚定、求生欲望较强的中毒者。中毒后意识障碍的患者，可让其家属或其他知情者提供剩余药物或药瓶/盒，以便了解患者服用药物的性状及剂量大小。但是，误服中毒的患者常不能提供误服药物的名称，甚至不知道服用了何种类型的药物，如患者已出现意识障碍，此时，应重点询问随行的家属、朋友或陪伴人员，并尽可能请他们提供患者中毒前进食残留的食物、酒水等，也可留取患者的呕吐物或胃内容物进行毒物筛查，以便进一步检测中毒物的品名、化学结构、性状等。

2. 摄食的剂量和速度

服用药物的剂量往往跟中毒的严重程度直接相关，摄入量、摄入速度与中毒程度成正比关系。镇咳药治疗剂量内是没有中毒风险的，短时间内摄入大量的药物或滥用药物时，会造成短时间内机体内药物浓度升高，迅速被机体吸收，达到中毒剂量，导致中毒症状的产生。自杀中毒和误服中毒者，摄入毒物剂量大，速度快，中毒程度一般都较重，死亡率高。

3. 过量/中毒者自身身体状态

在同种药物中毒者同一途径摄入相同剂量的药物时，其中毒反应的严重程度和年龄、体质、身体主要解毒器官状态息息相关，中毒造成的靶器官损伤程度也和神经系统、肝脏、肾脏、心脏等重要器官的基础功能有关系。如年老者和幼儿对药物中毒的反应比较重，中毒造成的损害也较大，疾病预后更差；肝肾等重要解毒、排毒脏器功能异常，常引起血液浓度中多余药物残留不能快速排出，容易造成药物体内蓄积，对机体持续造成损害。

（二）实验室检查

血液、胃内容物进行镇咳药浓度测定可明确诊断并帮助判断预后。

（三）中毒分度

镇咳类药物中毒可根据用量分为轻、中、重度，其具体表现参照临床表现。

三、救治措施

1. 清除消化道内残留药物

（1）洗胃：早期对消化道摄入过量、药物还未完全吸收的患者最有效的清除过量药物的方法就是洗胃治疗，阻止过量药物在胃内的吸收。洗胃操作是临床上救治急性消化道中毒最常见的方法之一，早期、及时并彻底地洗胃可提高临床上消化道中毒救治的成功率。可以根据服药的剂量，决定洗胃的时间和次数，直至胃内容物全部洗出，且洗出液透明、清澈、无残渣。

（2）灌服活性炭：洗胃结束后，利用活性炭的吸附作用，将活性炭灌洗进入胃内，吸附胃内残留药物，阻止药物吸收。将 50 g 活性炭加入 250 ml 清水中，每隔 4 小时经胃管灌入胃内，保留 1 小时，使其充分吸收残留药物，便于排出药物。反复进行，可减少胃内残留药物。

（3）导泻、灌肠：口服或者经胃管注入 50% 硫酸镁 30~50 ml 或 20% 甘露醇 200~300 ml，通过渗透作用，刺激胃肠蠕动，减少毒物吸收，促进肠道内毒物排出，减少毒物经肠道吸收，大多数患者 2~5 小时开始出现腹泻症状，此时应注意保持清洁，及时更换被污染的衣物，避免再次接触毒物，减少毒物经皮肤的吸收。对于中毒时间长的患者，大量的药物残渣已经进入肠道，在洗胃的基础上，导泻失败的患者，需进行高位清洁灌肠，常用温生理盐水进行灌肠，动作轻柔，避免肠穿孔和黏膜损伤，同时记录出入量。

2. 促进已吸收的药物排出

患者送医后应第一时间建立静脉通道进行大量补液，必要时可建立静脉双通道。大量补液可以降低血液中的毒物浓度。充分补液后，可予以利尿，常用的利尿剂为呋塞米，加快毒物代谢，促进毒物排出。利尿同时要监测患者的电解质，可边利尿，边补充电解质，维持内环境稳定。对于心肾功能不全、低钾患者禁止利尿。

3. 血液净化疗法

对中毒量大、血液中药物浓度高、常规治疗无效且伴有肾功能不全者，血液净化治疗是有效清除体内毒物的方法。将患者血液中未完全吸收的毒物，通过透析器，利用半透膜进行透析，将血液中的毒物、代谢物、多余的水分等排出体外，起到肾脏的代谢作用。

4. 对症支持治疗

及时给予氧气吸入，根据患者病情选用鼻塞吸氧或面罩吸氧，出现严重呼吸抑制的患者，可协助医生行气管插管，予呼吸机辅助通气。及时处理心脏和循环衰竭、维持水电解质和酸碱平衡。静脉大量补液的同时，可输注葡萄糖、维生素 C、葡醛内酯、ATP 等，增强肝脏的解毒能力。发生过敏反应时，给予抗过敏处理。心搏骤停时，立即行心肺复苏等抢救措施。

5. 特效解毒药物

如可卡因一次性服用 60 mg 可有明显的呼吸抑制作用，并发生烦躁不安等中枢兴奋症状，此时可酌情使用纳洛酮。纳洛酮为特异性阿片受体拮抗剂，有呼吸兴奋作用，且安全性高。

四、护理诊断及问题

（1）气体交换受损。与药物严重过量后，出现呼吸抑制有关。
（2）急性意识形态改变。与药物过量出现头晕、嗜睡、精神错乱、神志不清等有关。
（3）自理能力降低或缺陷。与中毒后引发的头晕、精神错乱等神经症状有关。
（4）水电解质紊乱。与中毒所致的恶心、腹泻有关。
（5）知识缺乏。与对药物知识的缺乏导致滥用药物有关。

五、护理措施及护理观察要点

1. 一般护理

①急性镇咳药中毒的患者，尤其是盐酸可卡因中毒的患者，常出现头晕、嗜睡、精神错乱等症状，应保护患者安全，避免因精神异常导致患者出现意外，如自伤、自杀、跌倒坠床、伤害他人等，必要时行保护性约束。②随着药物中毒对机体重要器官的损害，患者往往出现窦性心动过缓、心律失常，进而出现血压下降，甚至休克，积极扩容治疗，必要时使用升压药物。使用对血管有收缩作用的药物时，尽可能选用中心静脉置管，避免药物直接作用外周血管，导致外周静脉炎、药物渗漏或周围皮肤坏死。紧急情况下只能使用外周血管用药时，需与家属沟通用药风险，必要时签署相关医疗文书。③由于误吸、肺水肿等出现呼吸道堵塞、呼吸困难，严重者出现呼吸衰竭，积极给予氧气支持，及时纠正患者缺氧状态。如已出现严重呼吸衰竭，可配合医生行气管插管，予呼

吸机辅助呼吸，适时清理呼吸道异物，保持呼吸道通畅。④详细记录出入量，密切观察患者的尿量、每日进食进水量、口渴情况及皮肤色泽、弹性、出汗情况，注意血压与尿量的关系，及时给予适量补液，严密监测水电解质及酸碱平衡。⑤对于自杀服药患者中毒时间长、服药量大、发现时间晚，送医时已出现呼吸心脏骤停的，应立即行心肺复苏等抢救措施，挽救患者生命。复苏成功患者需实时观察瞳孔大小、对光反射情况、生命体征，并及时记录。

2. 心理护理

首先，应积极了解患者中毒原因，根据中毒原因评估患者的心理状况。急性镇咳药中毒患者治疗过程中，痛苦的经历和感受，会对患者的心理造成影响，如反复洗胃的痛苦、各种有创的操作、约束的不自由，应在救治的过程中，提供舒适的治疗环境，积极进行心理疏导和干预。对因自杀服药的中毒者，应有专人陪护和护理，尽量取得患者的信任，了解患者思想情况和心理状态，结合患者性格，进行相应的心理护理。医务人员应保持良好的工作情绪，积极向上的生活态度，关爱患者，鼓励患者及家属，做好疾病相关的解释工作及患者和家属的安慰工作，向患者家属讲述陪伴的重要性，让家属也参与到疾病治疗当中，避免一切可能再次刺激患者的因素发生，协助患者克服各种心理问题及不良嗜好，预防患者再次自伤、自杀，甚至伤害他人的情况发生。

3. 用药护理

患者在使用镇咳药治疗过程中，一旦出现心律失常等症状，护理人员应掌握心血管系统常用药物的给药方法、用药剂量、药物作用及药物不良反应，用药前后严密观察心率、心律的变化；利尿剂使用时严密记录患者尿量及电解质变化；严密观察药物的作用及不良反应，一旦发生不良反应，及时通知医生，予以调整。

4. 健康教育

加强特殊群体的健康宣教，以短视频、新闻、校园宣讲等形式做好镇咳药的宣传，避免出现镇咳药滥用等情况；特殊部门应加强对普通药店的监管及监督，严格把控镇咳药售卖条件。售卖时做好相关药物的药理及不良反应宣教，避免因不了解药物作用，误服、过量服用的情况发生；做好医院内医务人员的培训，避免医源性原因导致患者用药过量；针对自杀中毒的患者，应多向患者输出正能量信息或让家属、朋友多与其交流、谈心，消除患者的负面情绪，引导患者积极向上生活，避免再次发生此类情况发生。

六、标准化护理流程管理

镇咳药中毒标准化护理流程管理见图 4-3-1。

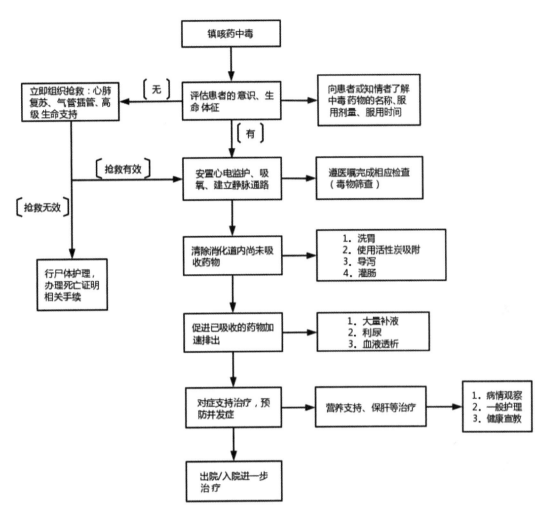

图 4-3-1 镇咳药中毒标准化护理流程管理

参考文献

[1] 石力夫 . 镇咳药物及其应用 [J]. 药学服务与研究，2011（8）：15.

[2] 陆丛笑，唐启令 . 呼吸系统疾病治疗药物处方集 [M]. 北京：人民卫生出版社，2018.

[3] 刘春涛，梁宗安，易群，呼吸内科常见病用药 [M]. 2 版 . 北京：人民卫生出版社，2016.

[4] 任引津，张寿林，倪为民 . 实用急性中毒全书 [M] . 北京人民卫生出版社，2003.

[5] 张建华，李敬亮 . 服用过量咳必清自杀死亡 1 例 [J]. 法医学杂志，2002（9）：30.

[6] 逢立艳，梁伟 . 右美沙芬的滥用及合理使用 [J]. 中国药物依赖性杂志，2010（6）：15.

[7] 张友干，郭华 . 实用特殊药品手册 [M]. 北京：中国军医出版社，2008.

[8] 黄育鸿，张妙英 . 镇咳药物得临床合理应用探讨 [J]. 临床合理用药杂志，2010（8）：15.

（胡茂）

第二节　平喘药中毒

一、概述

平喘药是指缓解、消除或预防支气管哮喘的一类药物，该类药物能作用于哮喘发生的任何一个环节。平喘药的用药途径有很多种，包括口服、静脉给药及吸入给药。支气管哮喘（简称哮喘）是由于多种细胞包括炎症细胞和结构细胞（如肥大细胞、嗜酸性粒细胞、T淋巴细胞、中性粒细胞、平滑肌细胞、气管上皮细胞等）和细胞组分参与的气道慢性炎症疾病。

引起哮喘的常见因素有：气候改变、接触过敏原、呼吸道感染、精神因素等等。按药理作用可分为：抗炎药物（如糖皮质激素、抗白三烯药物和炎症介质阻释剂）、支气管扩张药（选择性 β_2 受体激动剂、抗胆碱能药物和茶碱类药物）。其中临床较常使用的茶碱类药物也是最常见导致药物过量、中毒的药物。

（一）茶碱类药物中毒

1.茶碱类药物作用机制

茶碱类药物对于支气管扩张作用是通过多个环节而产生作用的：①茶碱通过抑制磷酸二酯酶3（PDE3）、磷酸二酯酶4（PDE4），减慢cAMP的水解速度，抑制磷酸二酯酶5（PDE5），减慢cGMP的水解速度，从而提高细胞内cAMP和cGMP的水平，升高cAMP／cGMP比值，使气道平滑肌松弛；②刺激内源性儿茶酚胺的释放，应用茶碱后，血中肾上腺素、去甲肾上腺素、心率、血压、血糖、游离脂肪酸、胰岛素均呈剂量依赖性增高；③对 Ca^{2+} 的调节茶碱能抑制细胞内钙的释放和钙在平滑肌细胞内的重新分布，导致钙激活的钾通道激活，细胞内钙浓度及钙对刺激剂的敏感性降低，从而舒张支气管平滑肌；④其他茶碱还具有抑制前列腺素（PG），抑制肥大细胞释放介质，增强 β 受体激动剂活性等作用。

2.常见茶碱类相关药物

（1）氨茶碱（aminophylin）：氨茶碱具有解痉平喘、强心利尿、兴奋呼吸中枢和抗变态反应等多方面的药理作用。目前为止其确切治疗哮喘的作用机制尚未明了。其作用机制可能有：①磷酸二酯酶（PDE）抑制作用；②拮抗腺苷受体；③通过抑制钙离子的内流，降低细胞内钙离子的浓度；④刺激内源性儿茶酚胺的释放；⑤抑制肥大细胞释放炎性介质；⑥低浓度时具有抗炎作用；⑦其他作用如增强 β 受体激动剂的作用、增强膈肌收缩力、抑制前列腺素作用等。

（2）二羟丙茶碱（diprophyline）：二羟丙茶碱又称喘定、甘油茶碱、Dyphyline、

Neothylline 和 Glyphylline。本品是茶碱的中性衍生物，水溶性增加，对胃肠道的刺激性小。其药理作用与氨茶碱相似，但支气管扩张作用比氨茶碱弱。

（3）胆茶碱（cholinophylline）：胆茶碱为茶碱与胆盐的复盐。药理作用与茶碱相似，但溶解度较大，口服吸收较快，胃黏膜刺激性比氨茶碱小，患者容易耐受。

（4）多索茶碱（doxofylline）：多索茶碱具有较强的磷酸二酯酶抑制作用，其扩张支气管平滑肌的作用比氨茶碱明显增强，同时具有一定的镇咳作用。

本章节以氨茶碱中毒为例，详细阐述说明。

（二）氨茶碱类药物中毒

1. 中毒原因

氨茶碱类药物治疗浓度范围窄，治疗指数低，使用剂量过大或给药速度过快，都容易引起严重的中毒反应甚至导致呼吸、心脏骤停。且血药浓度与疗效、不良反应息息相关，容易受到生理、病理、药物、食物等因素影响，个体差异大，有效血浓度为 10~20 mg/L。浓度大于 20 mg/L，即可出现心动过速、心律失常，浓度大于 40 mg/L，可发生发热、失水、惊厥等症状，严重的甚至出现呼吸、心脏骤停。因此临床上氨茶碱药物过量、中毒较多见。总结后，归为以下原因。

（1）医源性中毒：氨茶碱的安全性是临床医生长期关注的一个问题，因其有效浓度与中毒浓度接近，且个体差异大，儿童较成人用药过程中更易产生过敏反应。医生方面，临床上由于医生未严格掌握药理作用或用药剂量，导致患者用药过量，发生中毒反应。护理方面，护士在配药过程中未严格按照"三查七对"的要求，使得配置药物浓度超过医嘱剂量，导致药物浓度过量；输液时，未向患者或家属进行药物不良反应的健康宣教，导致患者在输液时未能及时发现不良反应的发生，导致药物中毒；在输液过程中，药物输液速度过快，未及时巡视病房发现患者的不良反应，导致患者药物中毒。

（2）误服中毒：氨茶碱用药途径众多，家庭使用时多选用口服用药。但由于家长对药物的监管、对儿童用药时的监督不到位时，儿童自行服用药物未按规定剂量，超剂量误服而导致中毒产生。

（3）自杀中毒：自杀中毒多见于一些精神疾病患者，如抑郁症患者，情绪持续低落，得不到心理疏解。部分因为社会纠纷，一时情绪激动，产生过激行为。一次性大量服用药物，可造成严重后果，若救治不及时可导致呼吸心脏骤停，造成无法挽救的损失。

2. 中毒机制

氨茶碱是磷酸二酯酶抑制剂，脂溶性高，极易透过血脑屏障。药物中毒时，主要兴奋中枢神经系统，随剂量增大依次作用于大脑皮质、延髓（呼吸中枢、血管运动中枢及迷走神经中枢）、脊髓，使中枢神经系统极度兴奋，代谢增强，持续惊厥引起大脑缺氧，神经细胞的代谢产物堆积，Na^+—K^+ ATP 酶活性降低，细胞内 Na^+ 增多，引发脑水肿。

二、护理评估

1. 病史采集

（1）部分患者送医时中毒症状明显，有特征性中毒表现，有利于临床诊断。特别是神志清楚的患者，往往明确知晓自己服用何种药物、药物剂量多少以及用药间隔时间等，因此可直接向患者本人询问病史，争取救治时间。

（2）医源性中毒的患者，可调取患者住院期间用药医嘱、护理记录、医嘱执行单等，询问其管床医生、责任护士、陪护人员，患者的用药情况，如用药途径、剂量、输注时间等。

（3）误服中毒或长期使用药物的患者，往往知晓服用的药物的品名、性状、服用剂量、服用的时间等，可让其提供剩余药盒/瓶，以了解患者的中毒程度。

（4）对于送医时已出现神志不清或不能清楚阐述自己服用何种药物的患者，如儿童、精神疾病患者，应让其监护人或相关知情人提供家中剩余药物、食物等，了解其因何中毒。第一时间留取患者的呕吐物或胃内容物及时送检，行毒物筛查。详细了解患者近期健康状态、既往有无精神病史、精神状态、家中有无常备茶碱类药物习惯等高危中毒因素。

（5）针对服药自杀患者，由于患者求死心切，在采集病史时往往不配合医务人员，可能出现隐瞒病史或谎报病史的情况，医务人员应多向其家属或亲近者了解病史，从中筛选出对疾病有利的信息，帮助临床诊断。

2. 临床表现

临床上氨茶碱中毒症状的出现与持续时间和药物剂量有关，而临床上经常可见因误用超剂量的氨茶碱而发生中毒反应，且多以儿童为常见。一般认为氨茶碱在用药后 30 分钟即出现临床中毒表现，剂量越大，中毒症状出现越快；持续时间越长，中毒症状越重。主要表现为：

（1）消化系统：氨茶碱属于碱性药物，给药后对胃肠道刺激较大，主要表现为腹痛、恶心、频繁呕吐，严重中毒时可出现消化道出血。

（2）心血管系统：对血管运动中枢及心肌有兴奋作用，血药浓度升高超过 20 mg/mL 时可致心血管不良反应，如心动过速、心律失常，甚至出现心室颤动、心脏骤停。患有心血管疾病者应用此药，否则发生心脏毒性反应的危险性增大。

（3）神经系统：氨茶碱直接兴奋神经中枢，早期可表现为精神兴奋、烦躁不安、失眠、易激惹，严重中毒时可表现为痉挛、惊厥、昏迷。

（4）呼吸系统：氨茶碱治疗量和预防量都可以刺激呼吸中枢，使呼吸加深、加快，部分患者可出现呼吸衰竭症状。

（5）骨骼肌：氨茶碱直接刺激骨骼肌，引起患者肌张力增高、腹肌紧张、全身抽搐。

（6）泌尿系统：氨茶碱可抑制肾小管对钠的重吸收，使肾小球滤过率增加，出现利尿作用，严重的可引起无尿或肾功能衰竭。

（7）代谢紊乱：氨茶碱使部分患者出现高血糖、酸中毒、低钾血症、低钙血症、低镁血症。

3. 实验室检测

（1）一般实验室检查：对已经出现明显中毒症状的患者，行血常规、生化、动脉血气分析、血清电解质及心电图检测，有助于了解患者呼吸状态、酸碱平衡、有无代谢紊乱及心律失常等情况发生。

（2）毒物检测：可抽血行血药浓度检测，取患者外周血，按照荧光偏振免疫分析仪的操作规程，在光路检测、温度检测和吸量检测合格后，做氨茶碱的校正标准曲线，按常规测得血清样品氨茶碱浓度。

4. 中毒分期

（1）早期中毒：氨茶碱早期中毒症状主要为厌食、恶心、烦躁不安，偶有呕吐等症状发生，应立即停药观察。

（2）中期中毒：氨茶碱中期中毒症状主要表现为频繁呕吐、腹痛、口渴和低热。

（3）晚期中毒：氨茶碱晚期中毒主要表现为呕血、痉挛、昏迷、虚脱和高热，药物严重过量时可导致呼吸、心脏骤停。

三、救治措施

（1）安置心电监护及给予氧气吸入，密切观察患者生命体征，优先处理危及生命的症状，迅速消除威胁生命安全的因素，保障患者安全，如保持呼吸道通畅、纠正心律失常等。针对早期症状，及时采取相应措施，对症支持治疗，保障患者生命体征平稳。

（2）口服中毒者尽快清除消化道内未吸收的残留药物。应早期催吐治疗，如在家发现时或送医过程中，由第一发现者实施催吐操作；到达医院后，向患者及家属沟通洗胃的及时性、必要性、禁忌证、适应证及并发症，签署洗胃沟通书，及时行洗胃操作治疗；洗胃后服用活性炭吸附残留药物，用导泻药物加速肠蠕动，清除进入肠道内的残留药物，常用硫酸钠或硫酸镁口服导泻。

（3）及时建立静脉通路，大量静脉补液，必要时可建立静脉双通路，配合利尿剂及脱水剂的使用，可防止脑水肿并加速已吸收的药物排泄。若中毒时间长，大量药物已吸收入血，可选用血液透析。经过抗凝处理的血液，透过半透膜组成的透析器，半透膜的另一侧为透析液，可有效去除患者血液中的多余药物浓度，从而达到降低血药浓度的效果。

（4）正确使用对症药物，根据氨茶碱与其他药物的相互作用，正确选择镇静剂和抗菌药物。使用抗惊厥药物治疗时，常选择使用苯巴比妥钠，因此类药物脂溶性高，可穿透血脑屏障，抑制中枢神经系统；救治过程中应禁止使用呼吸兴奋剂、肾上腺素、含有咖啡因的食物或饮料等，以免增加氨茶碱中枢抑制性，增加氨茶碱毒性。

（5）对症支持治疗，由于药物中毒对各系统造成的损害，应及时对症处理，如大量补液使用利尿剂时定期检测电解质情况及准确记录小便排出情况。静脉使用保肝药物，防止血药浓度过高，损伤肝功能等。及时处理和预防可能发生的并发症及迟发的中毒症状，消除或减轻患者痛苦。

四、护理诊断及问题

（1）多器官功能不全。与中毒后药物直接作用于消化系统、神经系统、循环系统，造成多器官功能受损有关。

（2）意识状态的改变。与药物中毒后引起的神经系统症状有关。

（3）水电解质紊乱。与药物中毒引起的频繁呕吐、消化道出血、发热有关。

（4）舒适度的改变。与药物中毒引起的腹痛、入院后环境改变有关。

（5）知识缺乏。与缺少药物药理知识及不了解用药指征，缺乏药物中毒相关安全防护知识及紧急处理方法有关。

五、护理措施及护理观察要点

1. 密切观察生命体征及对症支持治疗

氨茶碱中毒多采用支持疗法和对症疗法。一旦出现氨茶碱中毒症状，应立即停药，如在家中中毒应立即送医院就诊。如在住院过程中应立即关闭输液器报告值班护士。护士查看患者后立即予心电监护及根据患者缺氧状态选择合适的吸氧方式，并汇报值班医生，及时查看患者。如中毒时间长，患者已出现意识改变及呼吸困难，在面罩吸氧仍不能改善的情况下，应协助医生行床旁气管插管，予呼吸机辅助通气，维持患者有效的呼吸及循环功能。密切观察患者生命体征、神志情况、瞳孔大小，做好各项基础护理及气管插管护理，并及时、准确地记录。

2. 清除消化道内未吸收药物

（1）催吐：对于清醒患者，早期清除胃内残留药物最有效的方法为催吐，常用无菌棉签、压舌板等刺激患者咽喉部，引起呕吐反射，促进胃内容物吐出。也可口服吐根糖浆进行催吐。催吐时注意患者体位选择，一般以侧卧位为宜，避免呕吐物进入呼吸道，导致误吸或窒息发生。催吐时专业人员必须在旁，如出现不良反应，应及时予对症处理。

（2）洗胃：洗胃液洗至清澈、透明、无杂质时，停止洗胃，经胃管使胃内残留液体尽量排空。

（3）口服活性炭吸附及导泻：中毒时间较长导致药物进入肠道或洗胃后，应口服或经胃管注入活性炭吸附残留药物，再用导泻药物加速肠蠕动，清除肠道内的残留药物，常用硫酸钠或硫酸镁口服导泻。导泻时应注意保护患者隐私，做好基础护理，及时更换被污染的衣物及床单元，使患者尽可能感到舒适。大量腹泻时还应注意患者肛周皮肤的保护，必要时涂抹紫草油保护，避免长期浸渍导致肛周皮肤的破溃，减轻疼痛。

3. 促进已吸收的药物排出

如患者无肾功能障碍，入院后建立静脉通路，大量补液，稀释血药浓度，配合使用利尿剂，常选用呋塞米进行利尿。使用利尿剂时应注意记录患者小便量，定期监测患者电解质结果，避免利尿后导致电解质失衡。如患者中毒时间长，血药浓度高，可选择血液透析。血液透析过程中，注意患者血压及管道护理，避免管道打折、脱落，使血液透析达不到预期效果。

4. 用药护理

目前氨茶碱中毒还没有针对性拮抗剂。根据患者中毒后产生症状，对症处理用药。出现心律失常、头痛、烦躁时可使用镇静剂，如苯巴比妥类药物，因其可使茶碱类药物失活，降低血药浓度，促进氨茶碱排泄；出现酸中毒时，可静脉滴注碳酸氢钠，使游离茶碱减少，纠正酸中毒，定期监测酸碱平衡，未得到改善时可重复使用；中期出现呼吸衰竭和脑水肿，可用洛贝林和脱水剂。当患者出现严重的消化道出血症状时，遵医嘱使用止血药物止血治疗；遵医嘱积极补钾、补镁，纠正低血压状态及休克。用药时注意观察患者的生命体征、意识状态、瞳孔变化、酸碱平衡、电解质情况，发现问题及时向医生汇报，行相应的处理并做好护理记录。

5. 心理护理

了解患者中毒原因，根据中毒原因评估患者心理情况，根据个人情况，提供良好的就医环境，制订相应的护理措施。对于自杀中毒的患者应24小时专人陪护及护理，了解患者的思想情况及心理状态，向患者输出正能量信息，打消患者的负面情绪，避免自杀、自伤的情况再次发生。

6. 健康宣教

氨茶碱中毒重在预防，应使用安全剂量，静脉给药切忌输注过快。加强家庭用药的健康宣教，特别是儿童家庭用药，告知家长监督用药的重要性，避免儿童自行用药导致药物过量中毒发生；院内用药时，向患者及陪护人员讲解输液速度的控制，不能私自调节输液速度，避免因输液速度过快，短时间内大量药物入血导致药物过量中毒；输液过程中，应告知患者及家属如患者出现恶心、头晕、心悸等不适症状，应及时关闭输液开关，告知管床医生及护士；护士要及时巡视病房，在用药过程中严密观察患者用药情况及用药反应，发现问题及时处理，以杜绝医源性氨茶碱中毒；要预防临床氨茶碱医源性中毒事件的发生，医务人员必须提高工作责任心，工作中严格执行"三查七对"制度，层层把关，杜绝差错事故发生。卫生行政部门要加大健康教育工作面，向人们加强自我保健知识的宣传，提醒人们用药要遵医嘱或严格按说明用药，以减少误服、误用中毒事件的发生。

六、标准化护理流程

氨茶碱类药物中毒标准化护理流程见图4-3-2。

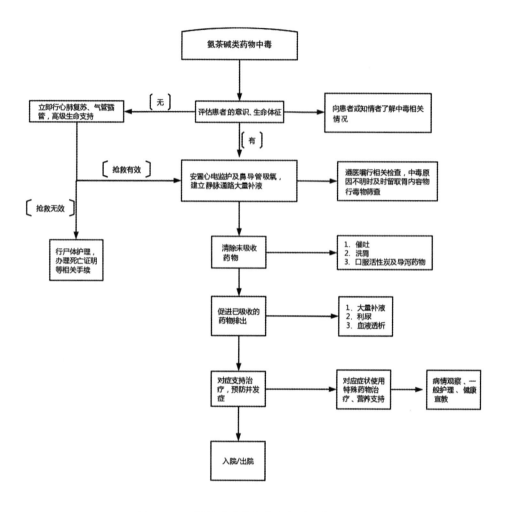

图4-3-2 氨茶碱类药物中毒标准化护理流程

七、知识拓展

临床上，有些药物与氨茶碱联用时可影响氨茶碱的体内代谢过程，使血药浓度产生改变。所以在联合使用可能引起氨茶碱血药浓度变化的药物时，应严密监测氨茶碱血药浓度，适时调整给药剂量及时间。可使氨茶碱血药浓度升高的药物：

（1）地尔硫、维拉帕米、西咪替丁、氨溴索可干扰茶碱在肝内的代谢，与氨茶碱合用，增加氨茶碱血药浓度和毒性。

（2）某些抗菌药物，如大环内酯类的罗红霉素、克拉霉素，喹诺酮类的依诺沙星、环丙沙星、氧氟沙星，克林霉素等可降低氨茶碱清除率，增高其血药浓度。

（3）与咖啡因或其他黄嘌呤类药并用，可增加其作用和毒性，引起恶心、呕吐、心悸等不良反应。

（4）非洛地平对原发性高血压并发有哮喘的慢性阻塞性肺疾病的患者，与治疗哮喘的药物氨茶碱合用，初期两药合用时不必调氨整茶碱的剂量，但半个月以上合用应注意氨茶碱的蓄积作用，以免发生中毒。

可使氨茶碱血药浓度降低的药物：

（1）药酶诱导剂苯巴比妥、苯妥英钠、异烟肼、利福平等增加药酶活性，可使氨茶碱代谢加速，血药浓度降低。

（2）活性炭可吸附肠道内的氨茶碱及其代谢物，从而降低氨茶碱血药浓度。

（3）特布他林、呋塞米能降低氨茶碱的血药浓度。

其他影响氨茶碱疗效的因素：

（1）尼古丁可增加氨茶碱代谢，降低氨茶碱血药浓度。

（2）氨茶碱有中枢兴奋作用，可使少数患者发生头痛、躁动不安或失眠。含有咖啡因的食物或饮料如巧克力、可可粉、茶、可乐饮料等，可加强氨茶碱的中枢兴奋作用，服药期间尽量避免食用。

综上所述，由于病理生理状态、药物相互作用、遗传等诸多因素影响患者对氨茶碱的敏感性，又由氨茶碱在体内的吸收、分布、代谢、排泄处在动态变化中，所以更需进行血药浓度监测，从而提高疗效，确保用药的合理安全。所以对氨茶碱疗效的判断、剂量的调节等应将血药浓度与临床效果结合起来才客观科学。

参考文献

[1] 刘春涛，梁宗安，易群. 呼吸内科常见病用药 [M].2 版. 北京：人民卫生出版社，2016.

[2] 胡雪梅，平喘药物的临床药理及合理应用 [J]. 中国现代药物应用，2010，4（19）：233-235.

[3] 朱世保. 氨茶碱中毒反应防治 [J]. 安徽医药，2002，6（1）：56.

[4] 王飞，匡丽萍. 氨茶碱超量注射致急性中毒 19 例分析 [J]. 西北药学杂志，2009，24（1）：62-63.

[5] 杜玉娟. 氨茶碱在呼吸系统的应用探究 [J]. 中国临床医生，2009，37（10）：57-59.

[6] 石宏. 氨茶碱中毒的临床表现及处理措施 [J]. 中国保健营养，2017，27（15）：232.

[7] 胡继民，袁海玲. 影响氨茶碱疗效的因素及使用注意事项分析 [J]. 临床合理用药杂志，2011，4（3）：4-5.

（胡茂）

第四章 心血管系统常用药物中毒

第一节 抗心绞痛药物中毒

一、概述

（一）发病原因及机制

在我国，心绞痛的发病率随着年龄的增长而升高，在 45~65 岁的人群中，心绞痛的年发病率为 1%，而 75~84 岁人群的年发病率则达到了 4%。45~64 岁女性患病率为 5%~7%，65~84 岁女性上升至 10%~12%；45~64 岁男性患病率为 4%~7%，65~84 岁男性上升至 12%~14%。因心绞痛患者群较庞大，多伴有其他基础疾病，所以给个人、家庭乃至社会带来了巨大的经济负担；同时，也使抗心绞痛药物成为部分家庭的常备药物，由于其容易得到，也导致了服药自杀、误食以及不合理用药等情况的发生。常见的抗心绞痛药物中毒原因主要包含以下几类。

1. 自杀中毒

负面情绪是影响心理健康的极为重要的因素，拥有良好的正面情绪对疾病的康复具有积极的作用，自杀中毒主要是因为患者本人因疾病的折磨，意志消沉，感到生活无望，加上患者家属的不理解，最终导致的结果。

2. 误食中毒

误食中毒是指有些个人、小孩或神志不清者，在不知情的情况下误服药物，或过量服用药物引起的毒性反应。

3. 联合用药中毒

有些人认为，如果将多种药物联合使用，总会有一种药物会适合自己的病情，说不定还能增强药物的疗效。然而实际上，这种盲目地联合用药的危害非常大。许多的药物虽然各自的商品名不同，但药物的有效成分是相同的，如果同时服用会导致药物剂量累加。此外，有些药物之间存在着配伍禁忌，联合用药可能会导致药物之间发生相互作用，使药物降效或失效，严重者可导致毒性反应。

4. 错误服药方式中毒

心绞痛一般采用舌下含服硝酸甘油片缓解心绞痛。但是有的患者因为嫌舌下含服药味苦，直接将药物吞下去，从而导致心绞痛无法缓解，甚至越来越严重。因此，患者用药应遵从医生或药师的指导，勿随意改变服药方式。

临床上用于缓解心绞痛症状的药物主要有以下三大类：

（1）硝酸酯类药物：是最常用的治疗心绞痛的药物，它可以降低心脏的前负荷，缓解肺淤血，不增加心肌耗氧量，通过扩张冠状动脉增加心肌的血液供应，能有效缓解心绞痛。常用的有硝酸甘油、消心痛等。药物过量时可使血压下降过度，冠状动脉灌注压过低，反射性地兴奋交感神经，从而导致血压升高、心率加快、心肌耗氧量增加，诱发或加重心绞痛。

（2）β 受体阻滞剂：常用的有美托洛尔、阿替洛尔、比索洛尔、卡维地洛、拉贝洛尔。β 受体阻滞剂可通过拮抗神经递质和儿茶酚胺对 β 受体的激动作用而减轻儿茶酚胺对心肌细胞的损害，还可减慢心率，减弱心肌的收缩力，减少心肌的耗氧量，对心肌收缩力、方式传导及窦性心律均有抑制作用，并可增加气道阻力。

（3）钙通道阻滞剂（CCB）：钙通道阻滞剂通过阻滞 L 型钙离子通道，抑制钙离子内流以降低心肌耗氧量，舒张冠状血管，保护缺血心肌细胞，抑制血小板聚集，常用于预防和治疗心绞痛。CCB 从药理学上主要分为三类：二氢吡啶类（包括硝苯地平、氨氯地平）、苯烷胺类（如维拉帕米）、苯噻氮类（如地尔硫卓）。非二氢砒啶类 CCB 对心肌细胞有较强的亲和力，临床上主要用于心绞痛和心律失常的治疗。

（二）病理

硝酸酯类药物用量过大时，可使血压过度降低及冠状动脉灌注压过度降低，交感神经兴奋，致心率加快、心肌耗氧量增加，使心绞痛症状加重。钙通道拮抗剂或 β 肾上腺素能受体拮抗剂（BBs）中毒引起的心血管不稳定性，均出现明显的心肌抑制、心动过缓和低血压。CCB 阻断血管细胞 Ca^{2+} 通道后可使血管平滑肌舒张，收缩压降低和冠状动脉血流增加，通过阻断心肌细胞膜上的 L 型电压依赖性 Ca^{2+} 通道，抑制细胞外 Ca^{2+} 内流，进而减弱心肌收缩力，降低心率、窦房结自律性和传导性。BBs 竞争性拮抗心肌 β-1 肾上腺素受体，后者通常激活腺苷酸环化酶以增加环腺苷酸（cAMP）的产生、磷酸化和 L 型钙通道的开放。因此，BBs 减少了 Ca^{2+} 进入心肌细胞的便利性，这是由增加的 cAMP 产生的，导致负的变时性和变力性效应。由此产生的效应是对心肌的直接抑制作用，导致传导延迟、心动过缓和收缩力降低。钙通道拮抗剂或 β 受体拮抗剂引起的心血管系统（CVS）中毒有可能导致严重的全身毒性和高死亡率。

二、护理评估

（一）病史

在冠心病患者中，心绞痛作为主要的临床症状。其病因通常认为是因冠状动脉粥样硬化，导致管腔狭窄，心肌缺血导致心肌需、供氧之间无法达到平衡状态，硝酸酯类药、β 受体阻滞剂、钙通道阻滞剂等都是常用药物。当遇到疑似以上药物过量中毒患者时，应详细询问相关病史，这是药物中毒诊断的基本，也是主要的方法。但是部分患者往往不能清楚地表述中毒的经过及用药史，所以我们需要详细询问患者或家属中毒的经过，对有些药物中毒患者，需要仔细且带有探索性征询的方法，才能获得确诊的资料。

若怀疑为中毒患者，询问病史时须记录下列资料：毒物名称、摄入的剂型、量、摄入途径、摄入的时间、发现的地点，患者就诊时的临床表现、接触毒物后出现的症状体征、基础疾病、用药史（包括以前药物滥用情况）、是否妊娠，导致中毒发生的可疑事件等。

（二）临床表现

不管是哪一种方式导致的抗心绞痛药物中毒，单独询问病史往往不能获得中毒的关键信息，有的中毒者意识丧失，中毒原因不明确，临床表现则成为主要的诊断依据，所以不同的抗心绞痛药物中毒有不同的临床表现。

（1）硝酸酯类药物：药物过量可引起视物模糊、皮疹反应。其血管舒张作用可引起暂时性面颊部皮肤潮红、搏动性头痛，大剂量可出现晕厥、直立性低血压等心血管系统反应；严重的患者可发生心动过速、休克；血液中硝酸盐及变性血红蛋白等反应增多，药物剂量过大可引发呕吐、发绀等表现的高铁血红蛋白血症。

（2）β受体阻滞剂：发现β受体阻滞剂摄入过量的患者，心动过缓和低血压是最常见的反应，且严重过量可导致显著心肌抑制和心源性休克，其他可能效应包括精神状态改变、癫痫发作、低血糖及支气管痉挛。谵妄、昏迷和癫痫发作在内的精神状态改变，最常发生于严重低血压的患者，但也可发生于血压正常的患者。与之类似，呼吸抑制常发生于低血压的昏迷患者，急性β受体阻滞剂中毒还可并发支气管痉挛和低血糖。

（3）钙通道阻滞剂：若发生CCB过量，表现为心脏收缩变弱、传导阻滞、发生伴发休克的低血压。代谢抑制和心排血量的器官低灌注可出现嗜睡、无力等临床表现。严重的CCB中毒患者典型表现是：心率为45~55次/分，心电图（ECG）未见窦房结去极化。此外CCB中毒患者还可发生精神行为改变，表现为易怒、意识障碍等，休克导致的脑灌流不足还可引发癫痫发作和脑卒中。还可能因为肺内换气—灌流失调引起肺毛细血管渗透压正常的肺水肿、低氧血症。

（三）实验室检测

在进行抗心绞痛药物中毒检测时，首先临床医师根据患者的病史及临床表现考虑某类药物中毒的可能，使送检标本筛查有针对性。

（1）毒物筛查主要从中毒者的洗胃液、呕吐物、血液、尿液中检查毒物或其分解产物。

（2）其他辅助检查主要包括：血气分析、血糖、肝肾功能检查、高铁血红蛋白含量以及ECG检查。

需指出的是大部分中毒毒物虽可从毒理学筛查中被发现，但常无法满足临床医师期望获得的所有信息，对大部分患者来说，毒物水平和毒物筛查没有多大作用，且毒理学筛查费用较贵，因此不是所有怀疑中毒而毒物接触史不明确者都适合进行毒理学筛查，治疗主要依赖病史追溯及临床表现等。

（四）中毒分度

在接诊抗心绞痛药物中毒时，通过询问中毒患者：用药的时间、用药的量、药物性状以及临床症状的严重程度，通常分为观察病例、轻度中毒、中度中毒、重度中毒等。

1.观察病例

患者无任何临床症状，没有中毒的症状体征。

2.轻度中毒

多为一过性或自限性的症状、体征。消化系统：呕吐、腹泻、腹痛、激惹。呼吸系统：咳嗽、轻度支气管痉挛。神经系统：头昏、头痛、眩晕、耳鸣、烦乱不安。心血管系统：偶发早搏，轻度或一过性血压过高或过低，窦性心动过缓，成人心率 50~60 次 / 分；窦性心动过速，成人心率 100~140 次 / 分。代谢系统：轻度酸碱平衡紊乱，碳酸氢根 15~20 mmol/L 或 30~40 mmol/L，pH 值 7.25~7.32 或 7.5~7.59；轻度水电解质紊乱：钾 3.0~3.4 mmol/L 或 5.2~5.9 mmol /L。

3.中度中毒

表现为明显、持续性症状或体征，器官功能障碍。消化系统：明显或持续性的呕吐、腹泻、梗阻、腹痛、呃逆。呼吸系统：持续性咳嗽、支气管痉挛。神经系统：嗜睡、对疼痛反应正常、兴奋、幻觉、谵妄。心血管系统：窦性心动过缓，成人心率 40~50 次 / 分；窦性心动过速，成人心率 140~150 次 / 分；持续性早搏，房颤房扑，Ⅰ度、Ⅱ度房室传导阻滞，QRS 和 QT 间期延长，心肌缺血，明显高或低血压。代谢系统：酸碱平衡紊乱明显，碳酸氢根 10~14 mmol/L 或 > 40 mmol/L，pH 值 7.15~7.2 或 7.6~7.69；水电解质紊乱明显：钾 2.5~2.9 mmol/L 或 6.0~6.9 mmol /L。

4.重度中毒

表现为严重威胁生命的症状或体征，器官功能严重障碍。消化系统：严重的吞咽困难、呃逆。呼吸系统：明显呼吸功能障碍，低氧，需要持续供氧。神经系统：意识丧失、呼吸抑制或功能障碍。心血管系统：窦性心动过缓，成人心率 < 40 次 / 分；心动过速，成人心率 > 180 次 / 分；致命性室性心律失常，Ⅲ度房室传导阻滞，心肌梗死，急性心功能不全，休克，高血压危象。代谢系统：严重酸碱平衡紊乱，碳酸氢根 < 10 mmol/L，pH 值 < 7.15 或 > 7.7；严重水电解质紊乱：钾 < 2.5 mmol/L 或 > 7 mmol /L。

三、救治措施

急性抗心绞痛药物中毒病情变化迅速，应当争分夺秒进行急救，紧急救治的原则：

1.清除毒物

早期清理胃肠道中的毒物，减少经口中毒者体内毒物的进一步吸收。可考虑洗胃、使用活性炭、导泻等措施，活性炭推荐使用剂量为 1g/kg，患者如果神志清楚能合作可使用催吐。此外，血液透析和血液灌流也常作为清除毒物的方法使用。如果患者有意识障碍，洗胃、给予活性炭和导泻等措施应在气道保护的前提下进行。

2. 对症治疗

（1）硝酸酯类药物：与血管过度扩张有关的反应有颅内压增高、眩晕、心悸、视物模糊、恶心与呕吐、晕厥、呼吸困难、出汗伴皮肤潮红或湿冷、传导阻滞与心动过缓、瘫痪、昏迷、癫痫发作或死亡，无特异的拮抗剂可对抗硝酸酯类药物的血管扩张作用。处理方法包括采取紧急措施维持患者生命体征，抬高患者的下肢以促进静脉回流以及静脉补液。若发生高铁血红蛋白血症，治疗方法是静注亚甲蓝 1~2 mg/kg。

（2）钙通道阻滞剂：对重症患者应密切监测生命体征，包括保持呼吸道的通畅和血流动力学监测等。目前推荐钙盐作为 CCB 中毒的一线治疗药物，静脉注射大剂量钙剂可以增大细胞内外钙离子浓度差，部分抵消 CCB 的钙通道阻滞效应，增加钙离子内流，进而改善血管收缩性和高血压，成年人常采用 10% 氯化钙给药方案：每 10~20 分钟给予 10~20 ml（1~2 g）或 0.2~0.4 ml/（kg·h）静脉注射；当给予 10% 葡萄糖酸钙时，常用的剂量方案为每 10~20 分钟给予 30~60 ml（3~6 g）或 0.6~1.2 ml/（kg·h）静脉注射。使用钙剂治疗时需要检测血清游离钙水平。若患者表现为心动过缓和低血压，则可使用阿托品，推荐给药方案：阿托品 0.5 mg 每 3~5 分钟重复给药，若阿托品达到最大治疗剂量后治疗效果不明显时，可考虑安置心脏起搏器。此外，大剂量胰岛素及脂肪乳剂也推荐用于 CCB 中毒治疗中。

（3）β 受体阻滞剂中毒：根据患者的反应，可静脉给予钙盐、脂肪乳剂治疗、血管升压类药物以及高剂量胰岛素和葡萄糖等治疗。可能需要碳酸氢钠和镁剂以治疗某些心律失常。

（4）其他对症治疗：有条件的医院可采用静脉—动脉体外膜氧合治疗作为中毒患者心源性休克或混合性休克常规治疗无效的补救方法。严重的中毒患者可导致全身重要脏器功能的损伤，因此应密切监护脑、心、肝、肾等重要器官的功能，维持患者的水电解质及酸碱平衡，加强患者全身营养支持等相应的治疗措施应及时使用。

四、护理诊断及问题

（1）急性意识障碍。与药物中毒有关。
（2）有效血容量不足。与药物中毒致血液灌注量减少有关。
（3）气体交换受损。与毒物所致肺水肿、高铁血红蛋白血症、呼吸道分泌物过多等有关。
（4）自理能力降低或缺陷。与毒物引发的头晕、头痛、视物模糊、昏迷等有关。
（5）水电解质紊乱。与洗胃、中毒所致的呕吐等有关。
（6）知识缺乏。与缺乏药物使用相关安全知识有关。
（7）潜在并发症。心源性休克、心脏停搏。

五、护理措施及护理观察要点

1. 一般护理
评估患者病情，出现生命体征不稳定或存在紧急情况时，应立即采取急救措施：心脏骤停时立即予心肺复苏，保持呼吸道通畅，清除呼吸道分泌物，必要时予气管插管或气管切开以保持有效通气。

（1）密切观察患者神志、瞳孔、体温、脉搏、呼吸、血压、心率等生命体征的变化，及时发现并处理休克及各种心律失常。

（2）休克患者取休克体位，四肢给予保暖，极度烦躁者可遵医嘱给予镇静剂，并迅速建立中心静脉通道补液，监测中心静脉压，留置导尿监测尿量，必要时每小时监测尿量。严格掌握补液速度，防止发生急性肺水肿，遵医嘱使用升压药物，并根据血压情况适时调节，防止发生药物外渗而造成皮肤黏膜的坏死。

（3）意识不清者注意体位，仰卧位时头偏向一侧，或侧卧位，可防止舌后坠阻塞气道，有呕吐物或痰液时应及时清除，保持呼吸道通畅。

（4）保持舒适体位，协助每2小时翻身拍背一次，翻身时保持肢体功能位，及时满足患者的生活需求，定时进行口腔护理，减少感染的发生。

（5）详细记录出入量，密切观察患者的尿量，皮肤色泽、弹性等情况，注意血压与中心静脉压关系，及时反馈并做好记录。

（6）监测患者血电解质、血糖、肝肾功能、血气分析等结果，以便发现问题及时处理。

2. 洗胃护理

口服药物中毒的患者，洗胃是必要的措施以彻底清除毒物。洗胃时，应选择合适的胃管，洗胃时动作应轻柔，避免造成黏膜损伤，注意每次灌入量和吸出量的基本平衡，洗胃过程中应密切观察病情变化，如出现腹痛或吸出血性液体应立即停止洗胃，通知医生及时处理。昏迷患者洗胃前应先采取气道保护措施。

3. 健康教育

评估患者及家属对药物中毒相关知识的接收能力，解释常用药物的作用及副作用，发放知识健康手册，对患者家属和患者讲解药物中毒的发病机制、不良反应、治疗方法，以及在日常生活中的注意事项，选择患者感兴趣的方式进行健康教育。

4. 心理护理

如今，医学界普遍认为心理护理是一种与日常生活能力形成同等重要的保健措施。有效、科学的心理护理，能改善自杀患者的遵医行为，对疾病的康复起到促进作用。护理人员、家属、医生对患者的病情进行沟通，提高患者的依从性，鼓励患者树立战胜疾病的信心。护理人员可以向患者介绍同病房的病友，鼓励相互沟通，相互鼓励，交流康复经验，为患者建立良好的人际关系，满足患者心理需要，减少不良情绪的发生，要有的放矢地做好心理护理，尽可能地解除患者的心理问题，从根本上消除患者的自杀念头，并密切观察患者，避免患者独处，防止患者有自杀的机会。

六、标准化护理流程管理

抗心绞痛药物中毒标准化护理流程管理见图4-4-1。

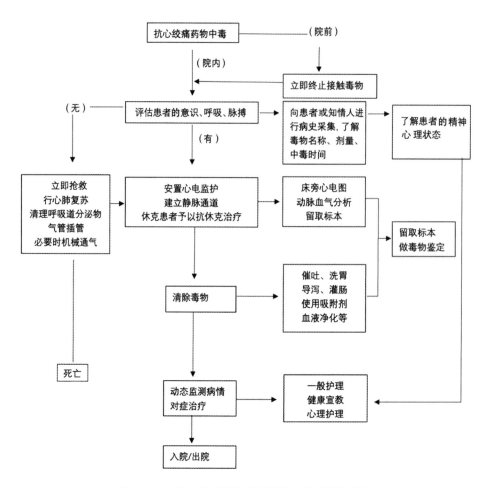

图 4-4-1 抗心绞痛药物中毒标准化护理流程管理

七、知识拓展

近年来，具有严重心脏毒性的药物引起的中毒事件受到广泛关注。其中心血管系统药物过量或中毒是引起心源性休克（drug-induced cardiogeni shock，DCS）的主要原因之一。此类药物可引起致命性的心律失常、低血压、心源性休克，从而继发严重的代谢性酸中毒、多器官功能衰竭，部分患者直接因心脏骤停而死亡。伴随着体外膜肺氧合（extracorporeal membrane oxygenation，ECMO）技术不断发展，越来越多的文献支持在急性中毒的 DCS 患者中使用静脉 - 动脉 ECMO（VA-ECMO）。然而，大多数已发表的文献局限于病例报告，限制了 VA-ECMO 在急性中毒中的临床推广。文献报告显示，入院初期积极的液体输注、大剂量血管活性药物的应用并不能有效缓解患者低血压、致命性心律失常的状况，很多患者在多巴胺、去甲肾上腺素、多巴酚丁胺、血管升压素、肾上腺素等多种血管活性药物联合应用下仍然不能改善血流动力学状况。心血管系统类药物种类繁多，以钙离子拮抗剂、β 受体阻滞剂为主，除此之外，还涉及 Ic 类抗心律失常药、利尿剂、Na⁺/K⁺-ATP 酶抑制剂等。这些药物的药理作用、药效及药代动力学又存在较大的差异，半衰期从数小时到数天不等。例如，维拉帕米的半衰期为 3~7 小时，而胺碘酮在血浆中的半衰期为 3~10 d，其终末半衰期可达 13~142 d。对于半衰期较短的药物，ECMO 通过对心脏功能外源性的支持，以维持基础的血流动力学稳定，同时可促进机体代谢和清除致病因子，一般 2~3 个半衰期，药物浓度下降至正常治疗水平，心血管功能将逐步恢复。因此，药物半衰期的长短将影响患者 ECMO 的应用时间。此外，ECMO 应用时间还可能与患者的肾脏功能、是否行血液净化治疗、并发症发生等情况相关。综上所述，心血管系统药物过量或中毒所致的心脏毒性是临床非常棘手的问题。ECMO 技术可作为心血管类药物中毒患者出现 DCS、心脏骤停或致命性心律失常等情况时有效的抢救治疗措施。

参考文献

[1] 李晓曦，陈娟娟 . 循证护理在急性药物中毒小儿洗胃中的标准应用效果分析 [J]. 中国标准化，2021（20）：169-171.

[2] 孙亚男 . 气道预见性护理对药物中毒气管插管患者的效果观察 [J]. 江苏科技信息，2021，38（29）：55-57.

[3] 吴珺 . 防止药物误服　别骗孩子"药是糖果" [N]. 中国家庭报，2021-08-26（014）.

[4] 马骏，李丽，陈晓凤，等 . 自杀性药物中毒患者急救护理与共情共赢心理干预效果探讨 [J]. 当代临床医刊，2021，34（04）：57-77.

[5] 许燕，刘松康，翁穗芸，等 .72 例青少年急性药物中毒的临床分析 [J]. 国际医药卫生导报，2021，27（15）：2295-2297.

[6] 朱燕芝，陈玲，胡国芳 . 个体化心理护理对药物中毒康复后患者负性情绪的改善作用 [J]. 心理月刊，2021，16（18）：10-11+26.

[7] 雷蕾，常方圆，刘姗姗，等 . 危急值管理联合容量负荷管理在改善急性重症药物中毒致呼吸衰竭患者呼吸功能中的应用 [J]. 国际护理学杂志，2021，40（13）：243-245.

[8] 陈姿如，薛佳怡，李长花，等 . 某综合性医院急诊药物中毒 8695 例分析 [J]. 中华劳动卫生职业病杂志，2021，39（06）：445-447.

[9] 吴丽芬，刘丽华 . 共情共赢心理干预对自杀性药物中毒患者焦虑、抑郁情绪及治疗依从性的影响 [J]. 罕少疾病杂志，2021，28（03）：37-39.

[10] 鲁创儿 . 护理干预联合连续血浆吸附滤过对急性药物中毒患者的疗效及对凝血功能的影响 [J]. 科学咨询（科技·管理），2021（05）：89-91.

[11] 骆秀云，庄一佳，陈全红，等 . 情感共鸣护理在急诊自杀性药物中毒患者中的应用 [J]. 齐鲁护理杂志，2021，27（09）：146-148.

[12] 田剑，徐会，曾跃萍，等 . 国内 22 家儿童医院 2016-2018 年意外药物中毒类型分析 [J]. 中国病案，2021，22（04）：57-60.

[13] 刘梦阳，朱映璇，刘悦，等 .2010–2017 年北京市急救中毒事件的流行病学分析 [J]. 首都医科大学学报，2021，42（02）：257–261.

[14] 许艳 . 环式管理流程在急性药物中毒致呼吸衰竭病人中的应用 [J]. 全科护理，2021，19（09）：1229–1231.

[15] 程浩东 .631 例急性中毒患者流行病学特征分析 [D]. 新疆医科大学，2021.

[16] 刘冬 .106 例小儿药物中毒发生情况及危险因素分析 [J]. 中国中西医结合儿科学，2021，13（01）：52–54.

[17] 贾宝云，李茂英 . 急诊绿色通道在严重精神障碍患者中的应用效果 [J]. 中国继续医学教育，2021，13（04）：100–104.

[18] 赵元晶，辛雅雯，张明霞 . 急性中毒 483 例流行病学和药物治疗分析 [J]. 临床合理用药杂志，2021，14（01）：123–124+127.

[19] 马新丽 . 洗胃连续性护理在口服药物中毒洗胃患者中的应用效果 [J]. 医疗装备，2020，33（24）：154–155.

[20] 王光辉，苗大帅 . 小儿急性中毒的病因及治疗分析 [J]. 系统医学，2020，5（23）：104–107.

[21] 王丽丽，陈爱春，张芬 . 儿童误服药物的原因分析及微信平台社会化宣教的实践探究 [J]. 抗感染药学，2020，17（11）：1574–1577.

[22] 沈文丽 . 小儿急性中毒的临床分析与预防策略 [J]. 世界复合医学，2020，6（11）：145–147.

[23] 张云，张晶，高霏，等 .ECMO 在心血管药物中毒救治中的应用 [J]. 临床急诊杂志，2020，21（10）：832–839.

[24] 安旭生，张劲松 . 脂肪乳剂在心血管系统药物中毒救治中的研究进展 [J]. 中华急诊医学杂志，2016，25（12）：1335–1340.

[25] 萧惠来 . 处方药说明书 [药物过量] 撰写要点和案例分析 [J]. 药物评价研究，2015，38（03）：251–255.

[26] 喻文，罗红敏 . 毒理学家对药物过量引起 QT 间期延长患者的医学管理模式：在美国、欧洲和亚太地区的一项调查结果 [J]. 中华危重病急救医学，2015，27（04）：309.

[27] 赵嫣红，娄洁婵，张敏 . 儿童心血管系统药物中毒致呼吸循环功能障碍的护理体会 [J]. 浙江实用医学，2014，19（05）：371–372.

[28] 仇慧仙，金益梅，何时军，等 . 心血管系统药物中毒致呼吸循环功能障碍四例临床分析 [J]. 中国小儿急救医学，2010（04）：353–354.

[29] 单德仲，唐军 .138 例急性药物中毒心电图分析 [J]. 中国现代医生，2007（21）：57+68.

[30] 康玉杰，邢艳杰 .1 例药物中毒引起心搏骤停的急救与护理 [J]. 吉林医学，2007（08）：1052.

[31] 刘营州 . 血液透析治疗急性药物中毒 7 例 [J]. 医师进修杂志，1985（03）：49.

[32] 刘丽英，董雪松 . 钙通道阻滞剂中毒治疗进展 [J]. 医学综述 .2021（115）：3000–3004.

（代月）

第二节　抗高血压药物中毒

一、概述

（一）发病原因及机制

最新《中国心血管病报告》中指出，高血压是最常见的慢性非传染性疾病，也是心脑血管疾病最重要的危险因素。2010 年中国因高血压死亡共计 204.3 万例（男性 115.4 万，女性 88.9 万），占全部死亡的 24.6%。2013 年我国卫生总费用为 31 869 亿元，其中高血压直接经济负担占 6.61%。我国近期的高血压患病率的数据来自 2018 年发表的全国高血压调查（China Hypertension Survey，CHS）的结果。根据这项调查，我国 18 岁及以上年龄人群高血压的患病粗率为 27.9%，加权患病率为 23.2%，据此推算，约每 4 个成人中就有一个是高血压患者，高血压总患病人数达 2.44 亿人。因高血压患者人数众多，且多伴有其他基础疾病，所以给患者及家属带来了巨大的经济负担。近年来药物中毒的事件频繁发生，其中也包括了抗高血压药物中毒，常见的抗高血压药物中毒原因主要包含以下几类：

1. 自杀中毒

负性情绪是影响心理健康的重要因素，良好的情绪状态对疾病的康复有积极作用，自杀中毒主要是因为患者本人因疾病的折磨，意志消沉，感到生活无望，加上患者家属的不理解，最终导致的结果。

2. 误食中毒

误食中毒是指有些个人或者小孩或神志不清者，在不知情的情况下误服药物，或过量服用药物引起的毒性反应。

3. 联合用药中毒

有一部分人觉得，单类抗高血压药物不能达到立竿见影的降压效果，如果将数种药物联合起来使用，能增强降压疗效。事实上，这种盲目联合用药的危害非常大。首先，有些药物虽然商品名不同，但其有效成分是一样的，同时服用就会导致重复用药，使剂量累加。其次，有些药物间存在配伍禁忌，联合使用会导致药物间发生相互作用，以致降效、失效，甚至导致毒性反应。

4. 错误服药方式中毒

抗高血压药物需要每日定时服用，有的患者服药时未遵医嘱，自行改变服药的方式、服药的数量，引起中毒反应。

大部分高血压患者需要通过药物治疗来使血压达标，常用抗高血压药物目前有五大类，即利尿剂、β 受体阻滞剂、CCB、血管紧张素抑制剂（ACEI）和血管紧张素 Ⅱ 受体抑制剂（ARB）。

（1）利尿剂：根据作用机制不同分为噻嗪类、髓袢利尿剂、保钾利尿剂、渗透利尿剂等，降压作用主要通过排钠，减少细胞外容量，降低外周血管阻力。常见不良反应包括电解质紊乱（如低血钾、低血钠、低氯血症、低血镁等）、低血压和影响血脂、血糖、血尿酸代谢，往往发生在大剂量使用利尿剂时，因此现在推荐小剂量使用利尿剂。

（2）β受体阻滞剂：常用的有美托洛尔、阿替洛尔、比索洛尔、卡维地洛、拉贝洛尔等。β受体阻滞剂可减慢心率，降低心脏的排血量，抑制肾素的释放和血管紧张素Ⅱ的产生，阻断突触前β受体，抑制交感神经末梢释放去甲肾上腺素，减弱儿茶酚胺所引起的升压反应，对心肌收缩力、方式传导及窦性心律均有抑制作用，并可增加气道阻力。一般不良反应有恶心、呕吐、轻度腹泻等消化道症状，严重的不良反应可出现心脏功能抑制，引起心功能不全、肺水肿，诱发或加重支气管哮喘、房室传导完全阻滞以致心搏骤停等后果。

（3）CCB：CCB通过减少细胞内Ca^{2+}含量而松弛血管平滑肌，从而降低血压。CCB从药理学上主要分为三类：二氢吡啶类（包括硝苯地平、氨氯地平）、苯烷胺类（如维拉帕米）、苯噻氮类（如地尔硫卓）。二氢吡啶类CCB主要作用于血管平滑肌细胞，对心肌细胞作用较弱，因此常用于高血压的治疗。不良反应与其钙通道阻滞、血管扩张以及心肌抑制等作用有关，一般可出现颜面潮红、头痛、眩晕、恶心、便秘等，严重者可出现低血压及心功能抑制等。

（4）ACEI：主要有卡托普利、依那普利等，是一种抑制血管紧张素转化酶活性的化合物，通过抑制血管紧张素Ⅱ（AngⅡ）的生物合成而控制血压。ACEI通过减少AngⅡ对靶器官的作用，使醛固酮释放减少，减轻水钠潴留，有利于降低血压，减轻心脏负荷。因为ACEI在扩张血管、减少外周阻力、调节体液平衡方面的明显效果，使其成为临床一线抗高血压药物。主要的不良反应有低血压、无痰干咳、高血钾、低血糖、肾损伤、血管神经性水肿等。

（5）ARB：常用AT_1受体拮抗药，当AT_1受体被阻滞后，AngⅡ收缩血管与刺激肾上腺释放醛固酮的作用受到抑制，导致血压降低。常用的有氯沙坦，降压作用起效缓慢，但持久而稳定。最大的特点是直接与药物有关的不良反应少，不引起刺激性干咳，持续治疗的依从性高，与ACEI并列为目前推荐的常用五大类降压药中的一类。

（二）病理

（1）利尿药作用于肾脏，增加Na^+、Cl^-等电解质和水的排出，减轻体内水钠潴留，减少血容量进而降低血压。髓袢利尿药能迅速被吸收，呋塞米在口服30分钟内、静推5分钟后生效，维持2~3小时，通过肾脏近曲小管有机酸分泌机制排泌或肾小球滤过随尿以原形排出。噻嗪类利尿剂是临床广泛应用的一种口服药物，其脂溶性较高，口服吸收迅速且完全，口服后1~2小时起效，4~6小时血药浓度达高峰，并以有机酸的形式从肾小管分泌，一般3~6小时排出体外。

（2）CCB口服均能吸收，与血浆蛋白结合率高，在肝脏被氧化代谢为无活性或活性明显降低的物质，然后经肾脏排出。它通过阻断血管收缩所需的钙离子内流，使细胞内钙离子浓度降低，从而达到血管平滑肌松弛的目的，使总的外周血管阻力降低，搏出量滞留在主动脉，大动脉的血流量相对较少，主动脉、大动脉管壁的侧压力减弱，达到降压的效果。

（3）β受体阻滞剂口服后从小肠吸收，进入血液循环的β受体阻滞剂一般能分布到全身各组织，主要在肝脏进行代谢，通过肾脏排泄。通过阻断β受体，使心脏的收缩力减弱，心排血量减少，达到减低血压的目的。

（4）ACEI经口服后在肠道吸收，进入血液循环发挥作用，经过肝脏进行代谢，通过肾脏排泄。其主要阻止Ang Ⅱ的生成，抑制醛固酮的释放，取消醛固酮的保钠排钾的作用，通过减少血容量降低血压，减少肾脏肾小球的灌注，抑制中性肽链内切酶，导致缓激肽的堆积。由此造成的潜在影响是：症状性低血压、肾功能不全和咳嗽。

（5）ARB选择性阻断AT_1受体作用强效，其代谢产物亦有较强的阻断作用，抑制血管收缩，降低外周阻力，使血压下降。

二、护理评估

（一）病史

当遇到抗高血压药物过量中毒患者时，应详细询问相关病史，但是部分患者往往不能清楚地表述中毒的经过及用药史，所以我们需要详细询问患者或家属中毒经过，这包含了以下几点：

1. 中毒的毒物及性状

患者出现急性中毒的情况，我们首先需要了解清楚患者服用的是哪一种药物，是什么性状的药物（是否能确定？病史提供者是否可信？如有疑问，应进行毒理学鉴定），以便采取不同的救治措施。

2. 摄入量和摄入时间

机体摄入的药物剂量和时间往往跟中毒的程度直接相关，所以在询问病史的时候，一定要询问清楚患者或患者家属，用药史（如药物名称和药物的性状）、服用时间、途径、服用剂量、中毒时间、发现地点等。

3. 中毒者的一般情况

来诊时的临床表现、患者年龄、毒物接触后出现的症状体征、导致中毒发生的可疑事件、是否妊娠等。在急性中毒者同一途径摄入相同剂量的药物时，其中毒反应的程度和年龄、体质、身体肝肾功能的状态有关系。

（二）临床表现

不管是哪一种方式导致的抗高血压药物中毒，单独询问病史往往不能获得中毒的关键信息，有的中毒者意识丧失，中毒原因不明确，临床表现则成为主要的诊断依据，所以不同的抗高血压药物中毒有不同的临床表现。

（1）利尿剂：过多的利尿剂，会引起水和电解质的紊乱，会引起低血容量血症、低钠血症、低钾血症、低镁血症、低氯性碱中毒等，以低钠血症最为常见。还会引起耳毒性的表现，主要表现为眩晕、耳鸣、听力下降、暂时性耳聋等。应用过多利尿剂还会引起胃肠道反应，如恶心、呕吐、上腹不适、腹泻，大剂量应用时可能会引起消化道出血，引起黑便、呕血等。另外，过多利用利尿剂可能会出现高尿酸血症、糖耐量减低、代谢紊乱。

（2）β 受体阻滞剂：β 受体阻滞剂过量的患者，心动过缓和低血压是最常见的反应，还引起外周血管收缩和痉挛，导致间歇跛行或雷诺氏症状，四肢发冷，皮肤苍白或发绀，两足剧痛，甚至产生脚趾溃烂和坏死，中毒会引起水钠潴留加重心衰，严重过量可导致显著心肌抑制和心源性休克。严重毒性的其他可能效应包括精神状态改变、癫痫发作、低血糖及支气管痉挛。除心血管和神经系统的表现之外，急性 β 受体阻滞剂中毒还可并发支气管痉挛、低血糖和高脂血症。

（3）钙通道阻滞剂：中毒一般出现伴随低心率的低血压，通常二氢吡啶类 CCB 过量可能表现为更严重的低血压伴反射性心动过速。然而，在严重的 CCB 中毒，药物对心脏和外周血管作用的选择性可能大大降低，使心血管效应变得难以预测。患者过量服药后一开始可能无症状，随后可能迅速恶化，导致严重和难治的心源性休克，以及意识障碍和癫痫发作，这可能是由于中枢神经系统灌注不足引起的。过量使用 CCB 可能会抑制心血管系统以外的钙通道，阻滞胰岛 β 细胞钙通道，导致胰岛素释放减少，引起高血糖。此外，还可能引起肠梗阻和肠梗死、肺水肿、心搏骤停。

（4）ACEI：药物过量时可出现低血压、蛋白尿、高血钾、窦性心动过缓、头痛、刺激性干咳和血管性水肿等，当血管紧张素系统过度激活时，可造成肾脏的损伤。

（5）ARB：较少引起干咳及血管性水肿，但仍可致低血压及高血钾，一般不良反应较少。

（三）实验室检测

在进行抗高血压药物中毒检测时，首先临床医师根据患者的病史及临床表现考虑某类药物中毒的可能，使送检标本筛查有针对性。除了常规实验室检测，还应强调血气分析和乳酸、电解质、血糖、肝肾功能和心电图的评估。其次由于标本可能需要筛查要求一定标本量：

（1）血液检测：血液一般需要 3~5 ml 血液标本，最好在临床用药前获得。

（2）洗胃液检测：首次洗胃液，一般需要 5~10 ml。

（3）呕吐物检测：患者来院后的首次呕吐物，一般需要 5~10 ml。

（4）尿液检测：患者服药后，部分会经尿液排出，所以需要进行尿液检测，一般需要 5~10 ml 尿液。

（5）高效液相检测：测定方法一般最好选用外标法，尤其是第一次检测，以免所加内标物质对未知药物造成干扰，影响检测结果。但是在所加内标无干扰的情况下，一般实验室最好选用内标法，因为内标法操作条件容易控制，检测方便，节省时间，适合于急救中毒患者。

（四）中毒分度

在接诊抗高血压药物中毒时，通过询问中毒患者用药的时间、用药的量、药物性状，以及临床症状的严重程度，通常分为观察病例、轻度中毒、中度中毒、重度中毒等。

（1）观察病例：患者无任何临床症状，没有中毒的症状体征。

（2）轻度中毒：一过性，自限性症状或体征。消化系统：呕吐、腹泻、腹痛、激惹。呼吸系统：咳嗽、轻度支气管痉挛。神经系统：头昏、头痛、眩晕、耳鸣、烦乱不安。心血管系统：偶发早搏，轻度或一过性血压过高或过低；窦性心动过缓，成人心率 50~60 次/分；窦性心动过速，成人心率 100~140 次/分。代谢系统：轻度酸碱平衡紊乱，碳酸氢根 15~20 mmol/L 或 30~40 mmol/L，pH 值 7.25~7.32 或 7.5~7.59；轻度水电解质紊乱，钾 3.0~3.4 mmol/L 或 5.2~5.9 mmol/L。

（3）中度中毒：明显、持续性症状或体征，器官功能障碍。消化系统：明显或持续性的呕吐、腹泻、梗阻、腹痛、呃逆。呼吸系统：持续性咳嗽、支气管痉挛。神经系统：嗜睡、对疼痛反应正常、兴奋、幻觉、谵妄。心血管系统：窦性心动过缓，成人心率 40~50 次/分；窦性心动过速，成人心率 140~150 次/分；持续性早搏，房颤，房扑，Ⅰ度、Ⅱ度房室传导阻滞，QRS 和 QT 间期延长，心肌缺血，明显高或低血压。代谢系统：酸碱平衡紊乱明显，碳酸氢根 10~14 mmol/L 或 >40 mmol/L，pH 值 7.15~7.2 或 7.6~7.69；水电解质紊乱明显：钾 2.5~2.9 mmol/L 或 6.0~6.9 mmol/L。

（4）重度中毒：严重威胁生命的症状或体征，器官功能严重障碍。消化系统：严重吞咽困难、呃逆。呼吸系统：明显呼吸功能障碍，低氧需要持续供氧。神经系统：意识丧失，呼吸抑制或功能障碍。心血管系统：窦性心动过缓，成人心率 <40 次/分；心动过速，成人心率 >180 次/分。致命性室性心律失常，Ⅲ度房室传导阻滞，心肌梗死，急性心功能不全，休克，高血压危象。代谢系统：严重酸碱平衡紊乱，碳酸氢根 <10 mmol/L，pH 值 <7.15 或 >7.7；严重水电解质紊乱：钾 <2.5 mmol/L 或 >7 mmol/L。

三、救治措施

急性抗高血压药物中毒病情变化迅速，应当争分夺秒进行急救，紧急救治的原则：

1. 清除毒物

急性抗高血压药物中毒患者一经入院应尽早明确诊断，并尽早进行洗胃，直至洗出的胃液澄清无异味为止，以减少毒物的进一步吸收。神志清楚能合作者可使用催吐，清除胃内残留药物，还可利用灌洗活性炭、导泻等方法促进毒物排出。在抢救治疗急性重症药物中毒时，可选用血液透析、血液灌流及血浆置换等血液净化技术，在短时间内清除体内残留的药物，迅速减轻和消除中毒症状。

2. 抗休克治疗

采取休克体位，注意保暖，采用高流量给氧，昏迷患者头应偏向一侧，防止呕吐物吸入气管引起窒息及吸入性肺炎，必要时建立人工气道进行机械通气，以确保呼吸道通道。立即建立两条以上的静脉通道扩容，如果周围静脉塌陷穿刺困难者，可考虑周围大静脉穿刺插管、静脉切开或中心静脉置管术。有条件尽快行血流动力学监测，及时纠正酸中毒，在充分补液的基础上尽早应用血管活性药物（如多巴胺、去甲肾上腺素等）。

3. 保持呼吸道通畅

（1）湿化痰液：适用于痰液黏稠而不易咳出者。保持体液平衡是最有效的祛痰措施。鼓励患者多饮水，每日饮水 1 500 ml 以上，同时注意湿润空气，使痰液湿化，便于排出。

（2）配合药物治疗：雾化吸入。超声雾化吸入糜蛋白酶加生理盐水，必要时酌情加入抗生素。也可单纯超声雾化吸入生理盐水湿化痰液。

（3）翻身、叩背：每 1~2 小时改变体位 1 次，便于痰液引流。必要时用手或自动扣击器在胸廓肺区处进行叩击。使痰液松动，利于咳出。此法尤其适用于长期卧床、久病体弱、排痰无力的患者。

（4）体位引流：体位引流是利用重力作用使肺、支气管内分泌物排出体外，因而又称重力引流。适用于痰量较多、呼吸功能尚好者如支气管扩张症、肺脓肿等疾病。

（5）机械吸痰：适用于痰量较多、排痰困难、咳嗽反射弱的患者，尤其是昏迷或已行气管切开、气管插管的患者。

（6）环境舒适：营造良好的休息环境，注意保暖，避免受凉，维持适宜的室温（20~22℃）和湿度（50%~60%），既要避免寒冷刺激咳嗽，又要避免高温、干燥使痰液干结。

4. 其他对症治疗

（1）利尿剂：会导致人体大量的尿液排出，甚至导致机体脱水，人体一般会出现心慌、皮肤黏膜苍白的症状，同时尿液大量排出导致机体水电解质、酸碱平衡紊乱，导致机体无力，这种情况应该及时进行水分的外源性补充以及电解质的补充，保持机体的水电解质平衡以及维持渗透压。

（2）钙通道阻滞剂：对重症患者应密切监测生命体征，包括保持呼吸道的通畅和血流动力学监测等。目前推荐钙盐作为 CCB 中毒的一线治疗药物，静脉注射大剂量钙剂可以增大细胞内外钙离子浓度差，部分抵消 CCB 的钙通道阻滞效应，增加钙离子内流，进而改善血管收缩性和高血压，成年人常采用 10% 氯化钙给药方案：每 10~20 分钟给予 10~20 ml（1~2 g）或 0.2~0.4 ml/（kg·h）静脉注射；当给予 10% 葡萄糖酸钙时，常用的剂量方案为每 10~20 分钟给予 30~60 ml（3~6 g）或 0.6~1.2 ml/（kg·h）静脉注射。使用钙剂治疗时需要检测血清游离钙水平。若患者表现为心动过缓和低血压，则可使用阿托品，推荐给药方案：阿托品 0.5 mg 每 3~5 分钟重复给药，若阿托品达到最大治疗剂量后治疗效果不明显时，可考虑安置心脏起搏器。此外，大剂量胰岛素及脂肪乳剂也推荐用于 CCB 中毒治疗中。

（3）β 受体阻滞剂：根据患者的反应，可静脉给予钙盐、脂肪乳剂治疗、血管升压类药物以及高剂量胰岛素和葡萄糖等治疗。可能需要碳酸氢钠和镁剂以治疗某些心律失常。

（4）血管紧张素转换酶抑制剂：对于血管紧张素转换酶抑制剂过量需要扩容纠正，必要时需要血液透析清除。

（5）有条件的医院可采用静脉—动脉体外膜氧合治疗作为中毒患者心源性休克或混合性休克常规治疗无效的补救方法。严重的中毒患者可导致全身重要脏器功能的损伤，因此应密切监护脑、心、肝、肾等重要器官的功能，维持患者的水电解质及酸碱平衡，加强患者全身营养支持等相应的治疗措施应及时使用。

四、护理诊断及问题

（1）急性意识障碍。与药物中毒有关。

（2）有效血容量不足。与药物中毒致血液灌注量减少有关。

（3）有受伤的危险。与中毒所致低血压、意识改变有关。

（4）气体交换受损。与药物中毒所致呼吸困难、呼吸道分泌物过多等有关。

（5）水电解质紊乱。与洗胃、利尿剂使用过量有关。

（6）自理能力降低或缺陷。与毒物引发的头晕、头痛、视物模糊、昏迷等有关。

（7）知识缺乏。与缺乏药物使用相关安全知识有关。

（8）潜在并发症。心源性休克、心脏停搏。

五、护理措施及护理观察要点

1. 即刻护理措施

（1）评估患者病情，出现生命体征不稳定或存在紧急情况时，应立即采取急救措施：心脏骤停时立即给予心肺复苏，保持呼吸道通畅，清除呼吸道分泌物，必要时给予气管插管或气管切开以保持有效通气。

（2）休克患者取休克体位，保持呼吸道通畅，采用面罩或呼吸机辅助呼吸给予较高流量的氧气吸入，改善组织器官的缺氧、缺血状态。建立两条以上静脉通道，有条件者迅速建立中心静脉通道补液，监测中心静脉压，留置导尿监测尿量，必要时每小时监测尿量。严格掌握补液速度，防止发生隐性水肿。遵医嘱使用升压药物，根据血压情况进行调节，防止药物外渗，造成皮肤黏膜的坏死。四肢注意保暖，适当加盖棉被、毛毯。烦躁者可使用保护性约束，加备床档，防止意外损伤，极度烦躁者按医嘱给予镇静剂。

2. 洗胃护理

口服药物中毒的患者，洗胃是必要的治疗以彻底清除毒物。洗胃时，应选择合适的胃管，洗胃时动作应轻柔，避免造成黏膜损伤，协助患者取左侧卧位，头偏向一侧，避免洗胃液误吸，注意每次灌入量和吸出量的基本平衡，洗胃过程中应密切观察病情变化，如出现腹痛或吸出血性液体应立即停止洗胃，通知医生及时处理。昏迷患者洗胃前应先采取气道保护措施。

3. 一般护理措施

（1）对低血压、头晕的患者，嘱其卧床休息，下床活动时要有人搀扶，避免突然改变体位，将患者经常使用的物品放在容易拿取的地方，保持周围环境没有障碍物。注意地面防滑，尽量把患者安排在离护士站附近的房间里，便于巡视。

（2）意识不清者注意体位，仰卧位时头偏向一侧，或侧卧位，可防止舌后坠阻塞气道，有呕吐物或痰液时应及时清除，保持呼吸道通畅。

（3）详细记录出入量，密切观察患者的尿量，皮肤色泽、弹性等情况，注意血压与中心静脉压关系，及时反馈并做好记录。

（4）监测患者血电解质、血糖、肝肾功能、血气分析等结果，以便发现问题及时处理。

（5）口腔及皮肤护理：保持舒适体位，及时满足患者的生活需求。加强口腔护理，保持口腔清洁，减少感染发生。加强皮肤护理，保持皮肤的清洁干燥，协助每2小时翻身拍背一次，翻身时保持肢体功能位，长期卧床患者避免压力性损伤的发生。

（6）患者饮食方面给予高热量、高蛋白、高维生素、易消化的流质或半流质食物，提高机体的抵抗力。给患者多喂水，每日2 500~3 000 ml，以补充高热消耗的大量水分，并促进毒素和代谢产物的排出。

4. 健康教育

评估患者及家属对药物中毒相关知识的接收能力，解释常用药物的作用及副作用，发放知识健康手册，对患者家属和患者讲药物中毒的发病机制、不良反应、治疗方法，以及在日常生活中的注意事项，选择患者感兴趣的方式进行健康教育。

5. 心理护理

做好心理护理，若是自杀患者，待其清醒后，要有的放矢地做好心理护理，尽可能地解除患者的思想问题，从根本上消除患者的自杀念头，应密切观察患者，避免患者独处，防止患者有自杀的机会。

六、标准化护理流程管理

抗高血压药物中毒标准化护理流程管理见图4-4-2。

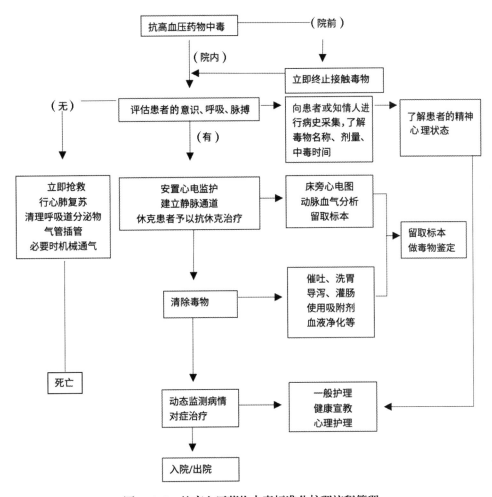

图 4-4-2　抗高血压药物中毒标准化护理流程管理

七、知识拓展

　　重症药物中毒的症状具有发病急以及病情变化迅速等现状，并且如果治疗不及时会很容易造成患者机体多器官功能障碍，甚至严重威胁人们的生命健康。随着当前临床治疗方式的不断合理化应用，血液透析和血液灌流发挥出重要的作用，临床上对一些中毒剂量达致死量、组织损害严重等病例，以及某些中毒导致急性肾衰或在原有肾功能不全基础上又发生急性药物中毒时，采用血液透析和血液灌流联合应用的方式，可有效地排出患者体内的毒物，快速减少药物或毒物在体内的蓄积，从而提高治疗成功率，减少死亡率。此外，脂肪乳被推荐可用于钙通道阻滞剂及 β 受体阻滞剂过量中毒的治疗中，其主要作用机制为脂相吸附，即快速且剂量较大的脂肪乳剂进入血液，在血管内形成一种扩大的脂相，可以吸附已经与组织结合的脂溶性药物，从而减轻药物毒性；脂肪乳作为治疗脂溶性药物中毒的新方法，可提高一氧化氮合酶的活性，降低血管抑制性，提高微循环灌注及心脏输出。另外，脂肪乳可为心肌细胞提供能量底物，且改善细胞膜的钙离子通道及心肌的收缩力。但目前脂肪乳剂量及相关不良反应仍不明确。

中毒的案例属于急性的症状，医护人员必须掌握应急处理的基本要求，在临床操作中，按照流程要求进行护理干预，避免病症恶化，患者第一时间接受治疗，可短期内苏醒恢复。

参考文献

[1] 李晓曦, 陈娟娟. 循证护理在急性药物中毒小儿洗胃中的标准应用效果分析 [J]. 中国标准化, 2021（20）：169-171.

[2] 孙亚男. 气道预见性护理对药物中毒气管插管患者的效果观察 [J]. 江苏科技信息, 2021, 38（29）：55-57.

[3] 雷蕾, 常方圆, 刘姗姗, 等. 危急值管理联合容量负荷管理在改善急性重症药物中毒致呼吸衰竭患者呼吸功能中的应用 [J]. 国际护理学杂志, 2021, 40（13）：2433-2435.

[4] 骆秀云, 庄一佳, 陈全红, 等. 情感共鸣护理在急诊自杀性药物中毒患者中的应用 [J]. 齐鲁护理杂志, 2021, 27（09）：146-148.

[5] 罗曦. 医护一体化工作模式对精神类药物急性中毒患者救治质量影响 [J]. 临床医药文献电子杂志, 2019, 6（93）：11-13.

[6] 李建军. 大剂量硝苯地平缓释片中毒救治 1 例及临床分析 [J]. 临床合理用药杂志, 2019, 12（31）：165-166.

[7] 程鹏宇. 血液透析联合血液灌流救治急性药物中毒的护理对策分析 [J]. 世界最新医学信息文摘, 2019, 19（79）：236.

[8] 郑丽娟, 李小芹, 于静, 等. 急性经消化道中毒患儿临床特点及预后因素分析 [J]. 中国小儿急救医学, 2019（07）：502-506.

[9] 刘芳, 邵利, 邵泽鑫. 多种成分超大剂量药物中毒救治 1 例 [J]. 人民军医, 2018, 61（10）：963-964.

[10] 林梦. 血液灌流救治急性药物中毒患者的护理体会 [J]. 世界最新医学信息文摘, 2018, 18（57）：284.

[11] 张一梅. 急性药物中毒患者的连续肾脏替代治疗效果观察 [J]. 实用临床护理学电子杂志, 2018, 3（14）：180-181.

[12] 李雅静. 改良催吐护理干预对救治精神障碍患者药物中毒的效果观察 [J]. 中国医药指南, 2018, 16（09）：225.

[13] 王蓓蓓. 自杀性药物中毒患者急救护理与共情共赢心理干预效果探讨 [J]. 中外女性健康研究, 2017（20）：24-26.

[14] 买小军, 马云鹏, 周兴仁. 药物中毒伴呼吸心脏骤停急诊科救治（附 1 例报告）[J]. 中国农村卫生, 2017（11）：64.

[15] 李霞, 高茹, 王文晶, 等. 改良洗胃技术在急性口服药物中毒患者洗胃中的应用及效果 [J]. 宁夏医学杂志, 2017, 39（06）：544-545.

[16] 陈珊, 何瑛, 吴雪丹, 等. 临床药师参与 1 例混合药物中毒的救治体会 [J]. 中国乡村医药, 2017, 24（09）：48-49+79.

[17] 朱玉峰, 王逯, 李虎. 超大剂量硝苯地平中毒救治 1 例 [J]. 人民军医, 2016, 59（12）：1227.

[18] 南峥.122 例药物中毒患者的临床表现与急诊急救方法研究 [J]. 现代诊断与治疗，2016，27（08）：1465-1466.

[19] 郭基.连续性血液净化救治 36 例中毒致多脏器功能衰竭的疗效观察 [J]. 中国现代药物应用，2016，10（07）：95-96.

[20] 何世柏，王利平.血液灌流抢救重症药物中毒的临床疗效分析 [J]. 世界最新医学信息文摘，2016，16（27）：113.

[21] 季滨龙，缪邈，房师顺.早期机械通气救治急性药物中毒并呼吸衰竭效果分析 [J]. 实用医药杂志，2016，33（03）：229-230.

[22] 张伟英，吴瑾瑾.改良催吐法在救治精神障碍患者药物中毒的应用及护理 [J]. 护士进修杂志，2015，30（23）：2202-2203.

[23] 梁莉.急性药物中毒临床 86 例分析 [J]. 中国继续医学教育，2015，7（16）：56-57.

[24] 刘文玉，马娜，孙文果，等.急性药物中毒循证护理要点分析 [J]. 中国卫生标准管理，2015，6（16）：194-195.

[25] 李燕，宋娜娜，王彬，等.血液灌流串联血液透析救治儿童重度药物中毒的护理 [J]. 中国卫生标准管理，2015，6（16）：191-192.

[26] 周细宁，许忠民.血液透析与血液灌流联用救治重症药物中毒研究 [J]. 吉林医学，2015，36（11）：2320.

[27] 何强.血液灌流救治急性中毒患者的临床分析 [J]. 航空航天医学杂志，2015，26（04）：468-469.

[28] 张男.儿童急性摄入中毒影响因素及经济损失的研究 [D]. 大连医科大学，2015.

[29] 郭瑞敏，马玉霞，宋敬华，等.血液灌流治疗的临床观察 [J]. 河北联合大学学报（医学版），2013，15（03）：363-364.

[30] 徐子跃.抗高血压药的用药指南 [J]. 北方药学，2019，16（02）：195-196.

[31] 宋小静，高伟波，朱继红.脂肪乳在急性脂溶性药物中毒中的应用进展 [J]. 山东医药，2018，58（37），98-101.

（代月　）

第五篇

化学物中毒标准化护理流程管理及护理

第一章　概　述

一、化学物与化学物中毒

当前我国经济快速发展，国家实力持续增强，所需要的各类化学物不断增加与广泛应用。2010 年我国登记并生产的化学产品达 45 602 种，这些化学物与人们的生活息息相关。随着人们接触化学物的机会增多，化学物中毒病例数量也随之上升。由于化学物的不同性质、浓度、毒性、接触方式、接触时间、防护措施等不同会导致中毒的严重程度不同；中毒方式、毒物剂量和中毒途径不同所造成脏器的损害及临床表现均不同。因此了解常见化学物中毒的诊断与治疗将有利于疾病的诊断及采取有效的治疗，以控制中毒事件的发生与发展。

化学物在机体内存在安全阈值，当化学物在身体内超过了安全阈值就会引起身体的中毒表现。中毒出现的快慢及其对机体的危害程度与化学物的性质、剂量、进入途径、排泄途径、体内的作用方式以及患者自身的年龄、性别、体质、免疫功能、个人遗传特征等有关。多数情况下，毒物进入机体的量越大，浓度越高，中毒也越重，但也与化学物的物理性状、化学结构等因素相关。中毒对身体各器官、各系统都有不同程度的损害，毒性可作用于皮肤、神经系统、心血管系统、泌尿系统、造血系统、呼吸系统等，使正常生理功能发生严重障碍，引起一系列代谢紊乱。化学毒物的毒性作用可根据其发生时间和作用部位，有以下几种不同分类方法：

1. 按发生的时间分类

（1）急性中毒：指 24 小时内，一次性大剂量或多次接触化学物后，出现的中毒反应。如急性铅中毒。

（2）慢性中毒：指长时间反复接触低剂量的化学物所产生的中毒反应。其中毒持续时间可达数周甚至数年，在慢性期间也有可能急性发作。如铅、锰、汞等中毒。

（3）亚急性中毒：发生时间介于急性和慢性之间，较大剂量毒物进入人体后，由于机体自身原因，导致在较长时间内作用于人体所致。

2. 按发生的部位分类

（1）局部毒性作用：指发生在直接接触部位处的损伤作用。如强碱对皮肤的灼伤。

（2）全身毒性作用：指化学毒物吸收入血后，经血液分布过程到达体内其他组织器官所引起的损伤。如铅吸收后，可引起血液、神经、消化等多个系统病变。

二、化学物中毒的原因

（1）有关化工生产企业的生产设备出现跑、冒、滴、漏等现象，未及时维修或检修。场所内没有密闭通风排毒设施或排毒效果不好。

（2）劳动者没有按照安全操作规程进行作业，使用个人防护设备或使用防护设备不当。

（3）化学物的储藏方法不当。

（4）生活中使用含有有害化学物的器具、食用被化学物污染的食物、食用含过量化学物的药物等。

（5）成人看管不力，造成儿童误服。

三、化学物中毒的途径

化学物造成机体中毒的原因有多种多样，根据其进入人体的途径，主要分为吸入性中毒、皮肤接触性中毒、消化道中毒。

（1）吸入性中毒：化学物以气体、蒸气、雾、烟粉尘等形式通过呼吸道吸入，由于人体内肺泡总面积大，肺泡壁薄，血流丰富，空气在其内停留时间较长，加之肺泡上皮细胞的高度通透性，所以吸入性中毒是化学物中毒最主要的途径，毒物的物理形态、形状、分散度、水溶性及呼吸系统的廓清作用都会影响毒物对呼吸道的作用。

（2）皮肤接触中毒：皮肤可对外来化合物具有屏障作用，但也有不少外来化合物可经皮肤吸收，如金属有机化合物（四乙铅）等可通过皮肤吸收入血而引起中毒。毒物的浓度和黏稠度、接触皮肤的部位和面积、生产环境的温度和湿度等均可影响毒物经皮肤吸收。

（3）消化道中毒：常因个人卫生习惯不良、意外误服或某些金属化合物制作成药物后经消化道吸收。也有某些呼吸道的难溶气溶胶，如金属的烟，经呼吸道廓清作用后又经吞咽运动进入消化道吸收。

四、机体的代谢转运及排泄

化学物经呼吸道、皮肤或消化道吸收后，经血液系统分布至全身，大多数毒物在体内呈不均匀分布，相对集中于某些组织器官，如铅和氟易集中于骨骼，然后经生物转化形成其代谢产物。生物转化具有双重性，可使毒性降低也可使毒性升高，如醇类氧化成醛类，使其毒性增加。代谢转化后的毒物更容易排出体外，主要的排泄途径有：

（1）经肾脏排出：肾脏是毒物排泄的最重要途径。其排出速度与肾小球过滤、肾小管分泌及重吸收有关，也与排出物本身的分子量、脂溶性、极性和离子化程度等有关。

（2）经肝胆排泄：肝脏也是毒物排泄的重要器官，毒物经肝脏生物转化后，其代谢产物排入胆汁随粪便排出体外。

（3）经呼吸道排出：吸入性的气体或气溶胶均能由呼吸道排出，如乙醚等。

（4）其他排出途径：毒物也可以通过汗液、唾液、乳汁排出。如汞经唾液排出，锰、铅经乳汁排出。有些毒物砷、汞、铅也可经头发和指甲排出。

进入机体的毒物，在接触间隔期内，如不能完全排出体外，而逐渐累积于体内的现象称为毒物的蓄积，是引起慢性中毒的物质基础。当毒物的蓄积部位不是在靶器官时，此时毒物的毒性危害减缓。但在某些条件下，如感染、服用酸性药物等，破坏了体内平衡状态，毒物可释放入血液，诱发或加重毒性反应。

五、影响化学物毒作用的因素

1. 化学结构

毒物的化学结构决定其理化性质以及其参与各种化学反应的能力；而理化性质和化学活性又影响其生物活性和生物学作用，在一定程度上决定了其毒性。毒物的理化性质影响毒物进入人体的途径和其在体内的过程。

2. 剂量、浓度和接触时间

不管毒物的毒性高低如何，都必须在体内达到一定量才会引起中毒。浓度越高，接触机会越多，接触时间越长，造成中毒的可能性就越大。

3. 联合作用

不同种毒物同时或先后作用于机体，会出现某种形式的毒效应，即毒物的联合作用。主要有独立作用、拮抗或加强作用。

4. 环境因素

温度、湿度等可影响毒物的吸收。

5. 个体易感性

人体对毒物毒作用的敏感性存在着个体差异，即使在同一条件下，不同个体所出现的反应差异也很大。造成个体差异的因素有很多，如年龄、性别、健康状况、生理状况、营养、内分泌功能、免疫状态及个体遗传特征等。

六、化学物中毒的诊断

正确的诊断是治疗疾病的先决条件，中毒的诊断是治疗的关键，询问患者病史尤为重要，对于清醒患者可详细询问患者，昏迷患者可询问家属，从中了解线索，做出正确的判断，选择最好的治疗方案。

1. 病史

（1）详细询问患者有无遗传病史、家族史。

（2）了解患者起病过程，如首次出现症状的时间，发病时的症状表现，是突然发病还是逐渐加重，发病时有无意识障碍、心律失常、呼吸困难等；周围有无类似的患者。

（3）询问此次发病情况，是突发还是逐渐变重，中毒后的症状，有无呕吐，注意呕吐物的颜色、气味等。

（4）了解患者中毒前及近期的精神及身体状况如何。

（5）了解患者从事的职业，从事的工种、工龄、环境、防护措施、是否依照安全生产规程进行操作，有无毒物的接触史。

（6）了解患者生活及饮食习惯，有无使用含有化学物的容器以及食用被化学物污染的食物等；卫生习惯如何，是否在工作环境进食，结束工作后是否清洁身体，是否将工作中污染的物品携带回家，儿童是否有未洗手吃东西的习惯。

（7）向家属或知情人士了解，或者收集现场物品，如容器、呕吐物、排泄物等。

2. 体格检查

首先观察患者神志状态，有无昏迷、嗜睡，有无休克，有无惊厥、抽搐；检查瞳孔大小、对光反射有无迟钝；呼吸频率和节律，呼出气体有无特殊气味；口唇、皮肤颜色，有无发绀、潮红；血压是否正常；腹部体征及阳性体征；有无大小便失禁；有无呕吐，呕吐物的颜色、气味等。

3. 实验室检测

实验室对毒物的定性、定量检测是诊断的重要依据，以便医生对症治疗。

①生化检测：可进行血常规、肝肾功能检测、血气分析等。

②药物检测：可进行药物的定量和定性分析检测。

③毒物检测：胃内容物、呕吐物、尿液、血液均可确诊。

④根据病情可进行心电图、X 线检查、CT 检测等。

七、化学物中毒的临床表现

化学物中毒种类特别多，引起的临床表现也非常复杂，一种药物可引起一个或多个靶器官损害，不同化学物中毒可出现类似的表现，同一种化学物剂量、浓度不同，个体差异，进入人体的方式不同都会出现不一样的临床表现，因此在临床上我们要细致观察患者中毒的临床表现，及时给予治疗和处理。

（一）神经系统损害

外源性化学物中约有 25% 的物质具有神经毒性，这些物质会导致神经递质的合成、释放、吸收、代谢或信息传导发生改变。如损伤脑部组织细胞代谢，致低氧性缺氧等。具体表现如下：

1. 急性中毒性脑病

①急性中毒时出现不同程度的意识障碍，如嗜睡、意识模糊、朦胧状态、昏迷、植物状态等；②精神障碍，表现为幻觉、视幻觉、听幻觉、妄想、躁狂等；③抽搐，可出

现癫痫样惊厥发作，四肢抽搐或角弓反张；④颅内压升高，患者可出现剧烈头痛、频繁呕吐、躁动不安、意识障碍加重，甚至出现脑疝；⑤自主神经功能紊乱，如大汗、大小便失禁、中枢性高热等；⑥中枢神经局限性体征，如肌张力增高、震颤、运动迟缓、共济失调等。

2. 慢性中毒性脑病

①痴呆，表现为记忆力下降、人格改变、计算及理解能力下降；②类精神分裂症，表现为自知力障碍、被害妄想、幻听、幻视等；③帕金森病，表现为震颤、动作缓慢、表情淡漠，出现面具面容；④小脑共济失调，表现为构音不清、肌张力降低、四肢及躯干共济运动失调等。

（二）呼吸系统损害

化学物毒性，个体差异，接触毒物的浓度、时间及方式不同，决定了不同的临床表现。

（1）急性气管、支气管炎：咽痛、胸骨后疼痛、胸闷、咳嗽、咳痰等，偶有痰中带血；常伴有鼻塞、流涕、鼻出血、咽痛、眼结膜充血等，双肺有散在的干或湿性啰音。

（2）哮喘样发作：以哮喘为主，伴有咳嗽、胸闷等；双肺哮鸣音。

（3）急性支气管肺炎：咳嗽、咳痰、胸闷、气紧等；可见痰中带血。双肺有干或湿性啰音，通常伴有轻度发绀。

（4）急性间质性肺水肿：出现严重的咳嗽、咳痰、胸闷、气紧。肺部双侧呼吸音低。

（5）急性吸入性肺炎：出现剧烈咳嗽、咳痰，痰中带血或有铁锈色痰，胸痛、呼吸困难、发绀等，常伴有发热。

（6）肺泡性肺水肿：剧烈咳嗽，咳大量白色或粉红色泡沫痰，呼吸困难，明显发绀。双肺密布湿啰音。血气分析 $PaO_2 \leqslant 40 \ kPa$（300 mmHg）。

（7）急性呼吸窘迫综合征：呼吸急促、口唇及指（趾）端发绀，可伴有胸闷、咳嗽、血痰，严重时出现意识障碍，甚至死亡。氧合指数（PaO_2 / FiO_2）$\leqslant 26.6 \ kPa$（200 mmHg）。

（8）喉阻塞：是急性化学物中毒性呼吸系统疾病诊断与分级标准，共分4度。

Ⅰ度：安静时无症状，但当活动或哭闹时，有轻度吸气性困难、吸气性喉喘鸣、吸气性胸廓周围软组织凹陷。

Ⅱ度：患者安静状态下存在轻度的吸气性呼吸困难，活动时加剧，但不影响睡眠和进食，缺氧症状不明显。

Ⅲ度：患者在安静状态吸气时，呼吸困难症状明显，喉喘鸣声较响，胸骨上窝、锁骨上窝等软组织吸气时凹陷明显。患者因缺氧会出现烦躁不安、难以入眠、不愿进食等症状，还会引起脉搏加快、血压升高。

Ⅳ度：患者呼吸极为困难，由于机体严重缺氧，体内二氧化碳积聚，患者出现坐卧不安、出冷汗、面色苍白或发绀、大小便失禁、脉搏细弱、心律不齐、血压下降等。若抢救不及时，可因呼吸心跳停止而死亡。

（三）心血管系统损害

（1）症状：心悸、气紧、乏力、胸闷、呼吸困难等。

（2）体征：发绀、血压下降、心脏扩大、心音低弱、心律失常，严重者听诊可听到舒张期奔马律、双肺湿啰音等。

（四）泌尿系统损害

1）急性肾小管坏死

轻型临床肾功能无明显异常，出现肾小管功能障碍，尿中可出现肾小管上皮细胞、红细胞、多种管型等，尿渗透压降低、尿钠增高等。病情进一步发展可致肾小球滤过率下降 80% 以上而导致肾衰竭，甚者引起尿毒症。

2）急性过敏性肾炎

a. 急性间质性肾炎（AIN）：肾间质水肿和肾小管周围炎性细胞浸润，肾小管常发生变性、坏死，尿中有多量红细胞、白细胞等。

b. 急性肾小球肾炎（AGN）：早期出现咯血、发热、咳嗽、咽痛、呼吸困难等，严重者出现急性肾衰竭。尿液可呈血尿、蛋白尿等。

（五）肝脏损害

（1）轻度：出现乏力、食欲不振、恶心、肝区疼痛等症状。查体可出现轻度黄疸、肝脏质软、肝区压痛等。血清总胆红素 > 17.1 μmol/L，且 ≤ 51.3 μmol/L。

（2）中度：病情进一步加重出现中度黄疸、血清总胆红素 51.3~85.5 μmol/L。

（3）重度：病情加重出现重度黄疸、肝性脑病、血清总胆红素 ≥ 85.5 μmol/L、腹腔积液、肝肾综合征等。

（六）血液系统损害

（1）溶血性贫血：常先有畏寒、寒战、高热、腰背肌肉酸痛，继而出现血红蛋白尿以及休克。

（2）高铁血红蛋白血症：慢性、急性均可起病，主要表现为发绀和缺氧。其程度与血中高铁血红蛋白所占比例有关。浓度不同所呈现的症状也有所不同。

（七）皮肤接触损害

直接接触腐蚀性化学毒物，因接触时间及接触面积呈现不同的皮肤损伤，轻者会出现皮肤局部烧灼痛、红色斑块、丘疹及水疱。重者会造成广泛边缘不规则的坏死性溃疡，剧烈疼痛，易感染，不易愈合。

（八）其他损害

（1）眼部接触中毒者：可发生结膜炎、结膜充血、角膜灼伤，严重者可致角膜溃疡、穿孔、虹膜炎、晶状体混浊，导致失明。

（2）口服者：可出现口腔、咽部、食管黏膜烧伤等。

八、化学物中毒的急救处理

中毒的处理一般分为三个步骤：第一步是迅速清除体内尚未被吸收的毒物，防止毒物的继续吸收；第二步是加速排出已被吸收的毒物；第三步是药物对症治疗，采用对抗的解毒剂，以减轻中毒的危害。

1. 清除未吸收的毒物

进入中毒现场必须先正确穿戴有效的个人防护用品，救援者应同时有专人陪护，掌握抢救情况及提供必要的援助。

（1）评估现场的环境，将中毒患者脱离中毒环境移至空气新鲜的安全地带，解开衣领，保持呼吸道通畅。评估患者的神志、呼吸、心跳，对呼吸、心搏骤停患者可进行闭胸心脏按压，快速转运至医疗应急救援中心，继续治疗。

（2）脱去污染衣物（从内衣至鞋袜），清除肉眼可见的污染物，用清水彻底冲洗全身及局部皮肤，避免皮肤发生二次毒物污染。冲洗时间一般大于30分钟。酚类皮肤灼伤在大量清水冲洗后，反复涂以蓖麻油，忌用矿物油和乙醇。强碱灼伤皮肤在大量清水冲洗至无滑腻感后，使用3%硼酸溶液或1%醋酸进行中和。眼内污染时，眼部的冲洗应睁大眼睑、翻动眼睑、转动眼球，使水能直接冲洗眼睛，将结膜囊内的化学物彻底冲洗，受伤的眼睛应低于未受伤的眼睛。

（3）人工催吐：口服毒物的患者，如神志清楚，无催吐禁忌证，应做催吐处理。尽早排出胃内毒物。

①探咽催吐：用较长的物品，如压舌板、筷子、勺柄或手指等搅触咽弓及咽后壁，使患者呕吐（应注意动作要轻柔，避免损伤咽部）；如毒物过稠，可让患者饮适量温凉清水或盐水，然后再进行催吐，如此反复施行，直至吐出液体变清为止。

②药物催吐：可使用吐根糖浆，成人：30 ml/次口服，需要时30分钟后可重复1次。儿童：6个月以内婴儿不用此药；6~12个月，10 ml/次，不重复；1~12岁，15 ml/次，可重复1次；12岁以上，30 ml/次，可重复1次。吐根糖浆服后再给患儿10~20 ml/kg清水，成人量为150~250 ml（均不用热水）；在服第二次吐根糖浆30分钟后，如仍不发生呕吐，则用洗胃法以排出毒物。

③硫酸铜：仅在无机磷中毒时使用，它可与磷结合形成褐色不溶解的磷化铜，注意精确称量硫酸铜，以防发生硫酸铜中毒。

注意强碱中毒，没有呕吐反射能力的患者，昏迷、惊厥患者，有严重心脏病、动脉瘤、食管静脉曲张、溃疡病的患者不宜催吐，孕妇慎用。催吐时患者应取左侧卧位，头部放低，面向左侧，臀部略抬高，以防呕吐物吸入气管发生窒息或引起肺炎。

（4）洗胃：应尽早洗胃，及时清除胃内容物，洗胃时间一般在服毒后 6 小时内，毒物未查明时，一般采用生理盐水洗胃，成人可用清水洗胃。

（5）导泻和灌肠：多数毒物可经过小肠和大肠吸收引起肠道刺激征，除了用催吐及洗胃方法外，还需导泻及灌肠来清除进入肠道内的毒物，减少毒物在肠道内的吸收。洗胃后，拔管前可以经胃管注入导泻药 25% 硫酸钠 30~60 ml、20% 甘露醇 250 ml 或者注入吸附剂活性炭 50 g，以清除肠道内毒物；导泻无效者可用温水或肥皂水清洁灌肠，加速肠道内毒物排出，减少毒物吸收。口服强碱的患者禁止导泻和灌肠，当毒物已引起严重腹泻时，不必再导泻。

2. 加速排出已被吸收的毒物

（1）利尿：大多数毒物进入机体由肾脏排出，加强利尿可加速毒物排出，在充分补液后，可静脉输注甘露醇、呋塞米等脱水利尿药，促进毒物排出；注意患者出入量是否平衡，防止发生心力衰竭，肾衰竭患者需严格控制水钠出入平衡。

（2）血液净化疗法：在急性中毒严重患者，血液净化治疗是促进毒物排出的有效方法之一。一般认为 6 小时内进行血液净化效果更佳。常用的血液净化方法有：

①血液透析：常用的血液净化技术，将患者的血液经体外循环引入到血液透析器内，利用透析膜两侧的浓度梯度差及溶质弥散转运机制，以达到清除血液内毒物。如醇类、金属离子及其化合物。

②血液灌流：通过体外循环使血液通过吸附装置，让溶解在血液中的物质被吸附剂吸附，从而清除内源性或外源性毒物。如对乙酰氨基酚。

③血浆置换：通过滤过或离心装置，将血浆去除，补充置换液，以清除血液中以吸收结合的毒物。

3. 药物对症治疗，应用解毒剂

（1）应用解毒剂和对抗剂：当毒物被吸收，针对病因，在体内解毒，促进药物迅速从体内排出。某些药物和毒物相拮抗，有相反的药理作用，可对抗毒物引起的症状，例如依地酸二钠钙（$CaNa_2$-EDTA）、二乙三胺五乙酸三钠钙（DTPA）、二巯基丙醇（BAL）等用于治疗铅、汞、砷等金属中毒；4- 甲基吡唑系甲醇和乙二醇的解毒剂；乙酰半胱氨酸是对乙酰氨基酚的解毒剂等。

（2）对症支持治疗：应用抗生素预防感染；糖皮质激素治疗中毒性脑病、肺水肿、肝病、肾脏疾病以及各原因引起的休克；盐酸杜冷丁缓解中毒引起的疼痛；补充电解质维持酸碱平衡；肾上腺皮质激素治疗；有呼吸抑制的患者给予呼吸机辅助呼吸或人工通气治疗等。

（王茹霖）

第二章 金属中毒

第一节 铅中毒

一、概述

截至目前，全世界已发现 118 种化学元素，其中金属或类金属的元素约占 85%。这类元素因具有较好的导电性、传热性、延伸性，并且有较高的熔点和硬度，在人类的生活、生产过程中起着不可或缺的作用，并与之接触紧密。随着经济和生产的发展的需要，各种产品的种类不断增加，为人们生活提供便利的同时，也对身体造成某些危害，环境污染中金属是影响最严重的因素之一。如 20 世纪中叶日本发生的甲基汞中毒（水俣病），镉污染所致骨痛病。部分地区水源含砷量高，出现地方性砷中毒。20 世纪 50 年代时，慢性铅中毒、汞中毒、锰中毒的患病率曾高达 15%~30%。我国某些地区多年发生的克山病。既往使用的药物如硫酸铊、酒石酸钾、金制剂、碳酸锂、顺铂等，引起的不良反应或重度中毒。长期血液透析引起的透析性痴呆等。金属中毒在临床表现中缺乏特异性，并且检测手段较为落后，很容易出现误诊、漏诊等现象。

金属根据密度来划分，密度小于 4.5 g/cm³ 的金属为轻金属，包括铝、镁、钙、锶、钡、钛等。密度大于 4.5 g/cm³ 的金属为重金属，包括铜、铅、锌、镍、锑、锡、钴、铋、镉、汞等。金属常以固态、液态等形式存在于自然界，中毒的途径多样，以粉尘、蒸气、烟雾等形式经过呼吸道吸入，生活用品、口服药物等方式经消化道进入，皮肤吸收等。中毒常导致神经系统、呼吸系统、血液系统损害，形成中毒性肝病、肾病等。临床上常以重金属中毒最为常见，本章节以铅及四乙铅为例进行详细讲述。

（一）铅中毒发病原因及机制

铅是一种蓝灰色软金属，密度为 11.34 g/cm³，熔点为 327.4℃，沸点 174℃，当铅加热至 400~500℃时，会形成铅蒸气，迅速氧化、凝集为铅烟尘。氧化成氧化亚铅（黑粉）、氧化铅（黄丹、密陀僧）、二氧化铅、三氧化铅（樟丹）和四氧化三铅（红丹、铅丹、红铅）。铅及其化合物的形成气体、微小固体主要经呼吸进入人体，是工业铅中毒的主要中毒途径。经过消化道也会吸收摄入量的 20%~30%，铅的化合物又分为无机铅和有机铅两种。无机铅化合物种类繁多，如碱式碳酸铅、硫化铅、硝酸铅、络酸铅等。四乙基铅属于铅的有机化合物，呈无色液态，具有强挥发性，适用于汽油防爆剂，同样可经呼吸道、皮肤、消化道侵入人体引起中毒。铅中毒常以无机铅中毒居多，无机铅一般不经皮肤吸收。铅在体内代谢相当缓慢，在血液中半衰期约 35 天，在软组织中 40 天左右，而在骨中长达 20~30 年。肾脏是铅排泄的主要途径，小部分随粪便、汗腺、唾液和月经排泄，头发也能排出少量铅，铅也能通过胎盘和乳汁排出。

1. 常见病因

按照进人体的途径不同，可分为以下几种：

（1）消化道途径：①误服大量含铅中成药；②在含铅的作业场所进食，或用染有铅的手取食；③长期使用含铅的锡锅制酒、烫酒或使用含铅釉彩的碗碟；④儿童的彩绘奶瓶和玩具、铅笔等；⑤食品中的烧烤、松花蛋、爆米花、罐装食品和饮料加工过程的铅污染。

（2）呼吸道途径：①在含铅作业的过程中防护不周，吸入大量铅的粉尘或烟尘；②婴儿长期吸入含铅的爽身粉；③长期吸入含有铅化合物的汽车尾气。

（3）接触途径：皮肤及黏膜直接接触有机铅溶液。

（4）胎盘及乳汁传递：铅可通过此种途径，致使胎儿及婴儿发生铅中毒。

2. 中毒机制

铅中毒的程度，与铅的进入途径、吸收程度、铅化合物的溶解度、影响铅贮存与排出的因素以及患者的年龄、性别、个体差异等有关。铅进入血液后主要以化合物、与蛋白形成复合物以及离子的形态分布全身组织。主要在细胞核和浆的可溶性部分以及线粒体、溶酶体、微粒体。最终有 95% 的铅沉积于骨骼系统，其中以骨小梁为最多。5% 左右的铅存在于肝、肾、脑、心、脾、基底核等器官和血液中。骨铅与血铅维持着一种动态平衡，当血液中的铅浓度达到一定量，便可引起急性中毒。经口服用铅的最低致死剂量为 5 mg/kg。

铅中毒机制尚未完全阐明，比较清晰的有：

（1）造血系统：铅通过抑制 δ – 氨基—乙酰丙酸（ALA）合成酶和 ALA 脱水酶，造成卟胆原的合成受到阻碍；抑制粪卟啉原氧化酶及亚铁络合酶，使血粪卟啉升高，原卟啉在红细胞中增多，与红细胞内的锌结合，致使锌原卟啉（ZPP）增多；铅又抑制铁整合酶，阻碍原卟啉与二价铁结合为正铁血红素。阻碍原卟啉与铁结合，形成环形铁粒幼细胞。铅通过抑制红细胞膜 Na^+-K^+ATP 酶活性，从而使细胞内 K^+ 逸出，导致红细胞膜崩裂；铅与红细胞表面的磷酸盐结合形成不溶性磷酸铅，使红细胞机械脆性增加，引起溶血。

（2）神经系统：铅可通过细胞凋亡、线粒体损伤、对神经递质和第二信使的影响等多种机制影响神经系统。铅对神经系统除了直接毒性作用外，还由于血液中增多的 ALA 通过血脑屏障进入脑组织，竞争突触后膜上的 GABA 受体。铅还可以对脑内儿茶酚胺代谢产生影响，最终导致中毒性脑病和周围神经病。

（3）消化系统：铅可抑制 ALP 和 ATP 酶活性，使平滑肌痉挛引起腹绞痛。直接作用于胃黏膜，发生炎症性变化出现萎缩性胃炎。急性铅中毒可直接损伤肝细胞引起中毒性肝病。

（4）泌尿系统：铅可损害近曲小管内皮细胞，造成肾小管重吸收功能降低，还使肾小球滤过率降低，导致尿肌酐排出减少，血中肌酐和尿素氮增加。慢性铅中毒除损伤肾小管外，还表现为进行性间质纤维化。

（5）四乙基：铅为无色、油状，易挥发，易溶于有机溶剂，有剧烈的神经毒物，在肝脏的微粒体中迅速转化为毒性更大的三乙铅，再逐渐分解为二乙铅和无机铅，最后转化为无机铅，通过肾脏排出。三乙基铅在脑和肝中含量最高，抑制脑的葡萄糖和丙酮酸的氧化以及单胺氧化酶。前者减少高能磷酸键的形成，引起细胞呼吸障碍，导致细胞缺氧；后者使5-羟色胺在大脑积聚。四乙铅还抑制胆碱酯酶活力，影响肾上腺素能和胆碱能神经纤维。中毒轻者大脑皮质功能失调和自主神经功能紊乱，严重时损害神经细胞，出现脑水肿和弥漫性脑损伤。

（二）铅中毒病理

急性铅中毒性脑病时引起血脑屏障通透性增加，可见脑组织苍白水肿，脑回变平。切片可见脑沟内小血管弥漫性增生、扭曲，管壁透明变性。脑实质未见明显软化，神经细胞变性、核肿胀、尼氏小体部分溶解，神经细胞周围间隙增宽。神经纤维明显变性。

二、护理评估

（一）病史

金属中毒的患者临床表现比较复杂，缺乏特异性，容易误诊，所以对于患者的病史采集显得尤为重要。神志清楚者询问患者本人，意识障碍或沟通障碍者询问其家属或知情人士。

（1）详细了解患者的职业，所从事的工种、工龄、接触毒物的时间、环境等，工作中的防护措施，在同等防护级别下有无其他人员出现相同症状。

（2）了解患者生活中的饮食、生活习惯，使用的物品是否含有铅及其化合物，是否喜欢进食含有金属毒物的食品。

（3）详细询问患者近期是否有服药史，服用的药品名称、服用剂量、服用时间、药物成分，用后有无反应，询问是否有药瓶或药袋。

（4）询问发病前及近期的精神和身体状况。观察患者的面色是否灰黄，牙龈是否呈现蓝黑色。

（二）铅中毒临床表现

铅中毒起病隐匿，常因接触时间的长短可分为急性和慢性中毒。急性中毒常以消化道吸收为主，常有潜伏期，短者4~6小时，一般为2~3天，最长者1~2周。慢性中毒多见于2岁后的儿童，一般从摄入毒物至出现症状为3~6个月。

（1）消化系统症状：患者口内特有的金属味，流涎、食欲缺乏、恶心、呃逆、呕吐（呕吐物常呈白色奶块状）、阵发性腹绞痛、便秘或腹泻等症状，大便常呈黑色（含硫化铅）、偶有消化道出血及麻痹性肠梗阻；严重时可发生中毒性肝炎，表现为肝大、转氨酶增高，部分患者出现黄疸。阵发性腹部绞痛为铅中毒的典型症状之一，表现为发作前腹胀和顽固性便秘，突然发作性剧烈绞痛；持续时间为数分钟至数小时；常发生在脐周，多伴有呕吐、面色苍白、烦躁出汗、身体蜷曲等；无固定压痛点，按压腹部可稍缓解；一般止痛药不易缓解；肠鸣音减弱。

（2）神经系统：初期表现为头晕、头痛、疲乏、睡眠质量下降、记忆力减退等神经衰弱综合征。可出现感觉、运动、混合性周围神经病。表现为"垂腕症"及"垂足症"；肢体远端手套样、袜套样改变。重度可出现中毒性脑病，表现为剧烈的头痛、恶心、呕吐、视力减退、失明、失语、高热、抽搐、精神障碍、昏迷等，更有甚者出现脑水肿、颅内压增高等表现。脑脊液白细胞、蛋白质也可增加。

（3）血液系统：由于血红蛋白合成受到阻碍导致贫血，呈现出小细胞低色素贫血；网织红细胞、碱粒红细胞以及点彩红细胞增加；面容呈灰黄色。

（4）泌尿系统：慢性铅中毒主要损伤近曲肾小管，造成肾小管重吸收功能降低。严重者可导致慢性肾功能不全，可见血肌酐浓度、肌酐清除率、尿中 β_2 微球蛋白增高，而肾小球滤过率及内生肌酐清除率明显降低。

（5）四乙铅：潜伏期一般数小时至数日，亚急性中毒可达 2~3 周。可有头晕、头痛、乏力、睡眠障碍、健忘、恐惧、情绪低落等，更有甚者发展为中毒性精神病。出现谵妄、迫害妄想、躁狂、肢体震颤、癫痫样发作、意识丧失、呼吸衰竭或全身衰竭。

（6）其他：铅对机体的体液及细胞免疫功能、生殖能力均有一定的毒性作用。女性可引起不孕、流产、早产、畸形或死胎等；男性对精子的活力、数量都有所影响，铅还能通过胎盘进入胎儿，通过乳汁引起中毒。

注意事项：急性铅中毒需与卟啉症、消化性溃疡、急性胰腺炎、胆绞痛、肾绞痛、急性病毒性肝炎及外科急腹症相甄别。

（三）实验室检测

（1）血铅测定：血铅的正常参考值 < 200 μg/L；接触限值 < 400 μg/L。

（2）尿铅测定：尿铅正常参考值 < 25 μg/L；接触限值 < 70 μg/L。注：人体每日尿铅排出量与饮食、饮水及肾排泄功能有着密切相关，尿铅浓度的波动范围比血铅大，一次尿铅结果不能准确反应尿铅量的真实水平。

（3）血细胞分析：红细胞和血红蛋白降低，点彩红细胞、网织红细胞及多染性红细胞增多。

（4）脑脊液检查：脑脊液压力增高，可达 58.8~78.4 kPa，糖量正常，白细胞不变，蛋白质升高。

（5）红细胞游离原卟啉（FEP）和红细胞锌原卟啉检测：ZPP 正常区间 < 6.0 μg/g Hb；FEP 正常参考区间 < 750 μg/L。

（6）尿 δ-氨基-γ-酮戊酸（δ-ALA）：δ-ALA 正常参考区间 < 3 000 μg/L。

（四）中毒分度

根据临床表现的轻重程度和实验室检查结果，将铅中毒分为以下几类：

1. 轻度中毒

血液中铅浓度 ≥ 2.9 μmol/L（600 μg/L），或者尿液中的铅浓度 ≥ 0.58 μmol/L（120 μg/L），并具有下列一项者：①红细胞锌原卟啉 ≥ 2.91 μmol/L（13.0 μg/g Hb）；②尿 δ – 氨基 – γ – 酮戊酸 ≥ 61.0 μmol/L（8 000 μg/L）；③有腹痛、腹胀、便秘等症状。

2. 中度中毒

在轻度中毒的条件下，具有腹绞痛、贫血或轻度中毒性周围神经病任一项表现者。

3. 重度中毒

在中度中毒的基础上，出现铅麻痹或中毒性脑病者。

三、救治措施

（一）清除毒物

发现中毒后首先要脱离毒源及中毒环境，避免中毒加重。

（1）接触中毒者，立即脱离中毒环境，脱去污染的衣物、鞋、帽等（注意保暖），然后用肥皂和清水彻底冲洗污染皮肤，特别注意清除毛发、指甲缝处的污染物。将患者平卧于安全通风的环境，解开衣领，保持呼吸道通畅；对于神志不清或呕吐者，应及时清除口腔内分泌物，保持呼吸道通畅，置平卧位，头偏向一侧，防止异物误入气管或呼吸道引起窒息。

（2）口服中毒者，如果神志清楚，且在 3 小时内，可尽快催吐（可用吐根糖浆），每次口服 15~30 ml，或给予患者 300~500 ml 温水，患者身体前倾，用长勺或筷子压患者舌根部，诱发其呕吐，给予适量的蛋清、牛奶或豆浆保护胃黏膜或沉淀铅；6 小时内尽快洗胃，洗胃液可选用 1% 硫酸钠或硫酸镁溶液，使其形成难溶性的铅，阻止铅的吸收，洗胃后可用硫酸镁进行导泻。导泻效果差者应及时给予灌肠。洗胃后可服用活性炭吸附毒物，由大便排出。

（二）驱铅疗法

主要为金属螯合剂，常用药物如：

（1）依地酸二钠钙（CaNa$_2$-EDTA）是治疗铅中毒首选驱铅药物，1.0 g 加入生理盐水或 5% ~10% 葡萄糖注射液 250~500 ml 中缓慢静滴，1 次/日或 0.25~0.5 g/次，2 次/日肌内注射，连续 3 天 1 个疗程；间隔 4 天进行第 2 个疗程为，一般应用 2~4 个疗程。

（2）喷替酸钙钠（DTPA-CaNa$_3$）0.5~1.0 g 加生理盐水或 5% ~10% 葡萄糖液 250~500 ml 中缓慢静脉滴注或肌内注射，疗程同 CaNa$_2$-EDTA。

（3）二巯丁二钠 1.0 g 加入注射用水或 5% 葡萄糖液 20~40 ml 中缓慢静注（不宜静

滴），疗程同 CaNa$_2$-EDTA。

（4）二巯丁二酸 0.5 g 口服 3 次 / 日，疗程同 CaNa$_2$-EDTA。本品因性质较稳定，口服可吸收，应用方便，副作用小，已在铅、汞等重金属中毒的治疗中推广使用。

（三）对症治疗

（1）保肝治疗：使用大剂量维生素 C、肌苷等静脉滴注，特别在无驱铅条件时更应积极保护肝脏。

（2）缓解铅绞痛：可在驱铅的同时肌内注射阿托品或山莨菪碱，静脉注射 10% 葡萄糖酸钙 10~20 ml，4~6 小时一次。

（3）急性中毒性脑病以及精神症状：常规选用地西泮、苯巴比妥钠等镇静药物治疗惊厥，静脉输注高渗性脱水剂或强利尿剂治疗降低颅内压减轻脑水肿。注意水电解质的平衡。

（4）肾衰竭时进行血液透析治疗。

（5）四乙铅：尽早用巯乙胺 200~400 mg 加入葡萄糖注射液中静脉滴注，每日 1 次，5~7 日为一疗程。

四、护理诊断及问题

（1）意识形态的改变。与毒物导致中毒性脑病及中毒性精神病有关。
（2）气体交换受损。与肺间质及肺泡腔液体过多聚集有关。
（3）疼痛。与毒物进入消化道引起腹部绞痛有关。
（4）舒适度的改变。与中毒引起的头晕、头痛、失眠、腹胀等有关。
（5）活动无耐力。与毒物进入人体后引起血红蛋白合成障碍导致贫血有关。
（6）体液过多。与毒物进入体内导致慢性肾功能不全有关。
（7）电解质紊乱。与呕吐、腹泻及驱铅药物副作用有关。
（8）自理能力低下。与中毒引起的头晕、乏力等有关。
（9）知识缺乏。与缺乏毒物使用相关安全防护知识及中毒后紧急处理方法有关。

五、护理措施及观察要点

1. 现场急救护理措施

将患者快速脱离中毒环境，脱去衣帽等物品，置于空气流通处，观察患者神志、呼吸、心率的变化，及时清理呼吸道分泌物，保持呼吸道的通畅。尽早清除毒物，使用催吐的方法排出毒物，给患者食用适量的蛋清、豆浆及牛奶。观察患者呕吐物的气味、颜色、性质。如患者发生呼吸心脏骤停，应立即行闭胸心脏按压。

2. 一般护理

（1）休息及饮食：保持室内适当的温度及湿度，减少病室内的噪声，减弱灯光的强度，保持安静，安置患者舒适体位，嘱患者卧床休息，保暖，必要时给予安神补脑液帮助睡眠。病情允许的情况下嘱咐患者进食富含钙质、蛋白质的食物，如鸡蛋、牛奶豆浆等；多食新鲜蔬果、补充纤维素及维生素；多饮水，促进毒物的排出。适当进食一些含铁丰富的食物，如猪血、猪肝、黑木耳、红枣等，可促进铁的吸收；食欲较差的患者，可食用半流质或软烂的饭，刺激食欲，平日饮食可少量多餐，禁忌食用辛辣食品、油腻食物或烟酒。意识障碍者给予静脉高营养治疗，针对患者病情及机体需要量配制患者需要的营养液并进行鼻饲。

（2）疼痛护理：观察患者疼痛部位、性质、程度、持续时间有无改变；指导患者使用放松技巧，如深呼吸；适度地按摩，在未排除急腹症前禁止热敷。

（3）口腔护理：对存在口腔牙龈易出血患者嘱早晨、晚间进行刷牙，进食后使用漱口液漱口，根据病情选择合适的漱口液，含漱时间应＞90秒；昏迷及生理不能自理的患者给予每日两次口腔护理，注意观察口腔黏膜的变化。

（4）皮肤护理：给予轻薄棉质的病员服，保持床单的平整、干燥、无渣屑，适时地协助翻身，按摩受压部位，防止压疮的产生，腹泻的患者应及时更换衣物及床单位，保持肛周皮肤的干燥。

（5）意外伤害的预防：头晕、乏力、出现精神症状的患者给予床栏的保护，降低床的高度至最低，以避免患者发生坠床。将生活必需品放于患者伸手能及的地方，协助患者进行日常生活，起床或坐立时应缓慢动作，预防体位性低血压的发生，必要时给予约束带保护性约束，松紧适宜，约容下两横指。在给患者使用保护性约束前，向家属解释使用约束的目的，以取得家属的理解和配合。每小时放松约束的肢体，检查约束部位的皮肤颜色、温度、感觉等。如患者有牵拉管道的风险，可使用似乒乓球拍的约束带，前端有拉链开口，可随时观察患者肢端循环。

（6）管道护理：意识障碍及危重症患者，安置胃管及尿管等，需要妥善地固定好各种管道，防止管道的滑脱，做好管道的护理。

（7）正确指导患者留取尿标本：在驱铅治疗过程中，需多次留24小时尿标本，以检测尿铅含量，指导临床用药。向患者及家属解释留取尿标本的重要性、留取方法、保留尿液起止时间、注意事项。如静脉注射依地酸钙钠后开始保留尿液至24小时，使用非金属的清洁的专用容器盛放，所排尿液全部留置在专用容器内并混匀，取10 ml送检。炎热季节放置在阴凉处，留尿后须及时送检，以免影响检测结果。

（8）对症护理：电解质及能量合剂在驱铅治疗时应及时补充，以减轻不良反应。

（9）心理护理：护士要认真倾听患者的述说，做好解释工作。帮助患者克服不良情绪。关心体贴患者，尽量满足其要求。向其讲解疾病相关知识，提高了他们对疾病的认识，解除他们的思想负担，树立战胜疾病的信心，积极配合治疗。

3. 用药护理

依地酸二钠钙是驱铅治疗首选的螯合剂，其与铅发生络合反应，形成稳定的水溶性络合物，逐渐随着尿液排出。

用药注意事项：①患者在注射后可能会出现呕吐、恶心、肌肉酸痛、食欲减退等症状，会造成患者的肾功能损害，在驱铅治疗时应嘱患者饮适量的水，大约每日3 000 ml。②由于依地酸二钠钙具有较强的刺激性，静脉穿刺前应综合考量患者年龄、治疗方案、病情、血管条件以及患者对导管留置位置的选择等情况，选择前臂粗直且弹性好的血管，避免在同一部位连续穿刺给药。严格无菌操作，以免引起静脉炎，密切观察输液过程，防止药物外渗。初始用药时滴速应放慢，以 30 滴 / 分为宜，患者无明显不适，再调至 40 滴 / 分。向患者及家属讲明用药目的、方法及滴速，取得合作，防止随意调节滴速。③依地酸二钠钙也会与体内必需微量元素发生络合反应，造成微量元素的丢失，造成电解质紊乱，可在治疗期间补充多种微量元素。

4. 病情观察

（1）观察患者意识形态、精神状况的变化，包括是否有谵妄、意识障碍、躁狂、惊厥等出现，瞳孔的大小变化以及对光灵敏度的改变，早期识别脑水肿。

（2）严密观察生命体征的变化，如体温、心律、呼吸、血压、指尖血氧饱和度的改变。及时发现呼吸频率、幅度的改变；及时发现心律失常，并积极配合医生进行抢救。

（3）遵医嘱正确用药，并观察药效以及用药后是否出现不良反应。

（4）观察患者洗胃液、呕吐物的颜色、性质和量；呼出气体是否有特殊气味；大小便的颜色、性状。

（5）观察患者疼痛的部位、性质、程度是否有改变。

（6）准确地记录 24 小时出入量，包括患者每日进水量、大小便情况、出汗情况，是否有口渴等主诉。及时留取大小便、呕吐物送检。

（7）观察皮肤有无色泽、弹性、温湿度的改变，如压力性损伤评估高危患者，应及时护理干预，避免皮肤破溃造成感染。

（8）观察患者面部、口唇、皮肤、甲床的颜色等，是否有头晕、乏力等贫血症状出现。

（9）遵医嘱及时复查血常规、电解质、血气分析及肝肾功能情况。

5. 健康教育

（1）职业防护：①车间内空气中铅浓度要达到卫生标准；②用无毒或低毒的代替品来代替铅；③改善工艺，使生产过程机械化、自动化、密闭化，减少手工操作，安装吸尘排气罩，回收净化铅；④指导患者工作时做好各种防护措施，工作时正确穿戴手套、防尘口罩以及防护服，如遇损坏应立即更换，杜绝在工作场所内进食，下班以后需洗澡换衣，不将工作服直接穿回家中；⑤打扫时，用湿式清扫，定期监测空气中铅的浓度。

（2）生活防护：注意远离高铅环境，远离二手烟；生活中避免使用含铅物品，如长时间使用含铅的锡壶烫酒、饮酒；很多印有油漆图案的积木、气球、玩具等都是含铅物品。小朋友玩耍后要洗手后才能进食；少吃含铅食品，如松花蛋、罐装食品、烤地瓜等。使用偏方进行治疗时要仔细了解药物的成分、剂量。可疑铅中毒时应到正规医院就诊，检查体内铅含量，诊断明确后应接受正规的治疗。

六、标准化护理流程管理

轻、重金属中毒标准化护理流程管理见图 5-2-1。

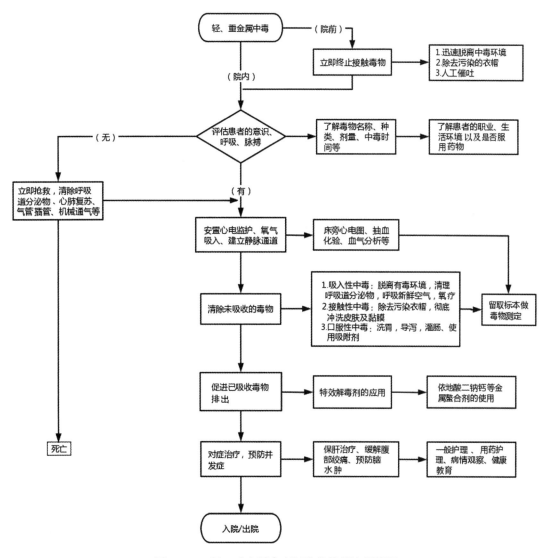

图 5-2-1　轻、重金属中毒标准化护理流程管理

七、知识拓展

临床常用的驱铅药物，疗效显著，但是副作用明显，研究者们也在积极探索其他辅助药物的疗效及副反应。现发现金属硫蛋白、抗氧化剂、中药等对于驱铅治疗都能起到辅助作用。

1. 金属硫蛋白

是一类广泛存在于生物中的低分子量、富含半胱氨酸并能被金属诱导的金属结合性蛋白，在机体中是一种对金属代谢起明确作用的、高巯基含量（ 20% ~ 30% ）的活性肽。有研究表明金属硫蛋白对于铅有良好的促排作用，临床上用金属硫蛋白驱铅片治疗铅中毒有良好的效果。

2. 抗氧化剂

（1）天然多酚类：具有抗氧化及螯合双重作用。其中葛根素、大蒜素、褪黑素、姜黄素等天然多酚类化合物能抑制铅引起的氧化应激；儿茶素对含铅细胞引起的氧化损伤有抑制作用，且没有副作用，有良好的效果与应用前景。

（2）维生素类、微量元素类以及氨基酸类：维生素 B_1、B_6、C、E 对体内铅水平有良好的控制作用。叶黄素、维生素 P 对于铅中毒治疗具有良好效果。微量元素能与铅竞争结构相似的基团，抑制铅毒性。此外，氨基酸类对于铅中毒也有很好的辅助治疗作用。

3. 中药

驱铅汤、智杞颗粒、乌蓉液、疏肝利胆方、杞枣口服液、排铅保健汤等都可用于驱铅。

参考文献

[1] 王世俊 .20 世纪金属中毒回顾 [J]. 劳动医学，2001（02）：65-66.

[2] 肖岚，龙小艳，李萍，姜海燕 . 铅中毒性脑病一例报告 [J]. 中国现代神经疾病杂志，2005（05）：357-358.

[3] 董建光，冯书芳，李盟，等 . 铅中毒的诊断及治疗 [J]. 灾害医学与救援（电子版），2018，7（01）：61-64.

[4] 梁典胤，谢秉言，许放，等 . 铅中毒治疗的药物研究 [J]. 铁路节能环保与安全卫生，2017，7（03）：168-172.

[5] 朱芮田，叶尔波力木尔扎拜，张晓冬，等 . 金属硫蛋白驱铅片对铅中毒儿童微量元素及 Hb 水平的影响 [J]. 实用中西医结合临床，2014，14（01）：1-2+48.

[6] 庞广福，李海，陈建海 . 葛根素对铅中毒大鼠肝组织损害治疗的实验研究 [J]. 中国妇幼保健，2013，28（03）：522-525.

[7] 陈留记 . 茶儿茶素对铅处理细胞氧化损伤的抑制作用及其机理研究 [D]. 浙江大学，2002.

[8] 殷娜 . 职业性铅中毒患者驱铅治疗的护理 [J]. 护理进修杂志，2013，28（13）：1241-1242.

[9] 匡兴亚，贾晓东 . 职业中毒检验与临床应用 [M]. 上海：同济大学出版社，2018.

[10] 都鹏飞，样明功，龚维龙，等 . 中毒急救手册 [M]. 4 版 . 上海：上海科学技术出版社，2016.

[11] 任引津，张寿林，倪为民，等 . 实用急性中毒全书 [M]. 北京：人民卫生出版社，2003.

[12] 余丹，周昌菊 . 铅中毒机制的研究进展及铅污染对妊娠结局的影响 [J]. 中国医师杂志，2006（09）：1293-1294.

（王茹霖）

第二节　碱性金属中毒

一、概述

碱性金属（alkali metal）包括锂（Li）、钠（Na）、钾（K）、铷（Rb）、铯（Cs）、钫（Fr）六种金属元素，而其中锂、钠、钾、铷、铯存在于自然界，钾、钠为常量元素，而锂、铷、铯为微量元素，钫有放射性只能由核反应产生。碱性金属有很强的金属性，具有较强的导电性和导热性。碱性金属的单质化学性非常活跃，极易发生反应，因此在自然界中常常以化合物的形式存在，钾、钠不仅是自然界中的常见元素，而且在生物体中也有重要的生理作用；而其余的则属于轻稀有金属元素，在地壳中的含量十分稀少。在如今快速发展的社会进程中，众多的人口和日益增多的各种工业产业链，我们可以从身边看到越来越多的人受到各种各样疾病的困扰，许多中老年疾病的年轻化或者出现越来越多因空气污染、水污染等所带来的安全健康问题，而这些问题的出现也与碱性金属息息相关。当然这些碱性金属有的是我们正常人体内必不可少的物质，有的也可以用于治疗人类疾病，而有些则具有放射性，会对人体造成伤害。

近年来，根据相关报道有不少人群存在着亚健康的问题。亚健康可以指身体上的，也可以是精神上的，长期处于一个亚健康的状态而得不到治疗和缓解，进而会引发更大的问题，甚至自杀。其中抑郁症和双相情感障碍这两种疾病在近几年中走进大众视野，让大众感受到了这类疾病的可怕，而我们这次所要讲述的碱性金属的其中一个就是可以治疗和缓解这类疾病的；其次是钠和钾，这两种被大众所熟知，我们吃的盐、水果等都含有这两种元素；再次就是我们所不熟悉的铷、铯、钫。

（1）锂离子：金属锂可溶解于液氮中，锂的弱酸盐比如碳酸锂等都很难溶于水，锂也很容易与氧、氮、硫等化合，在冶金工业中可用作脱氧剂使用，锂也可以作为铅基合金和铍、镁、铝等轻质合金的成分。人脑也会因锂离子有特殊的变化。研究表明，肾上腺素及神经末梢的胺量降低都与锂离子相关，神经递质的量也与锂离子的影响相关，因为锂离子具体的作用机理尚不清楚，所以如果因锂而中毒的患者是没有特效药可以治疗的，但碳酸锂目前被广泛用于狂躁型抑郁症的治疗。

（2）钠离子：金属钠为银白色软质金属，且很软，可以用刀较轻易地切开。切开外皮后，可以看到金属钠具有银白色的金属光泽。金属钠具有较强的导热性和导电性。金属钠的密度比水的密度小，熔点是 $97.81\,℃$，沸点是 $882.9\,℃$。因为钠具有很活跃的化学性，所以它在自然界里不能以游离态存在，因此，在实验室中通常将金属钠保存在液状石蜡中。金属钠与水反应（$2Na+2H_2O=2NaOH+H_2\uparrow$）并释放大量的热量，氢氧化钠也称苛性钠。人体内的钠离子和氯离子能调节人体体液的渗透压平衡，调节神经元轴突膜内外的电荷也是钠离子的另一个重要的作用，钠离子与钾离子的浓度差变化是神经冲动中传递的物质基础，世界卫生组织建议每人每日摄入 $1\sim2\,g$ 钠盐，中国营养学会建议不要超过 $5\,g$。

（3）钾离子：金属钾是银白色的软质金属，用小刀也可以很容易地切开。金属钾的熔点约 63℃。实验室中的金属钾通常存放在液状石蜡中，金属钠、金属钾保存在煤油中是不合理的！空气中的氧气也会进入液状石蜡，即使在液状石蜡中，金属钾也会缓慢氧化。金属钾在空气中加热就会燃烧，它能在有限量氧气中加热，生成氧化钾；在过量氧气中加热，生成过氧化钾和超氧化钾的混合物；如果把一小块金属钾投入水里，立即会吱吱发响，产生猛烈的化学反应，在水面上与氧气自燃发出紫色的火焰（分析纯钾中也含有 1% 的钠杂质，有时看到黄色的光），而发出的热量可以将生成的氢气点燃，大块的金属钾与水反应会发生猛烈的爆炸！与水反应的方程式为：$2K+2H_2O=2KOH+H_2\uparrow$，并且释放大量的热量，氢氧化钾也称苛性钾。钾离子也参与调节渗透压与轴突膜内外的电荷，人体中心脏、肝脏、脾脏等器官中钾离子比较富集，可降低心肌兴奋性，从而导致心律失常甚至心脏突然停搏而死亡。

（4）铷元素：铷元素存在于大多数动物的组织内，含量范围在百万分之二十至百万分之四十。实际上，组织含量与土壤含量之比，铷元素明显超过了钾元素。心肌和骨骼肌中铷元素含量最高；血细胞内铷元素含量比血浆高，骨骼中不含铷元素，肌肉是主要的贮存处。铷元素的生理作用还在研究中，氯化铷及几种常见铷盐、碘化铷、铷放射性同位素等，在医学方面有一定应用。典型的应用有：DNA 和 RNA 超速离心分离、作为镇静剂和使用含有砷药品后的抗休克制剂、用作血流示踪、取代碘化钾用于治疗甲状腺肿大等。

（5）铯元素：铯元素被人体吸收后可存在于全身软组织尤其是肌肉中，其中在骨骼和脂肪中的含量较低，血液中的铯元素呈离子状态，部分可存在于红细胞内。它的同位素中，天然存在的铯 133 是一种稳定同位素，而其他铯同位素则属于放射性。对人体的影响取决于其辐射的强度、暴露的时间和受影响的人体细胞种类等，可引起急性放射性病症如恶心、疲倦、呕吐及毛发脱落等症状。

（6）钫元素：钫元素由于核不稳定，钫 223 的半衰期最长仅有 21 分钟，其化学性质只能在痕量范围内研究，但它归属于碱金属，在一些方面和铯的性质相似，是最重的碱金属元素。受相对论效应等影响，钫的金属性反而不如铯，金属活动性更是弱于钾和钡。钫具有放射性，它的辐射的强度、暴露的时间和影响的人体细胞种类等直接影响着对人体的危害程度，可引起急性放射性病症如恶心、疲惫、呕吐及毛发脱落等症状。

（一）发病原因及机制

1. 发病原因

发病原因是机体摄入过量的碱性金属元素所导致的一系列慢性或急性中毒，中毒的途径有由呼吸道被吸入、由口腔进入消化道被吸收，或机体暴露在放射性物质范围内等。值得一提的是，并非只是摄入有害金属才会导致金属中毒，即使是人体所需的金属元素如果摄入量过大或排出障碍也会导致中毒。

2. 发病机制

（1）直接损伤组织器官：部分碱性金属与水反应生成强碱类腐蚀性毒物，直接与接触部位的组织发生化学反应，吸收组织中的水分，与蛋白质或脂肪起反应，而致使细胞变性和坏死。

（2）干扰酶的活性：酶是很多毒物作用的靶分子，毒物及其代谢物能通过抑制酶的活性产生毒性作用，例如含金属离子的毒物能抑制含巯基的酶等。

（3）其他：如摄入过量的元素造成血液中相对元素的比例失衡，导致一系列如细胞内环境紊乱，干扰细胞内钠、钾、钙离子的调节机制，诱发免疫性损害等多种系统受影响的急性及慢性中毒的症状。

（二）病理

有毒金属可作为中心离子与生物膜、大分子等结合而影响生物膜、酶的功能。有毒金属也可与中心离子竞争配体而发生竞争抑制。

1. 金属与血液中配体结合

金属与血液中配体结合成螯合物，可被转运到靶器官。

2. 金属与大分子相互作用

金属与大分子相互作用，结合成具有代谢活性的配体，是很多金属中毒的原因。一般累及氨基、巯基和羟基。巯基特别重要，因为它是酶的结合部位。

（1）免疫反应：金属可作为半抗原，在某种情况下，由于细胞或体液免疫反应机制而产生变态反应。比如铍能产生肉芽肿，产生过敏性皮炎，属于细胞免疫。患金属烟热时，金属与人体蛋白结合，形成复合抗原，抗原刺激免疫活性细胞，产生致敏淋巴细胞或体液抗体，人体再次接触同种金属致敏原，即可出现一系列病理现象。

（2）金属抑制酶：可与氨基、巯基、羟基有特殊的亲和力，使酶失去活性。

（3）致癌性：金属致癌性与其负电性有关，负电性居中的金属离子对很多生物分子中的 N 和 O 具有较大的结合力。金属与核酸作用往往是致癌作用的基础，核酸的每一个组成部分——碱基、糖和磷酸盐都有可能是某些金属攻击的目标。碱基携带核酸信息，且有大量配体，易受到攻击。

3. 金属对细胞膜的干扰

（1）细胞膜通透性的改变：金属引起细胞膜通透性的改变，取决于金属对膜上配体的化学亲和力。

（2）脂质过氧化：细胞和亚细胞膜中脂蛋白的磷脂部分含有丰富的不饱和脂肪酸侧链。细胞膜和亚细胞膜结构脂质过氧化，可使细胞崩解。

4. 金属间的相互作用

金属是酶的一部分，因而金属成为必需元素。酶是催化剂，只要有少量即可起作用，因而其中金属不足可产生缺乏的症状，过多可产生中毒。然而体内对必需元素有内环境稳定机制（稳态机制），可以控制体内必需元素的合适量。

非必需金属可与必需金属竞争配体而干扰必需金属的吸收、转运以及有关的酶活性，结果出现必需元素缺乏以及酶活性异常。如锂的毒效是来自高浓度锂具有代替细胞内钠的能力，可干扰细胞内钾的代谢，导致细胞功能异常。铊蓄积于细胞内，可破坏钠作为细胞间离子、钾作为细胞内离子的特异性。

二、护理评估

（一）病史

详尽询问病史为诊断中毒的主要方法。重点询问职业史和中毒史，如从事何种工作，有无接触有毒物品，接触毒物的种类、量以及可能侵入的途径。多数患者或家属能将中毒的经过及毒物名称清楚说明，此时诊断并无困难，但对于少数患者必须应用细致而带有探索性的方法，才能获得确诊的资料。比如自杀者可能会隐瞒服药史或者谎报服毒史；小孩可能会因为中毒发生太突然，家长焦虑心切忘记部分重要事实；精神病患者中毒时，家属不清楚具体情况；还有部分患者在诊治时已经昏迷不醒，陪送人员不清楚具体情况或者不能准确表述等。出现这些情况的时候，就应该搜集现场物品，包括呕吐物、剩余毒物、器具、大小便等。

询问病史应注意以下几点：

（1）从事何种工作，有无接触有毒物质。

（2）近期有无情绪或者思想上的较大波动，有没有出现自言自语等与平时不太符合的现象。

（3）中毒的物品及方式。

（4）中毒量的评估。如果是呼吸系统吸入或者是皮肤接触中毒，应考虑接触毒物的时间。

（5）中毒症状是缓起还是急起。若突然出现不明原因的发绀、休克、意识丧失、瞳孔缩小或扩大、惊厥、呕吐等，且不能以急性感染、急性腹痛或其原有的疾病解释者，都应考虑是否因为中毒引起。

（6）既往病史，服药史；最近服药情况（何种药物及数量多少），从前是否用过同样药物，用后有无反应；家中还有哪些药品，以便将患者当前状况与原有疾病相联系或相区别。

（7）中毒后是否采取过有效措施，比如脱离中毒环境、催吐、洗胃、更换污染的衣物等，有无用过药物治疗或特殊的解毒剂。

（二）临床表现

1. 锂中毒

锂主要以化合物形式存在，常见于精神类药品，如碳酸锂等。急性锂中毒时的血锂水平高低将直接导致其中毒的症状轻重，其主要的作用是引起肌肉兴奋性增高、意识改变，也可引起多系统尤其是肾脏功能的损害。

（1）一般症状：表现为体温调节失衡，出现体温过低或发热。

（2）精神症状：表现为不明原因的意识模糊、嗜睡、昏迷、精神错乱等。

（3）神经系统症状：出现深反射亢进，比如肢体震颤、头晕或晕厥、共济失调、抽搐、腱反射增强等。

（4）消化系统症状：腹部膨隆、厌食、恶心、呕吐、腹泻、腹痛、口渴等，严重者可导致肠出血。

（5）泌尿系统症状：多尿，蛋白尿，少数出现肾性尿崩症；严重者可出现少尿、无尿、肾功能衰竭，出现水电解质及酸碱平衡失调、代谢产物潴留等表现。

（6）循环系统症状：表现为血压下降、脉搏不整、过敏性血管炎等。

（7）内分泌系统症状：甲状腺功能减退或亢进。

2. 钠中毒

金属钠与水反应生成氢氧化钠，也称苛性钠，并释放大量的热量。误食苛性钠易导致口腔被腐蚀、剧痛、面色苍白、呕吐、吐出物系碱与胃液反应产生的碱性皂化物，混杂有脱落组织碎屑及变性血样物。可发生胃十二指肠穿孔、心源性休克。误服浓苛性碱液死亡率达25%以上，存活者遗有食管狭窄。少数患者可能因碱性物吸入或经消化道损伤处吸收发生激烈刺激性咳嗽、肌肉痛性痉挛及碱中毒。

（1）皮肤接触：引起局部组织烧伤，重者达三度烧伤，局部表现为灼痛、充血、水肿、糜烂等。

（2）口腔黏膜、接触消化道症状：口腔黏膜呈红色或棕色，有水肿、溃疡。食管、胃有强烈烧灼感，腹部绞痛，有反复呕吐，吐出血性胃内容物，并有血性腹泻、声音嘶哑、语言障碍及吞咽困难。

（3）其他中毒症状：出现手足抽搐，重症发生休克和昏迷，为早期死亡原因。

3. 钾中毒

金属钾与水反应生成氢氧化钾，也称苛性钾，并释放大量的热量。误食苛性钠易导致口腔被腐蚀、剧痛、面色苍白、呕吐、吐出物系碱与胃液反应产生的碱性皂化物，混杂有脱落组织碎屑及变性血样物。可发生胃十二指肠穿孔、心源性休克。误服浓苛性钾液死亡率达25%以上，存活者遗有食管狭窄。少数患者可能因碱性物吸入或经消化道损伤处吸收发生激烈刺激性咳嗽、肌肉痛性痉挛及碱中毒。

（1）皮肤接触：引起局部组织烧伤，重者达三度烧伤，局部表现为灼痛、充血、水肿、糜烂等。

（2）口腔黏膜接触消化道症状：口腔黏膜呈红色或棕色，有水肿、溃疡。食管、胃有强烈烧灼感，腹部绞痛，有反复呕吐，吐出血性胃内容物，并有血性腹泻、声音嘶哑、语言障碍及吞咽困难。

（3）有碱中毒症状：出现手足抽搐，重症发生休克和昏迷，为早期死亡原因。

4. 铷中毒

铷在空气中极易被氧化，能极易与水反应，因其化合物如氢氧化铷、碳酸铷是强碱性物质，对局部有强烈的刺激性和腐蚀性，因此吸入导致上呼吸道炎症、接触性皮炎和结膜炎等。

5. 铯中毒

（1）确定性效应：①急性损伤，类似于被辐射后的急性放射病，主要表现为体重下降、胃肠道损伤、骨髓破坏和出血综合征。②慢性损伤，各组织器官如肺、胃肠道、泌尿道、生殖系统、心肌、骨骼肌、眼晶体等的炎症性病变。

（2）随机性效应：放射性铯可引起软组织肿瘤，如甲状腺癌、卵巢癌、乳腺癌、膀胱癌、胆管癌、神经纤维肉瘤和淋巴肉瘤等。

6. 钫中毒

（1）急性放射病症状：放射病的症状有疲劳、头晕、失眠、皮肤发红、溃疡、出血、脱发、白血病、呕吐、腹泻等。有时还会增加癌症、畸变、遗传性病变发生率，影响几代人的健康。一般讲，身体接受的辐射能量越多，其放射病症状越严重，致癌、致畸风险越大。

（2）慢性放射病症状：①多数患者有乏力、头昏、头痛、睡眠障碍、记忆力减退与心悸等自主神经系统功能紊乱的表现。有的出现牙龈渗血、鼻出血、皮下淤点、淤斑等出血倾向。部分男性患者有性欲减退、阳痿，女性患者出现月经失调、痛经、闭经等。②早期无特殊体征，仅出现一些神经反射和血管神经调节方面的变化。病情明显时可伴有出血倾向，毛细血管脆性增加。长期从事放射诊断、骨折复位和镭疗医务人员中，可见到毛发脱落，手部皮肤干燥、皲裂、角化过度，指甲增厚变脆，甚至出现长期不愈合的溃疡或放射性皮肤癌。少数眼部接受剂量较多的患者可出现晶状体后极后囊下皮质混浊或白内障。

（三）实验室检测

1. 锂元素检测

有效血锂浓度 0.6~1.2 mmol/L，中毒血锂浓度一般大于 2 mmol/L，血锂浓度大于 4 mmol/L 时常危及生命；高血钙，促甲状腺激素（TSH）升高，血液内白细胞升高，阴离子间隙缩小（1 价阳离子积累，减小阴离子间隙）；心电图显示 QT 间期延长，ST 段压低，T 波改变，窦房结功能障碍。同时损伤肾脏，出现少尿、无尿、蛋白尿，显微镜下呈血尿阳性和管型尿等，严重者可出现急性肾衰竭。

2. 钠元素检测

血清钠浓度大于 150 mmol/L。因脱水可引起血液浓缩现象，若因输入大量盐水引起，则可发生血液稀释现象。

3. 钾元素检测

血清钾浓度大于 5.5 mmol/L，常伴有代谢性酸中毒、二氧化碳结合力降低。心电图是诊断的重要指标：血钾 > 6 mmol/L 时，出现窄而高尖的 T 波；7~9 mmol/L 时，PR 间期延长，P 波消失，QRS 波群变宽，R 波渐低，S 波渐深，ST 段与 T 波融合；

9~10 mmol/L 时，出现正弦波，QRS 波群延长，T 波高尖，进而出现室颤。

三、救治措施

1. 锂中毒救治措施

（1）经口服锂盐中毒者，应立即停止给药。

（2）钠是锂的拮抗剂，轻症中毒者口服氯化钠溶液（首剂 20 g），重症者可静滴生理盐水 1 000~2 000 ml 加 10% 氯化钠注射液 100~300 ml，并适当口服或者静脉补钾，每日用氯化钾 3~4 g。以后根据血清钠离子和血清钾离子浓度检测结果再调整用量。

（3）重症病例应注意碱化尿液，静脉滴注甘露醇或者利尿剂有助于改善肾功能，并注意保证一定的液体进入量，以防止脱水和加重肾功能损害。

（4）对神经系统和对胃肠道中毒症状者，可给予对症处理。有昏迷、抽搐者，应按中毒性脑病处理，迅速抑制抽搐十分重要。

（5）锂化合物引起的皮肤、眼、鼻和呼吸道的损害，可按碱灼伤对症处理，选用弱酸或维生素 C 等做中和处理。

（6）透析疗法：适用于重度中毒者或伴肾功能衰竭者。因碳酸钾在体内几乎不与血浆蛋白结合，故血液透析或腹膜透析效果显著，可迅速使血清锂浓度降至 1.0 mmol/L 以下。

2. 钠中毒救治措施

（1）口服苛性钠者，迅速服以大量牛乳、水调蛋清或清水以稀释碱性物，随其自然呕吐后再给水，用水量在 2 L 以上，随后口服稀柠檬汁或稀食醋，缓冲性液体亦可用橄榄油、花生油等。

（2）放置胃管有一定危险，常造成穿孔。

（3）吗啡 10 mg 皮下注射，每 4 小时一次给予止痛。

（4）休克时可输血及给予去甲肾上腺素 4 mg 溶于 5% 右旋糖酐溶液 1 L 中静脉滴注。

（5）咽喉水肿易于窒息，常需气管切开。消化道穿孔后及后期食管狭窄均需外科治疗。

（6）抗生素宜早期应用，防止感染。

（7）识别：含苛性钠标本或口服苛性钠患者的呕吐物呈强碱性，可使红色石蕊试纸变蓝色，使酚酞指示剂呈现红色，用酸类溶液做中和滴定，指示剂颜色改变可判断所含苛性钠浓度。

3. 钾中毒救治措施

（1）口服苛性钾，迅速服以大量牛乳、水调蛋清或清水以稀释碱性物，随其自然呕吐后再给水，用水量在 2 L 以上，随后口服稀柠檬汁或稀食醋，缓冲性液体亦可用橄榄油、花生油等。放置胃管有一定危险，常造成穿孔。

（2）吗啡 10 mg 皮下注射，每 4 小时一次给予止痛。

（3）休克时可输血及给予去甲肾上腺素 4 mg 溶于 5% 右旋糖酐溶液 1 L 中静脉滴注。

（4）咽喉水肿易于窒息，常需气管切开。消化道穿孔后及后期食管狭窄均需外科治疗。

（5）抗生素宜早期应用，防止感染。

（6）识别：含苛性钠标本或口服苛性钠伤员的呕吐物呈强碱性，可使红色石蕊试纸变色，使酚酞指示剂呈现红色，用酸类溶液做中和滴定，指示剂颜色改变可判断所含苛性钠浓度。

四、护理诊断及问题

（一）锂中毒护理诊断

（1）意识状态改变。与自身疾病或锂中毒有关。

（2）清理呼吸道无效。与意识障碍患者自主排痰受限有关。

（3）水电解质紊乱。与锂中毒有关。

（4）知识缺乏。与受教育程度低及缺乏相关知识普及有关。

（二）钠、钾中毒护理诊断

（1）疼痛。与苛性碱及产生热量灼伤皮肤、消化道有关。

（2）气体交换功能障碍。与苛性碱灼伤咽喉部有关。

（3）口腔黏膜改变。与口服中毒发生口腔黏膜糜烂、烧伤有关。

（4）皮肤完整性受损。与皮肤、黏膜受强碱类毒物损伤后发生充血、水肿、糜烂有关。

（5）焦虑。与患者担心预后有关。

（6）知识缺乏。与受教育程度低及缺乏相关知识普及有关。

五、护理措施及护理观察要点

（一）锂中毒护理措施及观察要点

（1）口服中毒者，立即予以催吐，生理盐水洗胃，洗胃后用硫酸钠 15~30 g 导泻。昏迷者禁止催吐。

（2）昏迷者应勤翻身，预防压疮及坠积性肺炎，保持呼吸道通畅，给予吸氧等。

（3）严密观察生命体征，血压下降者应告知医生，遵医嘱予以输液、扩容等措施，必要时应用升压药物。

（4）观察尿量，记录每小时尿量，尿少及无尿患者应及时告知医生，必要时遵医嘱应用药物改善肾循环，保护肾脏，预防肾功能衰竭。

（5）密切观察血锂浓度变化，必要时积极告知医生并调整药物。

（6）告知患者及其家属有关锂中毒的知识。

（二）钠、钾中毒护理措施及观察要点

1. 一般护理

即用清水、中和剂冲洗口腔，再用2%硼酸水漱口；疼痛明显者，可用1%丁卡因喷雾止痛。患者中毒早期禁食，给予胃肠外营养；恢复期改为流质饮食，少食多餐，逐步过渡到半流质、普食；吞咽障碍者可给予必需供给营养。

2. 病情观察

严密观察患者生命体征、神志、尿量、大便及全身情况，做好护理记录。及时发现并纠正水电解质和酸碱失衡。观察患者疼痛变化，有异常及时报告医生。

3. 对症处理

积极处理电解质失衡、疼痛及并发症等。合理安排输液，补充患者能量；疼痛剧烈者，遵医嘱应用止痛药物并观察患者反应。

4. 降低血钾水平，增强活动耐力

（1）积极控制引起高钾血症的诱因。

（2）密切监测血清钾水平的动态变化。

（3）减少钾的来源：①停用一切含有钾的药物和溶液，如青霉素钾和林格溶液，禁食含钾量多的食物，如水果、果汁、肉类、牛奶等；②供给高糖、高脂肪饮食或应用静脉高营养，保证足够的能量供给，以减少体内分解代谢所释放的钾；③避免应用库存血，因其含钾量高；④积极控制各种感染，以减少细胞分解释放的钾。

（4）促使钾离子转入细胞内：①碱化细胞外液，先静脉注射5%碳酸氢钠注射液60~100 ml后，继续静脉滴注碳酸氢钠100~200 ml。高渗碱性溶液可使血容量增加，即可使K^+也有拮抗作用；②25%葡萄糖溶液100~200 ml加钾胰岛素（每3~4 g葡萄糖加胰岛素1 U）静脉滴注，通过糖原合成使钾离子部分转入细胞内；③对于肾功能不全者，可用10%葡萄糖酸钙100 ml以上、11.2%乳酸钠溶液50 ml、25%葡萄糖溶液400 ml，加入胰岛素30 U，持续静脉滴注24小时，速度为每分钟6滴。

（5）促使钾离子排出体外：①应用阳离子交换，常用聚磺苯乙烯（聚磺苯乙烯酸钠交换）10~20 g，每日2~3次口服，或40 g加入25%山梨醇溶液100~200 ml保留灌肠；②促进肾脏排钾，给予高钠饮食或静脉滴注高钠溶液，应用呋塞米、依他尼酸、氢氯噻嗪等排钾利尿药；③透析疗法，为排钾最有效的疗法，适用于急危重症伴肾衰竭时可采用血液透析或腹膜透析，以血液透析为最佳。

5. 对抗心律失常，防止心脏停搏

中毒高钾血症极易出现心律失常甚至导致心脏停搏，应密切观察并做好急救复苏的准备。钙与钾有对抗作用，能缓解钾对心肌的抑制作用。常用 10% 葡萄糖酸钙溶液 10~20 ml 加等量 25% 葡萄糖注射液缓慢静脉注射。有心力衰竭者不宜同时使用强心药（洋地黄）。

6. 心理护理

患者易出现恐惧、焦虑等不良心理反应，应积极做好患者心理安抚，及时向患者和家属进行健康宣教。

7. 健康教育

（1）加强对碱性金属及其化合物危害知识的宣传。

（2）在生产或制造碱性金属或其化合物的工厂单位，应加强碱性金属及其化合物的管理，确保其放置或储存在安全的设施中，必要时应专人管理，以免发生意外。

（3）对生产或者储存碱性金属或其化合物的工厂单位应制订和安装相关的防护措施和防护装置，以免泄露时发生大规模污染或伤害。

（4）治疗期间应告知患者治疗的注意事项

a. 根据患者及病情需要，讲解高钾血症的危害；

b. 指导患者注意安全；

c. 肾功能减退或长期使用抑制排钾的利尿药患者，应严格限制高钾食物的摄入；

d. 保证患者摄入足够的能量，避免体内蛋白质、糖原大量分解而释放钾；

e. 避免患者输入较大剂量的库存血。

8. 预防

防治职业中毒，首先要坚决贯彻执行"预防为主"的方针。通过技术革新，改革工艺设备，改善劳动环境，是最积极、最有效的预防。工人群众对职业病的危害体会最深，防治职业病的积极性最高，并且有同职业病做斗争的实践经验。领导重视、发动群众、全面规划、采取综合措施，是防治职业病的关键。因地制宜、因陋就简、土洋结合、大搞综合利用、变废为宝、化害为利，既可避免污染环境、减少公害，又可为国家创造财富。生产和使用金属及其化合物的工业很广，包括冶金、化工、机械、纺织、造纸、制革、建材以及国防工业等。在生产环境中的有害因素不仅仅是有毒金属，还有高温、粉尘、刺激性气体等，预防措施要全面规划。

六、标准化护理流程管理

碱性金属中毒标准化护理流程管理见图 5-2-2。

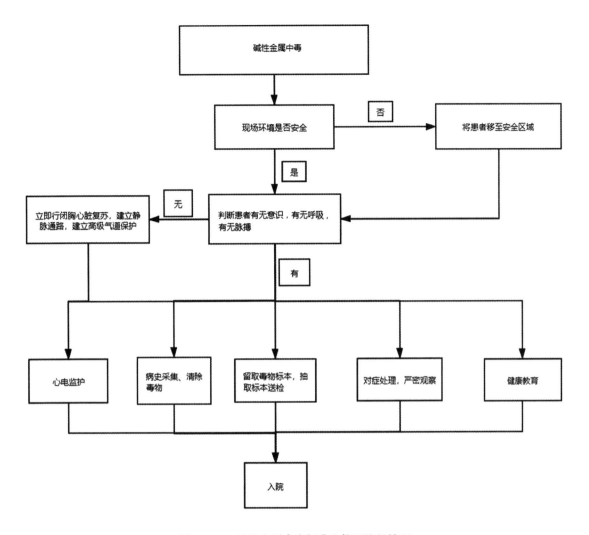

图 5-2-2　碱性金属中毒标准化护理流程管理

参考文献

[1] 望亭松.急诊重症监护病房内高钠血症患者的临床分析 [J]. 中国急救医学 .2013，33（2）：150-152.

[2] 杜海燕，周海英.碳酸锂患者中毒的护理[J]. 当代护士（下旬刊）.2019，26（5）：123-124.

[3] 卢靖，王颖松，蒋育澄，等.金属铯的生物化学研究进展[J]. 稀有金属 .2006，30（5）.682-687.

[4] 屈冬燕，孙仲礼，彭晓晔.碳酸锂与厄贝沙坦氢氯噻嗪相互作用致锂中毒[J]. 药物不良反应杂志 .2021，23（4）：212-213.

（毛远征）

第三节　稀有金属中毒

一、概述

稀有元素是自然界中储量、分布稀少（一般地壳丰度为 100 ppm 以下）且人类应用较少的元素总称。稀有元素常用来制造特种金属材料，如特种钢、合金等，在飞机、火箭、原子能等工业领域属于关键性材料。稀有金属根据各种元素的物理和化学性质、赋存状态、生产工艺以及其他一些特征，一般从技术上分为以下五类：

（1）稀有轻金属：包括锂、铷、铯、铍。比重较小，化学活性强。

（2）稀有难熔金属：包括钛、锆、铪、钒、铌、钽、钼、钨。熔点较高，与碳、氮、硅、硼等生成的化合物熔点也较高。

（3）稀有分散金属：简称稀散金属，包括镓、铟、铊、锗、铼以及硒、碲。大部分赋存于其他元素的矿物中。

（4）稀有稀土金属：简称稀土金属，包括钪、钇及镧系元素。它们的化学性质极其相似，在矿物中也时常一起出现。

（5）稀有放射性金属：包括天然存在的钫、镭、钋和锕系金属中的锕、钍、镤、铀，以及人工制造的锝、钷、锕系其他元素和 104 放射性金属至 107 号元素。

稀有金属中毒是指人体内因某种稀有金属的含量过多而引起的慢性或急性中毒。常由于吸入金属氧化物烟、摄入过量金属及其化合物粉尘，或饮用金属粉尘化合物引起。稀有金属及其化合物在体内的毒理作用主要是通过它与含硫、氮、氧基团的酶结合，使蛋白质三级结构发生变化，酶的活性被抑制甚至消失而影响细胞的新陈代谢。稀有金属及其化合物发生的急性中毒较少，大部分为污染或工作环境所致的慢性中毒。因其种类繁多，本节主要介绍几种稀有金属中毒如锂、铍、铊、钒、铀等。

锂（Li）是一种银白色的金属元素，质软，可用刀切割，密度比所有的液态烃和油都小，是密度最小的金属，因此存放在白凡士林或固体石蜡中（在液状石蜡中锂也会浮起）。锂常应用在制作轻合金、原子反应堆及电池等。锂的电荷密度很大并且具有稳定的氦型双电子层，这就使得锂容易极化其他的分子或离子，而自己本身却不容易受到极化，这就使得它和它的化合物具有较强的稳定性。由于电极电势最负，锂是已知元素（包括放射性元素）中金属活动性最强的（注意不是金属性，已知元素中金属性最强的是铯）。在自然界中，主要以锂辉石、锂云母及磷铝石矿的形式存在。在冶金工业上，利用锂能强烈地和氧、硫、氯、氮等物质反应的性质，以其充当脱硫剂和脱氧剂。在冶炼铜的过程中，加入十万分之一到万分之一的锂，就能改善铜的内部结构，让其变得更加致密，从而提高铜的导电性能，并且锂在铸造优质铜铸件的过程中还能除去有害的杂质和气体。在现代的优质特殊合金钢材中，锂是清除杂质最理想的材料。硬脂酸锂常用作润滑脂的增稠剂，这种润滑脂不仅具有高抗水性而且还耐高温和具有良好的低温性能。锂也是铍、镁、铝轻质合金的重要组成部分。锂与生活日用息息相关，蓝牙耳机、手机、笔记本电脑等数码产品中应用的锂离子电池中就含有丰富的锂元素。锂化物用于陶瓷制品中可以起到助溶剂的作用。如果在玻璃制造中加入锂，锂玻璃的溶解性只是普通玻璃的1/100（每一个普通玻璃杯热茶中大约有万分之一克玻璃），加入锂后使玻璃成为"永不溶解"，并可以抗酸腐蚀。锂电池是很有前景的新型电池，用锂电池当作动力发电来开动汽车，行车费只需要普通汽油发动机车的1/3。由锂制取氚，用来发动原子电池组，中间不需要充电，可连续工作20年。

铍（Beryllium）是一种灰白色的碱土金属，原子序数为4，元素符号Be。铍及其化合物都有剧毒。铍既能溶于酸也能溶于碱液，是两性金属，铍主要用于制备合金。铍在地壳中含量为0.001%，主要矿物有硅铍石、绿柱石、金绿宝石。天然铍有三种同位素：铍7、铍8、铍10。铍是钢灰色金属；沸点2970℃，熔点1283℃，密度1.85 g/cm³，铍离子半径0.31埃，比其他金属小得多。铍的化学性质非常活泼，能自然形成致密的表面氧化保护层，即使在红热时，铍在空气中也很稳定。金属铍对于无氧的金属钠即使在较高的温度下，也有明显的抗腐蚀性。铍的氧化物、卤化物都具有明显的共价性，铍的化合物在水中易分解，铍还能形成聚合物以及具有明显热稳定性的共价化合物。它不溶于冷水，微溶于热水，能和稀酸反应，也能和强碱反应而放出氢，表现出两极性。铍用来制造飞机上用的合金、铍铝合金、青铜、伦琴射线管。也可用作原子反应堆中的减速剂和反射剂。铍具有毒性，每一立方米的空气中只要有一毫克铍的粉尘，就会使人染上急性肺炎——铍病，而在我国冶金行业已经圆满地解决了铍中毒的防护问题。跟铍相比，铍的化合物的毒性更大，铍的化合物会在动物的组织和血浆中形成可溶性的胶状物质，进而与血红蛋白发生化学反应，生成一种新的物质，从而使组织器官发生各种病变，在肺和骨骼中的铍，还可能引发癌症。

铊，一种银白色重质金属，质软，无弹性，易熔融，在空气中氧化时表面会出现类似黑色薄膜的氧化物。它相对稳定，在174℃才开始挥发，保存在液体石蜡中或水中较空气中稳定。溶于硫酸和硝酸，很难与盐酸反应，且不溶于水。相对密度11.85，沸点1457℃，熔点303.5℃。符号Tl。其化合物有高毒。铊是一种质软的灰色贫金属，在自然界中并不以单质存在。铊金属外表和锡相似，但会在空气中失去光泽。它的主要用途是制造硫酸铊——一种烈性的灭鼠药。铊是无味无臭的金属。铊盐和淀粉、糖、甘油与水混合即能制造一种灭鼠剂，在扑灭鼠疫中颇有用；也用于检测红外线辐射和心肌研究。铊是剧毒金属，该品根据《危险化学品安全管理条例》受公安部门管制。

钒，元素符号V，是一种银白色金属，呈现体心立方晶体，在元素周期表中属VB族，原子量50.9414，原子序数23，常见化合价为+5、+4、+3、+2。钒的熔点很高，常与钨、钽、钼、铌并称为难熔金属。其有延展性，质地坚硬，没有磁性，具有耐盐酸和硫酸的本领，并且耐气、盐、水腐蚀的性能要比大多数不锈钢好。于空气中不被氧化，可溶于氢氟酸、硝酸和王水。钒具有众多优异的物理性能和化学性能，因而钒的用途十分广泛，有金属"维生素"之称。最初的钒大多应用于钢铁，通过细化钢的组织和晶粒，提高晶粒粗化温度，从而增加钢的强度、韧性和耐磨性。在发展过程中，人们发现了钒在钛合金中的优异作用，并应用到航空航天领域，从而使得航空航天工业取得了突破性的进展。随着科学技术水平的飞跃发展，人类对新材料的要求日益提高。钒在非钢铁领域的应用越来越广泛，其范围涵盖了航空航天、光学、化学、颜料、玻璃、电池、医药等众多领域。

铀，外观银白色金属，是重要的天然放射性元素，也是最重要的核燃料，元素符号U。铀在接近绝对零度时有超导性，有延展性，并具有微弱放射性。在居里夫妇发现镭之后，因为镭具有特殊的治疗癌症效果，因此许多国家为了满足镭的需求量开始大量从沥青铀矿中提炼镭，而提炼过镭的含铀矿渣就废弃在一旁，直到之后铀核裂变现象发现后，铀又变成了最重要的元素之一，而之前那些被废弃在一旁的矿渣又重新成了新宠。从此，铀的开采工业大大地发展起来，并迅速地建立起了独立完整的原子能工业体系。

（一）发病原因及机制

1. 发病原因

中毒性疾病绝大多数是通过不同的方式与毒物接触所导致的。个别隐匿式中毒是指中毒患者从未意识到自己已接触毒物，自吸收毒物到发生中毒都在不知不觉的情况下发生，它是一种特殊的中毒方式，常见的原因有：

（1）职业性中毒：在生产过程中，如果不注意自身保护，接触有毒的原料、中间产物或成品，可发生中毒。在保管、使用、运输方面，如不遵守安全防护措施，也可发生中毒。

（2）生活性中毒：用药过量、误食、意外接触毒物、自杀或谋害等情况下，过量毒物进入人体均可导致中毒。

（3）军事毒剂中毒：军事毒剂中毒主要是指在战争中接触军事毒剂所导致的中毒。

2. 机制

干扰酶的活性：酶是许多毒物作用的靶分子，毒物及其代谢物通过抑制酶的活性产生毒性作用，稀有金属及其化合物在体内的毒理作用主要是通过它与含硫、氮、氧基团的酶结合，使蛋白质三级结构发生变化，酶的活性被抑制甚至消失而影响细胞的新陈代谢。

（二）病理

其病理同"碱性金属中毒"部分。

二、护理评估

（一）病史

其护理评估参考"碱性金属中毒"部分。

（二）临床表现

其临表现参考"锂中毒"部分。

（三）实验室检测

（1）急性锂中毒时血锂浓度一般大于 2 mmol/L，脑电图出现棘波，同时出现少尿、无尿、蛋白尿、显微镜下血尿和管型尿等。

（2）铍化合物中毒时尿铍阳性；胸部 X 线片可见到双肺布满大小不等的絮状阴影或边缘模糊、密度均匀的结节状阴影；肺功能检查时，肺换气功能可显著下降。

（3）铊中毒时一般通过患者的粪便、头发、指甲、血液和唾液可检测出铊。

（4）钒中毒时血清胆固醇值下降，血钒正常值小于 0.196 μmol/L，尿钒正常值平均为 0.28 μmol/L，X 线片可见双肺有分布不规则的斑片状模糊阴影或肺纹理增强。

（5）铀中毒时尿常规检查，低分子量蛋白、尿过氧化氢酶、尿氨基酸氮肌酐比值、乳酸脱氧氢酶、尿碱性磷酸酶或其他能反应肾损害的酶在 3 项以上每次检查都为阳性，血液内非蛋白氮增加，估算的肾内最大铀含量＞ 3 mg。若急性铀中毒，估算的肾内最大铀含量＞ 10 mg。

（四）中毒分类

1. 锂中毒

（1）轻度中毒时有轻微手震颤、软弱无力、眩晕、耳鸣。

（2）中度中毒时可出现全身震颤、共济失调、语言不清、视物模糊、吞咽困难、失眠或嗜睡。

（3）重度中毒则表现为脑部综合征，如意识模糊、精神紊乱、构音障碍、惊厥、腱反射亢进、病理反射阳性，直至昏迷、死亡。

2. 铍中毒

（1）初期时出现气喘、干咳及胸痛等症状。

（2）末期时可伴有发绀及心肺功能不全。

3. 铊中毒

（1）初期表现为胃肠道刺激症状，如恶心、呕吐、腹部绞痛或隐痛、食欲减退，也有牙龈出血、糜烂以及出血性胃炎等，甚至部分患者仅表现出恶心、食欲不佳。

（2）后期：足部疼痛、腰痛、脱发、精神不安、肌肉痛等。

4. 钒中毒

（1）慢性中毒：可致眼、鼻、咽喉或呼吸道刺激症状，出现气短、咳嗽、咳痰、胸闷、胸痛等，X 线片多数无异常，少数肺纹理增多。

（2）急性中毒：可出现鼻和眼刺激症状，鼻痒、鼻塞、喷嚏、流涕、眼灼痛、流泪，以及咽痛、咳嗽、胸闷、胸痛、气紧、喘息、黏液痰、血痰。此外还可有头晕、头痛、心悸乏力，少数严重者可出现烦躁、抑郁或嗜睡，部分患者出现墨绿色舌苔，肺部可出现干湿啰音、哮鸣音。

5. 铀中毒

（1）轻度急性铀中毒：有铀化合物的暴露史，暴露后的几天内肾脏早期损害检验指标 3 项以上每次检查都为阳性，血液中非蛋白氮增加，估算的肾内最大铀含量＞ 3 mg，病情没有转入极期或者出现急性肾功衰的迹象，较早进入恢复期。

（2）重度急性铀中毒：有铀化合物的严重急性暴露史，估算肾脏内最大铀含量＞ 10 mg，而且病情很快就转入极期，肾功能指标全部提示为阳性并急剧加重，尿量极度减少或者出现无尿，出现急性肾功能损害。

三、救治措施

1. 铍中毒救治措施

（1）病因治疗：立即脱离铍作业环境。

（2）应用糖皮质激素：严重者可采用糖皮质激素治疗，如泼尼松 5~10 mg，每天 3 次，病情缓解后酌情减量。

（3）应用抗生素：有助于控制合并感染，但对病程本身无作用。

（4）对症处理：密切观察，对症处理，不宜下床过早，以免并发肺水肿。

2. 铊中毒救治措施

（1）口服中毒者先催吐，然后以普鲁士蓝 250 mg/kg 溶于 15% 甘露醇 200 ml 中分 4 次口服。

（2）给予 50% 硫酸镁 40~60 ml 口服导泻，亦可给予氯化钾 1.5 g 口服，每日 3 次，以增加尿中铊的排出。

（3）吸入中毒者和皮肤吸收中毒应尽快脱离中毒现场，用清水清洗污染皮肤。

3. 钒中毒救治措施

（1）迅速脱离现场，对症处理。

（2）可用 $CaNa_2$-EDTA 促钒排泄，大剂量维生素 C 能使五价钒还原为三价钒，降低毒性，可并用；口服氯化铵片可使尿液酸化，有助于加速钒的排泄。

（3）对症处理呼吸系统症状，必要时给予糖皮质激素、抗生素。

4. 铀中毒救治措施

（1）事故发生后应尽快撤离暴露现场，应尽早收集到 24 小时的尿样做检查，以便估算肾脏内的铀含量。

（2）应尽早开始应用依地酸二钠钙、二乙烯三胺五乙酸等金属络合剂加速铀的排出。有报道，新合成的络合剂 H-73-10 对可溶性四价铀的促排作用优于上述两药，如在中毒早期应用，效果更佳。

（3）重度铀中毒时应采取各种有效手段，以阻断急性肾功能衰竭的发展，比如改善肾脏灌注、加强补液利尿、积极纠正酸中毒，必要时早期开始透析治疗。

（4）合并铀和其他放射性核素体表污染时应尽早去除被污染的衣物，及时清洗被污染的皮肤，检测体表污染水平，必要时局部清创切痂和植皮。

（5）合并肺水肿或严重皮肤烧伤时应尽早进行治疗，如果其治疗措施与急性铀中毒的治疗原则相矛盾，应该把抢救可能危及生命的危害放在主要位置。

（6）对症治疗，防止发生并发症。

四、护理诊断及问题

（1）疼痛。与口服或皮肤接触稀有金属或其化合物引起灼伤有关。

（2）有窒息的危险。与部分稀有金属及其化合物影响肺部功能有关。

（3）皮肤黏膜完整性受损。与部分稀有金属及其化合物具有腐蚀性或与水反应释放大量热量引起灼伤有关。

（4）焦虑。与患者担心治疗预后有关。

（5）多器官功能障碍。与部分稀有金属及其化合物在体内吸收影响器官功能有关。

（6）意识障碍。与部分稀有金属及其化合物导致意识形态改变有关。

（7）有体液失衡的危险。与部分稀有金属及其化合物影响水电解质和酸碱平衡有关。

（8）有感染的危险。与部分稀有金属及其化合物引起肺部等感染有关。

（9）知识缺乏。与患者受教育程度、防范知识教育不足等有关。

五、护理措施及护理观察要点

1. 清除未吸收的毒物

口服中毒者应尽早催吐、洗胃、导泻；皮肤接触中毒者立即清除皮肤上残留的毒物，去除衣物，清理受污染的皮肤；将吸入中毒者立即撤离现场，给予氧气吸入。

2. 一般护理

适当休息，防止过度疲劳，注意个人卫生，房间内每日通风消毒，保持适宜的温度和湿度，床单元保持清洁卫生，污染时随时更换。

3. 病情观察

监测生命体征，注意血压、血氧饱和度的变化，观察毒物对各器官系统的损害，有异常及时处理。

4. 用药护理

使用拮抗剂、络合剂或其他药物时，应注意观察毒副作用及不良反应，定时复查各项指标并及时观察患者各项检查的变化，记录尿量。

5. 对症处理

对稀有金属及其化合物导致的症状或后期引起的并发症给予及时有效的处理。

6. 心理护理

患者常有焦虑、紧张、恐惧的心理，及时与患者沟通病情，帮助患者树立信心，增强战胜疾病的信心，做好心理护理，提高患者依从性。

7. 健康教育

向患者及其家属讲解中毒的相关知识，注重预防，避免类似事件的发生。

8.预防

防治职业中毒，首先要坚决贯彻执行"预防为主"的方针。改良技术，改善强化工艺设备，改善劳动环境，这是最积极、最有效的预防。工人群众是职业病的危害体会最深的，也是防治职业病的积极性最高的群体，并且有同职业病做斗争的实践经验。领导重视、发动群众、全面规划、采取综合措施是防治职业病的关键。因地制宜、因陋就简、土洋结合、大搞综合利用、变废为宝、化害为利，既可避免污染环境、减少公害，又可为国家创造财富。生产和使用金属及其化合物的工业很广，包括冶金、化工、机械、纺织、造纸、制革、建材以及国防工业等。在生产环境中的有害因素不仅仅是有毒金属，还有高温、粉尘、刺激性气体等，预防措施要全面规划。

六、标准化护理流程管理

稀有金属中毒标准化护理流程管理见图 5-2-3。

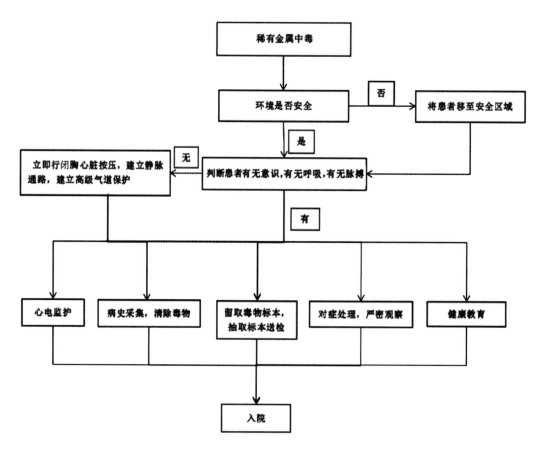

图 5-2-3 稀有金属中毒标准化护理流程管理

参考文献

[1] 孟昭泉，宋大庆，苑修太 . 实用急性中毒急救 [M]. 济南：山东科学技术出版社，2009.

[2] 王顺年，胡文魁，吴新荣 . 实用急性中毒救治手册 [M]. 郑州：河南科学技术出版社，2017.

[3]（日）后藤稠 . 工业中毒便览（增补版）[M]. 中国医科大学卫生系，译 . 北京：人民卫生出版社，1983.

[4] 张心中，温明春 . 实用肺科诊疗学 [M]. 济南：山东科学技术出版社，2001.

[5] 吴振球 . 职业中毒 [M]. 北京：人民卫生出版社， 1959.

[6]（苏）萨维茨基（Н.Н.Савицкий）. 工业中毒的急救和治疗 [M]. 张一飞，译 . 北京：人民卫生出版社，1955.

（毛远征）

第三章　其他元素及其化合物中毒

第一节　碳、氮、氧化物中毒

一、概述

碳（carbon）：碳是一种非金属元素，化学符号为 C。它在室温下很稳定，无反应，对人体的毒性很低。碳是一种非常常见的元素，在拉丁语中被称为 Carbonium，意思是"碳""煤"。生命的基础是一系列的有机物质，即碳化合物。碳是铸铁、沸腾的铁和钢的一个组成部分。碳是一种具有巨大生物和商业价值的分子，因为它可以通过化学组合形成许多化合物。生物体中的绝大多数分子都含有碳。碳对地球上大多数生物的毒性很低，但对某些生物是有毒的，例如，碳纳米粒子对果蝇是致命的。碳化合物的范围广泛，既有致命的毒药，如河鲀毒素、蓖麻油中的蓖麻毒素、氰化物和一氧化碳；也有组成生命必需物质，如葡萄糖和蛋白质。

氮（Nitrogen）：氮是一种化学元素，是大气中最丰富的元素，原子序数为 7，其化学符号为 N。氮在自然界中广泛存在，在生物体内发挥着重要作用，也是氨基酸的基本元素之一。氮气是一种无色、无味的气体。氮的常见单体是氮气。它不促进燃烧，略溶于水和乙醇，无色、无味、无臭，具有化学惰性。它被用于合成氨，生产硝酸，作为一种保护物质和制冷剂。氮在单体（氮）状态下没有毒性，但在化合物状态下（通常是氨、亚硝酸盐等）往往具有毒性。

氧化物（Oxide）：是化合物。广义上讲，氧化物是由氧和其他化学元素组成的二元化合物，例如氧化钙、二氧化碳和一氧化碳。

在本节中，以一氧化碳为例进行详细说明。

（一）一氧化碳中毒

一氧化碳（carbon monoxide），是一种碳和氧的化合物，化学式为 CO。在化学上，一氧化碳具有还原剂和氧化剂的特性，可以进行氧化（燃烧）和分解反应。它也是有毒的，在高浓度下可引起不同程度的中毒。一氧化碳中毒通常被称为气体中毒。这是一种中毒现象，在国内生产和使用过程中，碳质物质的不完全燃烧产生了一氧化碳，吸入过量的一氧化碳会导致身体机能的异常。这被称为急性一氧化碳中毒。

（二）病理

一氧化碳是一种碳氧化物，化学式为 CO，是一种无色、无味、无刺激性的窒息性气体，大部分是由含碳的有机物燃烧不充分产生的。例如，在北方的冬季，室内取暖过程中，如果燃料燃烧不充分，就很容易产生一氧化碳。室内通风不良会导致通过呼吸道吸入大量的一氧化碳，使人体容易中毒。一氧化碳中毒对人体的脑、心、肝、肾、肺等组织造成伤害，甚至出现电击样死亡，吸入的最低致死浓度为 5 000 ppm（5 分钟）。急性和严重的一氧化碳中毒患者可能会陷入昏迷，直至死亡；或者那些在临床治疗中幸存下来的患者后来可能会出现并发症，如痴呆、木僵、帕金森病、感觉运动障碍或周围神经病变。

一氧化碳通过呼吸道进入肺部，从肺泡扩散到血液，并迅速与红细胞中的血红蛋白（Hb）结合，形成稳定的碳氧血红蛋白（COHb）。由于一氧化碳和血红蛋白之间的亲和力是氧气和血红蛋白之间亲和力的 300~300 倍，因此在吸入低浓度的一氧化碳时，会形成大量的碳氧血红蛋白。由于碳氧血红蛋白不携带氧气，它引起组织缺氧，导致中枢神经系统和循环系统的中毒症状。由于碳氧血红蛋白比氧合血红蛋白解离得更慢，一氧化碳的毒性持续存在。吸入高浓度的一氧化碳也可以通过与二价铁结合抑制呼吸作用，从而降低细胞色素氧化酶的水平。一氧化碳还能与肌肉中的肌红蛋白和一些酶结合。一氧化碳通常以原生质的形式从呼吸道排出，几乎不会被氧化成二氧化碳。一氧化碳是一种非累积性毒物，通常在轻度急性中毒时，目标器官没有组织病理学发现，但在慢性中毒时，可观察到中枢神经系统的病变，如脑充血、脑水肿、血凝块、皮质和基底神经节的局灶性软化和坏死。

二、护理评估

1. 病史
（1）评估一氧化碳中毒的位置和发病时间。
（2）监测患者的生命体征、精神状态、瞳孔和其他变化。
（3）评估水和电解质失衡的发生，预防脑水肿等并发症。

2. 实验室检查
（1）血液中碳氧血红蛋白的测量：使用加法和减法以及光谱法都有可能产生阳性反应。监测血液中的碳氧血红蛋白浓度不仅可以明确诊断，还有助于临床分级和估计后遗症。
（2）脑电图检查：可以看到弥漫性的低振幅慢波，与缺氧性脑病的进展相一致。
（3）脑影像学检查：在脑水肿的情况下，可以看到大脑中低密度的病理区域。
（4）血、尿、脑脊液常规化验：外周血中红细胞总数、白细胞和中性粒细胞计数升高，葡萄糖和尿蛋白水平呈阳性，脑脊液压力和颅底基本正常。在血气分析中，氧分压是正常的，氧饱和度也是正常的，血液的 pH 值降低或正常，而血液中的二氧化碳分压往往是代偿性的。

（5）血液生化检查：血清中肝细胞酶（ALT、LDH、AST 等）和 CPK 活性的增加往往是严重疾病的征兆。

（6）心电图检查：可见异常 ST-T 改变。

3. 中毒分类

根据吸入一氧化碳浓度的接触史和急性中枢神经系统损伤的症状，早期测量血液中的碳氧血红蛋白，现场卫生测试和空气中一氧化碳浓度的信息，并排除其他病因引起的类似症状（如偏头痛中毒、脑血管意外、糖尿病昏迷、其他窒息性气体中毒等），被诊断为急性一氧化碳中毒。根据这些标准，急性一氧化碳中毒可分为 4 个阶段。

（1）接触反应：可能会出现头痛、心悸和恶心、头晕，这些症状在呼吸新鲜空气后消失。

（2）轻度中毒（碳氧血红蛋白为 10%~20%），眼球转动、视力下降、头痛、头晕、耳鸣、恶心、呕吐、心悸、颞部压痛和跳动感、四肢无力、轻中度意识障碍，但无昏迷，及时离开中毒环境，吸入新鲜空气后，症状可迅速缓解并逐渐完全恢复。

（3）中度中毒（碳氧血红蛋白为 30%~40%），除上述症状外，面部潮红、樱桃红唇、出汗、心悸、易怒、瞳孔对光反射迟钝，角膜反射和腱反射、呼吸和血压都可能发生改变。虽然在中毒的早期阶段症状明显，但没有办法自救，意识丧失是浅度到中度昏迷。如果设法及时离开中毒地点，在抢救后可以逐渐恢复，通常没有明显的并发症或后遗症。

（4）重度中毒（碳氧血红蛋白含量 40%~50%），严重中毒时，患者很快会出现昏迷、反射消失、大小便失禁、四肢冰冷、脸色潮红、大量出汗、体温升高、呼吸浅快、脉搏快而弱、血压下降、四肢无力或阵发性强直性抽搐、瞳孔收缩或放大，甚至呼吸抑制。中枢性呼吸麻痹可在短时间内导致死亡。它对中枢神经系统有严重的影响，在严重中毒的抢救程序后的昏迷恢复期间，兴奋、意识模糊、迷失方向或失去远处或附近的记忆是常见的。意识恢复后，一些患者可能出现皮质功能障碍，如丧失使用、识别、书写和语言能力，皮质失明和短暂性耳聋，以及精神症状，主要是精神障碍。积极的抢救程序使大多数严重中毒的患者能够完全康复。少数发展为植物人状态的患者表现为意识丧失、眼睛睁不开和失语、意识混乱，预后不良。在严重中毒的患者中，除了上述的脑缺氧症状外，其他器官也可能出现缺氧变化和并发症：①在一些患者中可发生心律失常、严重的心肌损伤和休克。肌钙蛋白和肌酸激酶同 I 酶（CK-MB）是心肌细胞损伤的最重要的生化标志物；急性心肌梗死 2 小时后，CK-MB 增加。心肌损害是中、重度急性一氧化碳中毒患者预后的最高风险因素，心肌损害在急性一氧化碳中毒患者的预后中起着重要作用。此外，一氧化碳中毒引起的心肌损伤会表现出各种心脏疾病，严重威胁到患者的生命，并导致已经缺氧的脑区进一步缺血，导致神经系统疾病和相关并发症。②缺氧和一氧化碳中毒都可以增加肺部毛细血管和肺泡的通透性，引起肺水肿。患者可能出现胸闷、呼吸困难、咳嗽和咳痰。昏迷的患者无法表述不适，因此主要依靠医护人员的临床观察。患者往往有呼吸急促，两肺有许多湿润的窦音，许多粉红色或白色泡沫状的分泌物会从口鼻涌出或吸入。③约有 1/5 的患者发现肝大，但往往在 2 周后可缩小。④

可能发生因应激性溃疡引起的上消化道出血。⑤可并发横纹肌溶解综合征和筋膜间隙综合征。⑤横纹肌溶解综合征或筋膜间隙综合征的患者可能会出现肌红蛋白尿导致的急性肾衰竭。⑥有些患者会出现皮肤自律性疾病，在四肢和躯干的皮肤上出现大大小小的水疱、烧伤样皮损和红肿的皮屑样斑块，但经对症治疗不难解决。⑦有些患者有听觉和前庭障碍，如耳聋、耳鸣和眼球震颤。⑧还有 2%~3% 的患者有神经损伤。最常见的受累神经是股外侧皮神经、尺神经、正中神经、胫神经和腓肠神经，这些神经可能与昏迷后局部压迫有关。

4. 临床表现

（1）迟发性脑病：急性一氧化碳中毒的患者从意识丧失中恢复过来，经过 2~60 天的"假性愈合期"，会出现被称为迟发性脑病的中枢神经系统紊乱症状。有些患者在病情加重后可能会复发，出现精神症状、缺乏反应、反应迟钝、四肢肌张力增加、尿失禁，甚至昏迷。昏迷的时间越长，预后就越差。研究表明，昏迷时间超过 2 小时会增加迟发性脑病的风险，因此昏迷时间是迟发性脑病的重要早期预测指标。在现阶段，迟发性脑病的发病机制尚不完全清楚，但许多医学专家认为，缺血和缺氧是相关因素，患者昏迷的时间越长，缺血和缺氧的时间就越长。

（2）精神症状：反应迟钝、记忆障碍、突然丧失意识、昏睡、大小便失禁、无法控制自己，或出现幻觉、妄想、语无伦次和行为紊乱，表现为急性痴呆或色素沉着症型精神病。

（3）脑局灶损害：①锥体外系神经损伤，帕金森病是最常见的原因，病员四肢的铅管或齿轮样肌张力增加，运动缓慢，行走时双上肢失去伴随运动，或休息时胜胜体张力增加和颤抖。在一小部分患者中，可能会出现震颤。②锥体神经病变，一侧或两侧轻度偏瘫，上肢强直屈曲，腱反射增强，踝关节挛缩阳性，一侧或两侧出现病理反射，以及运动性失语和假性脑瘫。③其他，皮质性失明、癫痫发作、顶叶综合征（丧失书写或算术、感知能力）。

三、救治措施

1. 氧疗

（1）帮助患者尽快离开中毒现场，转移到空气新鲜处。

（2）吸入 100% 的氧气，直到血液中的碳氧血红蛋白下降到危险水平以下，如果血液中的碳氧血红蛋白水平超过 20%，可以重复吸氧。

（3）如果呼吸抑制，给氧（100%），做人工呼吸，并立即肌内注射呼吸兴奋剂，直到呼吸恢复正常。

2. 抗毒治疗

（1）给予纯氧吸入。

（2）对严重昏迷和呼吸麻痹的患者，用 202 kPa 压力的氧气吸入或放入高压氧舱，加速碳氧血红蛋白的解离，但不超过 5 小时。

（3）输血和换血可迅速增加氧合血红蛋白，改善组织缺氧状况。

（4）对长期昏迷但血压稳定的重度中毒患者，可考虑输入充氧血，将充氧血输入体内，可迅速解离红细胞中的一氧化碳，增加细胞含氧量，但应注意血液污染，氧压不宜过高，不宜用溶血法。

（5）在 100 ml 血液中加入 15 ml 3% 过氧化氢，轻轻摇动混合后进行静脉注射。

（6）对长期昏迷的患者，吸氧不能减轻症状；对呼吸或循环衰竭的危重患者，可实行人工冬眠和低温，使患者处于保护性抑制状态，可帮助组织耐受缺氧。然而，低温会增加一氧化碳和血红蛋白的亲和力，因此应谨慎使用。

（7）对非深昏迷患者，可用 0.1% 普鲁卡因 500 ml 静脉滴注（2~4 小时滴注），可解除血管痉挛，改善脑血循环，每天 1 次，持续 5~7 d，用前做过敏试验，阴性方可使用。

（8）阿托品可对抗一氧化碳中毒引起的脑血管痉挛。在 20 ml 的 20% 葡萄糖溶液中静脉注射阿托品 1.5 mg。

（9）细胞色素 C 在细胞内氧化和改善组织缺氧方面起着重要作用。细胞色素 C 15~20 mg 在 20 ml 20% 葡萄糖注射液中缓慢静脉注射，8~12 小时重复，用药前要进行皮肤检查。

3. 支持治疗及对症治疗

（1）如果呼吸受损，应使用呼吸刺激剂，必要时使用氧气或使用气管插管加压进行人工呼吸。

（2）如果血压下降，立即进行抗休克治疗。

（3）如有神经系统继发疾病，可使用泼尼松；如有帕金森病，可使用东莨菪碱、苯二氮草（安坦）、左旋多巴等，以及针灸治疗。

（4）保持正常体温和血压。

（5）为减轻组织反应，防止脑水肿，用 20% 甘露醇注射液 250 ml，静脉滴注。呋塞米也可肌内注射。泼尼松龙 1 mg/kg，静脉注射或肌内注射，可用于治疗脑水肿。

（6）能量组合，用三磷脂 20~40 mg，辅酶 A50 U，胰岛素 4 U，用 25% 葡萄糖注射液 40 ml 稀释后缓慢静脉注射。

（7）卧床休息，保持安静，注意保暖。

四、护理诊断及问题

（1）疼痛头痛。与一氧化碳中毒引起脑缺氧有关。

（2）急性意识障碍和昏迷。与一氧化碳中毒的神经系统受累有关。

（3）心排血量减少。与心肌缺氧有关。

（4）气体交换受损。与肺泡气体交换减少有关。

（5）潜在的并发症。有发生延迟性脑病的风险。

（6）液体不足。与呕吐有关。

（7）感染的风险。与抵抗力下降有关。

（8）缺乏知识。缺乏对一氧化碳中毒的护理意识。

五、措施及护理观察要点

1. 现场急救

迅速打开房间的门窗进行通风，并迅速将患者带离中毒区。如果中毒区域的气体浓度较高，首先要对房间进行通风，然后采取抢救措施，确保对救援人员的保护。解开患者的领口、领带纽扣、裤子等。如果患者昏迷并有呕吐，将头偏向一侧，以确保完全清除口腔和鼻腔的分泌物和呕吐物，避免意外吸入。如果患者有意识障碍或者舌后坠，应尽快插入口咽通气管，并在插入管子前清除任何口腔分泌物或假牙。如果患者气管内有痰音，应进行吸痰以进行有效的气道管理。如果患者是轻度或中度中毒，立即用鼻插管或面罩给氧，流量为 4~6 L/min；如果中毒严重，用面罩给氧，流量为 8~10 L/min。对于呼吸和心脏骤停的患者，应立即进行闭胸心脏按压，并迅速行气管插管和球囊辅助通气。

2. 密切监测生命体征，密切观察病情变化

入院后，密切监测患者的体征，如体温、脉搏、意识水平、皮肤颜色和瞳孔，并进行持续的心电监护和吸氧。一氧化碳中毒会引起各种病理生理学变化。意识可以直接反映出一氧化碳中毒的程度。当一氧化碳浓度为 0.02% 时，身体将在 2~3 小时出现症状。当浓度为 0.08% 时，2 小时内就会出现昏迷。这是由于一氧化碳中毒引起的脑水肿、脑组织缺氧或脑血管通透性增加。如果给氧后患者的意识发生改变和烦躁，说明脑缺氧加重，应首先增加氧流量，如果效果不佳，应行气管插管和人工通气。在辅助通气过程中，应检查管道的通畅性，以确保有效地呼吸和减少缺氧。在管理这些患者时，观察呼吸频率和节律的变化也很重要。由于中枢神经系统对缺氧非常敏感，它往往是第一个受影响的，这可能导致中枢呼吸衰竭。早期病例可能表现为潮式呼吸，呼吸深而快，在病情加重时常伴有鼾声。更严重的病例可能表现为呼吸减慢，振幅和间隔不规则，在呼吸和心脏停搏前有叹息或抽泣状的呼吸。对有癫痫发作和躁动的患者应密切监测，并采取防护措施，如护栏或床挡，防止患者跌倒。应及时发现和治疗并发症，例如，酮症酸中毒往往并发糖尿病，应密切监测血糖水平；严重中毒往往并发弥散性血管内凝血和急性肾衰竭，应监测凝血时间和尿量。

3. 保持呼吸道通畅

严重的一氧化碳中毒患者可能会出现严重头痛和频繁呕吐、头晕。护理严重昏迷的患者时，要维持昏迷体位，尽量保持呼吸道通畅，并迅速清洗口腔内的呕吐物和呼吸道分泌物。如果气道因舌头向后坠落而受阻，应特别注意，用舌钳将舌头拉出以清理气道。

4. 快速建立静脉通道给予药物抢救

对于中度或重度一氧化碳中毒的患者，应在短时间内立即建立静脉通道；如有必要，可建立两条静脉通道以满足抢救的需要。静脉注射脱水剂，如 20% 甘露醇，因为脑水肿在严重中毒后 24~48 小时可达到高峰，所以治疗脱水对减少脑水肿的发生很重要。按规定给患者提供能量组合，如维生素 C、辅酶 A 和三磷酸腺苷、细胞色素 C，以显著改善一氧化碳中毒患者的脑细胞代谢。根据患者的实际情况，也可以在 250 ml 的 5% 葡

萄糖注射液中加入纳洛酮或唤醒剂进行静脉输液。仔细观察输液速度和输液量，检查药物是否进入血管，避免过度快速输液，预防急性肺水肿。

5. 一般护理

入院时，仔细监测患者的体温、脉搏、意识、皮肤颜色、瞳孔和其他体征。应持续监测心电图和血氧饱和度。在监测过程中，要注意观察心率的异常情况，如果心电图出现异常，应立即向医生报告。为了减轻心脏的负担，输液速度应限制在 20~40 gtt/min（不包括脱水剂）。应观察患者是否出现胸闷和心悸等症状，如果出现呼吸停止，应立即进行心肺复苏、气管插管和持续呼吸支持。一氧化碳中毒患者应注意休息，避免紧张，保持大便通畅，并在治疗期间警惕头痛和呕吐等脑水肿的症状。有昏迷史的人应该接受脱水和激素类药物治疗，这些药物可以预防和治疗脑水肿。在地塞米松的帮助下，应每 8 小时快速输注 125~250 ml 20% 甘露醇。如果发生癫痫发作，应向医生报告，并按规定给予地西泮。在严重的情况下，应考虑静脉注射丙戊酸钠。护理患者过程中要确保患者的安全，用约束带对患者进行合理约束，必要时用口咽通气管和开口器。此外，一氧化碳中毒的患者由于不同程度的意识障碍而无法自行排尿，这可能导致尿失禁。因此，入院时必须插入导尿管，准确记录输入和输出量，进行无菌管理，每周更换一次新导尿管，每天更换尿袋，每天清洁会阴部，以防止尿路感染。

应尽早使用地塞米松或氢化可的松，并使用甘露醇镇静剂以防止脑水肿。如果患者出现缺氧症状，应及时输注新鲜血液以纠正组织缺氧。此外，现在有选择地使用 ATP、辅酶 A、细胞色素 C、维生素 B 和维生素 C 来改善脑细胞功能，作为对这种疾病的治疗。提供基本的急救措施，以及适当的对症治疗。如果有呼吸衰竭的迹象，应立即注射炉甘石呼吸兴奋剂，以改善呼吸功能；如果有高热，应尽快进行物理降温；如果有严重的抽搐，应静脉注射地西泮；防止四肢过度抖动、自伤或坠床，应使用束缚措施。对严重迷失方向或处于昏迷状态的人，给予镇静剂和纳洛酮以唤醒大脑。在住院期间，应定期为患者翻身以防止压疮，给予充分的营养支持，如果患者不能自己进食，则给予鼻饲。对患者家属进行基础护理培训，指导家属按摩四肢的肌肉和关节，协助患者帮助他翻身和拍背，并为四肢选择休息时的功能体位，以防止关节变形和肌肉萎缩。如果出现脑卒中症状，应尽早帮助患者进行被动和主动运动，并保持有规律的日常生活，如翻身、躺下、坐、站、走、抱、举。教导患者通过面部表情、手势、姿势和书写来表达自己的需求；加强与患者的对话练习；训练面部动作；按摩咀嚼肌；适当分配膳食；让患者在醒来后休息两周，以预防并发症。

6. 高压氧疗法

其主要机理是促进一氧化碳与血红蛋白的解离，加速一氧化碳的排出，恢复血红蛋白的携氧能力，增加脑组织的含氧量，促进脑细胞功能的恢复，可迅速纠正组织缺氧的症状，降低颅内压和脑水肿的可能性，对预防一氧化碳中毒的脑损伤后遗症有非常明显的效果。在氧疗过程中，要注意患者的口、鼻、气道是否有分泌物，如有，应立即清除，防止误吸，引起吸入性肺炎或导致窒息。若使用呼吸机要做好呼吸道的护理。

（1）院前护理：主要内容是健康护理指导、精神护理干预和心理护理干预。 其中，健康护理指导的重点是解释可能出现的情况和感受，以增加患者对治疗的信心和对其不适的理解。精神干预护理的重点是急性一氧化碳中毒患者的焦虑、紧张、昏迷和躁动。心理护理干预主要是为了减轻被唤醒的患者成瘾的心理压力，告知和解释将要进行的高压氧治疗的安全性、有效性和科学性，提高患者对治疗的依从性，协助治疗的顺利开展。在排除了高压氧治疗的任何禁忌证后，应指导清醒的患者在排便后进入舱内。对于昏迷的患者，在进入舱室前插入导管，更换潮湿或脏污的衣服，密切观察患者的头部位置，及时清除呕吐物和分泌物，对情绪激动的患者在进入舱室前使用镇静剂。

（2）舱内处理：机舱处理过程主要包括加压、稳压和减压过程。①如果清醒的患者有耳朵肿胀和耳朵疼痛，应指导他们做一些动作，如吞咽、夹住鼻子、吸气等。缓解上述不适症状后，根据实际情况慢慢加压。给予高压氧舱加压时，要仔细监测患者的生命体征，特别是呼吸节奏、深度、频率、嘴唇和指甲的颜色等，以防止缺氧。如果处于浅昏迷状态的患者出现躁动、用手触摸耳朵和其他耳朵疼痛的迹象，应暂时停止按压，并进行矫正，如通过口内滴注促进咽管的开放。②注意氧气供应是否充足，吸氧线是否扭曲，协助或指导患者正确戴上氧气面罩，保证有效吸入氧气，防止氧气中断，注意患者是否有氧气中毒症状，如有发生，立即与外舱联系，尽快出舱。监测尿量、尿色和意识的变化，如发现异常及时通知医生。清醒时，给予积极的心理安抚、心理帮助、增加注意力、医生和护士的专业指导。③观察减压护理，特别注意连续减压时可能出现的组织撕裂和中枢神经系统的影响。在治疗过程中出现躁动的患者应使用适当的约束带限制其活动。必须注意在减压过程中确保气道完全畅通，严禁患者屏住呼吸和打开各种引流管，包括胸腔引流管、胃肠减压管、胃管和导尿管。对于被安置在输液室的患者，在减压期间必须停止所有输液，以避免气体栓塞。机舱护士必须严格遵守机舱常规，在治疗过程中掌握适当的氧气压力水平和时间。对于情况危急的患者，必须监测和记录生命体征。当患者在隔间内被注射液体时，液体瓶内和外的压力必须平衡，以避免液体倒流。对病情变化及时解压，同时积极与相关部门沟通，配合医生抢救患者。

（3）出舱后护理：出舱后的护理主要包括饮食护理、安全和保护以及心理护理。当急性一氧化碳中毒的患者因休克而处于昏迷状态时，主要通过鼻饲来提供营养。即使患者是清醒的，状态良好，他也只能吃清淡的流食，需要3~5天才能慢慢过渡到正常饮食。安全预防措施主要是为了告知患者急性或严重疾病的预后，包括中毒后的并发症（延迟性脑病、锥体外系神经病、锥体神经病等）。必须要求患者在急救后继续治疗，以完全排除迟发性脑病等危险症状的发生。对于昏迷或处于较危险状态的老年患者，在监测脑电图值并根据临床缓解状况评估疗效后，可以增加和停止高压氧治疗。

7.呼吸机疗法

与高压氧相比，其治疗效果更大。使用呼吸机代替高压氧不仅可以减少瘫痪等严重并发症的发生，而且对患者的康复和治疗费用也有很大影响，包括意识的早期恢复和缩短住院时间。在急性重度一氧化碳中毒的初期治疗中，呼吸机主要通过正压通气向肺部输送高浓度的氧气，在强压下将氧气扩散到肺部的最大距离，在物理作用下促进血液中一氧化碳的溶解，内脏器官也在强压下尽快恢复氧气和血液供应，一氧化碳作用逐渐失活，早期正压通气完成后，患者通过呼吸机得到持续稳定的供应，并通过对血液中的氧饱和度的掌握，从而避免血液系统中因供氧不足而再次发生一氧化碳中毒，这对控制心脏组织的死亡具有重要价值。呼吸机治疗不允许参数保持恒定。医护人员需要根据急性重度一氧化碳中毒患者的实际情况进行适当调整，但基本思路是保证患者能在短时间内接受正压通气并维持氧饱和度，使患者的身体机能尽快恢复供氧和供血。同时，护理人员应承担更多责任，关注危重患者的生命体征，根据临床数据方案适当调整患者的治疗。只有这样，才能更好地体现呼吸机在急重症一氧化碳中毒治疗中的作用，以及在临床护理中广泛使用的价值。

8. 稳定期患者的护理

①预防压疮，对于意识障碍的患者，使用气垫床以防止压疮。②饮食建议，教导患者吃高蛋白、高维生素和容易消化的食物，并告知患者健康饮食对康复的重要性。③患者的心理护理是必不可少的，健康教育也是必要的。④康复训练，首先是认知和运动训练，即为患者制订有规律的日常生活，包括基本生活技能的训练；在训练中要求患者有足够的耐心；通过谈话和看图片提高患者的记忆力；运动训练，如坐、站立平衡、行走等，每天两次，要鼓励和支持患者这样做，持续 30 分钟。护理人员还应该鼓励患者画画或做手工，每周做两次 30 分钟的注意力训练。

9. 迟发性脑病患者护理

（1）肺部感染：晚期脑病患者在疾病的早期阶段往往进展迅速，经常卧床不起，因此良好的气道护理尤为重要。如果患者很警觉，你可以教他们有效的咳嗽技巧，鼓励他们深呼吸并积极咳嗽。随着患者病情的发展，可以使用吸痰器来吸出痰液并清理呼吸道。昏迷的患者每两小时翻一次身，拍打他们的背部，以机械方式促进痰液的排出。房间应保持正确的温度和湿度，每天开窗通风，必要时每天使用紫外线消毒两次，减少和限制探视人数，提供持续的氧气治疗，间歇性高浓度氧气 4~6 L/min，加强氧气吸入时的鼻黏膜护理，并鼓励患者多喝水。选择超声或氧化型雾化器来稀释黏液并促进其清除，加湿气道并使用处方药物。对于不能经口进食的患者，应尽快放置胃束带，以避免被食物噎住而引起窒息或吸入性肺炎。对于不能自我管理的患者，应注意让他们保持温暖，以免他们在寒冷中病情恶化。

（2）皮肤损害：最常见的皮肤病变是压迫性溃疡和骨筋膜室综合征，两者都发生在中毒性昏迷期间，其严重程度与昏迷的时间和压迫的部位密切相关。压疮一旦形成，如果不加以治疗，会导致更严重的并发症。应根据患者的昏迷时间采取预期的护理措施，以防止再次受伤和发生感染。床单应保持平整和干燥，被褥应及时更换，应使用气垫床，每两小时为患者翻身一次，每天应定期检查全身的皮肤状况，特别是背部和骶尾部。按摩四肢以刺激血液循环。根据创伤引起的分泌物的数量，选择水胶体敷料或增肌膏，每 3~5 天更换一次。同时，做好饮食护理，确保大量摄入富含维生素和蛋白质的食物。鼓励患者进行日常护理，如果身体状况允许，让他自己做事情，以建立他的信心，鼓励他恢复功能。如果患者没有反应，护士应该帮助其移动患肢并进行功能锻炼。在骨筋膜室综合征的早期阶段，患者主要表现为红肿和强烈的局部肿胀，被动牵引时有不同程度的疼痛。入院时，护士会例行记录尿量和尿色、各种血液和尿液样本的时间和结果，以便于与病程进行比较。治疗方法的选择取决于远端脉搏和毛细血管再充盈时间，可以采用 50% 硫酸镁连续湿敷或快速切开和减压。

（3）脑水肿：所有患者均应通过改善血液循环、滋养脑细胞、促进脑细胞代谢、改善精神症状等对症治疗，并进行三个多月的激素治疗和高压氧治疗。在治疗期间，护士们应加强对患者的干预，密切关注患者的呕吐和生命体征的变化，并积极配合医生的工作，确保各项医疗处方的准确及时执行，使治疗顺利进行。如果脑水肿患者的血压较高，应采取头—脚位，将床头抬高 30° 左右，以促进静脉回流，降低颅内压，缓解脑水肿。如果血压较低，可将患者置于平卧位，使大脑的血液供应不至于不足。降低脑组织的新陈代谢率。物理降温或人工冬眠，即把体温降到 31~35℃，环境温度保持在 25℃ 以下，直到疾病稳定和神经功能恢复，可能是有效的。

（4）尿路感染：尿路感染是由细菌、真菌、病毒或寄生虫侵入尿路引起的炎症反应。常见的临床症状包括尿频、尿急、尿痛和终末血尿，这些症状可能会反复出现，影响患者的健康和生活质量。长期卧床的尿失禁患者往往需要留置导尿管，而且容易出现尿路感染的并发症。因此，患者的床铺和衣物应保持干燥，尿袋应每天更换一次，导尿管每 7d 更换一次，尿道口应每天护理两次，根据需要按照医生的指示进行膀胱灌洗，并定期检查尿路。对于大便失禁的患者，排便后应及时清洗臀部和肛门，并及时更换床单和尿垫。

（5）应激性溃疡：糖皮质激素增加了胃酸和胃蛋白酶的分泌，导致黏液保护的丧失，胃酸和胃蛋白酶对胃黏膜的侵蚀，以及出血。出血多发生在发病后 7~14 天，其特点是出血前无症状，出血时再出血。临床症状包括吐血、隐血和黑便。预防的关键是保持胃的 pH 值在 3.5 以上。在最初的 24 小时内，应每小时以适当的间隔测量胃的 pH 值。此后，只要 pH 值保持在 4 以上，就可以减少到每 4 小时一次。抗酸剂、H_2 受体拮抗剂和硫代乙醇酸铝应按医生处方使用。抗酸剂应在每餐后和睡前 3 小时服用一次。硫代乙醇酸铝的预防性用药标准为 6 g/d，分三次口服或插胃管。鼻饲前应吸出胃液并观察其性质和出血情况，鼻饲后应注射少量温水以清洗鼻管。对于能够自行进食者，建议从流质饮食开始，选择米汤、豆浆等碱性食物，逐渐改为半流质饮食，避免粗糙、坚硬或刺激性食物，充分咀嚼，限制钠盐摄入，最后改为普通饮食。对于软便，从少量开始，避免粗糙、坚硬或刺激性食物，好好咀嚼，限制钠的摄入。

10. 健康宣教及心理干预

加强宣教工作，向患者详细讲解一氧化碳中毒的发病机理和临床过程，让患者清楚了解自己的病情，是非常重要的。大多数患者是由于缺乏基本常识、门窗紧闭、没有排风扇等通风设备造成的。因此，在冬季应反复进行宣传工作，告诫患者及家属在应用燃气或燃气热水器时要注意安全，确保安装排风设备和定期清理烟道，切实保持室内良好的通风环境，促使其自身的防范意识明显增强，掌握简单的急救知识和技术，将意外伤害的发生率降到最低，对有不良情绪的患者给予专业的心理辅导。同时对有不良情绪的人进行专业的心理辅导，引导他们保持积极开朗的情绪，以利于康复。

一氧化碳中毒对人体造成极大的伤害，病程长，容易复发。因此，一氧化碳中毒的患者应在早期发现、治疗和吸氧。应尽早进行急救，应密切监测生命体征和身体状况的变化，并迅速采取行动。对一氧化碳中毒患者进行积极有效的治疗和护理，可大大降低死亡率，改善患者生活质量的预后，并为患者的家庭和社会带来巨大的社会和经济效益。因此，在抢救这些患者的过程中，护士必须时刻总结经验，勤练基本护理技能，才能发挥自己的作用，帮助患者尽快康复。

六、标准化护理流程

一氧化碳中毒标准化护理流程见图 5-3-1。

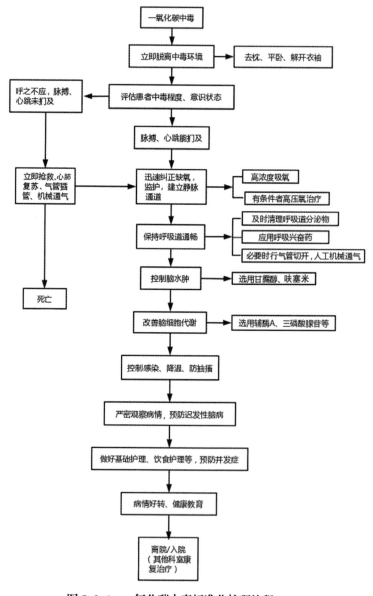

图 5-3-1　一氧化碳中毒标准化护理流程

（高轶诸）

第二节　砷及其化合物中毒

砷是自然界中存在的类金属元素，是一种严重危害人类健康的环境毒物，已被世界卫生组织列为第Ⅰ类致癌物质。砷中毒是由于机体长期在外界环境中摄入过量的砷所引起的一种以多系统损害为主要特征的地方化学性疾病，是分布最广、最常见的，且能使机体受到严重损害的化学污染性疾病之一。我国砷中毒的特点是类型多，涉及的自治区、省份多，例如内蒙古自治区、吉林省、山西省等都有砷中毒的病例，受影响人数最高可达到两百万人，严重威胁了人民生命健康。

一、砷中毒概述

（一）定义

地方性砷中毒（endemic arsenicosis）是指居住在一定地理环境条件下的居民，通过空气、食物或饮食等途径长期摄入过量的砷而引起的以掌跖角化、皮肤色素脱失和（或）过度沉着为主要临床特征的慢性中毒。

急性/亚急性砷中毒（acute/subacute arsenicosis）是指在短时间内口服、吸入或药用过量无机砷化物所致的中毒。三氧化二砷经口服 5~50 mg 即可中毒，60~100 mg 即可致死。经口服中毒的急性或亚急性砷中毒者，早期常表现为消化道症状，如口、咽喉部有烧灼感、紧缩感、干痛，还可出现吞咽困难、恶心、呕吐、腹痛及腹泻等不适。严重砷中毒者在中毒后 24 小时至数日可能发生肝肾、呼吸、循环等功能衰竭，出现中枢神经病变表现，甚至出现呼吸困难、昏迷等急危征象，甚至可能死亡。

（二）病因

（1）患者误食含砷或砷类化合物的杀虫药、毒鼠等，被砷类杀虫药刚喷洒过的蔬菜水果，被含砷类药物毒死的禽肉、畜肉类等。我国北方农村，三氧化二砷是常用的杀虫药，毒性大，又因其外观和食盐、糖、面粉等相似，故容易被误认，从而误食、误用而引起砷中毒。

（2）患者摄入了被三氧化二砷污染的食物和水。

（3）职业性砷中毒常见于熔烧含砷矿石，制造合金、玻璃、陶瓷、含砷医药和农药以及印染的生产工人。

（4）母亲中毒可导致胎儿及母乳喂养的婴儿中毒。

（5）现有研究表明长期服用含砷药物，例如牛黄解毒片（含有雄黄，雄黄主要成分为四硫化四砷）也可导致砷中毒。

（三）发病机制

1. 砷含量摄入超标

砷中毒主要是因为摄入的砷过多，砷中毒根据发病表现及发病时间可分为急性砷中毒和慢性砷中毒（地方性砷中毒）。急性砷中毒是因为人体在短时间内摄入大量的砷；慢性砷中毒比急性砷中毒更常见，当人体在短时间内摄入过多的砷离子后，可引起脂质过氧化现象。在脂质过氧化过程中，人体代谢会产生大量的氧自由基，尤其是那些具有中等反应活性的氧自由基，这些氧自由基由于其结构的特点，直接穿透细胞膜后扩散至细胞核攻击 DNA、RNA。砷可以通过阻断三羧酸循环来阻止细胞正常的呼吸作用。硫辛酸在人体中有两种存在状态，一种为环状氧化态，另一种是链状还原态，即二氢硫辛酸。砷与二氢硫辛酸结合形成稳定的六元环，从而使二氢硫辛酸不能与其他的酶结合，进一步抑制了二氢硫辛酸的转化，从而影响了细胞、组织的正常呼吸代谢。

2. 腐植酸结构

腐植酸可以使人体发生脂质过氧化，而且腐植酸引起的脂质过氧化的原理与砷不同。通过比较内蒙古地区（以富啡酸为主）与台湾乌脚病区（以胡敏酸为主）的腐植酸发现，两地腐植酸产生脂质过氧化的能力不太相同，腐植酸的区别也会对砷中毒的发生与表现产生影响。

二、护理评估

（一）病史

（1）有口服、误服被砷污染的食物、蔬菜水果时，应询问患者可能摄入的药物名称、摄入的时间、摄入量。

（2）若是误服引起砷中毒，应询问是否有同食人员及是否有中毒症状。

（3）若患者有长期服用含砷药物的服药史，应仔细询问药物名称、摄入剂量、摄入时间等，最好时能提供完好的产品外包装、明确的品牌名称等。

（4）若为职业性砷中毒，应仔细询问患者的职业、工种、接触时间、接触浓度，以及是否有其他相同症状的同事，以警惕群体中毒事件。

（5）在应询问患者的既往史，特别是是否有皮肤性相关疾病，是否患有肝病，是否患有肾病等。

（二）临床表现

1. 皮肤病变

砷中毒的皮肤病变主要表现为掌跖部皮肤角化、皮肤色素沉着、皮肤色素脱失，根据病变程度各自分为Ⅰ、Ⅱ、Ⅲ三级。

（1）掌跖部皮肤角化：地方性砷中毒患者中最常发生的病变是掌跖皮肤角化。

a. Ⅰ级：掌跖部有肉眼仔细检查可见和（或）可触及的 3 个及以上散在的米粒大小的皮肤丘疹样或结节状物。

b. Ⅱ级：掌跖部有较多或较大的明显丘疹样物。

c. Ⅲ级：掌跖部有较多的斑块状等不同形态角化物，或在掌跖部和手足背部同时有较大较多的疣状物，甚至有皲裂、溃疡或出血。

（2）皮肤色素沉着：皮肤色素沉着以躯干非暴露部位为主。

a. Ⅰ级：皮肤颜色变深或有对称性散在的较浅的棕褐色斑点状色素沉着。

b. Ⅱ级：皮肤呈灰色或较多的深浅不同的棕褐色斑点状色素沉着。

c. Ⅲ级：皮肤呈灰黑色或有广泛密集的棕褐色色素沉着，或有较多的深棕黑色或黑色直径 1 cm 左右的色素沉着斑块。

（3）皮肤色素脱失以躯干非暴露部位为主。

a. Ⅰ级：皮肤有对称性散在的针尖大小的色素脱失斑点。

b. Ⅱ级：皮肤有较多的边缘模糊的色素脱失斑点。

c. Ⅲ级：皮肤有广泛的边缘模糊的色素脱失斑点。

2. 消化系统

分为急性砷中毒和慢性砷中毒。急性砷中毒患者在口服砷后 0.5~1.5 小时即可出现腹痛、腹泻、恶心、呕吐等不适，患者大便常呈米汤样，混有血液，容易被误诊为霍乱，应注意区分。严重的呕吐、腹泻可持续数天到数十天，进而引起脱水、水电解质紊乱。

慢性砷中毒主要表现为肝损害。B 超检查下可查见肝回声不均匀、增粗、增强，光点密集较为多见，部分患者伴有肝脾肿大，严重的患者可出现肝硬化、腹水。广镜下的肝脏病理改变以肝细胞变性、坏死及炎细胞浸润、纤维增生为主；其病理变化趋势和砷中毒严重程度基本一致，特别是肝纤维增生的改变。

3. 泌尿系统

急性砷中毒常表现为肾衰竭、肾间质和肾小管充血、水肿、双肾肿大；急性肾功能不全是急性砷化物中毒最严重的并发症之一。慢性砷中毒主要表现为肾小管细胞空泡变性、炎性细胞增多、肾小球肿胀。

4. 神经系统

砷通过血脑屏障进入脑部，从而导致患者的思维行为变化，严重者引起意识障碍。通常表现为头痛、头晕、乏力、口周围麻木、全身酸痛，重症患者烦躁不安、谵妄、妄想、四肢肌肉痉挛、意识模糊以及昏迷、呼吸中枢麻痹甚至死亡。急性砷中毒后 3 日至 3 周可出现多发性周围神经炎及神经根炎，具体可表现为肌肉疼痛、针刺样疼痛不适、四肢麻木、四肢无力，以后可出现感觉减退，甚至感觉消失。

5. 呼吸系统

人体摄入砷的途径之一是呼吸，因此会对肺产生较严重的损害。而且长期处于砷暴露环境中，可使暴露人员发生肺癌的概率升高。

6. 母婴安全

妇女和儿童容更容易受到砷的危害。长期处于高砷环境中的孕妇，其自然流产、死产、早产以及婴儿低出生体质量风险较其他人员明显升高。

7. 乌脚病

乌脚病由于末梢血管病变导而可导致四肢坏疽，以双下肢为甚，乌脚病潜伏期长，发病时间长，先是出现四肢麻木、间歇性跛行，局部可出现苍白、紫红、发痒，然后出现四肢溃疡、坏疽，最后可引起患者剧烈疼痛不适，患肢呈乌黑干状，有些坏疽甚至会出现自然脱落。

（三）实验室检测

1. 血砷检测

砷在患者血液中的半衰期较短，故血砷浓度只有在当日才能检测到。血砷浓度正常范围为 0.2~8.5 μmol/L。

2. 尿砷检测

尿砷含量能反映患者对砷的吸收、蓄积程度，不但是砷暴露水平生物监测重要指标，也是慢性砷中毒诊断指标之一。急性砷中毒患者，尿砷在中毒后数小时至 12 小时后可明显升高，且升高程度与中毒程度成正比，所以尿砷在临床检测中更常见。尿砷浓度可持续升高 7~10 d，但下降速度较快。

3. 发砷检测

发砷检测常用于亚急性或慢性砷中毒的检测。发砷取样简便、易于操作，可反映患者砷的长期蓄积程度，发砷正常范围为 0.025~0.1 mg/100 g。口服砷 30 小时后，发砷即会出现升高。

（四）中毒分度

根据患者临床表现，可将地方性砷中毒分为可疑、轻度、中度、重度。

1. 可疑

出现以下情况之一者：以躯干非暴露部位为主的皮肤只有Ⅰ级色素脱失斑点或色素沉着，或仅在掌跖部皮肤有 1~2 个米粒大小丘疹样、结节状角化物；在燃煤污染型地方性砷中毒病区患者出现味觉减退、视物不清等表现。

2. 轻度

在可疑基础上出现以下情况之一者：以躯干非暴露部位为主的皮肤同时存在Ⅰ级色素脱失斑点和色素沉着；掌跖部皮肤有Ⅰ级角化；在可疑对象中，尿砷或发砷含量比当地非砷病区正常值明显增高。

3. 中度

在轻度基础上，出现掌跖部皮肤角化Ⅱ级或躯干皮肤色素沉着Ⅱ级或色素脱失Ⅱ级。

4. 重度

在中度基础上，出现掌跖部皮肤角化Ⅲ级或躯干皮肤色素沉着Ⅲ级或色素脱失Ⅲ级。

（五）诊断

1. 急性砷中毒的诊断

可根据口服或接触史，临床表现为急性胃肠炎、意识障碍、肝和肾功能损害等。

2. 地方性砷中毒

地方性砷中毒的诊断标准有基本指标和参考指标两部分。

（1）基本指标。患者生活在地方性砷中毒病区，有砷暴露史，且有以下临床特征之一：掌跖部位皮肤有其他原因难以接受的丘疹样、结节状或疣状过度角化；躯干非暴露部位皮肤有其他原因难以解释的弥散或散在的斑点状色素沉着和（或）边缘模糊的小米粒至黄豆粒大小不等的圆形色素脱失斑点。

（2）参考指标。尿砷或发砷含量比当地非砷病区正常值明显增高。

三、救治措施

1. 清除毒物

经口服急性砷中毒患者，应尽早用温水或低温盐水行催吐、洗胃。洗胃后在条件允许下应立即口服氢氧化铁解毒剂，即 20% 氧化镁混悬液 +12% 硫酸亚铁溶液等量混合、充分摇匀，使氢氧化铁与砷结合成砷酸铁，从而不易被肠道所吸收。催吐后可在条件允许下导泻，例如硫酸镁、硫酸钠，也可给予患者鸡蛋清、牛乳等口服，吸附、收敛毒物。

2. 特效解毒剂

巯基型络合剂是砷中毒的特效解毒剂，如下：

（1）二巯丙磺钠：二巯丙磺钠化学分子中有 2 个活性巯基，他们能夺取已经与细胞中酶结合的金属，从而形成无毒性络合物自尿中排出。该无毒性络合物的水溶性特性，能降低患者组织中的金属浓度，从而减轻患者全身毒性。用法为二巯基丙磺酸钠 0.125 g 肌内注射每日 1 次，连用 3 天后停药 1 天，复查尿砷，若尿砷含量 > 0.2 mg/L 者，继续用药直到尿砷 < 0.2 mg/L 为止。在服药期间，鼓励患者多饮水以促进砷的排出。

（2）二巯基丙醇：二巯基丙醇常为 10% 油剂，只能深部肌内注射。血液浓度在肌内注射 30 分钟后可达到高峰，2~4 小时就会失去活性。在使用该药物前，应提前告知患者此药物的副作用，如头痛、恶心、出汗、腹痛、咽喉灼烧感等不适，告知患者不要过于紧张，如反应较大，可对症处理。

（3）二巯基丁二酸钠：二巯基丁二酸钠是一种广谱金属解毒剂。该药物对肾脏有一定的副作用，在使用过程中，应注意患者的不良反应。

3. 有机硒制剂

有机硒制剂可作为砷中毒的拮抗剂。锌可以拮抗砷、汞等有害物质对人体造成的损伤，及时补充硒不但可以降低砷离子在血清和尿液中的浓度，对砷中毒患者具有排砷作用，还能与砷竞争与人体组织结合，从而抵抗砷对人体组织造成的损伤。

4. 血液净化治疗

血液透析治疗是现临床中常见的治疗方法，通过血液透析治疗可以使患者体内的部分小分子毒物得到清除，从而纠正酸碱失衡及电解质紊乱；血液灌流治疗能有效吸附部分脂溶性较高、血浆蛋白结合率较好的毒物，使患者血液中的毒物浓度在短时间内迅速降低。血液净化组合模式治疗（血液透析+血液灌流）可以整合两种血液净化治疗技术的优势，能较快对重度砷中毒患者产生较好的治疗效果。因此，早期行血液净化组合模式治疗，能够有效地促进患者的康复并提高治愈率。

5. 支持对症治疗

根据病情变化补充液体、电解质，纠正电解质失衡。应注意及时补充葡萄糖溶液，以避免低血糖的发生。如发生中毒性脑病、肝肾损伤等并发症时，应积极对症处理。

四、护理诊断及问题

（1）体液不足。与急性砷中毒引起恶心、呕吐、腹泻等有关。

（2）皮肤完整性受损。与中毒引起皮肤溃疡，甚至坏疽有关。

（3）自我形象紊乱。与中毒引起掌跖部皮肤角化、皮肤色素沉着、皮肤色素脱失等皮肤改变有关。

（4）知识缺乏。缺乏毒物的安全防护及中毒后紧急处理方法的知识。

（5）焦虑。与疾病预后、形象改变、医疗费用有关。

（6）意识形态改变。与发生中毒性脑病引起烦躁不安、谵妄等有关。

（7）潜在并发症。中毒性脑病、急性肾衰竭。

五、护理措施及观察要点

1. 密切观察患者病情

（1）对于砷中毒患者，应密切观察患者意识变化，如谵妄、躁动不安、淡漠、举止行为异常等，应注意安全防护，防止发生跌倒，并加精神护理，给予安慰和鼓励；遵医嘱应用镇静药物，并根据患者情况予以保护性约束。如出现中毒性脑病，应及时对症处理。

（2）腹泻的患者，应注意观察粪便性状、颜色、量及有否出现脓血便；呕吐的患者，应注意观察呕吐物的颜色、呕吐量、性质；腹痛的患者，应注意腹痛的性质、部位、持续时间、疼痛程度；对腹泻患者，应用湿纸巾轻轻擦拭肛周皮肤，必要时可用温水清洗，保证肛周清洁，避免肛周皮肤出现破损。

（3）遵医嘱持续床旁心电监护监测生命体征及吸氧，注意生命体征的变化，在应用特殊解毒剂过程中应特别注意观察患者是否出现不良反应，如心动过速、出汗、头晕、血压升高等，及是否出现过敏症状，如皮疹、寒战。嘱病员出现异常时，应立即告知医务人员，以便及时发现、及时处理。

（4）监测患者动脉血气分析、生化、血常规等检查结果，发生指标异常时及时采取措施。

（5）砷主要通过尿液排出，故应准确记录患者尿量及颜色。如发现尿色变深、尿量变少或出现无尿，需立即通知医生及时处理。

（6）注意观察患者皮肤是否出现红斑、丘疹、水疱等，对感觉功能减退的患者应注意是否发生肌萎缩。

2. 洗胃护理

（1）洗胃应在条件允许下尽早进行，对于昏迷的患者，应在保证呼吸道通畅、生命体征平稳的前提下进行，必要时行气管插管。插管深度应在测量深度基础上增加 10 cm 左右，插管时应动作轻柔，避免损伤黏膜，从而促进毒物的吸收。

（2）应选择用温水或低温盐水彻底洗胃。

（3）洗胃过程中，应注意洗胃机、胃管通畅度，以免洗出的胃内容物堵塞胃管、洗胃机，从而影响洗胃效果，延长洗胃时间。

（4）洗胃过程中应密切观察患者意识、生命体征变化，注意有无胃穿孔、胃出血、窒息、心搏骤停等并发症发生，发现异常情况应停止洗胃，立即进行相关抢救。

（5）洗胃完成拔出胃管时，应轻按患者胃部，使胃内参与液体尽可能排出，避免胃内积液过多。拔出胃管时，应将胃管末端反折或夹住，以免拔管过程中胃管内液体反流，引起误吸。

3. 用药护理

（1）用药前先告知患者应留取晨尿 1 次，量为 50~100 ml。用药时应提前告知患者药物名称、剂量、药物作用及可能出现的不良反应，如恶心、呕吐、头晕等，如出现严重不良反应，应立即通知医务人员以便及时对症处理。

（2）二巯丙磺钠注射液刺激性较强，如果长期肌内注射容易形成组织硬结。为了预防患者注射部位产生硬结，肌内注射二巯丙磺钠时，应选择合适的注射部位，避免损伤神经，应避开皮疹、色素沉着的部位，并应有计划地交替注射合适的注射部位，避免一部位多次、长期肌内注射。注射完毕后可应用毛巾间断热敷，避免组织产生硬结。

（3）砷反跳现象，是指在二巯丙磺钠的第 1 个治疗周期完成暂停用药后，前期血液灌流治疗仅仅清除了血液中的毒物，但在前期脂肪、肌肉等组织中已被吸收的毒物释放入血且肠道内残留的毒物再次吸收，从而使血液中的毒物浓度再次升高。所以，在患者停药后仍需监测患者的尿砷浓度及血砷浓度。

（4）在服药期间，嘱咐患者多卧床休息，多饮水促进砷的排出，禁饮酒、浓茶、咖啡或过咸的食物。

4. 标本的采集

因为砷毒物主要是通过肾脏从尿液排出，所以患者的尿液检测非常重要。因此在留取尿液标本时，我们注意以下几点。

（1）留取尿标本前，应告知患者留取标本的目的、方法和重要性，使患者能够正确留取尿标本。女性患者生理期间应暂停留取尿标本。

（2）在肌内注射二巯丙磺钠期间，需留取患者的同步 24 小时尿液。尿液标本应加盖保存防止污染，且要避免阳光直晒。应在摇匀 24 小时尿液的基础上留取尿标本，并在标本标签上标明 24 小时小便总量。通常一个疗程需留取 24 小时尿标本 3 次。

5. 血液净化护理

（1）透析治疗前，应提前向患者解释透析目的、可能发生的并发症，嘱患者不要紧张，在透析过程中应注意配合。如患者意识障碍或无法配合治疗，应予以保护性约束，防止管道脱落或拔管。

（2）在整个血液净化过程中，应保证绝对无菌操作，防止医源性感染，按时按需进行管道维护，保持敷料清洁干燥，无渗血、渗液，如敷料被渗血打湿，应立即更换。

（3）治疗过程中应全程护理，持续床旁心电监护，持续观察患者生命体征，如出现心率增快、心慌、血压不稳定等异常时，应立即告知医生，并及时处理，如必要可暂停血液净化治疗。

6. 饮食护理

砷中毒可导致患者食欲减退，且同时因受药物影响出现胃肠道反应，故应给予患者优质低蛋白、高维生素、易消化、无刺激的食物。肾功能不全患者，应根据病情遵医嘱给予低盐或无盐饮食。

7. 生活护理

患者应卧床休息，对于反复呕吐致口腔黏膜损害的患者，可用 0.9% 氯化钠注射液或专用的漱口剂，如益口含漱液，每日行 2 次口腔护理，防止口腔感染。对于活动受限的患者，可在无血栓形成的前提下，适当给予按摩，防止肢体出现肌肉萎缩，并及时更换被污染的衣物、床单等，保持床单位干净整洁。

8. 环境护理

根据患者病情，尽量选择阳光充足、干净整洁的病房，经常通风换气，保持空气新鲜，并尽可能减少病房内的噪声，使患者能够较好地休息，也有利于烦躁的患者保持安静，从而促进患者的康复。

9. 心理护理

部分患者不了解砷中毒，医务人员安慰疏导患者，并应给予耐心的解释，包括砷中毒的机制、原因、临床表现和治疗方法等，使患者能够理解，从而使患者积极配合治疗，促进疾病康复。对活动受限的患者，特别是下肢受限时，应减轻患者的心理压力，缓解患者焦虑，在病情允许下协助患者适当活动，使患者建立战胜疾病的信心。

10. 健康教育

告知患者应规范使用、保存砷类化合物。应到专门的销售场所购买砷类化合物，并按照说明正确存放药物，做好标记，妥善保管，放置在不易被儿童接触的位置，且应与其他药物分开放置，避免拿错，如疑似中毒但不确定时，应及时就医排查。对于职业性砷中毒的患者，嘱患者在工作时应做好安全防护，严重时应调离现工作环境，避免长期接触砷。

六、标准化护理流程管理

砷中毒标准化护理流程管理，见图 5-3-2。

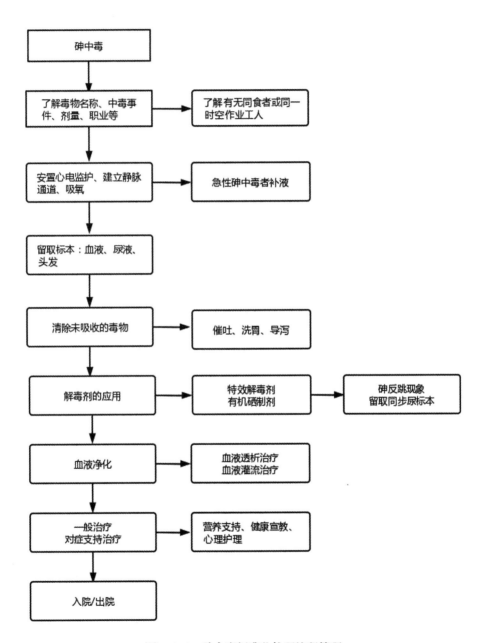

图 5-3-2　砷中毒标准化护理流程管理

七、知识扩展

地方性砷中毒在我国主要分为饮水型地方性砷中毒和燃煤污染型地方性砷中毒。

（一）病区判定

同时满足以下三条，方可判定为病区：

（1）在居民生活的自然环境中，饮用水含砷量 > 0.05 mg/L；或在以煤为生活燃料的地区，居民敞灶燃用含砷量 > 40 mg/kg 的煤；

（2）暴露人群中出现临床诊断的慢性砷中毒患者；

（3）排除其他砷污染所致的砷中毒。

（二）病区划分

1. 饮水型地方性砷中毒病区划分标准

（1）潜在病区：饮水含砷量 ≥ 0.05 mg/L；只有可疑患者。

（2）轻病区：饮水含砷量 > 0.1 mg/L；患病率 < 10%。

（3）中病区：饮水含砷量 > 0.3 mg/L；10% ≤ 患病率 < 30%。

（4）重病区：饮水含砷量 > 0.5 mg/L；患病率 ≥ 30%，出现重度砷中毒患者。

2. 燃煤污染型地方性砷中毒病区划分标准

（1）潜在病区：燃煤含量 ≥ 40.0 mg/kg；只有可疑患者。

（2）轻病区：燃煤含砷量 > 100.0 mg/kg，患病率 < 10%。

（3）中病区：燃煤含砷量 > 200.0 mg/kg，10% ≤ 患病率 < 30%。

（4）重病区：燃煤含砷量 > 400.0 mg/kg，患病率 > 30%，出现砷中毒重度患者。

参考文献

[1] 肖发怀，陈丽丽，刘丽娟，等 . 急性砷化物中毒的临床诊疗分析 [J]. 世界最新医学信息文摘，2016，16（93）：34–35.

[2] 王宇泽，谭超，罗勇军，等 . 我国砷中毒的医学地理分布特点及防治措施研究进展 [J]. 解放军预防医学杂志，2020，38（01）：103–105.

[3] 何沅卿，罗勇军 . 新疆砷污染现状及砷中毒防治研究进展 [J]. 人民军医，2017，60（06）：616–618+625.

[4] 马凤，梁超轲 . 地方性砷中毒临床诊断标准的应用研究 [J]. 中国地方病学杂志，2005（06）：643–644.

[5] 永乐，张爱华，汪俊华，等 . 有机硒对地方性砷中毒患者治疗效果的 Meta 分析 [J]. 临床和实验医学杂志，2015，14（07）：538–542.

[6] 张艳，张宇皓，鲁玉凤，等.运用血液净化组合模式抢救 2 例砷化氢中毒的救治体会 [J]. 赣南医学院学报，2020，40（08）：839-841+847.

[7] 米元元，邓澜，胡芬，等.1 例砷中毒重症患者行血液透析联合血液灌流治疗的护理[J]. 中华护理杂志，2015，50（05）：635-637.

[8] 谷健.147 例急性砷化氢中毒患者的护理体会 [J]. 中国现代医生，2010，48（22）：62-63.

[9] 王合花，霍继浩，李静宇.燃煤型慢性砷中毒肝损害的临床特点分析 [J]. 中国地方病防治杂志，2018，33（02）：145+147.

[10] 许丽梅，刘丽萍.慢性砷中毒患者的护理 [J]. 内科，2007（04）：705-706.

[11] 邓蕾蕾.慢性生活性砷中毒患者的护理体会 [J]. 吉林医学，2008（18）：1533-1534.

[12] 韦荣妍.突发性群体亚急性砷中毒病人的护理 [J]. 职业与健康，2006（11）：872-873.

（叶青）

第三节　磷及其化合物中毒

磷（Phosphorus，P），有较广的用途，可应用于制造焰火、爆竹、信号弹、人造磷肥、杀虫剂、灭鼠药及医疗用药中。磷具有四种同素异形体，分别是紫磷、黑磷、白磷（又称黄磷）、红磷（又称赤磷），毒性最大也最常见的是黄磷，赤磷其次，紫磷和黑磷非常少见，毒性很小，因而磷中毒主要是指黄磷中毒。

黄磷属于高毒类无机物，是制造含磷化合物的基本原料，主要用于制造磷酸、三聚磷酸钠、三氧化磷等。黄磷的燃点低，34℃即可自燃，黄磷溶于脂肪及有机溶剂，不溶于水。黄磷在空气中允许浓度为 0.03 mg/m³，致死量为 1 mg/kg。

磷中毒可分为急性磷中毒和慢性磷中毒。急性磷中毒是指因机体在短期内接触大剂量的黄磷或黄磷灼伤后引起的以肝、肾损害为主的疾病；慢性磷中毒是指因长期接触磷引起的以牙齿、下颌骨损害为主要表现，可伴有肝、肾损害的疾病。

一、概述

（一）发病原因及机制

1. 发病原因

（1）生活性中毒。常因误食含磷的灭鼠药所致，偶尔可因吞食含有黄磷的火柴头所致；如果患者长期多次嚼食含磷化合物或含赤磷（赤磷中一般含有 0.6%~1% 黄磷）的火柴盒边，也可出现中毒症状。

（2）职业性中毒。多见于生产事故，由熔化的磷灼伤皮肤，并吸收入体内导致中毒。

2. 发病机制

黄磷进入人体后，可破坏细胞内酶功能，造成肝、心、肾等实质器官的损害，引起肝、心、肾等脏器及横纹肌的脂肪变性，从而引起外周循环衰竭、出血等症状。另外，黄磷可灼伤和腐蚀患者的皮肤和黏膜，并通过其创面吸收引起磷中毒。

磷化锌进入人体后，可与胃酸相互作用产生磷化氢和氯化锌，磷化氢和氯化锌对胃肠道黏膜都有较强的刺激和腐蚀作用，从而引起溃疡、出血、炎症等。磷化氢还可作用于细胞酶，使细胞发生窒息，使呼吸系统、心血管系统、中枢神经系统和肝、肾均受到影响，中枢神经系统是其中受影响最早也是最重的。

（二）病理

黄磷可使患者心脏的磷含量明显增高，出现多种酶活性的下降，抑制人体的氧化过程，引起蛋白质、脂肪代谢异常，从而导致心肌发生病理改变，脂肪沉着、变性和坏死等。

黄磷被人体吸收后可使肾小球毛细血管扩张、充血，肾小管病理改变主要表现为肾小管上皮细胞变性坏死，其病理改变不仅可累及近端小管，还影响远端小管。

磷酸酸雾是黄磷氧化成五氧化二磷遇水后形成磷酸产生的气体。磷酸酸雾被人体吸入后，可出现多器官功能损伤，例如化学性支气管炎、肺炎、肺水肿，严重时引起呼吸衰竭和呼吸窘迫综合征等。

二、护理评估

（一）病史

（1）详细询问患者磷中毒经历，包括服用或接触毒物种类、剂量、时间等，最好有完整的产品包装、明确的品牌名称、化学全名等。

（2）对于工作过程中发生中毒的患者，应仔细询问患者的职业、工种、接触时间、接触浓度等，及是否有其他相同症状的工作人员，警惕群体事件的发生。

（3）若为群体磷中毒或意外事故，应当及时询问神志清楚患者意外发生时间、发生规模、持续时间、中毒患者人数，如不能提供，应询问陪同者，需及时上报。

（4）询问患者或家属既往史时，应重点询问患者患有肝、肾疾病，是否有凝血功能障碍、是否有口腔疾病等。

（二）临床表现

1. 急性磷中毒

主要表现为肝、肾损害，重度磷中毒患者可在较短时间内出现意识障碍；慢性磷中毒以下颌骨、牙齿损害为主，部分患者可伴有肝、肾损害。在临床工作中，我们还应注意黄磷对其他脏器的损害，如呼吸道、心脏、肝脏、肾脏等。

（1）消化道损害。误食含磷的灭鼠药或吞食含黄磷的火柴头半小时至数小时，患者口腔内、食管内和胃内可出现烧灼样疼痛不适，并常伴有腹痛、腹泻、呕吐，其呕吐物、粪便均有大蒜臭味，在黑暗处可看见荧光。1周内，轻度中毒患者可逐渐恢复。重度中毒患者在呕吐时、解大便时，呕吐物及排泄物常带血，甚至患者可出现大量呕血，在1~2天较快发展为休克、昏迷，甚至死亡。若一次性误食含磷化合物较大时，患者可迅速出现中毒性休克，但不伴有明显的腹痛、腹泻、呕吐。1~3天症状好转后，部分患者可突发吸收中毒，再次出现腹痛、腹泻、呕吐，呕吐物及排泄物均可为血性。少数患者的食管或胃肠道可因磷的腐蚀而导致穿孔。

（2）呼吸道损害。当吸入磷酸酸雾时，患者鼻腔黏膜出血，出现化学性支气管炎、肺炎，严重者出现肺水肿，甚至引起呼吸衰竭等。

（3）心脏损害。磷中毒时可出现心动过速、心肌缺血等。

（4）肝脏损害。磷中毒时表现为肝区疼痛，肝大，肝淤血缺氧时可导致中毒性肝损害。

（5）肾脏损害。磷中毒时患者可出现尿素氮增高，肌酐升高，甚至出现血红蛋白尿。

（6）大脑损害。磷中毒时可出现头痛、头晕，严重者表现为震颤、抽搐、偏瘫、昏迷等，甚至出现脑水肿、脑梗死、脑萎缩等。

2.黄磷灼伤

患者较小皮肤面积被黄磷灼伤时即可发生磷中毒，当液态黄磷灼伤患者面积达5%时即可致死，肝、肾功能异常在黄磷灼伤后1~10天即可出现。

（三）实验室检测

1.急性磷中毒

呕吐物及粪便中即可检测检出磷，在夜间暗处可看到磷光。在血液检测中，白细胞减少、血小板减少、血磷升高、血钙降低。在尿液检测中，可出现蛋白尿、管型尿及红细胞等。

2.慢性磷中毒

慢性磷中毒时，肝、肾损害虽较少见，但不能忽视，血清胆汁酸测定、吲哚氰绿滞留试验较为敏感。

（四）中毒分度

1.急性磷中毒

根据肝肾功能损伤程度及临床程度可分为轻度中毒、中度中毒、重度中毒。

（1）轻度中毒。急性轻度中毒性肝病，中毒后 1~10 天出现头痛、头晕、食欲不振、恶心、呕吐不适，肝大及压痛，常伴有肝功能异常；急性轻度中毒性肾病，尿液检测中可出现蛋白尿、管型尿、血尿。

（2）中度中毒。在上述临床表现的基础上，出现以下情况之一：急性中度中毒性肝病，肝脏轻度明显肿大及压痛，肝功能明显异常；急性中度中毒性肾病，肾功能不全，尿素氮及血浆肌酐升高。

（3）重度中毒。在上述临床表现的基础上，出现以下情况之一：急性肝功能衰竭；急性肾功能衰竭。

2. 慢性磷中毒

患者在长期接触磷蒸气或含黄磷粉尘后，根据牙齿、下颌骨病理改变可将慢性磷中毒分为轻度中毒、中度中毒、重度中毒。

（1）轻度中毒。至少临床动态观察一年，患者牙周萎缩、牙齿松动、牙周袋加深等呈进行性加重，齿槽骨吸收超过根长 1/3，牙周膜间隙增宽、变窄或消失，下颌骨体部可见骨纹理增粗或稀疏、排列紊乱；可有呼吸道黏膜刺激征及消化系统症状。

（2）中度中毒。轻度中毒症状表现加重，下颌骨后牙区出现对称性骨质致密影，周界不清，可有颏孔。

（3）重度中毒。中度中毒症状表现加重，下颌骨出现颌骨坏死、瘘管形成。

三、救治措施

（一）急性磷中毒的治疗

1. 口服中毒

（1）在 5 小时内，经口服磷中毒而无胃出血患者需及时用 1∶5 000 高锰酸钾溶液或 0.1%~0.2% 硫酸铜溶液洗胃，直到洗出的液体澄清且无蒜臭味；洗胃以后，可每隔 10~20 分钟，口服硫酸铜 10 ml 直至发生呕吐。洗胃时，应保持出入量基本平衡，防止铜滞留胃内发生中毒。

（2）禁止使用硫酸镁，因硫酸镁可与氯化锌起相互作用后形成卤碱，从而引起中毒。

（3）禁止导泻及使用牛奶、脂肪类食物，以避免促进磷的吸收。应在导泻的同时，给予静脉保肝药物，如维生素 C、腺苷、肌苷。

（4）若吸入黄磷烟雾、磷化氢中毒，应立即离开毒物现场。

2. 黄磷灼伤

黄磷灼伤皮肤后马上用大量清水清洗，可用 1%~2% 硫酸铜清洗创面、灭磷火，清除嵌入组织中的黄磷颗粒，阻止黄磷吸收，但应注意不要过量使用硫酸铜，以避免铜中毒，从而出现溶血；清洗灼伤皮肤时，还可以应用 2%~3% 硝酸银溶液。烧灼的皮肤，保持创面开放，避免使用油性敷料。

3. 轻度职业性急性磷中毒

轻度职业性急性磷中毒患者，治愈后一般应先暂时调离黄磷作业工作区；中、重度职业性急性磷中毒患者，治愈后一般不应再从事黄磷作业，避免再次接触磷环境。

4. 对症及支持治疗

（1）根据患者病情适当使用钙通道阻滞剂、氧自由基清除剂等。

（2）磷中毒治疗过程中应注意保持水电解质平衡、酸碱平衡。

（3）中毒性肝病患者，要采用对症治疗，如保肝、营养疗法等。

（4）中毒性肾病患者，必要可根据病情采用血液净化治疗。

（二）慢性磷中毒治疗

（1）慢性磷中毒患者应随时保持口腔清洁卫生，及时治疗口腔疾患，尽可能早地修复受损牙体。

（2）必要时及时行手术治疗，如下颌骨坏死患者、骨髓炎患者。

（3）慢性磷中毒过程中，应注意保护肝、肾功能，如有异常，及时对症处理。

（4）轻度职业性慢性磷中毒患者，治愈后仍可从事原工作，如病情出现进行性加重，应及时调离黄磷工作区；中、重度职业性慢性磷中毒患者应直接调离黄磷工作区。

四、护理评估及问题

（1）体液不足。与急性大量磷中毒引起呕吐、腹泻有关。

（2）低效性呼吸形态。与吸入大量磷烟雾或磷化氢引起肺炎、肺水肿等有关。

（3）有皮肤完整性受损的危险。与磷灼伤皮肤有关。

（4）有受伤的危险。与疾病导致患者头晕、乏力不适有关。

（5）焦虑。与磷中毒引起皮肤改变、疾病预后、康复治疗等有关。

（6）知识缺乏。缺乏磷中毒相关安全防护及中毒后急性处理的知识。

（7）潜在并发症。呼吸窘迫综合征、呼吸衰竭、脑水肿。

五、护理措施及护理观察要点

1. 病情观察

护士应按分级护理制度及时巡查病房，特别是夜间应加强巡视。按时监测患者生命体征，测量血压、呼吸、心率，如患者有疼痛不适，应注意评估患者疼痛级别。遵医嘱低流量吸氧 3 L/min，密切观察患者有无头晕、头痛、腹痛、恶心、呕吐等不适，准确记录患者 24 小时尿量，必要时记录 24 小时出入量。协助患者取半卧位休息减轻疼痛症状。若疼痛明显，应在明确病因后遵医嘱用药以减轻疼痛。

2. 洗胃护理

（1）洗胃应在条件允许下尽早进行。插管深度应在测量深度基础上增加10 cm左右，插管时应动作轻柔，避免黏膜损伤。

（2）应选择1∶5 000高锰酸钾溶液或0.1%~0.2%硫酸铜溶液洗胃，直到洗出的液体澄清且无蒜臭味。

（3）洗胃过程中，应注意洗胃机、胃管通畅度，以免洗出的胃内容物堵塞胃管、洗胃机，从而影响洗胃效果，延长洗胃时间。

（4）洗胃过程中应密切观察患者生命体征、意识变化，注意有无胃穿孔、胃出血、窒息、心搏骤停等并发症发生，发现情况应立即停止洗胃并进行抢救。

3. 呼吸道护理

对于呕吐的患者，协助患者头偏向一侧，防止误吸。对于气管插管的患者，使用机械通气时，观察呼吸模式、插管深度、气囊压力等，出现报警时，应及时查看呼吸机运行情况，查找原因，立即处理，出现气道压力性过高或氧饱和度下降时应注意是否痰液堵塞，及时吸痰，保持呼吸道通畅；加强气道湿化；每日进行2次口腔护理，口腔护理时的棉球应无滴水、前后要清理棉球个数，以免遗留在患者口腔；固定好呼吸机管道，勿牵拉、勿打折，保持管道的通畅。保持患者呼吸道通畅，有利于改善患者缺氧，也有利于预防坠积性肺炎，防止出现肺部感染。

4. 药物护理

磷中毒患者合并脑水肿、脑梗死等脑损伤时，应及时遵医嘱使用地塞米松、20%甘露醇注射液；磷中毒合并肾损害时，应及时遵医嘱使用甘油果糖等防治脑水肿等。当患者出现头痛剧烈、呕吐、双侧瞳孔不等大等症状时，应立即通知医生，并协助医生行抢救的准备。

5. 皮肤护理

病房温度维持在18~22℃，湿度在50%~60%，增加舒适感，利于皮肤修复。患者皮肤保持干燥，翻身困难者予以协助翻身，翻身时动作轻柔，避免拖拉等过猛动作，根据患者病情适时翻身，不但要预防压力性损伤的发生，也要保证患者的充足休息。对腹泻的患者，应及时清理，可用温水清洗肛门周围，保持肛周清洁。

6. 饮食护理

患者应进食清淡易消化、少油少盐、低脂饮食。禁牛奶，忌烟酒、辛辣刺激性食物。鼓励适当饮水，保持大便通畅。

7. 心理护理

黄磷中毒患者易出现焦虑、抑郁等不良情绪，不利于健康恢复。作为护士，应尽早开展心理疏导，不但要认真倾听患者的表达诉求，也要及时和家属沟通，共同帮助患者树立战胜疾病、恢复正常生活的信心，减轻患者的焦虑。夜间休息时，如患者仍感焦虑不适，必要时可遵医嘱用药，以保证患者充分睡眠，利于疾病恢复。

8.血液净化护理

（1）进行血液净化治疗时，将患者置于平卧位或半卧位，密切观察患者的生命体征变化，持续床旁心电监护，对患者的呼吸、心率、脉搏、血压等测量，关注患者的主诉，同时检查患者瞳孔的对光反射度，以及意识变化情况，及时发现血液灌流的不良反应，以便及时处理。如患者血压降低，应立即减小血流速度，降低体外循环血流量。在做血液净化治疗时，如患者有呕吐物、排泄物，应及时清理，保证患者床单位清洁卫生，使血液净化治疗在清洁、无菌条件下进行。

（2）血液净化并发症的护理。具体如下：

a.过敏反应。患者在血液净化治疗开始后20~30分钟突发寒战、胸闷、呼吸困难等不适时，一般不需要中断血液净化治疗，可给予患者鼻导管吸氧，遵医嘱静脉注射地塞米松 5~10 mg 等对症处理。如过敏严重用药后仍不能缓解症状的患者，可遵医嘱停止血液净化治疗。

b.出血。血液净化治疗中，应注意观察患者皮肤、黏膜、穿刺部位有无出血、渗血，根据测出的凝血时间及时调整肝素用量。鱼精蛋白可拮抗肝素用量过大。

c.凝血。血液净化治疗过程中应严密观察血流量、动静脉压、跨膜压的波动情况，如果灌流器、透析器中的血液颜色变暗，或者静脉壶内出现纤维蛋白原沉积，则说明可能出现了凝血，应及时根据情况调整肝素用量，或者更换灌流器、透析器。

9.健康教育

（1）告知患者在日常生活中，不要嚼食含磷化合物或火柴盒边，保持良好的进食习惯。

（2）应加强对灭鼠药的管理，首先应与其他药物分开放存放，将灭鼠药存放在儿童不易接触的位置，并明确标志，以防拿错。当投放灭鼠药时，应在投放位置以明显标志，防止小孩误食。

（3）轻度职业性慢性磷中毒患者，治愈后仍可从事原工作，如病情出现进行性加重，应及时调离黄磷工作区；中、重度职业性慢性磷中毒患者应直接调离黄磷工作区。

六、标准化护理流程管理

磷中毒标准化护理流程管理见图5-3-3。

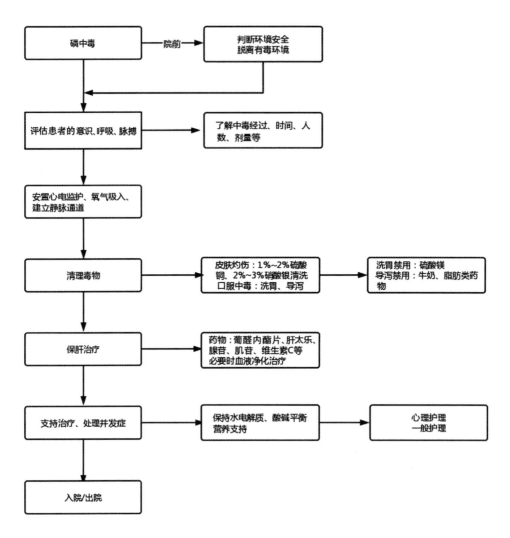

图 5-3-3 磷中毒标准化护理流程管理

参考文献

[1] 中华人民共和国卫生部 .GBZ 81-2002 职业性磷中毒诊断标准 [S]. 北京：法律出版社，2002.

[2] 丁小红，刘畅 .4 例急性黄磷中毒患者的护理 [J]. 护士进修杂志，2018，33（24）：2294-2295.

[3] 杨新荣，王正银，曾志华，等 . 黄磷中毒致脑损伤的临床分析 [J]. 卫生职业教育，2015，33（11）：145-146.

[4] 王正银，杨新荣，刘四清，等 . 黄磷中毒致脑功能损伤的护理实践研究 [J]. 护理研究，2015，29（10）：1240-1242.

[5] 周炯.急性黄磷中毒吸入性肺损伤 7 例临床诊治分析 [J]. 中国社区医师，2015，31（09）：73+75.

[6] 杨新荣，王正银，王明华，韩正慧，等 .37 例黄磷中毒临床分析 [J]. 工业卫生与职业病，2014，40（01）：52-53.

[7] 龙仕平，冯轶 .急性黄磷中毒的临床诊治分析 [J]. 实用心脑肺血管病杂志，2013，21（05）：129-130.

[8] 罗衡宝，黄晓艳，许先念 .大剂量急性白磷中毒抢救成功 1 例 [J]. 中国急救医学，2002（12）：20.

（叶青）

第四章　醚、醛和酮类中毒

第一节　醚类中毒

　　醚是指水分子中左右两个氢原子均被烃基所代替的化合物被叫作为醚。醚类化合物都含有醚键，即一个氧原子连接两个烷基或芳基所形成的（R–O–R），还可看作是酚羟基或醇上的氢被烃基所取代的化合物。

　　醚类化合物的应用常见于生物化学、有机化学，它们还可作为木质素和糖类的连接片段。醚因为醚官能团中碳氧碳的键角约110°，但是碳氧之间的极性差异没有抵消，所以具有微弱的极性，它不同于二硫化碳类的线型分子。醚分子也因为其结构的特殊性，致使其不能互相形成氢键，从而也不具有醇类低沸点性质。醚类极性不如酰胺类、酯与醇类化合物，但是却比烯烃的极性强。

　　因为醚氧原子的孤电子也有可能与水分子形成氢键，且这些醚分子的氧原子比起烷基醚（链状醚）来说更暴露于分子之外，极性比起后者更大，所以像一些环状醚类（1，4- 二恶烷和四氢呋喃）能与水混溶。两个烃基相同的醚称为对称醚，两个烃基不相同的醚被称为不对称醚。根据两个烃基的类别，醚还可以分为脂肪醚和芳香醚。碳原子和氧原子结合成环状结构的醚称为环醚；环上含氧的醚称为环氧化合物或类醚；含有多个氧的大环醚因其形如皇冠也被称为冠醚。在脂肪醚中，分子中不是由氧原子和碳原子所结合形成的环状醚被称为无环醚，无环醚还可以分为饱和醚和不饱和醚。醚的命名一般是以与氧相连的烃基加醚字命名，比如 C_2H_5–O–C_2H_5 叫作二乙基醚，简称乙醚；CH_3–O–C_2H_5 叫作甲基乙基醚，简称甲乙醚。

　　醚与醇不同，醚的分子之间不能像醇类一样可以形成氢键，所以沸点比同组分醇的沸点低得多，比如甲醚的沸点是 –24.9℃，而乙醇的沸点是 78.4℃，乙醚的沸点为34.6℃，正丁醇的沸点为 117.8℃，因此大多数的醚类是易挥发和易燃的液体。大多数的醚类不溶于水，但常用的四氢呋喃和 1，4- 二氧六环却能和水相溶，这是由于他们和水可以形成氢键。乙醚的碳氧原子数虽然和四氢呋喃的相同，但是因为四氢呋喃的氧和碳架共同形成环，氧原子突出在外，因此容易和水形成氢键，但是乙醚中的氧原子却在分子之中，很难和水形成氢键，所以乙醚只能稍溶于水。在室温下，水中可溶解 7.5% 的乙醚，而乙醚中可溶有 1%~1.5% 的水。由于二者相互溶解很少，而多数有机物易溶于乙醚，故常用乙醚从水中提取各种易溶于乙醚的物质，但醚提取液中也会含有少量水，所以在蒸馏乙醚之前，需要去除多余的水，但同时，也会损失一部分乙醚。

乙醚是实验室中常用的溶剂，虽然大多数的有机物易溶于乙醚，但是盐类化合物在其中却不溶，因此乙醇溶液中若含有盐类化合物可以加入乙醚，就可以从中析出盐类化合物的沉淀物。因乙醚是极易挥发和易燃的，所以当乙醚气体和空气混合就可以形成具有爆炸性的混合气体，因此需要严格保存，否则一个电火花就可以引起剧烈爆炸。绝大多数的醚为液体，但是少数大分子醚为固体（如纤维素醚、氢醌醚类）。甲醚因其分子量较小为气体，可燃性强，在光照和空气作用下，可发生光化学氧化作用，生成过氧化物，易爆炸。液体醚类具有挥发性强、微溶于水而溶于有机溶剂及各种油脂类的特性。醚类主要包括甲醚、乙醚、氯甲醚、二氯乙醚、二氯异丙醚、芳香醚类（苯甲醚、二苯醚、氯化苯醚等）以及含氟卤化烷基醚类（如氟乙基甲醚、氟丙基乙醚等）。

甲醚的主要作用是用作冷冻剂，也曾提出作为选择性溶液、火箭推进器、麻醉剂、气溶胶弥散剂和发动机发动剂等，它是一种略似氯仿气嗅味的无色气体。没有腐蚀性，分子量 46.07，比重 1.617，沸点 –23.65℃，蒸气压 3 982 mmHg[①]（20℃），100 ml 水中溶解 3 700 ml 气体，一般溶于有机溶剂，较易溶于醇，但对多醇类的溶解度则不佳，可燃极限占空气体积的 3.4%~26.7%。

乙醚为一种无色透明、高度挥发、极易燃烧和带有特殊气味的液体。与空气接触特别是在日光下，能形成有爆炸性的过氧化物。分子量 74.12，比重 0.708（25/4℃），沸点 34.6℃。蒸气压 438.9 mmHg（20℃），蒸气比重 2.55。溶解度：水中 8.43（15℃），6.9（20℃），6.05（25℃）；与醇类、苯、氯仿、石油醚和其他的脂肪溶液及许多油类都可混溶。它有较强的脂溶性，在工业上的用途很广，可作为蜡、脂肪、油、香料、生物碱、树胶和树脂的溶剂；它与乙醇混合用作硝酸纤维的溶剂，制造火药棉、溶解火棉胶等；还作为制造下列物质的溶剂和萃取液，染料、醋酸人造纤维、照相底版塑料等。曾用作机器发动的引爆剂和纺织品清洁剂。乙醚是一种优良的吸入性麻醉剂，临床上仍在大量应用。

氯甲醚又称氯甲基甲醚，分子式 C_2H_5ClO；$ClCH_2OCH_3$，无色或微黄色液体，带有刺激性气味，分子量 80.51，饱和蒸气压 25.3 kPa（20℃），闪点 15.5℃，熔点 –103.5℃，沸点 59.5℃，可溶于乙醇、乙醚等多数有机溶剂。氯甲醚蒸气对呼吸道有强烈刺激性、易挥发，具有催泪性。吸入较高浓度后会有咽痛、呛咳、胸闷等不适，脱离接触后可逐渐好转。产品遇空气会挥发完全，遇潮气、水分分解出甲醛气体。燃烧（分解）产物：一氧化碳、二氧化碳、氯化氢。废弃物处置可以采用焚烧法，为避免生成光气，燃烧时要把废料同其他燃料混合并充分燃烧，燃烧后的废气可

---

① 1 mmHg=0.133 kPa。

以用洗涤器去除卤化氢。

异丙醚是无色液体，有醚样气味，遇光和空气不稳定，且能相溶于乙醚和乙醇，微溶于水。折光率（n23D）1.3678，沸点 68~69℃，熔点 –60℃，相对密度是（d204）0.725 8，闪点（开杯）–9℃，具有刺激性，易燃。异丙醚是良好的溶剂，动物、植物及矿物性油脂可溶于异丙醚，也可以把尼古丁从烟草中提取出来，它也是石蜡及树脂的良好溶剂，工业中常将二异丙醚和其他溶剂混合应用于石蜡基油品的脱蜡工艺。作为溶剂也应用于无烟火药、制药、油漆清洗和涂料等方面，还可以用于乙酸或丁酸的稀溶液的浓缩回收，在湿法腈纶工艺中用作硫氰酸钠的萃取溶剂。二异丙醚还具有高辛烷值及抗冻性能，可添加进汽油中作为掺合剂。本品易形成过氧化物，在振摇时可产生爆炸，常加入对苄基氨基苯酚作稳定剂。二异丙醚的麻醉作用较乙醚轻，但麻醉的持续时间长。还用作色谱分析标准物质、溶剂及萃取剂。

甲醚属于微毒性，若出现症状可参考乙醚中毒。本节主要详细讲解乙醚、氯甲醚、异丙醚等中毒。

一、概述

（一）发病原因及机制

1. 发病原因

中毒性疾病绝大多数是通过不同的方式与毒物接触所导致的。个别隐匿式中毒是指中毒患者从未意识到自己已接触毒物，通畅患者在接触到吸收过程中，患者完全不知，它是一种特殊的中毒方式，常见的原因有：

（1）职业性中毒：在生产过程中，如果不加强自身的保护提高防护意识和措施，那么接触有毒的原料、中间产物或成品，就很有可能发生中毒。如果不遵守安全防护要求，不采取必要措施，也会在存储、使用、运输等过程中发生中毒。

（2）军事毒剂中毒：军事毒剂中毒主要是指在战争中接触军事毒剂所导致的中毒。

（3）生活性中毒：若发生误食，或者用药过量，又或者意外接触毒物等情况下，若摄入人体的毒物过量也会导致中毒。

（4）医源性中毒：医源性中毒主要是指在院内运用醚类药品时所导致的中毒。

2. 中毒机制

醚类中毒可经过呼吸道、消化道和皮肤所吸收，其毒性作用主要针对中枢神经系统，它具有一定程度的麻醉作用，其麻醉机制可能是醚类干扰了神经细胞的氧化代谢过程，影响了细胞色素还原酶或磷酸核苷酸脱氢酶与黄素蛋白的结合，此种干扰是可逆性的，麻醉停止后会很快恢复而且完全。另外，醚类对皮肤和黏膜有一定的刺激作用，分子量越小，其毒性越强，固体醚的毒性很小，不经过呼吸道和皮肤吸收而引起中毒。

（二）病理

1. 乙醚

（1）对中枢神经系统的作用：①乙醚麻醉效能高，很容易达到三期二级，浓度加大，吸入时间延长，可达第四期。但其 MAC 接近 2%，较其他挥发性全麻药均大，表明其效价强度较小。②乙醚由于血／气分配系数大，在血液中药物的分压升降缓慢，这是导致诱导、苏醒均较缓慢的重要原因之一。由于诱导期长，患者易出现兴奋、挣扎、躁动和呼吸不规则等反应，轻度喉痉挛常有发生，但一般不易发生严重的喉痉挛。③乙醚的镇痛作用强，在全麻的第一期（即镇痛期）即可产生相当可靠的镇痛作用，但因麻醉操作不易掌握，难以维持麻醉使其稳定于此一期中，故临床一般不在此期进行手术。④乙醚的肌松作用强，骨骼肌松弛在三期二级时即开始，三级时已很充分，不加用肌松药即可满足腹腔手术的需要。这是因为乙醚除抑制脑和脊髓外，还可降低神经肌接头对乙酰胆碱的敏感性。乙醚除增强非去极化型肌松药的作用外，亦可增强氨基苷类抗生素和多黏菌素等对神经肌接头的阻滞作用。乙醚与右旋筒箭毒碱合用时，后者剂量可减少 1/3~1/2。⑤浅麻醉时，乙醚对颅内压的影响轻微；深麻醉时，由于脑血管扩张，脑血流量增加，可使颅内压升高。

（2）对循环系统的作用：乙醚对循环系统的作用较复杂，因麻醉深度、麻醉持续时间而有所不同，但总的来说，浅麻醉时不仅无抑制作用，而且有轻度兴奋作用，随麻醉的加深，抑制作用随之加强。用含氧液灌注动物离体心脏，产生心脏抑制时的血液乙醚浓度为 450 mg/dl，约相当于引起呼吸麻痹时血中浓度（140 mg/dl）的 3 倍，临床上无须这种深度的麻醉。

浅麻醉时，心肌稍受抑制，但因乙醚通过中枢作用兴奋交感肾上腺系统，使儿茶酚胺释放增加，故脉搏增快，心排血量增加，血压升高。当麻醉达三期二级时，心排血量和血压有下降趋势，但心率仍增快。继续加深麻醉，由于乙醚松弛血管平滑肌，也可能对抗去甲肾上腺素对血管平滑肌的收缩作用，使血管扩张，加上心血管中枢被抑制，血压、心排血量可明显下降。

乙醚麻醉时的心电图改变多属良性，诱导期有时发生节律点下移，但可自行复原。过早搏动发生较少，且多属良性。乙醚不增加心肌对肾上腺素的敏感性，二药合用，不增加室性心律失常的发生率。

由于乙醚对循环功能的影响不大，故用于失血、脱水、休克等患者较其他全麻药安全，但只能应用浅麻醉，否则可破坏外周血管的代偿机制，削弱机体对出血的耐受能力。

（3）对呼吸的影响：乙醚对呼吸的抑制比其他挥发性吸入全麻药轻。麻醉较深时，虽然呼吸中枢对 CO_2 的反应性降低，但因乙醚刺激外周化学感受器，自发呼吸一般都能维持足够的通气量。仅在麻醉过深时（超过三期二级）才出现明显的呼吸抑制。乙醚麻醉时，如遇呼吸停止（通常先于循环衰竭），只要及时停药并进行有效人工呼吸，仍可转危为安。但在血容量减少、休克或衰弱患者，循环衰竭也可能在呼吸显著抑制的同时或超前发生。乙醚对于呼吸道有很强的刺激性，快速吸入高浓度乙醚可引起呛咳、喉痉挛和反射性呼吸停止。诱导期或浅麻醉时，呼吸道腺体和唾液腺分泌增加，术后易发生肺并发症。加深麻醉后，唾液分泌减少；至麻醉恢复期，唾液分泌再度增多。乙醚可松弛支气管平滑肌，扩张支气管。

（4）对肝、肾功能的影响：如不缺氧，乙醚对肝、肾的影响轻微，即使维持深麻醉数小时，肝功能也仅受轻微而短暂的影响，而且可能不是乙醚对肝脏直接作用的结果，乙醚深麻醉时尿量减少，这与肾血管收缩、肾小球滤过率降低以及抗利尿激素释放增多有关，但一般均能自行恢复。

（5）对胃肠道的影响：乙醚容易引起恶心、呕吐，这是由于乙醚兴奋了延髓催吐化学感受区和直接刺激胃黏膜所致，亦可能与乙醚直接兴奋呕吐中枢有关。因乙醚兴奋交感神经而使胃肠道蠕动减弱，术后胀气和肠麻痹发生率高，通常大肠在术后数小时、小肠需48小时后恢复其张力。

（6）对代谢和内分泌的影响：①乙醚可使血内乳酸、丙酮酸和酮体增加，引起酸血症，加重酸中毒。这可能系交感神经系统活动亢进所致。由于乙醚促进肾上腺髓质释放肾上腺素和兴奋支配肝脏的交感神经，加快了肝糖原和肌糖原的分解，兼之乙醚还能抑制组织对葡萄糖的摄取，干扰葡萄糖的磷酸化，血糖可增高1~2倍，故不适于糖尿病患者。②乙醚对内分泌系统有着广泛的影响，可使血中促肾上腺皮质激素、生长激素、抗利尿激素、皮质醇、醛固酮、促黄体素、儿茶酚胺、甲状腺激素等浓度增加，但胰岛素浓度无明显变化。

（7）其他：①浅麻醉时，乙醚对于子宫平滑肌无明显影响，可用于分娩镇痛。深麻醉时，则使子宫平滑肌松弛，其张力和收缩力均降低。这虽有利于产科转位术和使用产钳，但可使分娩时出血量增多。乙醚容易通过胎盘屏障。②乙醚可降低膀胱平滑肌的张力而导致尿潴留。③乙醚可抑制体温调节中枢，以致体温易随环境温度的改变而升高，这在婴幼儿尤其明显。

2. 氯甲醚

目前，氯甲醚的发病机制和致癌机制尚不完全清楚。其急性毒性可能与其遇水分解释放甲醛和氯化氢有关。氯甲醚类是强的烷化剂，具有直接的致癌性，在体外不需要经过代谢活化，由于其遇水可迅速水解而失活，因此多引起直接作用部位的肿瘤，诱发肺的小细胞型肺癌。不仅由于工业品中常混杂双（氯甲基）醚，氯甲醚在水解过程中亦可产生双（氯甲基）醚，后者具有强烈致癌性。研究表明，双（氯甲基）醚主要通过与DNA的腺嘌呤和鸟嘌呤结合引起细胞突变。

3. 异丙醚

（1）神经毒性：异丙醚因具有良好的亲脂性，聚集在细胞膜内的异丙醚会使细胞膜的脂质双层结构发生肿胀，导致细胞膜蛋白质功能受到影响，从而干扰细胞膜的磷脂和脂质代谢，引起神经细胞内脂质平衡失调，抑制细胞膜的氧化还原功能，产生对中枢神经系统的麻醉作用。

（2）呼吸系统：异丙醚对呼吸系统有一定的刺激作用。

（3）其他：能使皮肤脱脂或使脂质溶解而成为原发性皮肤刺激物，从而引起红斑、水肿甚至过敏性接触性皮炎。

二、护理评估

（一）病史

详尽询问病史为中毒诊断的主要方法。重点询问职业史和中毒史，如从事何种工作，有无接触有毒物品，接触毒物的种类和量以及可能侵入的途径。多数患者或家属能将中毒的经过及毒物名称清楚说明，此时诊断并无困难。但对于少数患者必须应用细致而带有探索性的方法，才能获得确诊的资料。比如自杀者可能会隐瞒服药史或者谎报服毒史；小孩可能会因为中毒发生太突然，家长焦虑心切忘记部分重要事实；精神病患者中毒时，家属不清楚具体情况；还有部分患者在诊治时已经昏迷不醒，陪送人员不清楚具体情况或者不能准确表述等。出现这些情况的时候，就应该搜集现场物品，包括呕吐物、剩余毒物、器具、大小便等。

询问病史应注意以下几点：

（1）从事何种工作，有无接触有毒物质。

（2）近期有无情绪或者思想上的较大波动，有没有出现自言自语等与平时不太符合的现象等。

（3）中毒的物品及方式。

（4）中毒量的评估。如果是呼吸系统吸入或者是皮肤接触中毒，应考虑接触毒物的时间。

（5）中毒症状是缓起还是急起。若突然出现不明原因的发绀、休克、意识丧失、瞳孔缩小或扩大、惊厥、呕吐等，且不能以急性感染、急性腹痛或其原有的疾病解释者，都应考虑是否是因为中毒引起。

（6）既往病史、服药史；最近服药情况（何种药物及数量多少），从前是否用过同样药物，用后有无反应；家中还有哪些药品，以便将患者当前状况与原有疾病相联系或相区别。

（7）中毒后是否采取过有效措施，比如脱离中毒环境、催吐、洗胃、更换污染的衣物等，有无用过药物治疗或特殊的解毒剂。

（二）临床表现

1.乙醚

（1）急性吸入后，早期可出现短暂的兴奋症状，随着时间增加又可以出现嗜睡，然后很快进入麻醉昏迷状态，并且伴随生命体征的变化，比如血压下降、脉率降低、呼吸循环中枢受抑制，甚至出现呼吸骤停。但是如果立即停止吸入后又会很快恢复。

（2）皮肤接触者可引起皮肤皲裂或干燥，个别可出现接触性皮炎。

（3）少量吸入低浓度的醚类可出现头晕、头痛、疲倦、眩晕、嗜睡等症状，但是不会出现麻醉症状。

（4）大量吸入者可导致中毒性肺炎、肺充血、肺出血、肺水肿，严重者可出现面色发绀，呼吸浅表不规则，瞳孔散大，甚至出现呼吸停止、循环衰竭而死亡。

（5）若乙醚接触到眼睛可出现流泪、结膜充血、眼痛、水肿等刺激症状。

（6）若乙醚进入消化道可致消化道刺激症状，表现为口、咽、喉、食管及胃的烧灼样疼痛，并且还会出现呕吐、恶心、腹痛等症状，临床上可能还会出现蛋白尿、红细胞增多症。

2. 氯甲醚

（1）接触氯甲醚蒸气可引起眼部烧灼感、畏光、流泪、疼痛，导致结膜炎、结膜水肿、角膜炎。

（2）呼吸道吸入较高浓度可引起咽喉疼痛、咳嗽、寒战、发热、胸闷，严重者可出现呼吸困难，双肺散在干性或湿性啰音。X线片可呈支气管炎或支气管周围炎、支气管肺炎、间质性肺水肿或局限性肺泡性肺水肿的表现。

（3）氯甲醚液溅落在皮肤上，可引起不同程度的腐蚀。

（4）肺癌。

3. 异丙醚

（1）神经系统损害：能引起中枢系统非特异性抑制作用和麻醉作用。急性中毒患者可出现头晕、头痛、眩晕的症状。严重者可导致头痛、呕吐、恶心、血压升高、躁动、幻觉、谵妄、妄想、抽搐、精神异常、昏迷，甚至还会导致死亡。

（2）呼吸系统损害：对呼吸道有一定刺激作用，导致呛咳、气急、胸闷等呼吸系统刺激症状。

（3）皮肤损害：对皮肤脂质或使脂质溶解而成为原发性皮肤刺激物。急性皮肤损害主要表现为皮肤丘疹、水疱、糜烂、溃疡、剥脱性皮炎、多形红斑、大疱性表皮坏死松解症等。

（4）消化系统损害：误服中毒者有明显的恶心、呕吐等胃肠道症状。

（三）实验室检测

1. 乙醚

乙醚中毒时，应立即收集和保存含有或可能含有毒物的标本，比如胃内容物、呕吐物、尿液、粪便、血液等。必要时还可以进行细菌培养或毒物分析。毒物分析虽然很重要，但是不能等到检查结果报告后才开始对症治疗延误治疗时间。对于慢性中毒，应该多加考虑中毒环境的检查，确定空气中是否含有毒物等，避免遗漏，有助于确定诊断。

2. 氯甲醚

血常规，血气分析，X 线片可呈支气管炎或支气管周围炎、支气管肺炎、间质性肺水肿或局限性肺泡性肺水肿的表现。

3. 异丙醚

根据相关毒物接触史分析有关毒物在血液中的代谢产物，分析有关毒物对各脏器的特殊毒理作用，如肝肾功能变化等。

（四）中毒分度

1. 乙醚

早期时患者会出现短暂的兴奋症状，继而出现嗜睡，然后很快进入麻醉昏迷状态，伴随生命体征的变化，比如血压下降、脉率降低、呼吸循环中枢受抑制，甚至还会出现呼吸骤停，但是如果马上停止吸入后又会很快恢复。大量吸入者可致中毒性肺炎、肺水肿、充血、出血，严重者面色发绀，呼吸浅表不规则，瞳孔散大，甚至出现呼吸停止、循环衰竭而死亡。

2. 氯甲醚

急性中毒：主要是眼、呼吸道的刺激症状，如咳嗽、寒战及发热等。高浓度、短时间吸入可出现化学性肺炎和肺水肿。

慢性中毒：长期接触低浓度的氯甲醚可发生咳嗽、咳痰、气短等呼吸系统症状，重者可出现胸闷、胸痛、咳嗽、气急、血痰，可导致呼吸道癌症，多为原发性肺癌，但潜伏期较长。

3. 异丙醚

急性中毒轻型：患者出现头晕、头痛、眩晕等神经损害；也可能出现皮肤丘疹、红斑等皮肤损害；也可出现胸闷、气急、呛咳、恶心、呕吐等呼吸、消化系统的损害。

重型：恶心、头痛、呕吐、躁动、血压升高、谵妄、抽搐、幻觉、妄想、精神异常、昏迷，甚至死亡。

三、救治措施

1. 乙醚

（1）应保持呼吸道通畅，必要时进行人工呼吸。正确使用简易呼吸球囊正压通气，若条件允许，应立即行紧急气管插管辅助通气，使吸入的乙醚迅速排出。

（2）若出现血压下降，应立即快速输液以补充血容量，可采用静脉滴注多巴胺 40~200 mg，加入 5% 葡萄糖注射液 250~500 ml 内，开始每分钟 1~5 μg/kg，根据血压调整滴注速度。有尿闭时按急性肾衰竭处理。

（3）若出现气道分泌物增多时，应立即吸引清除气道分泌物，可采用静脉注射阿托品 0.5~1 mg。肺水肿者予以强心、利尿、激素等对症治疗。

（4）如出现误食，可口服蓖麻油或液状石蜡 60~100 ml，继而用温水洗胃，至无气味后，再口服硫酸钠导泻及温盐水灌肠。洗胃后口服牛奶 200 ml，以减轻对胃黏膜的刺激。

2. 氯甲醚

（1）立即脱离染毒现场。

（2）眼部污染立即用大量 2% 碳酸氢钠溶液冲洗，进一步对症处理。

（3）皮肤污染立即用大量清水或肥皂水冲洗，进一步对症处理。

3. 异丙醚

（1）现场施救：应该马上将中毒患者带离中毒环境，转移到有空气流通的环境，及时去除被污染的衣物，然后迅速用大量的清水和肥皂水清洗被污染的皮肤，同时要注意保暖。对呼吸、心跳停止者立即施行心肺复苏。

（2）促进毒物代谢及排泄：可使用各种可强化机体代谢、排泄、清除或解毒能力的药物或措施。

（3）血液净化治疗：血液透析或血液灌流有助于有机溶剂的清除。

（4）对症处理：糖皮质激素应尽早使用，对病情稍重者，应每天给予 60~80 mg 地塞米松（或相当的其他糖皮质激素），可连续使用 3~5 日。及时使用纳洛酮，因为它是极为有效的麻醉拮抗剂，并且对有机溶剂中毒也同样适用，可帮助维持中毒后的循环功能。

（5）维持呼吸功能：中枢性呼吸功能衰竭是有机溶剂中毒常见的症状，应该注意要及时使用呼吸兴奋剂，比如尼可杀米 0.25~0.5 g 皮下或肌内注射，必要时，可 1~2 小时重复一次；洛贝林 5~10 mg 肌内注射或 3 mg 静脉注射，必要时 0.5 小时可重复一次；二甲弗林 8 mg 肌内注射，而后 8~16 mg 加入 250 ml 液体中静脉滴注维持等，效果不佳者，可用机械通气维持呼吸。

（6）维持循环系统：严重的异丙醚中毒可以导致心律失常甚至心脏骤停，必须马上处理，如心房颤动可用去乙酰毛花苷 4~0.8 mg 静脉缓慢注射、普萘洛尔（心得安）0.5~1.0 mg 静脉缓注或维拉帕米（异博定 5 mg 静脉缓慢注射）等控制；室颤可立即使用非同步直流电除颤等；心脏骤停者应立即进行胸外心脏按压及脑复苏。

四、护理诊断及问题

（1）意识形态改变。与醚类物质刺激中枢神经系统引起头晕、昏迷等意识改变。

（2）皮肤完整性受损。与醚类物质接触皮肤、黏膜引起皮炎有关。

（3）清理呼吸道低效。与醚类物质引起呼吸中枢改变或意识障碍有关。

（4）潜在并发症。与中毒后引起相关感染有关。

（5）恐惧。与患者担心预后有关。

（6）知识缺乏。与患者接受教育程度低及接受专业培训少有关。

五、护理措施及会观察要点

1. 一般护理

保持呼吸道通畅，给予氧气吸入 3~5 L/min，昏迷者头偏一侧或侧卧位，防止舌后坠阻塞气道，及时清除痰液及胃内容物。留置导尿，记录 24 小时出入量。神志清楚、症状较轻者可给予高热量、高蛋白、易消化的流质饮食，昏迷患者营养不易维持者，可由鼻饲补充营养及水分。口服中毒时，应口服或灌入适量蓖麻油，马上催吐，并用温水洗胃，直到无乙醚味才停止。洗胃后可给予牛奶、生蛋清等口服以减轻洗胃时对胃黏膜的刺激。

2. 病情观察

严密监测患者生命体征，观察患者意识状态的变化、观察瞳孔对光反射及瞳孔大小、角膜反射。若出现生命体征不平稳，血压下降、瞳孔放大、呼吸变浅不规则，常提示病情恶化，应采取紧急处理措施。对于有抽搐、谵妄或狂躁症状的患者可给予保护性约束，避免出现意外伤害。

3. 用药护理

使用氟马西尼或使用镇静药物治疗戒断综合征的患者应注意观察镇静状态及呼吸抑制的情况，如出现呼吸抑制应立即采取紧急处理措施。气管内如果分泌物增多，可注射阿托品等。如果有呼吸或循环衰竭、肺水肿、急性肾功能衰竭等，应该马上对症处理，必要时行血液透析。如果出现"乙醚惊厥"，可以用 10% 葡萄糖酸钙 10 ml 加入 20 ml 葡萄糖液内由静脉缓慢注射，同时应用地西泮、短效巴比妥类等镇静药物。

4. 心理护理

对于服药轻生的患者要多做耐心、细致的疏导工作，使其增强克服自我心理压力的能力和勇气。不宜让清醒者单独留在病房内，防止再度自杀。

5. 健康教育

（1）有肺部疾病、心脏病、肝肾功能损害和有过敏史者禁用乙醚。

（2）加强安全生产，防止跑、冒、漏、滴及污染生产车间、环境。

（3）人体防护：①眼睛接触，将眼睑提起，用大量的流动的清水或生理盐水冲洗眼睑，并及时就医。②皮肤接触，离开可能污染的环境，及时去除被污染的衣物，并且用大量的流动清水冲洗被污染的皮肤。③吸入，迅速脱离现场至空气流通处，保持呼吸道通畅。④呼吸系统防护，空气中浓度超标时，佩戴过滤式防毒面具。

六、标准化护理流程管理

醚类中毒标准化护理流程管理见图 5-4-1。

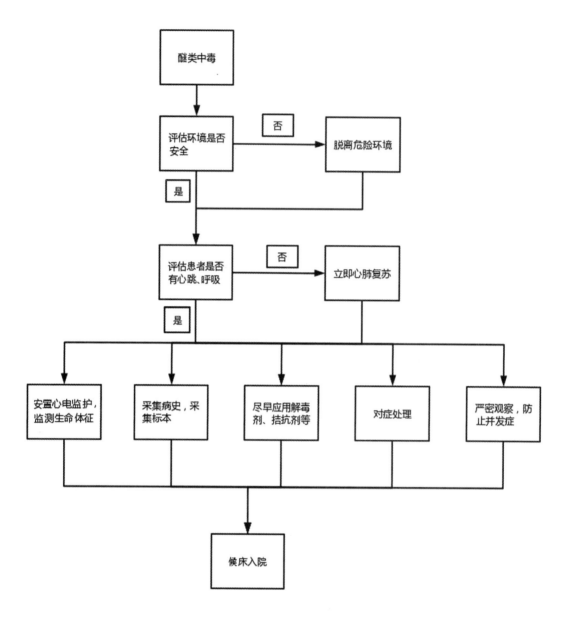

图 5-4-1 醚类中毒标准化护理流程管理

参考文献

[1] 张振明，蒋东方，胡德宏，等 . 急性中毒现场处置 [M]. 南宁：广西科学技术出版社，2014.10.

[2] 姜慧君，周萍 . 医用化学 [M]. 南京：东南大学出版社，2017.06.

（毛远征）

第二节 醛类中毒

一、概 述

醛类（aldehydes）是醛基（–CHO）和烃基（或氢原子）连接而成的有机化合物。醛类催化加氢还原成醇，易被强氧化剂甚至弱氧化剂所氧化，醛基既有氧化性，又有还原性。按照烃基的不同，醛可分为脂肪族醛和芳香族醛；也可以按照羰基数据分为一元醛和二元醛和多元醛。

常温下，除甲醛为气体外，大多数脂肪醛为液体，高分子脂肪醛为固体；芳香醛为液体或固体。低级脂肪族醛具有强烈刺鼻气味；C8—C13 的中级醛一般都具有果香味，常作为香料应用；高级醛无味。醛类物质易溶于水，易聚合，易燃，易爆。

醛类主要经呼吸道吸收。醛的毒性作用是对皮肤、眼和呼吸道黏膜刺激作用及对中枢神经系统的麻醉作用。不饱和醛的毒性高于饱和醛。几乎所有的醛都有刺激作用，其刺激程度随碳原子数增加而减弱。麻醉作用随碳原子数增多而加强。少数醛类有致敏作用，如甲醛可致哮喘。醛类中毒无特殊解毒剂，一般采用对症支持治疗。

醛类物质中毒主要以甲醛、乙醛、丙醛、丁醛、丙烯醛和甲缩醛、糖醛、多聚甲醛、三氯乙醛为主。生活中以甲醛中毒最常见。

二、醛类中毒的机制及护理救治

（一）甲醛中毒

1. 概述

甲醛（formaldehyde），又名蚁醛，是一种有机化合物，分子式为 HCHO 或 CH_2O，分子量 30.03，相对密度 0.815（水 =1），气体相对密度 1.067（空气 =1），熔点 –92℃，沸点 –19.5℃，常温下为无色、有辛辣刺激性气味的气体，易溶于水、醇和其他极性溶剂。甲醛化学性质活泼，易与其他化学物反应，在空气中可氧化成甲酸。在自然状态下可以自行聚合，受热或遇酸时可很快解聚释放甲醛单体。37% 的甲醛水溶液俗称福尔马林（formalin）。甲醛可由甲醇在银、铜等金属催化下脱氢或氧化制得，也可从烃类的氧化产物中分出。

2017 年 10 月 27 日，世界卫生组织国际癌症研究机构公布的致癌物清单中，将甲醛放在一类致癌物列表中。 2019 年 7 月 23 日，甲醛被列入有毒有害水污染物名录（第一批）。

2. 接触机会

在工业上生产本品或制造树脂、塑料和橡胶均会接触甲醛。同时在建筑材料、木材防腐、皮革加工、造纸、染料、制药、农药、油漆、照相胶片、炸药和石油工业也大量应用甲醛。在农林畜牧业、化妆品、洗涤和清洁剂生产、医药和食品工业中广泛用作消毒、防腐和熏蒸剂。

3. 中毒机制

甲醛可通过皮肤、呼吸道及胃肠道吸收，属于中等毒性类。甲醛经体内吸收后很快被氧化成甲酸，大部分进一步氧化成二氧化碳后经呼吸道排出，少量以甲酸盐形式经肾脏由尿排出。

甲醛为一种化学性质和生物活性极为活泼的化学物，在体内可以与多种生物大分子结合。甲醛的主要危害表现为对皮肤、黏膜的刺激作用，其次为致敏作用、致突变作用和致癌作用。此外，由于甲醛在体内可被分解为甲醇，可能引起较弱的麻醉作用。且工业甲醛中存在甲醇等稳定剂，要注意同时存在的甲醇产生的毒性作用。

（1）急性毒性：大鼠经口 LD_{50} 800 mg/kg。兔子经皮 LD_{50} 2 700 mg/kg。大鼠吸入 LD_{50} 590 mg/m³。人吸入 12~24 mg/m³，鼻、咽黏膜严重灼伤、流泪、咳嗽；60~120 mg/m³，发生支气管炎、肺部严重损害；人经口 10~20 ml，致死。

（2）慢性毒性：长期暴露于甲醛可降低机体的呼吸功能、神经系统的信息整合功能和影响机体的免疫应答，对心血管系统、内分泌系统、消化系统、生殖系统、泌尿系统也具有毒性作用。全身症状包括头痛、乏力、食欲缺乏、心悸、失眠、体重减轻及自主神经紊乱等。动物实验也证实上述相关系统的病理改变。

（3）致突变：无论是否有代谢活化系统的存在，甲醛都能导致鼠伤寒沙门菌和大肠埃希菌发生突变。以 0.5 mg/m³、1.0 mg/m³ 和 3.0 mg/m³ 浓度的甲醛连续动态染毒小鼠72小时，骨髓嗜多染红细胞微核率显著升高。

（4）致癌性：研究动物发现，大鼠暴露于 15 μg/m³ 甲醛的环境中 11 个月，可致鼻癌。美国国家癌症研究所 2009 年 5 月 12 日公布的一项最新研究成果显示，频繁接触甲醛的化工厂工人死于血癌、淋巴癌等癌症的概率比接触甲醛机会较少的工人高很多。2010 年又发现甲醛能引起哺乳动物细胞核的基因突变、染色体损伤。甲醛与其他多环芳烃有联合作用，如与苯并芘的联合作用会使毒性增强。

4. 临床表现

（1）吸入中毒：急性吸入甲醛蒸气后，轻者可致结膜炎、角膜炎、上呼吸道炎和支气管炎，表现为眼部烧灼感、流泪、流涕、咽痛、咳嗽、气短，肺部听诊可闻呼吸音粗糙、干性啰音，并可有头晕、头痛、乏力等全身症状。严重者发生喉痉挛、喉头水肿、少数出现肺炎，偶见肺水肿。吸入甲醛溶液可很快出现呼吸窘迫。

（2）口服中毒：误服甲醛溶液后，首先表现为口腔、咽部、食管和胃部很快出现烧灼感，口腔黏膜糜烂，上腹部疼痛，有血性呕吐物，有时伴腹泻、便血等。严重者发生食管和胃肠道黏膜糜烂、溃疡和穿孔，以及呼吸困难、休克、昏迷、代谢性酸中毒和肝肾功能损害甚至死亡等。大量口服甲醛后出现的酸中毒与其在体内迅速代谢为甲酸有关。

（3）皮肤损害：皮肤接触甲醛可引起刺激性和（或）变应性接触性皮炎、色斑，表现为粟粒至米粒大红色丘疹，周围皮肤潮红或轻度红肿，瘙痒明显。接触高浓甲醛溶液可引起皮肤凝固性坏死。

5. 中毒分度

（1）轻度中毒，有下列情况之一者：①具有明显的眼及上呼吸道黏膜刺激症状，体征有眼结膜充血、水肿，两肺呼吸音粗糙，可有散在的干、湿性啰音，胸部 X 线检查有肺纹理增多、增粗；②一至二度喉水肿。

（2）中度中毒，具有下列情况之一者：①持续咳嗽、咳痰、胸闷、呼吸困难，两肺有干、湿音，胸部 X 线检查有散在的点状或小斑片状阴影；②三度喉水肿：血气分析是轻度至中度低氧血症。

（3）重度中毒，具有下列情况之一者：①肺水肿；②四度喉水肿，血气分析呈重度低氧血症。

5. 中毒救治

甲醛中毒无特殊的解毒药剂，主要为对症和支持治疗。

（1）立即脱离现场至空气新鲜处，及时脱去被污染的衣物，对受污染的皮肤使用大清水彻底冲洗，再使用肥皂水或 2% 碳酸氢钠溶液清洗。溅入眼内须立即使用大量的清水冲洗。

（2）短期内吸入大量甲醛气体后，出现上呼吸道刺激症状者至少观察 48 小时，静卧，避免活动后加重病情。

（3）早期、足量、短程使用糖皮质激素，防止喉水肿、化学性肺炎、肺水肿的发生。

（4）保持呼吸道通畅，合理氧疗。给予支气管解痉剂，去泡沫剂，必要时行气管切开术。对接触高浓度的甲醛者可给予 0.1% 淡氨溶液吸入。

（5）保持水和电解质平衡、纠正酸中毒、抗休克、防治肝肾损害和防治继发感染等对症治疗。

（6）误服甲醛后尽快以清水洗胃，洗胃后可给予 3% 碳酸铵或 15% 醋酸铵 100 ml，使甲醛变为毒性较小的六次甲基四胺（乌洛托品），并口服牛奶或豆浆，以保护胃黏膜。

（7）过敏者可给予抗过敏药治疗。

（二）乙醛中毒

1. 概述

乙醛（acetaldehyde）又名醋醛，是一种有机化合物，分子式为 C_2H_4O，分子量 44.1，相对密度（水＝1）0.778，沸点 20.2℃，相对蒸气密度（空气＝1）1.52，为有刺激性气味的无色易流动液体，易燃易挥发，蒸气与空气能形成爆炸性混合物，爆炸极限 4.0%~57.0%（体积）。乙醛化学性质活泼，可与水和乙醇等有机物质互溶，可发生缩合、加成和聚合反应。温度在 400℃ 以上时可分解，主要形成甲烷和一氧化碳。与酸酐、醇类、酮类、酚类、强碱和胺类等可发生剧烈反应。

2017 年 10 月 27 日，世界卫生组织国际癌症研究机构公布的致癌物清单初步整理参考，与酒精饮料摄入有关的乙醛在一类致癌物清单中、乙醛在 2 类致癌物清单中。

2. 接触机会

乙醛用作生产乙酸的原料，也用于吡啶、吡啶碱类、过乙酸、氯醛和乙二醇等化合物的合成，在镜子镀银、皮革鞣制、造纸、合成橡胶和生产苯胺染料、化妆品、塑料制品和树脂等工艺过程中都使用乙醛。还可用作明胶纤维的硬化剂、鱼类制品的防腐剂等。

3. 中毒机制

乙醛主要经皮肤、呼吸道和胃肠道进入机体，属微毒类。吸入的乙醛蒸气约40%~70%留在呼吸道，进入血液的乙醛在红细胞中的浓度约为血浆的10倍。体内乙醛主要经肝脏NAD依赖性醛脱氢酶氧化代谢成乙酸，进一步生成CO_2和水排出体外。乙醛也是体内糖代谢的中间产物，乙醛是乙醇经肝脏NAD依赖性醇脱氢酶氧化代谢形成的。

（1）急性毒性：LD_{50} 1 930 mg/kg（大鼠经口）；LC_{50} 37 000 mg/m³，1/2 小时（大鼠吸入），此浓度使动物出现明显的兴奋症状；15分钟后即出现麻醉；存活者迅速恢复。动物尸检主要发现为肺水肿。猫接触 2 g/m³ 时则出现严重刺激症状，20 g/m³ 浓度时，经1~2 小时，因呼吸麻痹而死亡。

（2）亚急性和慢性毒性：类似酒精中毒，表现为体重减轻、贫血、谵妄、视听幻觉、智力丧失和精神障碍。

（3）刺激性：家兔经眼 40 mg，重度刺激；家兔经皮开放性刺激试验 500 mg，轻度刺激。

（4）致畸性：高等动物致畸性实验结果阴性，但可引起植物及低等动物染色体畸变。

（5）生殖毒性：小鼠静脉最低中毒剂量（TDL0）120 mg/kg（孕后 7~9 天用药），胚泡植入后死亡率增高，对胎鼠有毒性。

4. 临床表现

通过皮肤接触可发生刺激性接触性皮炎，有时可引起变应性接触性皮炎。通过呼吸道接触低浓度乙醛蒸气可引起眼和上呼吸道黏膜刺激症状，出现流泪、眼部烧灼感、结膜充血水肿、咽痛、咳嗽等表现。吸入高浓度可引起头痛、咽喉疼痛、嗜睡、意识不清、支气管炎，甚至肺水肿。液体溅入眼内，可有眼痛、角膜损伤。误服本品可引起恶心、呕吐、腹泻、意识障碍，并可出现肝、肾和心肌损害和呼吸衰竭。

5. 中毒救治

（1）吸入中毒者应迅速脱离现场至新鲜空气处，保持呼吸通畅。必要时吸氧，雾化吸入，2% 碳酸氢钠、地塞米松等。给予止咳、解痉药。早期给地塞米松 10 mg 静脉推注。出现肺炎或肺水肿时应及早对症处理。

（2）误服后尽快以清水洗胃，洗胃后可给予 3% 碳酸铵或 15% 醋酸铵 100 ml，并口服牛奶或豆浆，以保护胃黏膜。

（3）皮肤和黏膜接触后，先用大量清水冲洗，再用肥皂水或 2% 碳酸氢钠液冲洗，更换被污染衣服。

（4）过敏者可给予抗过敏药。

（三）丙醛中毒

1. 概述

丙醛（propionaldehyde）又名正丙醛、甲基乙醛，是一种有机化合物，分子式为 C_3H_6O，分子量 58.08，密度 0.80 g/cm³，熔点 –81℃，沸点 48~49℃，为无色透明有刺激性臭味的液体。可溶于水，也可混溶于乙醇、乙醚等多数有机溶剂，易燃、易氧化。

2. 接触机会

丙醛是精细化学品的重要原料，主要用于制造合成树脂、纤维、橡胶促进剂和防老剂等，也可用作抗冻剂、润滑剂、脱水剂，还可作乙烯聚合的链终止剂。

3. 中毒机制

丙醛主要经皮肤、呼吸道和胃肠道进入机体，属中毒类。对皮肤、眼、口、鼻腔黏膜有刺激作用，长期吸入或大量吸入会有窒息性症状。

急性毒性实验中，大鼠经口 LD_{50} 为 0.8~1.6 g/kg，吸入 LC_{50} 为 59.8 g/m²。兔和豚鼠经皮 LD_{50} 分别为 5.0 g/kg 和 10~20 g/kg。

4. 临床表现

接触低浓度蒸气可引起眼和上呼吸道刺激症状，高浓度时可产生支气管炎、化学性肺炎，甚至肺水肿，并可出现麻醉症状。大量口服后，对消化道黏膜有刺激作用，可引起出血性胃炎。

5. 中毒救治

（1）皮肤接触。立即脱去被污染的衣着，用大量流动清水冲洗至少 15 分钟。就医。

（2）眼睛接触。立即提起眼睑，用大量流动清水或生理盐水彻底冲洗至少 15 分钟。就医。

（3）吸入。迅速脱离现场至空气新鲜处。保持呼吸道通畅。如呼吸困难，给氧。如呼吸停止，立即进行人工呼吸。就医。

（4）食入。用水漱口，给饮牛奶或蛋清催吐，并立即就医进行进一步治疗。

（四）丁醛中毒

1. 概述

丁醛（butyraldehyde）又名正丁醛、天然丁醛、酪醛，分子式为 $[CH_3(CH_2)_2CHO]$，化学式为 C_4H_8O，其异构体为异丁醛 $[(CH_3)_2CHCHO]$，均为无色透明有窒息性气味的可燃液体，丁醛蒸气与空气混合能形成爆炸性气体，空气中易被氧化成丁酸。分子量 72.1，密度分别为 0.817 g/cm³ 和 0.794 g/cm³，熔点分别为 –99℃ 和 –66℃，沸点分别为 76℃ 和 62℃，蒸气压分别为 12.3 kPa（20℃）和 22.7 kPa（20℃），蒸气密度均为 2.48 g/L，水中溶解度分别为 4.0 g/100 ml 和 11.0 g/100 ml，能与乙醇、乙醚、乙酸乙酯、丙酮、甲苯等多种有机溶剂和油类混溶。

2. 接触机会

丁醛是重要的中间体和重要的化工原料，在自然界中的花、叶、果、草及奶制品、酒类等中都广泛存在，也存在于烤烟烟叶、主流烟气、侧流烟气中，极度稀释则带有飘逸的清香，主要用于有机合成，也是制造香料的原料。

3. 中毒机制

丁醛和异丁醛均属于低毒类，经过皮肤、呼吸道和胃肠道进入机体，主要为刺激和麻醉作用，可有致敏作用。正丁醛大鼠经口 LD_{50} 为 5.9 g/kg，吸入 30 分钟的 LC_{50} 为 174 g/m³，豚鼠经皮 LD_{50} 大于 20 g/kg。异丁醛大鼠经口 LD_{50} 为 1.6~3.7 g/kg，吸入 4 小时的 LC_{50} 大于 23.2 g/m³，兔经皮 LD_{50} 为 7.1g/kg，豚鼠经皮 LD_{50} 大于 20 g/kg。

4. 临床表现

接触低浓度蒸气可引起眼和上呼吸道刺激症状，吸入高浓度可引起支气管炎和化学性于肺炎，甚至肺水肿，并出现麻醉症状。脱离接触后，麻醉症状很快消失。长期或反复接触对个别敏感者可引起变态反应。

5. 中毒救治

（1）皮肤接触：立即脱去被污染的衣着，用大量流动清水冲洗至少 15 分钟。及时就医。

（2）眼睛接触：立即提起眼睑，用大量流动清水或生理盐水彻底冲洗至少 15 分钟。及时就医。

（3）吸入：迅速脱离现场至空气新鲜处。保持呼吸道通畅。如呼吸困难，给氧。如呼吸停止，立即进行人工呼吸。及时就医。

（4）食入：用水漱口，给饮牛奶或蛋清。及时就医。

（五）丙烯醛中毒

1. 概述

丙烯醛又名 2- 丙烯醛、败脂醛，化学式为 C_3H_4O，是一种有机化合物，为最简单的不饱和醛，具有特殊的辛辣臭气，为无色或稍带黄色透明液体，其蒸气有很强的刺激性和催泪性。丙烯醛分子量 56.06，密度 0.84 g/m²（20/20℃），熔点 –87.7℃，沸点 52.7℃，蒸气压 28.5（20℃），蒸气密度 1.94 g/L，水中溶解度为 22 g/100 ml，能溶于乙醇和其他有机溶剂。丙烯醛化学性质不稳定，易聚合和氧化，氧化后形成丙烯酸、甲酸和乙二酸。

2017 年 10 月 27 日，世界卫生组织国际癌症研究机构公布的致癌物清单初步整理参考，丙烯醛在 3 类致癌物（现未有证据能对人类致癌性进行分级评价）清单中。

2. 接触机会

丙烯醛是化工中很重要的合成中间体，广泛用于树脂、橡胶、塑料、香料等工业生产中。在电器制造、炼油、食品加工及制造胶布等工业中，当甘油或脂肪加热至 160~170℃时，都可产生丙烯酸。在石油化工生产中利用炼油废气合成丙烯腈时，也能产生丙烯醛。

3. 中毒机制

丙烯醛属于高毒性，具有强烈刺激性作用，可经呼吸道、胃肠道和皮肤吸收。经口染毒可致腐蚀性出血性胃炎，并出现昏睡、木僵、震颤、反射减弱和呼吸抑制等。动物吸入后，立即引起眼和呼吸道刺激症状，病理变化主要为肺水肿和支气管上皮细胞的损害。大鼠吸入 4 小时中毒的最低浓度为 18.4 mg/m³，吸入 LC_{50} 为 65 mg/m³（1 小时）和 20.8 mg/m³（4 小时），经口 LD_{50} 为 46 mg/kg，其双链结构可增强与体内巯基酶的巯基结合，破坏酶的正常生物活性。亚慢性和慢性暴露曾引起猴、狗等试验动物气管和鼻腔内细胞质增生，但未见致癌现象。淡水中对生物出现急性和慢性中毒浓度分别为 68 μg/L 和 21 μg/L。不可耐浓度为 10 mg/m³。

4. 临床表现

丙烯醛具有强烈刺激性，短时间吸入低浓度蒸气，可出现眼灼痛、流泪、结膜炎、咳嗽、胸部压迫感、上呼吸道炎和支气管炎，并可有眩晕、嗜睡、恶心、呕吐、腹痛、口唇及指（趾）端发绀；大量吸入可致肺炎、肺水肿，还可出现休克、肾炎及心力衰竭，可致死。液体及蒸气损害眼睛；皮肤接触可致灼伤。口服引起口腔及胃刺激或灼伤。急性暴露损伤呼吸道、眼及皮肤，并引起肺和气管水肿，还会导致人体内脂肪代谢失常，致使大量的脂肪堆积在皮下组织中。

5. 中毒救治

（1）眼睛接触者立即提起眼睑，用大量流动清水或生理盐水彻底冲洗至少 15 分钟并就医。吸入者迅速将患者移离现场至空气新鲜处，保持呼吸道通畅，如呼吸困难，给氧，如呼吸停止，立即进行人工呼吸。静卧、保暖。皮肤接触者立即脱去被污染的衣着，用大量流动清水冲洗至少 15 分钟并就医。食入者用水漱口，给饮牛奶或蛋清并就医。

（2）应重点防治化学性支气管炎、肺炎和肺水肿，并给予对症治疗。可参见甲醛。眼和皮肤被污染后，立即用大量清水冲洗。如有灼伤，可按化学性灼伤治疗原则处理。

（六）甲缩醛中毒

1. 概述

甲缩醛（Dimethoxymethane）又名二甲氧基甲烷、二甲醇缩甲醛、甲撑二甲醚、甲醛缩二甲醇，CAS 编号为 109-87-5，分子式为 $CH_3-O-CH_2-O-CH_3$，是一种有氯仿样气味的无色透明液体的有机化合物。分子量 76.1，密度 0.86 g/m³，熔点 -105℃，沸点 41~43℃，蒸气压 44.0 kPa（20℃），蒸气密度 2.6 g/L，水中溶解度为 33 g/100 ml，可与乙醇、乙醚和油类混溶，高度易燃。

2. 接触机会

甲缩醛溶解能力比乙醚、丙酮强，和甲醇和共沸混合物能溶解含氮量高的硝化纤维素，在工业上主要用于生产阴离子交换树脂，也作溶剂和特种燃料，用作火箭和喷汽飞机的特种燃料，还广泛应用于化妆品、药品、家庭用品、工业汽车用品、杀虫剂、皮革上光剂、电子清洁剂、橡胶、油漆、油墨等生产中。同时也可用于香料制造、生产人造树脂，用作格利雅反应和雷帕（合成）反应的反应介质。由于其蒸气有较强麻醉性，不宜作一般溶剂使用，通常作特殊声合的溶剂。

3. 中毒机制

甲缩醛属于微毒类，可经呼吸道、胃肠道和皮肤侵入机体。对眼和呼吸道黏膜有刺激作用，其麻醉作用比乙醚发生缓慢，而且维持时间较短。动物急性毒性实验中，大鼠经口 LD_{50} 为 6 653 mg/kg，兔子经口 LD_{50} 为 5 708 mg/kg，小鼠经皮 7 小时 LC_{50} 为 57 000 mg/m³，兔经皮 LD_{50} 大于 16 ml/kg，大鼠吸入 LC_{50} 为 15 000 ppm，对大鼠的致死浓度（空气中）为 46 650 mg/m³。刺激性实验中家兔经眼 100 μl 为中度刺激。亚急性与慢性毒性实验中小鼠吸入 58 g/m³，每天 2 小时，2 次后 80% 死亡；吸入 35 g/m³ 时，每天 7 小时，15 次后，50 只小鼠中死亡 6 只，尸检见支气管肺炎、肺水肿，心肌、肾和肝脂肪变性。

4. 临床表现

甲缩醛具有明显的刺激和致敏作用。吸入蒸气可引起鼻和喉刺激；高浓度接触直接损害呼吸道黏膜，发生喘息性支气管炎，表现有咽喉干燥、剧咳、胸痛、呼吸困难等，重者缺氧、发绀、昏迷，可引起肺炎和肺水肿。蒸气或雾对眼有刺激性；液体溅入眼内，可能引起角膜损伤。液体对皮肤有刺激作用，引起皮炎。口服能引起消化道的刺激和腐蚀。

5. 中毒救治

（1）皮肤接触。脱去被污染的衣着，用肥皂水和清水彻底冲洗皮肤。

（2）眼睛接触。提起眼睑，用流动清水或生理盐水冲洗。

（3）吸入。迅速脱离现场至空气新鲜处；保持呼吸道通畅，如呼吸困难，立即给氧；如呼吸停止，立即进行人工呼吸。

（4）食入。饮足量温水，催吐。

（5）院内对症处理。参见甲醛中毒救治方法。

三、护理评估

（一）病史

甲醛在工业中有很多用途，室内装修常用的板材、油漆、地毯、壁纸等多含有并释放甲醛。燃料和烟叶的不完全燃烧也释放甲醛。医学上，甲醛还常被用作防腐剂和消毒剂。人类接触甲醛的主要途径为经呼吸道吸入、经口食入和经皮肤接触。因此接触史对于确诊具有重要的意义。

（1）神志清楚者可询问患者本人，神志不清可向患者家属、同事、亲友或现场目击者了解情况。

（2）应详细了解患者的居住环境及工作环境。

（3）对于工作或劳作过程中导致中毒的，应详细询问职业史，包括工种、工龄、接触毒物种类和时间、环境条件、防护措施、以往是否发生过类似事故，以及在相同工作条件下，其他人员有无发病等。

（二）实验室检查

X 线片可见异常，血中甲醛量增高。

（三）辅助检查

甲醛理化检测方法

1. 4- 氨基 -3- 联氨 -5- 巯基 -1，2，3 —三氮杂茂分光光度法

分光光度法测定的主要方法有乙酰丙酮法、铬变酸法、酚试剂法、副品红法（PRA）、AHMT 法等几种。

a. 乙酰丙酮法。乙酰丙酮法原理是利用甲醛与乙酰丙酮及氨生成黄色化合物二乙酰基二氢卢剔啶后，在 412 nm 下进行分光光度测定。此法最大的优点是操作简便，性能稳定，误差小，不受乙醛的干扰，有色溶液可稳定存在 12 小时。缺点一是灵敏度较低，最低检出浓度为 0.25 mg/L，仅适用于较高浓度甲醛的测定；缺点二是反应较慢，需要约 60 分钟，SO_2 对测定存在干扰（使用 $NaHSO_3$ 作为保护剂则可以消除）。该方法非常传统，应用极为广泛。

b. 变色酸法 （CTA 法）。变色酸法也称铬变酸法，甲醛在浓硫酸溶液中可与变色酸（1，8- 二羟基萘 -3，6- 二磺酸）作用形成紫色化合物。该化合物最大吸收波长在 580 nm 处，可用分光光度法进行分析测定。改变变色酸浓度和采用不同的采样手段，可满足不同浓度甲醛检测需要。用 0.1% 变色酸 -86% 硫酸溶液作吸收液，检测限可达 20 μg/L；用 1% 亚硫酸钠溶液吸收甲醛，变色酸浓度改为 5%，方法更稳定、更灵敏。该法的优点是操作简便、快速灵敏；缺点是在浓硫酸介质中进行，不易控制，且醛类、烯类化合物及 NO_2 等对测定有干扰。

c. 酚试剂法。酚试剂法原理是甲醛与酚试剂反应生成嗪，嗪在酸性溶液中被高铁离子氧化形成蓝绿色化合物，颜色深浅与甲醛含量成正比，该化合物在 630 nm 处摩尔吸光系数 ε 可达 7.0×10^4，该法对甲醛的测定非常灵敏，最低检测限为 0.015 mg/L。缺点是乙醛、丙醛的存在会对测定结果产生干扰，存在二氧化硫时测定结果偏低；而且反应受温度限制，室温低于 15℃，显色不完全，20~35℃时 15 分钟显色最完全，放置 4 小时，吸收情况稳定不变。

d. 副品红法。副品红法原理是在甲醛存在下，亚硫酸根离子与副品红生成紫色络合物，其最大吸收峰在 570 nm 处，检测限为 50 μg/L。本法的优点是简便灵敏，其他醛和酚不干扰测定；缺点是褪色快，灵敏度不高，易受温度影响，使用了有毒的汞试剂，而且生色化合物需要至少 60 分钟才能达到稳定的吸收。使用流动注射技术，可消除分光光度法显色慢、灵敏度低和稳定性差的缺点。

e. AHMT 法。AHMT 法原理是甲醛与 AHMT 在碱性条件下缩合，然后经高碘酸钾氧化成 6- 基 -5- 三氮杂茂 [4，3-b] -S- 四氮杂苯紫红色化合物，比色定量。该方法优点是抗干扰能力强，对乙酰丙酮法、MBTH 法及副品红法干扰严重的六胺对此测定方法无干扰，因此，该法是测定树脂交联过程释放甲醛的有效方法；灵敏度较高，最低检测限为 0.01 mg/m³，较适宜于一般情况下室内空气的检测。缺点是颜色随时间逐渐加深，要求标准溶液的显色反应和样品溶液的显色反应时间必须严格统一，在显色体系最大吸收波

长 550 nm 测定，Cu^{2+} 干扰测定。

f. 溴酸钾—次甲基蓝法。溴酸钾—次甲基蓝法原理是在酸性介质中，甲醛可促进溴酸钾氧化次甲基蓝反应，降低体系吸光度的特点来快速测定甲醛含量。次甲基蓝在 665 nm 处有最大吸收峰，在 H_2SO_4 介质中加入 $KBrO_3$ 能使其吸收峰微降，而再加入甲醛后，其吸光度会显著下降，$\triangle A$ 降低与甲醛浓度成正比。

g. 银 – Ferrozine 法。银 –Ferrozine 法原理为水合氧化银能氧化甲醛并被还原为 Ag，产生的 Ag 与 Fe^{3+} 定量反应生成 Fe^{2+}，Fe^{2+} 与菲洛嗪（Ferrozine）形成有色配合物，在 562 nm 处测定吸光度。Fe^{2+}-Ferrozine 配合物与甲醛浓度成正比，摩尔吸光系数 $\varepsilon =5.58 \times 10^4$，灵敏度比铬变酸法高 3.5 倍。

2. 电化学传感器法

电子感应设备检测（包括 interscan4160 PPM400 BG FM–06 BRAMC air–328 等设备），电化学传感器受到干扰较大，定量检测数据误差较大。

3. 甲醛自测盒检测法

甲醛自测盒又名甲醛测试盒，是一种可以快速、简便、低成本的检测室内、家具等特定空间的空气中甲醛浓度或治理效果的一种半定量检测产品。

甲醛自测盒操作简单、使用方便，适合个人家庭检测甲醛。甲醛自测盒体积小巧，方便放置，用于家具治理前后对比甲醛浓度，判断治理效果。其最大特点是消费者可以自己动手检测甲醛，操作方法简单。

甲醛效应检测方法：短期内接触高浓度的甲醛气体可导致肺水肿，引起低氧血症。因此，急性甲醛中毒可以进行血气及酸碱分析。

样品的采集与测定方法：可选取肱动脉或股动脉或桡动脉等作为采血点，一般多选择肱动脉和桡动脉。在摸到明显搏动处，按常规消毒，左手固定搏动处，右手持注射器，针头呈 60° 角刺入血液将自动进入注射器内。采用血气分析仪测定。

（四）中毒分度

1. 轻度中毒

临床表现：①具有明显的眼及上呼吸道黏膜刺激症状，体征有眼结膜充血、水肿，两肺呼吸音粗糙，可有散在的干、湿啰音，胸部 X 线检查有肺纹理增多、增粗；②1～2度喉水肿。

2. 中度中毒

临床表现：①持续咳嗽、咳痰、胸闷、呼吸困难，两肺有干、湿啰音，胸部 X 线检查有散在的点状或小斑片状阴影；②3 度喉水肿；③血气分析呈轻度至中度低氧血症。

3. 重度中毒

临床表现：①肺水肿；②4 度喉头水肿、血气分析呈重度低氧血症。

四、护理诊断及问题

（1）气体交换受损。与毒物引起肺水肿、肺部黏膜受损、呼吸道分泌物过多等有关。

（2）急性意识形态改变。昏迷、谵妄、嗜睡，因毒物麻醉作用而造成呼吸中枢抑制。

（3）皮肤受损。与毒物的毒性有关。

（4）自理能力降低或缺陷。与毒物引发的头晕、头痛、昏迷、大小便失禁等有关。

（5）水电解质紊乱。与中毒所致的呕吐、呕血有关。

（6）知识缺乏。与缺乏毒物使用相关安全防护知识及中毒后紧急处理方法相关知识有关。

（7）潜在并发症。急性肾功能损害、呼吸功能衰竭。

五、护理措施及护理观察要点

急性甲醛中毒目前无特效解毒剂，治疗仍以对症支持为主，忌用磺胺类药物，以防在肾小管形成不溶性甲酸盐而致尿闭。

（一）院前急救措施

（1）吸入中毒者立即移至新鲜空气处，给予淡氨气吸入；接触中毒时可立即脱去被污染的衣物，对受污染的皮肤使用大量的清水彻底冲洗，再使用肥皂水或2％碳酸氢钠溶液清洗，溅入眼内须立即使用大量的清水冲洗。

（2）保持呼吸道通畅。呼吸道分泌物较多时，应及时吸痰，动作做到轻、稳、快，保持呼吸道通畅。发生急性肺水肿、呼吸窘迫者，应做好气管插管或气管切开机械通气的准备。

（3）吸氧。呼吸困难者，给予鼻导管或面罩给氧；呼吸窘迫者，予高流量吸氧。

（二）院内一般护理

（1）对不慎短期内吸入大量的甲醛气体后，出现上呼吸道刺激反应者至少观察48小时，避免活动后加重病情。

（2）有畏光、流泪、眼痛者予以激素滴眼液滴眼及无菌纱布覆盖双眼。

（3）对接触高浓度的甲醛者可给予0.1％淡氨水吸入，早期、足量、短程使用糖皮质激素，可以有效地防止喉水肿、肺水肿。可将甲醛转化为乌洛托品，有较明显的解毒效果。

（4）误服者立即用0.1％~0.2％氨水（氨水能与甲醛结合形成不活泼的乌洛托品）小心洗胃（用量以每次300 ml为宜），灌入胃中再由胃管吸出，如此反复进行，洗净为止。然后将含30~50 g活性炭的混悬液由胃管灌入胃中，再用硫酸钠或甘露醇导泻。而后注意使用保护胃黏膜的药物。应特别注意的是口服浓甲醛溶液者不得进行洗胃和催吐。

（5）服润滑剂如生蛋清、牛奶、稠米汤、豆浆等，以减轻毒物对胃黏膜的刺激。

（6）有酸中毒时，静脉注射5%碳酸氢钠。

（7）严重过敏反应者给予肾上腺皮质激素，如氢化可的松、地塞米松等，可有效防止喉水肿、肺水肿。

（8）合理氧疗，保持呼吸道通畅，给予支气管解痉剂；喉水肿严重者可行气管切开术。

（9）静脉滴注10%葡萄糖液及生理盐水，以保护肝肾功能及促进毒物排泄。

（10）防治休克，及时处理肺水肿前驱症状及呼吸抑制状态。

（11）防治感染，避免应用磺胺药物，以防在肾小管内形成不溶性甲酸盐而致尿闭。

（12）其他处理。轻、中度中毒治疗后，经短期休息，一般可从事原作业，但对甲醛过敏者，应调离原作业。重度中毒者，视疾病恢复情况，酌情安排不接触甲醛作业。

（13）甲醛引起的哮喘治疗。脱离接触甲醛环境，药物治疗应根据哮喘严重程度和目前用药情况而决定治疗计划，采用阶梯式治疗方法。在阶梯式分级治疗过程中，应根据病情的变化而变级（降级或升级）治疗，以控制哮喘到最好的可能结果，并确定能维持控制的最低限度的药物治疗。

（三）药物治疗时的护理注意事项

氨水能与甲醛结合形成不活泼的乌洛托品，乌洛托品在酸性尿中可分解产生甲醛，后者可与磺胺形成不溶性沉淀物，使发生结晶尿的危险性增加，因此甲醛中毒时忌用磺胺类药物。

（四）病情观察

（1）对于神志不清伴呕吐的患者，予以平卧位，头偏向一侧，及时清理呕吐物，保持呼吸道通畅，防止发生窒息。

（2）及时发现患者是否出现烦躁、惊厥、昏迷等神志改变以及昏迷程度是否发生变化；及时发现瞳孔大小及对光反应的变化，早期甄别肺水肿、酸碱失衡等。

（3）密切观察患者神志、瞳孔、体温、脉搏、呼吸、血压、心率、血氧饱和度等生命体征的变化，及时发现呼吸频率、节律、幅度变化，及时发现并处理各种心律失常。

（4）密切观察接触毒物皮肤色泽、湿润度、弹性的变化，如有皮肤溃疡、破损时应及时处理，防治感染。

（5）详细记录出入量，密切观察患者的尿量、尿液的性状、每日进食进水量、口渴情况及皮肤色泽、弹性、出汗情况，注意血压与尿量的关系，及时给予适量补液。

（6）严重呕吐、腹泻者应详细记录呕吐物及排泄物的颜色和量，必要时留标本送检，根据送检结果予以保护胃黏膜的药物治疗。

（7）注意追查血电解质、血糖、肝肾功能、血气分析等结果，以便及时对症处理。

（五）健康教育

（1）甲醛溶液必须特殊保管，防止误服。

（2）密闭生产设备，防止跑、冒、滴、漏，加强生产车间通风、排毒。

（3）做好个人防护，接触者工作后应洗澡、换衣。

（4）新居装修后应谨防甲醛中毒。纺织品饰材料等中的甲醛含量应符合国家标准。

六、标准化护理流程管理

醛中毒标准化护理流程管理见图5-4-2。

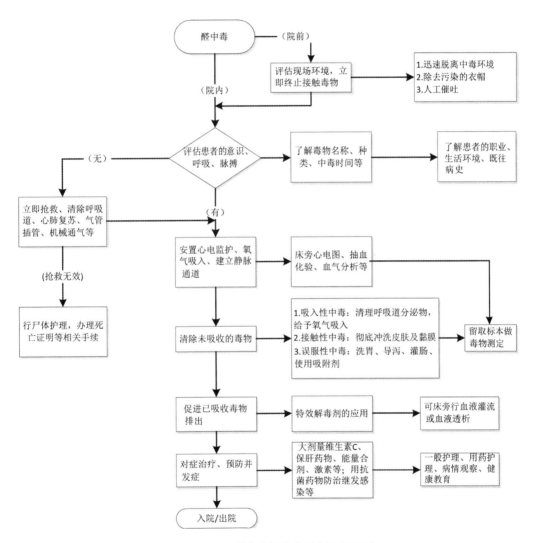

图5-4-2 醛中毒标准化护理流程管理

七、知识拓展

工业防毒措施：

（1）以无毒、低毒的物料代替有毒、高毒的物料。在生产过程中，使用的原材料和辅助材料应尽量采用无毒、低毒材料，以代替有毒、高毒材料，尤其是以无毒材料代替有毒材料，这是从根本上解决毒物对人体危害的好方法。

（2）改革工艺。改革工艺是在选择新工艺或改造旧工艺时，尽量选用那些在生产过程中不产生（或少产生）有毒物质，或将这些有毒物质消灭在生产过程中的工艺路线。在选择工艺路线时，要把有毒无毒作为权衡选择的重要条件，还要把此工艺路线中所需的防毒措施费用纳入技术经济指标中去。例如改用隔膜法电解代替水银电解，从而消除了汞害。

（3）生产设备的管道化、密闭化以及操作的机械化。要达到有毒物质不散发、不外溢，关键在于生产设备本身的密闭程度以及投料，出料，物料的输送、粉碎、包装等生产过程中各环节的密闭程度。生产条件允许时也可使设备内部保持负压状态，以达到有毒物质不外溢。对气体、液体，多采用管道、泵、高位槽、风机等作为投料、出料、输送的设施。对固体则可采用气力输送、软管真空投料、星形锁气器、翻板式锁气器出料等。以机械化操作代替手工操作，可以防止毒物危害，降低劳动强度。

（4）隔离操作和自动控制。由于条件的限制，不能使有毒物质的浓度降低到国家卫生标准时，可以采用隔离操作措施。隔离操作，就是把工人与生产设备隔离开来，使生产工人不会被有毒物质或有害的物理因素所危害。隔离的方法有两种：一种是将全部或个别毒害严重的生产设备放置在隔离室内，采用排风方法使室内保持负压状态，使有毒物质不能外溢；另一种是把工人的操作地点放在隔离室内，采用送风的办法，将新鲜空气送入隔离的操作室内，保持室内正压。先进、完善的隔离操作，必须要有先进的自动控制设备和指示仪的配合，才能搞好防毒措施。

八、关于去除甲醛的小知识

（一）甲醛有挥发性

（1）甲醛的挥发点在19℃，并且气温越高挥发越剧烈，温度每上升一度，浓度上升0.4倍，尤其是在春夏季气温升高，释放更剧烈，浓度会超过正常3倍。

（2）甲醛分子在春、夏时的活跃程度要高于冬季，挥发的速度也更快。在冬季平均气温较低的情况下，甲醛的挥发不是很活跃。

（3）室内的甲醛多来源于各类人造板材，涂料和油漆也含有一定甲醛，但含量较低。

（二）去除甲醛方法

（1）甲醛溶于水，在房间的各角落准备一盆盐水，等待盐水挥散至二分之一时即可换新的一盆盐水，轮流更换几次最好。

（2）通风。通过室内空气的流通，可以降低室内空气中有害物质的含量，从而减少此类物质对人体的危害。冬天，人们常常紧闭门窗，室内外空气不能流通，不仅室内空气中甲醛的含量会增加，氨气也会不断积累，甚至达到很高的浓度。

（3）活性炭吸附法。活性炭是国际公认的吸毒能手，活性炭口罩、防毒面具都使用活性炭。利用活性炭的物理作用除臭、去毒；无任何化学添加剂，对人体无影响；摆放在房间内，72 小时可基本除尽室内异味。中低度污染可选此法。

（4）植物除味法。中低度污染可选择植物去污，一般室内环境污染为轻度和中度污染、污染值在国家标准 3 倍以下的环境，采用植物净化能达到比较好的效果。

参考文献

[1] 门孙情，黄落面，职业性接触甲酸毒性作用研究现状及展甲 [J]. 职业卫生与应急救援，2012.0（31）：134-136.

[2] 耿立坚，李性天，吴国明，等 . 甲醛中毒及其诊治 [J]. 中国药师，2006.9（8）：767-769.

（王燕）

第三节　酮类中毒

一、概述

酮类（ketones）是羰基的两个键分别与两个烃基结合而成的有机化合物，多为液体，易溶于有机溶剂，少数溶于水。根据分子中烃基结构的不同，酮类可分脂肪族酮、脂环族酮、芳香族酮；也可以根据烃基的饱和程度分为饱和酮和不饱和酮。

酮类主要用于有机化学合成的原料和中间物，诸如作为溶剂用于火药、炸药、涂料、塑料、橡胶、皮革、润滑油、化妆品、药品、香料、油脂、柏油及许多天然和合成橡胶、明胶、麻醉药和橡皮膏等生产中。

酮类主要通过呼吸道、皮肤、消化道侵入机体，再经过肺和肾排除，但由于酮类具有强烈的气味，人体耐受度较低，容易警戒，所以造成人体健康危害的情况较少。经过皮肤吸收的酮类危害一般不大，不易引起中毒。

脂肪族酮类的饱和蒸气一般有麻醉作用，但其浓度已超过对眼和呼吸道的刺激水平。该类物质可因麻醉作用而造成呼吸中枢抑制。机体吸入后首先将出现眼、鼻、喉的刺激，接着出现嗜睡，直至昏迷死亡。酮类物质的代谢很快，将中毒而深昏迷的机体放在新鲜空气中可能恢复，在动物实验中可见到肺水肿，肝、肾和脑组织充血，也有相关报道酮类物质对肠道也有刺激作用。反复接触酮蒸气的人可出现头痛、恶心、呕吐、眩晕、嗜睡、感觉迟钝和情绪急躁等情况。

酮类物质中毒，以乙烯酮、异亚丙基丙酮、环己酮三类为主，采取一般急救措施和对症、支持治疗。

二、酮类物质中毒的机制及救治

（一）乙烯酮中毒

1. 概述

乙烯酮（ethenone, ketene）是一种有机化合物，化学式为 C_2H_2O，是最简单的烯酮，室温下为无色有毒的气体，具有类似乙酸酐或氯的刺激性气味，分子量 42.04，沸点 –56℃，密度 1.45 cm，非常不稳定，只能在低温下保存，在 0℃ 时即可发生聚合反应，生成二聚体二乙烯酮（$C_4H_4O_2$）。乙烯酮中两个 π 键呈正交形式，化学性质十分活泼，可与很多含活泼氢的物质发生加成反应，是有机合成的重要中间体，溶于乙醇、丙酮、丁酮、苯等有机溶剂，遇水迅速分解为乙酸。乙烯酮与醇类生成相应的乙酸烃基酯，与乙酸作用生成醋酐，与胺类作用生成乙酰胺。

2. 接触机会

该物质为有机化合物，主要常见于化工行业中在制造本品或者通过本品用于制造乙酐及作乙酰化试剂时易接触。

3. 中毒机制

乙烯酮属于高毒类，毒性机制与光气中毒类似。在动物急性毒性实验中，大鼠吸入 30 分钟的 LC_{50} 为 221 mg/m³，中毒动物先出现短暂的兴奋，很快转入抑制、嗜睡、呼吸不规则和困难。尸检肺脏明显膨胀、水肿，鼻、气管和支气管黏膜苍白而光滑，管腔内有泡沫样液体，心脏内有血块和少量暗红色血液。镜检可见多数肺泡间隙充满液体，肺泡气肿扩大；肺泡壁变薄或破裂，血管充血。死亡较晚的动物肺部有炎性改变，在支气管腔内有白细胞和巨噬细胞组成的渗出物。严重肺水肿的动物，尚可见脑神经细胞变性。

4. 临床表现

短时间接触高浓度乙烯酮，可引起眼灼痛，面部和眼结膜充血、流泪、流涕、头痛、窒息感、胸痛、咳嗽，两肺可闻及干、湿啰音，严重者引起化学性肺炎、肺水肿，甚至肺出血而死亡。

5. 中毒救治

（1）患者应迅速脱离现场到空气新鲜处，立即脱去被污染的衣物，并用水彻底冲洗干净身体直接接触处，然后保持安静，绝对卧床休息，限制体力活动，并注意保暖。早期给氧，给予药物雾化吸入，用支气管解痉剂、镇咳、镇静等对症处理，至少要密切观察 48 小时，注意病情变化。

（2）同时要密切防治肺水肿，早期、足量、短程应用糖皮质激素，控制液体输注，可以应用消泡剂如二甲硅油气雾剂吸入，注意保持呼吸道通畅并合理给氧，但吸入氧浓度（FiO_2）不宜超过 60%。氧疗是关键环节，胸闷、气急、胸部束紧感、呼吸过速、发绀等为氧疗指征，可采用鼻导管或面罩给氧，亦可采用高频喷射通气（HFJV）、氧帐或高压氧。如患者存在较严重的窒息感，可参照急性呼吸窘迫综合征治疗。

（3）急救治疗及防治并发症同内科治疗原则。在潜伏期给予适当治疗，可阻断肺水肿的发生与发展。应控制液体输注，早期、足量、短程地使用地塞米松对防治肺水肿有较好的效果，病情危重者应给予冲击疗法。须重视抗感染治疗。不宜应用利尿剂、脱水剂，禁用吗啡。如配合碱性药物超声雾化吸入，有助于缓解刺激症状，解除支气管痉挛。大部分患者可康复。急性中毒患者治愈后，可恢复原工作。重度中毒患者如X线片、血气分析或肺功能测定等仍有异常表现者，应调离刺激性气体作业。

（二）二乙烯酮中毒

1. 概述

二乙烯酮（diketene，acety ketene），别名双乙烯酮或双烯酮，分子式为 $C_4H_4O_2$，为无色有刺激气味的可燃液体。相对密度 1.089 7，熔点 $-6.5℃$，沸点 $127.4℃$，比热容 0.199 0 kJ/（kg·℃），闪点 $33.9℃$。不溶于水，溶于普通有机溶剂。化学性质活泼。二乙烯酮可由两分子的乙烯酮聚合而来。

2. 接触机会

二乙烯酮主要常见于制造本品，在生产精细化学品染料、医药、农药、食品和饲料时作为添加剂、助剂等的原料，也可用作药物中间体、食品防腐剂、颜料及调节剂。

3. 中毒机制

二乙烯酮属于中毒类，经吸入、食入、皮肤吸收中毒，蒸气对眼和呼吸道有剧烈的刺激作用，严重者可引起肺水肿、呼吸衰竭，吸入后到产生症状前有短暂的潜伏期。高浓度与皮肤接触可引起皮炎或溃疡，眼接触可致角膜化学性灼伤，长期较高浓度接触可发生肺水肿、呼吸衰竭。

4. 临床表现

短时间内接触二乙烯酮会导致眼部刺激症状，主要表现为眼灼痛、视物模糊、视力减退；呼吸道刺激症状，主要表现为咳嗽、咳痰、气急、发热；消化道刺激症状，主要表现为上腹不适、恶心呕吐；神经症状，主要表现为头痛、头昏。部分患者会并发呼吸道、消化道或眼部刺激症状。

5. 中毒救治

（1）迅速使患者脱离中毒场所。

（2）清除毒物。局部皮肤冲洗至少15分钟；眼部灼痛、视力下降者用生理盐水眼部冲洗至少15分钟，并可用5%磺胺嘧啶钠0.2 ml球结膜下注射，左氧氟沙星眼药水或洛美沙星眼药水滴眼。

（3）保持呼吸道通畅。多数患者有不同程度的咳嗽、咳痰、气急、呼吸困难、发绀，可使用盐酸氨溴索化痰，氨茶碱、 $β_2$ 受体兴奋剂解痉平喘。呼吸道分泌物较多时，应及时吸痰，动作做到轻、稳、快。肺水肿、呼吸窘迫者，做好气管插管或气管切开机械通气准备，同时做好机械通气后护理。

（4）吸氧。呼吸困难者，给予鼻导管或面罩给氧；呼吸窘迫者，给予高流量吸氧。机械通气后，监测动脉血气，及时调整氧浓度。

（5）激素治疗。使用糖皮质激素减轻喉头水肿及气道黏膜损伤，同时预防肺水肿。无明显呼吸道症状者，使用地塞米松，每天 5~10 mg 静脉推注，应用 1~2 天；有呼吸道症状者，地塞米松每天 10~20 mg 静脉推注使用，重症者使用甲泼尼龙 400~600 mg/d 冲击治疗，激素使用原则 4~5 天。

（6）护胃。患者中毒性胃炎，加之使用激素后易产生应激性溃疡，可使用 H_2 受体拮抗剂如西咪替丁、法莫替丁，或质子泵抑制剂奥美拉唑等护胃。

（7）出现中毒性脑病，适当用甘露醇、呋塞米脱水降颅压，控制脑水肿。

（8）抗炎处理。使用抗生素预防呼吸道等感染。

（三）异亚丙基丙酮中毒

1. 概述

异亚丙基丙酮 [mesityloxide, $CH_3COCHC（CH_3）_2$] 别名莱基化氧或甲基异丁烯甲醇（methyl isobutenyl ketone）或 4- 甲基 -3- 戊烯 -2- 酮（4-methyl-3-pentene-2-one），分子式是 $C_6H_{10}O$，无色油状可燃液体，有像蜂蜜的气味。分子量98.2，密度0.857 g/cm³（20/20℃），沸点129.6℃，蒸气压1.27 kPa（25℃），蒸气密度3.4 g/L，溶于约30倍的水，易溶于醇、醚等有机溶剂。

2. 接触机会

异亚丙基丙酮主要常见于制造本品、制造涂料和树脂的溶剂、制作药物及杀虫剂的中间体、生产甲基异丁基酮和甲基异丁基醇以及用作溶剂和色谱分析参比物等环境。

3. 中毒机制

异亚丙基丙酮属于低毒类物质，有刺激作用，可经胃肠道、呼吸道和皮肤侵入机体，吸收后部分以原形排出，部分代谢后以与葡萄糖醛酸结合形式由尿排出，但其代谢产物尚不明确。在动物急性毒性实验中，大鼠经口 LD_{50} 1 120 mg/kg、小鼠经口 LD_{50} 710 mg/kg、小鼠经腹腔 LD_{50} 354 mg/kg。吸入毒性：大鼠 500 ppm/6H/13W–I、大鼠 9 mg/（m³·4 h）、小鼠 10 mg/（m³·4 h）。对咽喉、眼睛有刺激作用，其臭味能持续 3~6 小时，大鼠吸入急性致死浓度为 10 025 mg/m³。1 002.5~2 005 mg/m³ 时，除有麻醉作用外，还出现蛋白尿、尿浑浊、水肿等肾功能受损表现。401 mg/m³ 吸入 8 小时，对肝、肾都有损害。在 100.25~200.5 mg/m³ 时，对眼、舌等有强烈的刺激作用，工作场所最高容许浓度 100.25 mg/m³。在高浓度环境中，对肺、肝、肾有损害。

4. 临床表现

本品具有特殊气味，在低浓度时即可产生刺激作用，所以发生过量吸入中毒的情况较低。在接触到 48 mg/m³ 时，50% 的人群能够闻到气味；100 mg/m³ 时，100% 的人群都能够嗅到气味，部分人群感到眼和鼻刺激症状及肺部不适。吸入高浓度蒸气可引起化学性支气管炎、肺水肿。

5. 中毒救治

当患者接触该环境时，应立即脱离现场至空气新鲜处，脱去被污染的衣着，提起眼睑，用大量流动清水冲洗 15 分钟，对受污染的皮肤使用大清水彻底冲洗，再使用肥皂水或 2% 碳酸氢钠溶液清洗。

对于短期内吸入大量气体的患者，若出现上呼吸道刺激症状者至少观察 48 小时，静卧休息，避免活动后加重病情。早期、足量、短程使用糖皮质激素，防止喉水肿、化学性肺炎、肺水肿的发生，同时保持呼吸道通畅，合理氧疗，给予支气管解痉剂，去泡沫剂，必要时行气管切开术。对接触高浓度异亚丙基丙酮的患者可给予 0.1% 淡氨吸入、保持水和电解质平衡、纠正酸中毒、抗休克、防治肝肾损害和防治继发感染等对症治疗。

对于误服异亚丙基丙酮的患者应尽快催吐，并以清水洗胃，洗胃后口服牛奶或豆浆，以保护胃黏膜，其后可根据患者的症状对症处理。

（四）环己酮中毒

1. 概述

环己酮（cyclohexanone，pimelic ketone，pimelin ketone，$C_6H_{10}O$）是一种有机化合物，化学式是 $C_6H_{10}O$，为羰基碳原子包括在六元环内的饱和环酮。根据纯度不同，分别为无色透明至浅黄色液体，气味表现为泥土味、薄荷味和强烈的刺鼻臭味（不纯物）。环己酮分子量 98.14，密度 0.948 g/cm^3（20/4℃），沸点 155.6℃，蒸气压 0.69 kPa（25℃），蒸气密度 3.4 g/L，微溶于水，易溶于乙醇和乙醚等有机溶剂。

2. 接触机会

在工业上主要用作有机合成原料和溶剂，包括用于合成尼龙等聚合物，以及用作酯类、酯类纤维、染料、树脂、漆、油墨、虫胶、油和脂肪等的溶剂，也可用作纺织品去污剂和干洗剂、皮革和金属的脱脂剂等。在用环己烷氧化或环己醇脱氢制造环己酮和上述应用本品的工业部门可有职业接触。

3. 中毒机制

环己酮属于低毒类物质，可经呼吸道、胃肠道和皮肤吸收侵入机体。在动物急性毒性实验中，大鼠经口 LD_{50} 为 1 620 mg/kg，吸入 4 000 ppm 4 小时无死亡；吸入 8 000 ppm，4 小时则因麻醉而死亡。小鼠经口 MLD 为 1.3~1.5 g/kg，死前表现为后肢瘫痪，麻醉和深而慢的呼吸。慢性实验：猴和兔每天吸入 6 小时共 50 次，190 ppm 时见到轻度肝肾损害；300 ppm 时，出现眼轻度刺激；773 ppm 时，除眼部刺激外，还可见流涎；3 082 ppm 时，呈轻度麻醉、呼吸困难、运动性共济失调，死亡率略见增加，但未见到血象改变和环己酮所特有的病理变化。环己酮对中枢神经系统抑制、起麻醉作用。液体在较长时间作用时，可引起皮肤刺激造成皮炎和眼黏膜的明显刺激和角膜损害。人在一定时间内吸入环己酮蒸气 200 mg/m^2（50 ppm）时感觉有气味；300 mg/m^3（75 ppm）时有明显的眼、鼻、喉刺激感；100 mg/m^3（25 ppm）8 小时大多数人都感觉良好。在动物体内，环己酮被还原成环己醇，并主要与葡萄糖醛酸结合为环己基葡萄糖醛酸从尿中排出，少量与巯基尿酸结合为羟基环己基巯基尿酸和顺式 -2- 羟基环己基巯基尿酸经尿排出。此外，尿中尚可检出微量（＜1%）游离的环己酮或环己醇。急性毒性主要为黏膜刺激和对中枢神经系统的抑制作用。

4.临床表现

环己酮具有强烈的刺激性气味，在生产环境中不易因大量吸入而发生急性中毒。发生意外事故过量接触后，可引起眼、鼻和上呼吸道刺激症状，并可有头晕、胸闷、全身无力和中枢神经系统抑制表现。重者可出现休克、昏迷、四肢抽搐、肺水肿，最后因呼吸衰竭而死亡。眼接触有可能造成角膜损害。液体对皮肤有刺激性；皮肤长期反复接触可致皮炎。

5.中毒救治

患者如不慎与环己酮液体接触，应立即脱离接触环境至新鲜空气处，并用清水冲洗接触部位皮肤、黏膜，并给予对症治疗。口服中毒者应及时洗胃，注意保护重要脏器功能，及时纠正水与电解质平衡失调。本品液体溅入眼内，应立即用生理盐水或流动清水冲洗。

三、护理评估

（一）病史

工业中毒发生的原因较为复杂，多数情况下不能用单一原因来解释。酮中毒临床表现复杂，因此接触史对于确诊具有重要的意义。

（1）神志清楚者可询问患者本人，神志不清可向患者家属、同事、亲友或现场目击者了解情况。

（2）应详细了解患者的居住环境。

（3）对于工作或劳作过程中导致中毒的，应详细询问职业史，包括工种、工龄、接触毒物种类和时间、环境条件、防护措施、以往是否发生过类似事故，以及在相同工作条件下，其他人员有无发病等。

（二）辅助检查

重度中毒患者如X线片、血气分析或肺功能测定等仍有异常。

四、护理诊断及问题

（1）气体交换受损。与毒物引起肺水肿、肺部黏膜受损、呼吸道分泌物过多等有关。

（2）急性意识形态改变，如昏迷、谵妄、嗜睡。与毒物麻醉作用而造成呼吸中枢抑制有关。

（3）皮肤受损。与毒物的毒性有关。

（4）自理能力降低或缺陷。与毒物引发的头晕、头痛、昏迷、大小便失禁等有关。

（5）水电解质紊乱。与中毒所致的呕吐、呕血有关。

（6）知识缺乏。与缺乏毒物使用相关安全防护知识及中毒后紧急处理方法有关。

（7）潜在并发症。急性肾功能损害及呼吸功能衰竭。

五、护理措施及护理观察要点

1. 院前护理措施

（1）迅速使患者脱离中毒场所。救护人员戴防毒面具，脱去病员衣物，令患者用湿毛巾捂住口鼻；逆风向两侧转移至上风口空气新鲜处，立即送医院救治。

（2）清除毒物。局部皮肤冲洗至少 15 分钟；眼部灼痛、视力下降者用生理盐水眼部冲洗至少 15 分钟，同时冲洗暴露皮肤。

（3）保持呼吸道通畅。呼吸道分泌物较多时，应及时吸痰，动作做到轻、稳、快。肺水肿、呼吸窘迫者，做好气管插管或气管切开机械通气准备。

（4）吸氧。呼吸困难者，予鼻导管或面罩给氧；呼吸窘迫者，予高流量吸氧。

2. 院内一般护理

（1）休息及饮食。患者应卧床休息、保暖，病情许可时，尽量鼓励患者进食。应进食高蛋白、高碳水化合物、高维生素的无渣饮食。

（2）眼部治疗。入院后再以生理盐水和 3% 碳酸氢钠冲洗眼部，特别是穹窿部与睑板下沟处，眼睑痉挛影响冲洗者以 0.5% 丁卡因滴眼液行表麻后冲洗；然后抗生素眼膏局部应用。角膜上皮损伤严重、基质明显浑浊者，加用重组牛碱性成纤维细胞生长因子滴眼液滴眼，并以托吡卡胺滴眼液散瞳，5% 的磺胺嘧啶钠 0.2 ml 球结膜下注射。

（3）保持呼吸道通畅。多数患者有不同程度的咳嗽咳痰、气急、呼吸困难、发绀，可使用盐酸氨溴索化痰，氨茶碱、β_2 受体兴奋剂解痉平喘。呼吸道分泌物较多时，应及时吸痰，动作做到轻、稳、快。肺水肿、呼吸窘迫者，做好气管插管或气管切开机械通气准备，机械通气后，应动态监测动脉血气，及时调整呼吸机参数。

（4）对症治疗。昏迷者必须保持呼吸道通畅，维持其呼吸循环功能，做好皮肤护理，定时翻身，防止压疮发生；谵妄患者应保护患者避免受伤，必要时应用镇静药物；高热者给予降温；尿潴留者给予导尿等。

（5）心理护理。加强与患方的交流沟通，指定专人负责心理护理工作，分析患者心理特点，针对性地做好安慰、解释和心理疏导工作；通过对患者生活上细心的照顾，以及心理上耐心的疏导，让患者和医务人员之间建立起充分信任，使患者能积极配合治疗。

（6）药物治疗时的护理

①激素治疗。使用糖皮质激素减轻喉头水肿及气道黏膜损伤，同时预防肺水肿。无明显呼吸道症状者，使用地塞米松 5~10 mg/d，连用 1~2 天；有呼吸道症状者，地塞米松 10~20 mg/d 静脉推注，重症者使用甲泼尼龙 400~600 ml 冲击治疗，激素使用原则 4~5 天。患者中毒性胃炎，加之使用激素后易产生应激性溃疡，可使用 H_2 受体拮抗剂如西咪替丁、法莫替丁，或质子泵抑制剂奥美拉唑等护胃。适当用甘露醇、呋塞米脱水降颅压，控制脑水肿。使用抗生素预防呼吸道等感染。维生素 C 可增强机体的抗感染能力和

解毒能力，对于角膜上皮有较强的促进修复作用。

②护理用药注意。对于化学性眼外伤需慎用丁卡因滴眼液，久用会引起角膜上皮大片糜烂、中央区溃疡。因此，对于化学性眼外伤必须慎用地卡因，初期应在医生的正确指导下适量滴用。丁卡因为表面麻醉剂，在患者眼睑痉挛明显，冲洗结膜囊受限时可少量滴用，以便开睑彻底冲洗。而在以后的治疗过程中应加强用药管理和指导，尽量避免使用。

3. 病情观察

（1）及时发现患者是否出现烦躁、惊厥、昏迷等神志改变以及昏迷程度是否发生变化；及时发现瞳孔大小及对光反应的变化，早期甄别肺水肿、酸碱失衡等。

（2）密切观察患者神志、瞳孔、体温、脉搏、呼吸、血压、心率、血氧饱和度等生命体征的变化，及时发现呼吸频率、节律、幅度变化，及时发现并处理各种心律失常。

（3）密切观察接触毒物皮肤色泽、湿润度、弹性的变化，如有皮肤溃疡、破损时应及时处理，防止感染。

（4）详细记录出入量，密切观察患者的尿量、尿液的性状、每日进食进水量、口渴情况及皮肤色泽、弹性、出汗情况，注意血压与尿量的关系，及时给予适量补液。

（5）严重呕吐、腹泻者应详细记录呕吐物及排泄物的颜色和量，必要时留标本送检。

（6）注意追查血电解质、血糖、肝肾功能、血气分析等结果，以便及时对症处理。

4. 健康教育

（1）加强防毒宣传，做好化工产品中毒现场急救知识的宣传，加强相关的救治流程宣传。最为重要的是要加强安全防范宣传，观念及行为教育，减少环境污染，避免和减少意外事件发生。

（2）改革工艺技术，提高生产过程机械化和自动化程度；用无毒或低毒物质代替有毒或高毒物质；提高生产过程中的密闭程度和生产场所的通风，严格防止跑、冒、滴、漏的现象。

（3）采用防护器材，如在毒物浓度比较高的特殊环境中，可使用防毒面具等。

（4）对工厂加强卫生监督，对工人进行安全操作教育，严防意外事故发生。

（5）从事接触工业毒物作业的工人要进行就业前体检和定期检查，及时发现就业禁忌证及毒物吸收状态，根据情况采取有效的防护措施。

（6）对于毒物作业工人，提供保健膳食，以增强身体的抵抗力，保护易受毒物损害的器官。

六、标准化护理流程管理

酮类中毒标准化护理流程管理见图 5-4-3。

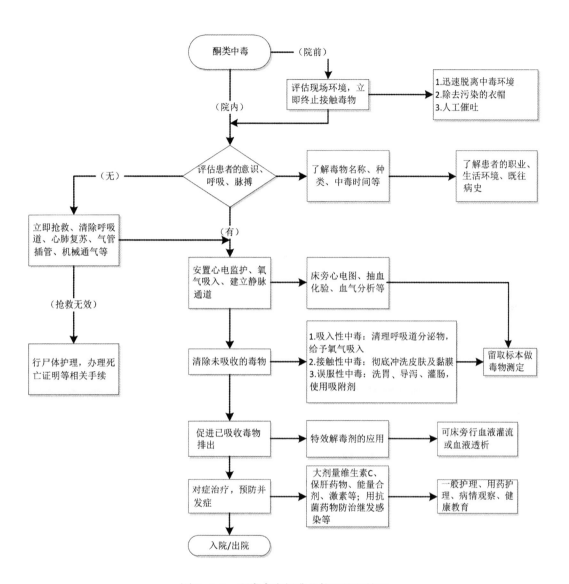

图5-4-3 酮类中毒标准化护理流程管理

（王燕）

第五章　酚和醇类中毒

第一节　酚类中毒

一、概述

对乙酰氨基酚（acetaminophen，APAP）又名扑热息痛（Paracetamol），属乙酰苯胺衍生物，可以缓解轻、中度的疼痛，例如头痛、肌肉痛、痛经、癌性痛和术后疼痛等，是一种常用解热镇痛药，多用于流行性感冒。对乙酰氨基酚的解热镇痛作用较强，但抗炎作用较弱。在美国，非处方镇痛药中对乙酰氨基酚的消耗量最大；在中国，也被广泛用于流行性感冒、发热、头痛，例如用于成人的对乙酰氨基酚干混悬剂（施宁）、复方氨酚烷胺胶囊（快克）、复方氨酚烷胺片（感康）、氨麻苯美片（白加黑）；用于儿童的酚麻美敏混悬液（泰诺）、小儿氨酚黄那敏颗粒（护彤）；中药复方制剂有感冒灵颗粒、维 C 银翘片、感冒清片等。

1. 药理机制

（1）对乙酰氨基酚的镇痛作用与水杨酸相同，可通过抑制脑前列腺素合成从外周阻断疼痛传导，缓解轻、中度疼痛。

（2）退热作用也与水杨酸相似，通过抑制下丘脑的前列腺素合成酶发挥退热作用。

2. 药代动力学

（1）吸收。对乙酰氨基酚经胃肠道快速吸收，30~120 分钟达峰浓度，4 小时达血浆峰浓度。达峰浓度的时间与剂型有关，滴剂达峰浓度的时间略短，而缓释片达峰浓度的时间略长。

（2）分布。对乙酰氨基酚过量时，血浆蛋白结合率可从平时的 20% 提高到 50%，并可以通过胎盘屏障。

（3）代谢。对乙酰氨基酚在肝脏有多条代谢途径，52% 通过硫酸酯化，42% 通过葡萄苷酸化，2% 以原形从尿中排泄，4% 通过细胞色素 P_{450} 氧化酶系统进行生物转化。

（4）分泌。代谢产物主要通过肾脏分泌。

（5）半衰期。平均 2 小时，其半衰期与患者年龄、有无肾脏疾病无关，与肝功能有关，如果患者肝功能不全，半衰期可增至 17 小时。

3. 中毒机制

药物过量时，肝酶饱和，谷胱甘肽耗尽，N- 乙酰苯亚胺醌无法代谢，从而积聚在肝脏，导致肝坏死。N- 乙酰苯亚胺醌表现为具有高度活性的亲电子体，与细胞蛋白结合并芳基化，从而导致肝细胞死亡，但此过程可以中断或逆转。N- 乙酰苯亚胺醌衍生的毒性首先作用在肝脏；其次在肾脏，可引起急性肾小管坏死，严重者还可出现多器官功能衰竭。

二、护理评估

（一）病史

对乙酰氨基酚中毒者临床表现复杂，临床表现以肝脏为主，因此用药史对于确诊具有重要的意义。

（1）神志清楚者可询问患者本人，神志不清或企图自杀者应向患者家属、同事、亲友或现场目击者了解情况，内容包括中毒药物名称、服用剂量及频次、用药目的、服药时间及有无合并服用其他药物，尤其是关于患者的病史，之前肝功能的情况，比如是否长期大量饮酒、使用减肥药等，排除女性患者是否为哺乳期或孕期。

（2）应详细了解患者的居住环境、既往病史、精神状态、服用毒物种类、家中对乙酰氨基酚有无缺失减少，中毒时身边有无药瓶、药袋等。

（3）经消化道中毒的患者，应注意查看剩余对乙酰氨基酚剂量，呕吐物或胃内容物的气味、性状，是否有药物残渣等并及时送检。

（二）临床表现

对乙酰氨基酚中毒者服药后 24 小时内出现消化道症状，如恶心、呕吐，偶见皮疹、荨麻疹，并可伴有出汗，出现意识改变，如嗜睡。对乙酰氨基酚主要导致肝功能损害，可表现为右上腹痛、厌食等症状。

重者 3 天后可出现黄疸、凝血功能障碍、急性重型肝炎、心肌损害及肾损害、肝性脑病、昏迷，严重者还可出现多器官功能衰竭。对乙酰氨基酚中毒者意识改变为早期兴奋、激动，甚至出现幻觉、谵妄和惊厥，后期表现为昏睡、昏迷。

服药 1 周后，对乙酰氨基酚对肾脏的损害即可出现，可表现为血尿、蛋白尿等，严重者少尿或者无尿。对乙酰氨基酚也可导致心肌的损伤，表现为心肌酶的升高。因对乙酰氨基酚可透过胎盘，也可在乳汁中分泌，故孕妇、哺乳期妇女不宜使用该药。

（三）实验室检测

（1）血常规可见胆红素、转氨酶升高，凝血酶时间延长，偶见血小板减少，白细胞减少。

（2）小便检查可见红细胞、蛋白及管型等异常，小便检查对乙酰氨基酚定性阳性。

（3）个别患者心肌酶的升高。

（四）中毒分度

对乙酰氨基酚中毒按临床表现分为轻型、重型。

（1）轻型。多见肝功能损伤。

（2）重型。较少见，可出现全身多器官功能衰竭。

三、救治措施

1. 一般治疗

病员急性期需卧床休息，给予流质或半流质饮食，逐渐过渡至正常饮食。

2. 对症治疗

因呕吐、腹泻而大量脱水的患者需快速、及时补液，可口服补液；若脱水严重需静脉补液，维持水、电解质及酸碱平衡；恶心、呕吐严重者可肌内注射甲氧氯普胺 10 mg；腹痛严重者，可予阿托品 0.5 mg 肌内注射解痉止痛；有休克者需尽快补充血容量，必要时使用血管活性药物进行抗休克治疗。

3. 洗胃催吐治疗

（1）催吐。对清醒患者进行机械性刺激催吐。用筷子或压舌板刺激咽后壁或舌根处，诱发呕吐。若呕吐困难，可让患者饮温水或温盐水 200~300 ml，再行催吐操作。反复操作，直至患者呕吐的液体为清澈、透明、无异味时，再停止催吐操作。在催吐过程中注意观察患者病情、神志变化，关注患者的主诉。及时准确记录患者的病情，催吐液体的名称及量，呕吐物的颜色、气味、量。催吐的禁忌证为：①昏迷、惊厥；②腐蚀性毒物中毒，如强酸、强碱；③原有食管胃底静脉曲张、主动脉瘤、消化性溃疡病者；④年老体弱、妊娠、高血压、冠心病、休克者。口服毒物的清醒患者，催吐是尽早排出胃内毒物的最好方法，可排出胃内大部分的毒物，减少毒素吸收。

（2）洗胃。洗胃液可选 37~40℃的温开水，也可用生理盐水，最佳洗胃时间为进食对乙酰氨基酚 6 小时以内，越早越好，但可根据病情延长至 24 小时，洗胃后可进行适当导泻。操作前评估患者状态，生命体征是否平稳，操作中预防、观察洗胃并发症，密切观察患者生命体征、神志变化，洗胃后观察并及时记录洗胃液的量、颜色及患者的反应，同时记录患者的基本生命体征。

（3）药用炭片。药用炭片不宜与维生素、抗生素、其他消化酶等药物合并使用，以免其他药物被炭片吸附而影响其效果，需与其他药物间隔服用，尤其是解毒剂（N–乙酰半胱氨酸），需间隔 1 小时再服用。

4. 解毒治疗

运用 N–乙酰半胱氨酸（NAC）。N–乙酰半胱氨酸是细胞内谷胱甘肽的前体，是对乙酰氨基酚过量中毒的特效解毒剂。

5. 保肝治疗

促进氨的代谢，减少氨的生成，减少体内蛋白质分解产氨。

6. 血液透析治疗

血液灌流治疗可吸附和清除患者体内已吸收的毒物，可消除或减轻对乙酰氨基酚中毒患者脏器因中毒导致的损害，可降低对乙酰氨基酚中毒患者的死亡率。血浆置换疗法：用于肝衰竭的患者，若患者已经发生肝衰竭，可考虑血浆置换，可以通过血浆置换将正常的血浆通过血透机替换患者较高血氨、胆红素等物质的血浆，也称为人工肝。

四、护理诊断及问题

（1）体液不足。与中毒引起的大量呕吐、出汗有关。

（2）营养失调。低于机体需要量与中毒引起的厌食、呕吐、神志改变引起的无法进食等有关。

（3）有皮肤完整性受损的危险。与药物的过敏反应，如皮疹、荨麻疹、皮炎等有关。

（4）水电解质紊乱。与中毒所致的呕吐、呕血有关。

（5）有受伤的危险。与患者中枢神经受损、可出现肝性脑病等有关。

（6）焦虑。与无法预知疾病发展、疾病预后有关。

（7）自理能力缺陷。与患者卧床休息、无力、营养不足等有关。

（8）知识缺乏。缺乏药物使用相关安全防护知识及中毒后处理的知识。

（9）潜在并发症。急性胰腺炎、低血糖、心肌炎、低磷酸血症。

五、护理措施及护理观察要点

1. 一般护理

（1）休息及饮食。患者急性期需卧床休息，保暖，禁食期间给予静脉的营养支持；非禁食后，饮食需流质或半流质，清淡易消化，逐渐过渡至肝病饮食。呕吐、腹痛严重者暂时禁食，多饮用糖盐水。

（2）口腔护理。有呕吐的患者，呕吐后清水漱口，保持口腔清洁；危重患者予以口腔护理。

（3）皮肤护理。对腹泻的患者注意皮肤护理，保持肛门、会阴部的清洁干燥，使用润滑剂、爽身粉等，减少刺激，保持清爽。出汗的患者，及时擦干汗水，更换清洁的衣物，防止受凉。

2.病情观察

（1）密切观察患者神志、瞳孔、体温、脉搏、呼吸、血压、心率、血氧饱和度等生命体征的变化，及时发现呼吸频率、节律、幅度变化，及时发现并处理，重点关注神志变化，防止肝性脑病。对乙酰氨基酚服药后12~36小时，开始对肝功能造成损害，高峰期在2~4天，故对乙酰氨基酚中毒患者应至少观察5天。

（2）严重呕吐、腹泻者应详细记录呕吐物及排泄物的性质、颜色和量，尽快留标本送检。

（3）观察患者腹痛的疼痛程度、性质及持续时间，遵医嘱及时解痉止痛。

（4）详细记录出入量，密切观察患者的尿量、尿液的性状、每日进食进水量、口渴情况及皮肤色泽、弹性、出汗情况，注意血压与尿量的关系，及时给予适量补液。

（5）密切观察皮肤的变化，如黄疸，提示肝功能受损。如有严重腹泻，及时使用柔软纸张擦拭，保持清洁干燥，预防皮肤破损、浸渍。

（6）注意追查肝肾功能等，也须注意凝血功能、血糖、电解质，以了解电解质与体液平衡情况。

3.用药护理

（1）抗菌药物，如青霉素、四环素、头孢菌素类，不能与乙酰半胱氨酸合用，因其会增加金制剂排泄，使其活性减弱。

（2）口服N-乙酰半胱氨酸的患者服药后36小时内必须观察天冬氨酸转氨酶，并且在N-乙酰半胱氨酸治疗末期必须天冬氨酸转氨酶和肌酐同时正常时才可以停止使用N-乙酰半胱氨酸，如果两者不正常，就要继续服用150mg/kg的剂量，直到两者都正常为止。

4.对症护理

对于腹痛的患者，做好保暖，及时遵医嘱使用止痛解痉药；呕吐严重的患者，及时使用止吐药；体液不足的患者及时补液，及时纠正酸中毒、电解质紊乱与休克。

5.心理护理

应了解对乙酰氨基酚中毒患者中毒的原因，做好患者及其家属的心理护理及知识宣教，避免对乙酰氨基酚中毒的再次发生，向患者讲解对乙酰氨基酚中毒的发病原因、病程及预后。对乙酰氨基酚中毒的重者患者，可出现焦虑与紧张，需及时行心理护理。

6.健康教育

（1）加强安全用药宣传。向患者及家属介绍有关对乙酰氨基酚用药剂量及方法的相关知识，不可超说明书剂量服用，以及急性中毒的预防和急救知识。

（2）对于自杀服用对乙酰氨基酚的患者应了解患者服毒的原因，细致评估患者的心理状况，根据不同的心理特点予以心理护理，尤其对服毒自杀者，要做好患者的心理疏导，家属的健康宣教和思想工作，以诚恳的态度为患者提供情感上的支持，防范患者再次自杀。

7. 洗胃护理

对于对乙酰氨基酚中毒，应进行洗胃操作。对于昏迷、惊厥的患者应先行气管插管，在保证呼吸道通畅、生命体征平稳的情况下再进行洗胃，避免发生误吸，从而导致吸入性肺炎。

（1）洗胃前做好各项准备工作，选择生理盐水或37~40℃温开水。洗胃时严格规范操作，插胃管时动作要轻柔、快捷，插管深度要适宜，成人为55~70 cm。

（2）洗胃期间严密观察患者病情及生命体征变化，关注患者感受，首次抽吸物应留取标本做鉴定。

（3）洗胃后，拔胃管时，应先轻轻按压患者胃部，尽量排出胃部残余液体，避免胃部积液过多，再将胃管尾部夹住，以免拔管过程中管内液体反流入气管。

（4）拔管后，立即嘱患者用力咳嗽，或用吸引器抽吸患者口咽部或气管内的分泌物、胃内容物。

（5）洗胃后整理用物，观察并记录洗胃液的量、颜色及患者的反应，同时记录患者的基本生命体征。操作中预防、观察洗胃并发症，如心搏骤停、窒息、胃穿孔、上消化道出血、胃肠道感染、虚脱、寒冷反应、中毒加剧、吸入性肺炎、急性胃扩张、咽喉食管黏膜损伤、水肿、低钾血症及急性水中毒等。

8. 导泻护理

无严重腹泻者，洗胃半小时后给予50% 硫酸镁 20 g 导泻，导泻会使大量体液进入肠腔，降低循环血容量，导致血压、中心静脉压降低，影响重要器官的血供，可出现虚脱、电解质紊乱的加重、多脏器功能损伤等。使用导泻剂后观察患者有无呕吐、生命体征、病情的变化，尤其是血压、神志的变化。准确及时记录患者的病情、生命体征、使用导泻剂的名称及量，关注患者有无腹痛不适及排便，大便性状、次数及量。

9. 血液灌流护理

（1）在行血液灌流时，应密切观察患者生命体征及意识、瞳孔的变化，持续床旁心电监护，注意有无呼吸节律、频率等变化，及时清理呕吐物，保持呼吸道通畅。

（2）在治疗前后都要静脉采血以检测血常规、凝血功能、肝功能等，以便根据检验结果，随时调整置血液灌流方案，以达到最佳治疗效果。

（3）在建立、使用血透管时，必须严格遵守无菌操作，保持敷料清洁干燥，预防感染。

10. 健康宣教

误服对乙酰氨基酚中毒的患者，多为超说明书剂量用药，认为大剂量效果更佳。需让患者及其家属在用药时遵医嘱，严格按照说明书要求的剂量用药，不可自行加量。

六、标准化护理流程管理

对乙酰氨基酚中毒标准化护理流程管理见图 5-5-1。

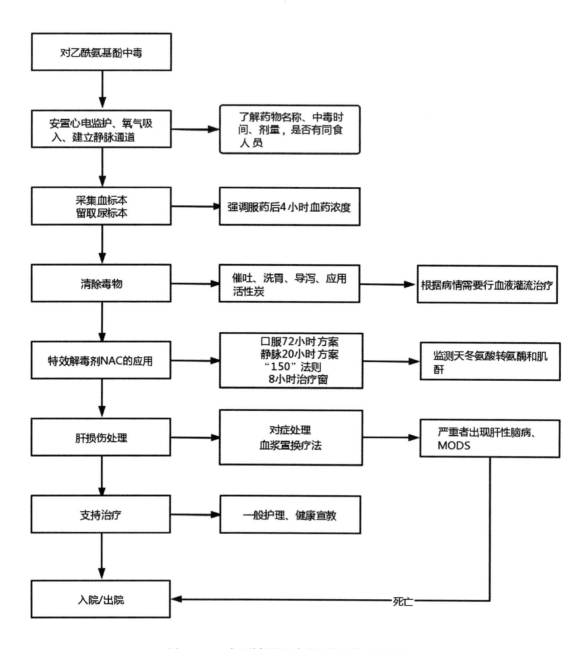

图 5-5-1　对乙酰氨基酚中毒标准化护理流程管理

七、知识拓展

血浆降钙素原可能是对乙酰氨基酚中毒下肝损伤的早期预测因子。

对乙酰氨基酚是全球最常用的处方药之一，是发达国家急性中毒和肝损伤的主要原因。通过 2012 年 1 月至 2017 年 12 月期间所有入院于法国巴黎大学毒理学重症监护病房的对乙酰氨基酚中毒患者（共计 117 例）的前瞻性观察性队列研究，发现入院时高血浆降钙素原与肝损伤独立相关，并且可能是对乙酰氨基酚中毒情况下肝损伤的早期预测因子。降钙素原测量可能有助于更早地识别肝损伤风险较高或较低，且可采用个性化管理和适应性 NAC 方案的患者。

确诊为对乙酰氨基酚中毒的患者，需测定服药 4 小时后的血药浓度，以助于判断病情的严重程度。需在服药后 4 小时再测血药浓度的主要原因为，小于 4 小时的测定结果不够可靠，因为消化道内的药物还未完全吸收，未达到峰值；服药后 4~18 小时测定结果依然可靠，可为临床判断病情提供依据。

参考文献

[1] 张继荣. 急性对乙酰氨基酚中毒的救治和护理 [J]. 中国临床护理，2012，4（01）：64–65.

[2] 张华锋，彭桂清，聂红兵. 含对乙酰氨基酚抗感冒药的严重不良反应回顾 [J]. 中国执业药师，2011，8（05）：3–6.

[3] 杜艳红，刘研，张秋红，等. 对乙酰氨基酚及其前体中毒致肝损伤的解救 [J]. 山西医药杂志，2018，47（18）：2206–2209.

[4] 李毅，于学忠. 急诊医师如何早期识别及处理对乙酰氨基酚中毒 [J]. 临床误诊误治，2014，27（10）：10–12.

[5] 朱思奇. 对急性乙酰氨基酚中毒的诊治 [J]. 中国实用医药，2008（22）：166–167.

[6] 郭胜蓝，李琳，徐江平. 对乙酰氨基酚中毒及其处理 [J]. 药物不良反应杂志，2004（01）：36–39.

[7] 周娟. 血液灌流治疗重度对乙酰氨基酚中毒的临床分析 [J]. 临床研究，2018，26（12）：122–123.

[8] 缪蓓，李红梅. 对乙酰氨基酚中毒的急救和护理 [J]. 中国民康医学，2008（01）：65.

[9] 柳雅君，全金梅，燕朋波. 对乙酰氨基酚中毒的抢救治疗及护理 [J]. 中华灾害救援医学，2015，3（03）：177–178.

（叶青）

第二节 醇类中毒

一、概述

醇类是有机化合物的一大类，是一组含与链烃基相连羟基（–OH）的有机化合物。根据羟基所连烃基的种类，分为脂肪醇、脂环醇、芳香醇。根据分子中所含羟基数目的不同，分为一元醇、二元醇和三元醇等。低碳醇为无色挥发性液体，自十六碳醇起为固体，沸点随着碳原子数量增多而升高。甲、乙、丙醇可与水混溶。常见的醇类中毒：甲醇、乙醇、乙二醇、二乙二醇、丙二醇等，其中又以乙醇中毒最为常见。急性乙醇中毒通常发病比较急、病情变化较快，一般会引起身体的不舒适感而影响生活。严重时会造成器官损害，甚至危及生命。急性乙醇中毒还可引起多种负面事件，包括寻衅滋事、交通事故、暴力事件、杀害他人以及自杀等。急性乙醇中毒涉及的人群较广，并且可能成为多种急性病症的诱发因素，所以应对其造成的健康危害给予重视。本章节以乙醇中毒为例进行详尽的阐述。

乙醇（ethanol）又称酒精，为无色液体，有易燃、易挥发的特点，具有水溶性和高度的脂溶性。急性乙醇中毒（acute ethanol poisoning）是指短时间内饮用大量酒精或酒类饮料引起兴奋继而抑制的状态。饮酒过量过快会影响机体正常功能，应立即送医，救治不及时的严重患者可能出现多脏器衰竭，甚至走向死亡。急性酒精中毒的临床表现与摄入酒精的量及患者对酒精的耐受性高度相关。酒精中毒的危险因素包括：体型、重量、基础健康状况、服用药物、饮料中酒精的占比、饮酒总量和速度，还有个体的耐受程度。

乙醇中毒是急诊科最常见的中毒之一，近年来发病率呈现上升趋势。美国有高达10% 的成年人酗酒，由单纯性乙醇中毒所致的急诊科就诊超过 60 万例 / 年；在中国，乙醇造成的意外中毒是 25 ~ 64 岁成年男性致命性中毒的主要原因。我国目前尚无全国范围的、大规模、多中心急性酒精中毒流行病学资料，所见报道均为局部范围的调查分析。本章节将在介绍急性酒精中毒的发病原因、病理机制和临床救治的基础上，详细梳理急性酒精中毒的标准化护理流程及处理，以期为相关的临床护理工作提供科学、系统、实用的参考。

（一）发病原因及发病机制

1. 发病原因

酒是含乙醇的饮品，是人们经常饮用的饮料，品类也较多，尤其在社交场合颇受大众欢迎。乙醇浓度的高低与其制作方法有关，其中乙醇浓度较低的是以谷类或水果发酵制成的酒，常以容量浓度（L/L）计，啤酒为 3%~5%，葡萄酒为 10%~25%；蒸馏酿造的白酒、白兰地、威士忌等属于浓度较高的烈性酒，为 40% ~ 60%。值得注意的是一次性大量饮用含乙醇浓度高的烈性酒可导致不同程度的乙醇中毒。常见的乙醇中毒原因有以下几方面：

（1）短时间内摄入大量的乙醇或含乙醇的饮料。

（2）对酒精过敏。

（3）长期的饮酒史，一般有 10 年以上饮酒。

（4）乙醇的耐受：摄入酒精后最初会产生欣愉的感觉；继续增加酒精的摄入量，人体便会产生耐受，需要继续增加摄入量，来满足原来的药理效果。

（5）乙醇的依赖，包括精神和身体两方面的依赖。为获得饮酒后的欣快感，产生对饮酒的渴望心理，患者会出现强烈的饮酒渴求。躯体的依赖是指反复饮酒使中枢神经系统发生适应性变化，以至需要酒精续于体内，一旦停用则产生难以忍受的不适感。

2. 发病机制

（1）乙醇代谢。乙醇（CH_3CH_2OH）是一种水溶性醇，可快速透过细胞膜，由胃肠系统吸收，主要在胃（10%~20%）和十二指肠（75%~80%）吸收。当胃中没有内容物时，血液乙醇水平在摄入后 0.5~1.5 小时达到峰值。乙醇摄入后，其总量的 10% 左右可以由肾脏和肺排出，在肝内代谢、分解剩余的 90%。乙醇在肝脏在一系列酶的氧化作用下形成乙酸，乙酸再进行转化，CO_2 和 H_2O 成为最终代谢产物。酒精的代谢是限定时间内的反应，可达到 2.2 mmol/（kg·h）［100mg/（kg·h）］的清除率，相当于成年人有 7g 乙醇在 1 小时内可以被清除，酒精浓度在血液中的降低速度约 0.43 mmol/h［20 mg/（dl·h）］。当进入机体的酒精过量，超过了肝脏的氧化代谢能力时，乙醇即在体内蓄积并透过脑屏障进入脑部。乙醇致死量：一般成年人为 250~500 g，婴儿为 6~10 g，儿童约为 25 g。酒精吸收率和清除率有个体差异，由多种因素决定，如个体差异、饮食习惯、胃中现存食物、胃动力，以及是否有肝硬化、长期酗酒等。

（2）中枢神经系统抑制作用。乙醇具有高度的脂溶性，可快速通过大脑神经细胞膜，并作用于膜上的某些酶从而影响神经细胞功能。细胞膜改变间接影响膜相关蛋白的功能，而膜相关蛋白起着通道、载体、酶和受体的作用，细胞功能受到影响。乙醇对中枢神经系统的抑制作用随着剂量的增加由大脑皮质向下，经边缘系统、小脑、网状结构直至延髓。少量可出现兴奋，不断增加的酒精浓度作用于不同部位可引起共济失调、晕厥、昏迷，甚至出现呼吸或循环衰竭。

（3）干扰代谢。大量还原型辅酶Ⅰ（NADH）经过乙醇作用在肝脏内形成，使体内的多种代谢受到干扰，导致代谢性酸中毒，遏制糖异生，诱发低血糖。

（4）干扰维生素 B_1 代谢。饮酒量大，且饮酒时间较长会导致进食较少，更有甚者以酒代餐，会造成营养的缺乏。维生素 B_1 缺乏时，焦磷酸硫胺素减少，阻碍糖代谢，引起神经组织功能和结构上的异常。还影响合成磷脂类，呈脱髓鞘和轴索变性样改变。

（5）心血管系统的毒害。酒精使心肌细胞膜通透性改变，破坏心肌细胞，心脏前后负荷受到影响，改变心脏功能；降低酶的活性导致心肌细胞兴奋性被改变等。

（6）酒精戒断综合征。长期酗酒者一旦停止饮酒或减少饮酒量，可出现与酒精中毒相反的症状。通常表现为震颤、乏力、出汗、反射亢进以及胃肠道症状。GABA 的抑制作用被削减，而同时血浆中去甲肾上腺素浓度升高，交感神经受到刺激等。

（7）黏膜和腺体的分泌受到乙醇的刺激作用，出现消化道炎症等。乙醇在体内产生自由基，从而使细胞膜脂质过氧化，导致肝细胞坏死；严重酗酒时可诱发广泛肝细胞坏死，甚至出现肝功能衰竭。

（二）病理

目前酒精中毒病理学研究主要分为脑损伤和肝脏损伤两个方面。

1. 脑损伤

主要是慢性酒精中毒导致，表现为神经胶质细胞增生和血管增生，病变出现在乳头体、丘脑下核区、四叠体下部、中脑导水管周围及动眼神经核区；大脑皮质萎缩，小脑主要在蚓部及邻近的小脑半球前部及上部，表现为皮质萎缩、叶间沟增宽、蛛网膜下腔增宽。

2. 肝脏损伤

早期表现为肝脏脂肪变性，严重时出现肝脏点状坏死或局灶性坏死、中央静脉周围炎，进一步发展可出现肝细胞内的纤维化，形成肝硬化。

二、护理评估

（一）病史

神志清楚者询问本人，神志不清者询问家属或知情人士。

（1）询问患者病史，有无酒精过敏史，有无家族遗传病史。

（2）询问患者有无长期饮酒史，饮酒的年限、量、酒的种类。

（3）询问患者有无饮用过量酒精或含酒精饮料摄入史。

（4）询问饮酒的种类、饮用量、饮用时间、平素酒量，并详细了解是否有服用其他药物。

（5）了解患者有无家庭、社会因素导致的情绪波动。

（二）临床表现

患者的呕吐物有酒精气味或呼出气体内有酒精气味，同时存在以下任一表现：①易激惹、言语过多或表达不清，行为过激，恶心、呕吐等；②感觉减弱、步态不稳、共济失调等；③意识障碍、神经反射减弱、皮肤湿冷、面色苍白、血压改变、呼吸异常、心脏节律异常，以及大小便失禁等。

1. 急性中毒

急性中毒症状与乙醇摄入量、血液中酒精浓度以及个体差异有关，通常分为三期：

（1）兴奋期。乙醇浓度＞11 mmol/L 时，表现为兴奋，头痛为伴随症状；乙醇浓度＞16 mmol/L 时，表现为行为、语言及性格的改变，如易怒、多言、少语、行为过激等；乙醇浓度＞22 mmol/L 时，易发生交通事故（注：20 mg/100 ml ≤驾车人员血中的酒精含量＜80 mg/100 ml 的驾驶行为即为饮酒驾车；驾车人员血中的酒精含量＞80 mg/100 ml 的驾驶行为即为醉酒驾车。）

（2）共济失调期。乙醇浓度＞33 mmol/L 时，出现共济失调的症状，如身体不协调、口齿不清、眼球震颤、视物模糊等症状。乙醇浓度＞43 mmol/L 时，有恶心、呕吐、困乏等症状出现。

（3）昏迷期。乙醇浓度＞54 mmol/L 时，患者陷入昏迷，表现为意识障碍、瞳孔扩大、低体温。乙醇浓度＞87 mmol/L（400 mg/dl）时，患者陷入深度昏迷，可出现呼吸、循环抑制，危及生命。

此外，急性乙醇中毒还可诱发高血压、心律不齐、急性出血性胃炎等并发症。重者可并发意外损伤，水电解质、酸碱平衡紊乱，低血糖症，肺炎，急性肌病甚至出现急性肾衰。

2. 戒断综合征

长期酗酒者在突然停止饮酒或减少酒量后，可产生一系列典型的综合征：

（1）单纯性戒断反应。发病时间一般在停止或减少饮酒后6~24 小时。表现为食欲减退、恶心、呕吐、手抖、肢体震颤、睡眠障碍、自主神经兴奋等，多在2~5 天自行缓解。

（2）酒精性幻觉反应。患者意识清楚，具有完整的定向力，出现幻视、幻听等，甚至可出现被害妄想，通常持续3~4 周缓解。

（3）戒断性惊厥反应。肢体呈癫痫样抽搐、意识丧失，出现次数较少，一般为1~2 次，持续时间短，一般为数分钟。也存在数日内多次发作的可能性。

（4）震颤谵妄反应。一般在停止饮酒1~3 天，也可在停止饮酒7~10 小时发生。患者表现有单纯性戒断反应的症状，同时出现精神错乱，全身肌肉出现粗大震颤。

（三）实验室检查

呼气式酒精测试及血浆中乙醇含量检测：呼出气体中含有的乙醇浓度与血清中所含

有的乙醇浓度相近。

（四）中毒程度分级

急性酒精中毒的分度以主要以临床表现来划分。

1. 轻度

主要表现为语言增多、易激惹、情绪不稳定、面部潮红或者苍白、头痛、头晕、恶心、呕吐等，可伴随口齿不清、步态不稳、重影、视物模糊等。

2. 中度

具备以下任意一项条件者：

（1）Glasgow 昏迷评分：5~8 分或者处于昏睡以及昏迷状态。

（2）躁狂或攻击行为不能经心理干预缓解。

（3）意识障碍伴严重共济失调。

（4）幻觉、幻听或者有惊厥症状发作。

（5）生化检测指标提示有代谢紊乱，如酸中毒、低血钾、低血糖。

（6）轻度中毒基础上出现与酒精中毒有关的脏器功能损害，如心肌细胞损伤、消化道出血、急性胰腺炎等。

3. 重度

具备以下任意一项条件者：

（1）Glasgow 昏迷评分：≤ 5 分。

（2）循环灌注不足，皮肤湿冷、心跳加快、脉搏细速、口唇发绀、血压升高或降低，伴有失代偿期临床表现的休克时也称为极重度。

（3）出现代谢紊乱的严重表现之一者，如酸中毒（pH 值 ≤ 7.2）、低血钾（血清钾 ≤ 2.5 mmol/L）、低血糖（空腹血糖 ≤ 2.5 mmol/L）。

（4）心、肝、肾、肺等重要脏器出现急性损害。

三、救治措施

（一）单纯急性轻度酒精中毒

居家观察，一般情况不需要特殊的治疗。有基础疾病的患者嘱其保暖，休息时选择侧卧位，以防呕吐物堵塞呼吸道，导致窒息。双硫仑样反应（又称双硫醒样反应或酒醉貌反应）严重者宜早期对症处理。兴奋及烦躁的患者给予保护性约束，观察肢端循环情况；步态不稳等共济失调者应卧床休息，床档保护。

（二）中、重度酒精中毒

1. 院前急救

保持呼吸道通畅。评估现场环境，将患者安置于安全的环境中，将头偏向一侧，置于平卧位，及时清除呕吐物及分泌物。脱去受污染的衣物，清水洗净皮肤毛发。评估患者的神志、呼吸、心跳，如发生心搏骤停，应立即配合医生行心肺复苏及气管插管。

2. 清除体内未吸收的毒物

（1）洗胃治疗。充分全面地评估患者病情，保证安全的情况下给予适合患者的洗胃方案，建议仅限于有以下情况之一者：①病情可能恶化的昏迷患者在饮酒后 2 小时内无呕吐；②服用乙醇的同时，服用其他药物或毒物；③留有胃管的昏迷伴休克患者，可尝试人工洗胃。洗胃液一般用 1% NaHCO$_3$ 溶液或温开水，量不宜大，一次小于 200 ml，总量共 2 000~4 000 ml 的洗胃液，胃内物质吸出干净便可。由于酒精吸收快，洗胃效果有限，通常不主张洗胃；其次，胃黏膜会受到急性醉酒及机体应激反应的刺激，造成一定的损伤。

（2）导泻。33% 硫酸镁 200 ml 或者 25% 甘露醇 250 ml 口服或者灌肠。

3. 清除体内已吸收的毒物

（1）应使用静脉留置针，迅速建立静脉通路，保证静脉通路畅通，达到有效给药。

（2）重症患者多处于昏睡或昏迷状态；烦躁者，由专人看护静脉穿刺侧肢体，并减少肢体活动，必要时向患者及家属交代约束的重要性，使用约束带保护性约束。

（3）遵医嘱使用加快酒精排出的药物，促进酒精代谢药物：美他多辛能促进乙醇的代谢，降低乙醇摄入时的血浆乙醇浓度，减少乙醇在人体内的停留时间。此药物通过增加乙醛脱氢酶的活性，从而加快乙醛和酮体经过尿液排泄。给药途径：静脉滴注；给药剂量：每次 0.9 g。在治疗的同时适当补充液体以及各类维生素，以利于酒精氧化代谢。

（4）遵医嘱适量补液，生理盐水或葡萄糖盐溶液 2 000~4 000 ml/d，促进毒物的排出。同时补充维生素 B$_1$、维生素 B$_6$、维生素 C，注意监测水、电解质、酸碱平衡。对脱水明显者，还需适当加大液体入量。

（5）遵医嘱合理使用利尿剂，呋塞米 20~40 mg 肌内或静脉注射，必要时可加倍重复使用 1~2 次，促进毒物的排出。

（6）遵医嘱选用促进患者清醒的药物，内源性吗啡样物质介导的各种效应都能通过纳洛酮进行特异性拮抗，解除其引起的中枢抑制作用，缩短昏迷时间。推荐使用剂量：中度中毒首次使用 0.4~0.8 mg 纳洛酮加生理盐水 10~20 ml，静脉推注，必要时加量重复使用；重度中毒时则首次使用 0.8~1.2 mg 纳洛酮加生理盐水 20 ml，观察用药后的疗效，如半小时神志未清醒者可再次给药 1 次，或者 2 mg 纳洛酮加入 5% 葡萄糖或生理盐水 500 ml 内，速度以 0.4 mg/h 静脉滴注或微量泵泵入，直至患者神志清醒为止。

4. 对症处理

（1）给予吸氧，保持血氧饱和度在 95% 以上，必要时进行人工呼吸、气管插管。

（2）根据患者呕吐的频次、颜色及量，遵医嘱给予甲氧氯普胺 10 mg 肌内注射，防止急性胃黏膜病变。如未出现呕吐者，禁用镇吐剂。

（3）遵医嘱谨慎镇静，对严重烦躁、抽搐者可给予地西泮，避免使用吗啡、苯巴比妥、氯丙嗪类镇静剂。

（4）评估患者是否有外伤，如有应给予相应处理。

（5）心绞痛者给予安静卧床休息以减少心肌的耗氧量，鼻导管吸氧，适量镇静、止痛；心律失常者正确给予药物治疗。

（6）休克患者安置休克体位，给予鼻导管吸氧，建立静脉通道快速补液。

（7）急性出血性胃炎者合理用药，如受体拮抗剂或质子泵抑制剂。

（8）对血压急剧上升者，对症降压，注意预防脑血管意外。

（9）若患者处于昏睡状态，伴有脑水肿时，予以脱水剂降低颅内压。

（10）出现呼吸衰竭者给予呼吸兴奋剂，必要时机械通气辅助呼吸。

（11）如合并颅脑外伤，应行外科 CT 检查。

（12）保暖，维持正常体温。

5. 血液净化疗法与指征

酒精具有水溶性和亲脂性，可直接通过血液透析方法将乙醇及其代谢产物从体内迅速地清除，需要时建议将血液透析作为首选。血液灌流对于酒精的清除作用存在争议，连续性床旁血液滤过（CRRT）也是可以选择，但费用昂贵，患者负担较重。病情危重并具备下列条件之一的患者可采用血液净化治疗：

（1）血浆中乙醇浓度 ≥ 87 mmol/L。

（2）呼吸、循环功能衰竭的深昏迷患者。

（3）代谢性酸中毒（血气分析中 pH 值 ≤ 7.2）并出现休克体征。

（4）急性肾功能不全的重度中毒患者。

（5）饮用酒精的同时，服用其他药物或毒物危及生命，综合评估选择血液净化方式。

（三）戒断综合征

保持环境的安静、舒适、整洁，从而让患者可以更好地休息，保证睡眠，加强营养，补充维生素 B_1、维生素 B_6 等。重症戒断患者宜选用药效较短的镇静药控制症状，通常选用地西泮，根据患者的情况口服地西泮 5~10 mg，每 12 小时一次。重症患者可静脉缓慢注射，同时观察患者呼吸节律以及幅度有无改变。症状稳定后，可给予药物维持，每 8~12 小时服药一次，逐步减量，停药时间在一周内。

酗酒者除常规治疗外，还建议接受精神科医生的心理治疗。

四、护理诊断及问题

（1）清理呼吸道无效。与反复呕吐有关。

（2）低效型呼吸形态。与高浓度乙醇抑制延髓呼吸中枢有关。

（3）代谢异常。与乙醇在肝内代谢生成大量氧化物有关。

（4）舒适的改变。与恶心呕吐所致的被动体位有关。

（5）思维过程紊乱。与酒精中毒早期大脑皮质处于兴奋状态有关。

（6）有受伤的危险。与乙醇作用于小脑引起共济失调有关。

（7）体温过低。与大量饮酒后体表血管扩张大量散热有关。

五、护理措施及护理观察要点

1. 现场急救护理措施

评估现场环境，将患者带离中毒环境，给予平卧位，头偏向一侧或侧卧位，及时清理呼吸道分泌物，保持气道通畅。脱去受污染的衣物，清水洗净皮肤、毛发。评估患者的神志、呼吸、心跳，如发生心搏骤停，应立即配合医生行心肺复苏、气管插管。

2. 一般护理

（1）休息。酒精有血管扩张的作用，导致热量从体表散发，散热后可能会出现寒战，给予加盖棉被、提高病室内的温度等有效保暖措施，补充能量；室内空气保持清新；更换床单位，保持清洁干燥；对小便失禁者，给予导尿；防止受凉诱发其他疾病。

（2）饮食。给予高蛋白、高维生素饮食，尤其注意补充富含 B 族维生素的食品，维持水电解质平衡，详细记录出入液量和摄入热量。嘱患者多喝牛奶，保护胃黏膜，使诱发或加重消化性溃疡的因素得以减少，促进乙醇的排泄。不能进食者给予鼻饲饮食，保证患者营养需求。

（3）口腔护理。保持口腔清洁，嘱患者早晚刷牙，进食后及时漱口。昏迷或生活不能自理的患者给予每日 2 次口腔护理。

（4）意外伤害的预防。患者多数表现兴奋、烦躁不安、依从性差，应加强巡视，床档保护，将床放至最低位。协助患者进行日常生活，必要时给予适当的保护性约束，松紧适宜，约容下两横指，每小时放松约束的肢体，检查约束部位的皮肤颜色、温度、感觉等。做好患者安全防护的同时，也要防止患者自伤及伤人。

（5）心理护理。患者清醒后常伴有身体不适、羞愧或因经济负担而自责。因此，护理人员应及时与患者及家属沟通，给予适当安慰，帮助患者放下思想包袱，配合治疗。

3. 用药护理

（1）美他多辛能促进乙醇的代谢，降低乙醇摄入时的血浆乙醇浓度，减少乙醇在人体内的停留时间。此药物通过增加乙醛脱氢酶的活性，从而加快乙醛和酮体经过尿液排泄。注意事项：此类药物中含有焦亚硫酸钠可引起过敏反应和严重的哮喘发作，过敏体质者慎用。配伍禁忌：遇铁盐、碱性溶液、氧化剂分解。

（2）内源性吗啡样物质介导的各种效应都能通过纳洛酮进行特异性拮抗，解除其引起的中枢抑制作用，缩短昏迷时间。注意事项：①高血压患者慎用，因为这类药物会导致血压升高，所以高血压患者酒精中毒不建议使用本药物，以免血压过度升高，引起更大的伤害。②心脏病患者慎用，应用这种药物，可能会导致心动过速、心律失常、心室颤动等不良反应。③注意维持药效，这种药物持续时间比较短，停药后药物作用会消失，有可能让患者再次陷入昏睡、呼吸抑制等。

4. 病情观察

（1）严密观察患者有无出现意识形态、精神状况、瞳孔的改变。

（2）严密观察生命体征的变化，如体温、心律、呼吸、血压、指尖血氧饱和度的改变，并做好记录。老年人或有高血压病史者应尤其注意血压变化，预防脑卒中或其他并发症。

（3）检查患者身体是否有外伤，尤其注意头部，观察伤口的大小、深度、出血情况，患者是否出现意识及瞳孔的改变，必要时行头部 CT 检查。

（4）遵医嘱正确用药，观察药物的疗效以及用药后的反应。

（5）观察患者洗胃液、呕吐物及大便颜色、性质和量，必要时留取呕吐物送检，准确记录 24 小时出入量。

（6）遵医嘱及时复查血糖、电解质及血气分析情况。

5. 健康教育

开展反对酗酒的宣教，帮助患者认识过量饮酒的危害，以及长期酗酒对家庭和社会造成的不良影响，阐明酒精对机体的危害，教育患者珍爱生命。创造替代条件，加强文娱体育活动，帮助患者建立健康的生活方式。服用含有双硫仑结构或者作用机制相同的药物，用药前 3 天及用药后 7 天内禁止食用含酒精的制品。

六、标准化护理流程管理

醇类中毒标准化护理流程管理见图 5-5-2。

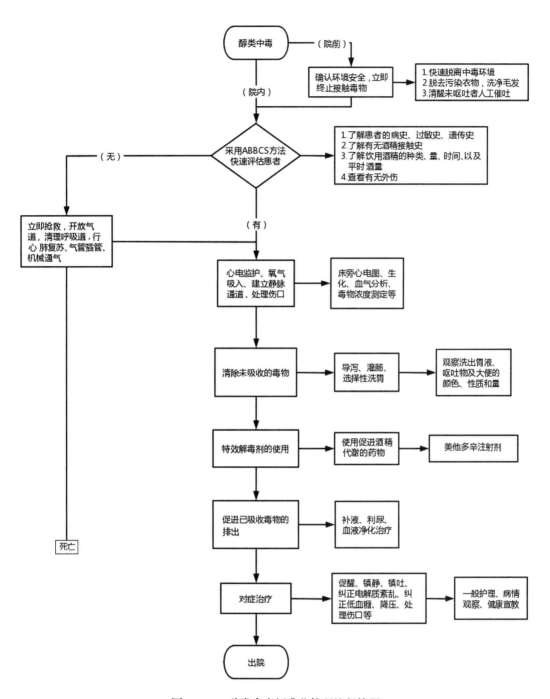

图 5-5-2 醇类中毒标准化护理流程管理

参考文献

[1] 陈灏珠，钟南山，陆再英，等 . 内科学第九版 [M]. 北京：人民卫生出版社，2018.

[2] White AM，Slater ME，Ng G，et al. Trends in Alcohol-Related Emergency Department Visits in the United States：Results from the Nationwide Emergency Department Sample，2006 to 2014[J]. Alcohol Clin Exp Res，2018，42（2）：352-359.

[3] National Institute on Alcohol and Alcoholism，Division of Epidemiology and Prevention Research，Alcohol Epidemiologic Data System. Apparent per capita alcohol consumption：national，state，and regional trends，1977-2018[R]. Arlington：U.S. Department of Health and Human Services，Public Health Service，National Institutes of Health，2020.

[4] Wang L，Wu Y，Yin P，et al. Poisoning deaths in China，2006‐2016[J]. Bulletin of the World Health Organization，2018，96（5）：314-326.

[5] National Institute on Alcohol and Alcoholism. Overview of alcohol consumption[EB/OL]. https：// www.niaaa.nih.gov/overview-alcohol-consumption，2020-04-28.

[6] 急性酒精中毒诊治共识专家组 . 急性酒精中毒诊治共识 [J]. 中华急诊医学杂志，2014，23（2）：135-138.

[7] 中华中医药学会急诊分会，张荣珍，刘清泉，等 . 急性酒精中毒中医诊疗专家共识 [J]. 中国中医急症，2018，27（10）：1693-1696.

[8] 牛文凯，王汉斌 . 急性酒精中毒的发病机制和诊治现状 [C]. 中国医刊，2008，43（9）.

[9] 胡力文，严纯，许欣 . 酒精中毒研究方法进展 [J]. 医学综述，2018，24（11）：2181-2186.

（王茹霖）

第六篇

毒蛇咬伤中毒标准化护理流程管理及护理

一、概述

全世界有蛇类 2 700 多种，其中毒蛇近 600 种，分布在我国约有 57 种，常见的毒蛇 10 余种：①眼镜蛇科（眼镜蛇、眼镜王蛇、金环蛇、银环蛇）；②蝰蛇科，分为蝰亚蛇科（蝰蛇）、蝮亚蛇科（尖吻蝮、竹叶青和蝮蛇）；③海蛇科（海蛇）。蛇类主要以西南地区分布较多，北方地区种类数量较少，长江以北以蝮蛇常见，东南沿海海蛇常见。高原蝰局限于新疆北部，极北蝰局限于吉林长白山区，雪山蝮局限于云南丽江雪山，台湾丽纹蛇和台湾烙铁头局限于台湾地区，莽山烙铁头仅分布在湘粤交界的南岭山脉中段的莽山区，蛇岛蝮仅限辽宁大连旅顺的蛇岛。高原蝮主要分布于西藏东部、四川西部、甘肃及青海东南部，菜花烙铁头蛇主要分布于西南各省及甘肃、湖北、河南及山西西部，圆斑蝰主要分布于广东及福建南部地区。白头蝰仅在四川、江西、福建、贵州、云南和西藏东西部偶有发现。其中分布较为广泛的一种毒蛇为蝮蛇，广泛分布于青藏高原外北纬 25° 以南的地区。全国毒蛇最多的省份为海南，包括海蛇在内共有毒蛇 28~30 种。全世界每年被毒蛇咬伤致死者为 2 万 ~30 万人，其中印度每年被蛇咬伤患者约为 250 000 人，致死超过 5 万人，高居世界第一。中国约有 20 000 人因蛇咬伤致死、致残。

（一）发病原因及机制

1. 常见病因

具有毒牙的蛇咬破人体的皮肤，形成了伤口，伴随或不伴随局部或全身中毒法的一类急症。被毒蛇咬伤人员多为农民、渔民、野外工作者和从事毒蛇研究人员。咬伤部位以手、臂、下肢为常见。毒蛇咬伤以夏季、秋季为多见。蛇在维持生态平衡中有着重要的生态价值，蛇以鼠类为食，是鼠类的天敌，它能有效地扼制鼠类的恶性膨胀。每年全国因为鼠类造成的粮食损失多达 30 亿 ~40 亿千克，还导致传染病流行。近年来蛇类数量下降除了滥用农药外，还有就是人类对蛇的疯狂捕杀。因为蛇味道鲜美，不少地区有食蛇的习俗。蛇是地球上生物链中不可或缺的重要环节，为保护生态平衡，蛇应当受到人类的保护和正确的认知。

2. 中毒机制

蛇主要分为无毒蛇和毒蛇两大类，毒性主要存在于蛇的牙齿，毒蛇的口内具有毒囊和毒器，毒器包括导管和毒牙。毒囊是唾液腺演化而来，内装毒液，位于上颌咬肌的下方，在捕食过程中，咬肌收缩，毒蛇液是从蛇腺（腮腺）排出的液体，呈黄绿色、黏稠，含有蛋白、盐基、酵母及黏液，常有脂肪类物质及上皮细胞。各种毒液的分子量 6 787~7 983，结构不同，毒性差别很大，由 15~18 种氨基酸，共 61~74 种氨基酸碱基组成。

（二）病理

毒蛇口内有毒腺，由排毒管与牙相连，当毒蛇咬人时毒腺收缩，毒液通过排毒管，经有管道或有沟的牙进入人体，沿淋巴管向心进入血液系统，之后流向全身各器官，从而引起全身中毒症状，这一过程大约为30分钟。毒蛇咬伤以四肢为多见，占蛇咬伤的90%。个别会因蛇毒直接注入血管内，在人体内主要由网状内皮系统吞噬细胞及机体免疫功能参与破坏毒素而出现极快的全身症状。肝在解毒过程中起到非常重要的作用，约1/3的蛇毒从肾排出。

二、护理评估

（一）病史

毒蛇咬伤患者临床表现症状轻重与毒蛇种类、咬伤时注入人体体内毒量多少、咬伤部位、就诊时间、现场处理情况有关。判断是否为毒蛇咬伤主要根据咬伤牙痕特点、局部伤情和全身表现来鉴别。普通的蛇咬伤，只会在受伤皮肤处留下细小的齿痕，有刺痛感，可起小水疱，没有全身性症状。如蛇咬伤发生在夜间看不清伤口牙痕无法判断是否为毒蛇咬伤时，按毒蛇咬伤处理。另外，在野外准确判断是哪一种毒蛇咬伤比较困难。一般来讲，毒蛇头部多呈三角形，身体花纹色彩鲜明，尾短而强，上颌长有成对毒牙；无毒蛇头部多呈椭圆形，花纹色彩单一，尾部细长。另外可根据局部伤口特点，初步将神经毒类毒蛇和血液循环毒类毒蛇的咬伤区别开来（见表6-1）。

表6-1 不同毒蛇咬伤症状鉴别表

蛇种类	蛇毒类别	局部症状	全身症状	神志变化
金环蛇银环蛇海蛇	神经毒类	伤口红肿、皮温高、疼痛、麻木及局部肿胀	困倦、嗜睡、呼吸改变	恶心、呕吐、上睑下垂、复视、吞咽麻痹、声音嘶哑、失语或流涎、肌肉麻痹
竹叶青蛇烙铁头蛇五步蛇蝰蛇	血液循环类	伤口红肿、皮温高、疼痛、淤斑溃烂或组织坏死	呼吸改变，后期呼吸麻痹	后期昏迷、畏寒发热、恶心、呕吐、腹痛、腹泻
眼镜蛇眼镜王蛇蝮蛇	混合毒类	伤口红肿、皮温高、疼痛、组织坏死或溃烂	后期麻痹困倦、嗜睡、呼吸改变	后期昏迷、畏寒、发热、广泛出血、腹痛、易昏睡、失语、流涎

（二）临床表现

1.局部症状

（1）神经毒素类蛇咬伤局部症状：蛇毒吸收快，反应轻微，常因局部症状不明显导致咬伤后不易引起重视。一旦出现全身症状，病情进展迅速，主要死亡原因是呼吸衰竭。病程较短，危险期是咬伤后1~2日，幸存者无后遗症。主要见于银环蛇、金环蛇及海蛇咬伤。

（2）血液循环类毒蛇咬伤局部症状：伤口疼痛明显、肿胀，起水疱，淤斑，出血或出血不止，伤者一般有较粗大而深的毒牙痕，淋巴结红肿压痛，伤口形成溃疡，局部症状表现明显。

（3）混合毒素蛇咬伤局部症状：患者被咬后疼痛感明显，且痛感逐渐增加，伴麻木，伤口周围皮肤迅速红肿，局部症状明显。可扩展到整个肢体，常有水疱，严重者伤口迅速变黑或者出现坏死，形成溃疡。

2. 全身症状

（1）神经毒素类蛇咬伤全身症状：一般被咬伤后无明显不适，1~4 小时出现全身中毒症状，开始有头晕、头重、全身乏力、肌肉酸痛，继而出现眼睑下垂、斜视、视物模糊、语言障碍、吞咽困难、流涎、舌僵、四肢瘫软、肌张力下降、反射减弱、胸闷、呼吸急促由快变慢浅、呼吸无力、呼吸道大量分泌物伴痰鸣音。由于呼吸困难而出现全身缺氧，表现为发绀、血压短暂升高、心跳加快、四肢变凉。因呼吸肌麻痹很快出现呼吸衰竭，重症患者呼吸浅快且不规则，最终出现中枢性或周围性呼吸衰竭导致死亡。

（2）血液循环类毒蛇咬伤全身症状：全身症状可在 1~24 小时出现，主要表现为血液系统损害，有寒战、发热、全身肌肉酸痛、呕吐；皮下或内脏出血，产生贫血、黄疸，严重者甚至可出现休克、血小板严重下降或 DIC、急性肾功能衰竭等。

（3）混合毒素蛇咬伤全身症状：主要症状为神经和血液循环系统的损害，咬伤后同时出现神经毒和血循环毒的临床表现。其特点是发病急，局部和全身症状均明显。主要见于眼镜蛇、眼镜王蛇及蚊蛇咬伤。

（三）实验室检测

1. 免疫学检测

天然乳胶凝集抑制试验（ natural latex agglutination inhibition test， NLAIT）（蛇种快速鉴定法）， 取早期蛇咬伤患者伤口血迹或流出液体送检，5~10 分钟判断结果。操作简单、阳性检出率高、操作简便且易学易掌握、特异性强，是目前国内最常使用的致伤蛇种早期免疫学快速诊断方法。

2. 其他辅助检查

（1）血常规检查。白细胞总数反应性增高，红细胞总数减少。早期可无明显贫血的表现，血液循环类毒蛇咬伤伴全身出血的患者可有贫血，出现血小板减少或出血时间和凝血时间的延长。

（2）生化检查。血液循环类蛇咬伤者，血清谷丙转氨酶、血清谷草转氨酶、乳酸脱氢酶、肌酸磷酸激酶可升高，心肌酶异常。

（3）小便常规检查。血液循环类或混合毒蛇咬伤者，可见血尿、血红蛋白尿。

（4）动脉血气分析。在出现呼吸衰竭或缺氧严重时，表现为呼吸性酸中毒。

（5）心电图检查。血液循环类毒蛇咬伤者或混合毒蛇咬伤者，心电图可有心律失常，出现窦性心动过速、房室传导阻滞、期前收缩等改变。

（四）中毒分度

毒蛇的毒性成分大体可分神经毒素、血液循环毒素、混合毒素（组织破坏毒素及酶活性物质）三大类。因地区和毒蛇的种类不同，其含毒量及种类也有差异。金环蛇、银环蛇、海蛇等以神经毒素为主；五步蛇、蝰蛇、竹叶青以血液循环毒素为主；眼镜蛇、眼镜王蛇、蝮蛇等为混合毒素。各种毒素的毒理机制如下：

1. 神经毒素

为低分子蛋白多肽类，主要作用于人体外周神经系统。如银环蛇毒素，包含突触后神经毒素（a- 毒素）和突触前神经毒素（b- 毒素）两种，可麻痹伤口局部感觉神经末梢引起肢体麻木。同时，具有阻断运动神经与横纹肌之间的神经传导作用，引起横纹肌迟缓性麻痹瘫痪，导致呼吸肌麻痹，最终导致周围性呼吸衰竭，甚至发展为缺氧性脑病，导致窒息死亡。其次可兴奋肾上腺髓质中的神经受体，释放肾上腺素，使血压升高；抑制胃肠道平滑肌引起肠麻痹；影响延髓血管运动中枢和呼吸中枢，导致休克和中枢性呼吸衰竭。

2. 血液循环毒素

血液循环毒素种类较多，毒性作用广，成分复杂，主要有凝血毒素、抗凝血毒素、出血毒素等。损害人的血液循环系统，可损害心肌细胞、血管内皮细胞、血细胞而引起内脏出血、溶血、凝血、中毒性休克、心肌损害和肾脏损害，甚至可由于心力衰竭或全身广泛血管内凝血致死。造成被蛇咬伤处迅速肿胀、发黑、发硬、流血不止，皮肤呈紫黑色，常发生皮肤坏死。

3. 混合毒素

组织破坏毒素可对任何组织蛋白溶解，使肝发生毒理反应，产生毒物质。酶活性物质包括扩散因子、组织呼吸酶抑制物质。其毒性作用广，包括加速蛇毒在体内的扩散及吸收，抑制呼吸酶，对糖能量代谢酶的抑制尤为显著，破坏乙酰胆碱的正常代谢，破坏三磷腺苷的正常代谢，对体内氨基脱离变成酮酸，促进肽酶的作用等。

常见毒蛇一次排毒量及毒性见表 6-2。

表 6-2 常见毒蛇一次排毒量及毒性

毒蛇名称	神经毒	血液循环毒	1 次排毒量 /mg	人致死量 /mg
金环蛇	++++	–	43.0	10.0
银环蛇	++	–	5.4	1.0
眼镜蛇	+++	++	100.0	15.0
眼镜王蛇	+++	++	211.0~578.0	12.0
五步蛇	–	++++	159.5~176.1	25.0
海蛇	++	–	6.0~9.4	3.5
竹叶青蛇	–	++	5.1~15.71	100.0
蝰蛇	–	+++	72.0	42.0
蝮蛇	++	+++	45.0~150.0	25.0

三、救治措施

发病早期应先局部伤口排毒，及早应用抗蛇毒血清。

1. 早期局部有效地去除毒素

早期局部有效地去除毒素非常重要，可采用局部处理破坏蛇毒和阻止蛇毒的吸收。伤口清创排毒以牙痕为中心呈 "一"或"十"字切开皮肤 2~3 cm，深达皮下但不能伤及筋膜，使血液和淋巴液外流，剔除残牙。用 1 : 5 000 高锰酸钾溶液、3% 过氧化氢彻底清洗伤口并负压引流 10~20 分钟解除肢体绑扎。冲洗后伤口不包扎，局部用 0.25% 呋喃西林湿敷，肿胀部位用 33% 硫酸镁湿敷。

2. 伤口局部处理

彻底冲洗伤口，在牙痕中心周围注射胰蛋白酶 2 000 U 加 0.25%~0.5% 普鲁卡因 10~20 ml，行咬伤牙痕周围封闭；用地塞米松 5 mg 或氢化可的松、琥珀酸钠 100 mg 溶于 0.5% 普鲁卡因液 20 ml 中，在被咬伤肢体肿胀处上方 5~10 cm 处环状封闭。可采用扩创法、烧灼法、吸吮法等将毒物排出体外，减少播散及全身中毒。

3. 抗蛇毒血清注射

抗蛇毒血清特异性较高，可迅速中和进入体内游离的蛇毒，使其失去毒性，效果确切。抗蛇毒血清是目前国际公认的治疗毒蛇咬伤的首选特效解毒药，应用原则是尽早使用、首剂足量、成人和儿童剂量相同，病情加重可重复应用。一般选用与其一致的毒蛇同种抗毒血清，必要时可联用多种抗蛇毒血清。目前抗蛇毒血清有以下几种：抗五步蛇毒血清 10 000 U、抗蝰蛇毒血清 5 000 U、抗蝮蛇毒血清 8 000 U、抗金环蛇毒血清 5 000 U、抗银环蛇毒血清 10 000 U、抗眼镜蛇毒血清 10 000 U。其主要成分为经胃酶消化后的马蛇毒免疫球蛋白。

（1）临床应用抗蛇毒血清治疗，应先抽取 0.1 ml 抗蛇毒血清加 1.9 ml 生理盐水充分混合均匀后取 0.1 ml 进行皮内注射实验。观察 15~20 分钟，若皮试局部皮丘直径＜ 2 cm，周围无红晕及蜘蛛足者为阴性。若注射部位出现皮丘增大、红肿、浸润，特别是形似伪足或伴有痒感者则为皮试阳性。

（2）对于抗蛇毒皮试阳性患者可使用脱敏疗法，皮试原液剩余 1.9 ml 分三次皮下注射，第一次为皮试液 0.4 ml 皮下注射，记录注射部位，观察 20 分钟无异常在进行第二次脱敏治疗。第二次为皮试液 0.6 ml，换对侧部位进行皮下注射，观察 20 分钟无异常进行第三次脱敏治疗。第三次为剩余皮试液为 0.9 ml，全部皮下注射，观察 20 分钟无异常。

（3）蛇毒血清使用方法：将抗蛇毒血清 10 ml 加入 5% 葡萄糖注射液 60~100 ml 内，缓慢静脉滴注。在蛇咬伤 4 小时内使用效果最佳，必要时 4~6 小时重复给药。使用多价抗蛇毒血清，可根据被咬伤毒蛇的种类选用，成年人与儿童用量相同。对于皮试阳性或可疑阳性者先选用地塞米松 10 mg 加入 5% 葡萄糖注射液 200 ml 内静脉滴注。之后用 5% 葡萄糖盐水加入抗蛇毒血清 1~2 ml 缓慢静脉滴注。使用完抗蛇毒血清后要观察血清反应，除速发过敏反应外，也会有迟发的血清病发生。

抗蛇毒血清常用标准及对应抗蛇毒血清剂量见表 6-3。

表 6-3　抗蛇毒血清常用标准及对应抗蛇毒血清剂量

蛇种类	抗蛇毒血清	剂量
银环蛇	抗银环蛇毒血清	10 000 U
眼镜蛇	抗眼镜蛇毒血清	1 000 U
眼镜王蛇	抗银环蛇毒血清	10 000 U
	抗眼镜蛇毒血清	1 000 U
烙铁头蛇	抗五步蛇毒血清	2 000 U
五步蛇	抗五步蛇毒血清	2 000 U
竹叶青蛇	抗五步蛇毒血清	2 000 U
蝮蛇	抗蝮蛇毒血清	6 000 U

4. 应用 TAT 预防破伤风

破伤风抗毒素剂量为每支 1 500 U，量为 0.25 ml。用法为抽取 0.25 ml 破伤风原液加 0.9% 生理盐水至 1 ml，取皮试液 0.1 ml 进行皮内注射，观察 15~20 分钟，注射部位皮丘及周围无毛细血管扩张及水疱，为阴性。

如皮试为阴性，可用剩余 0.9 ml 药液肌内注射抗破伤风治疗，若皮试为阳性则可以用破伤风脱敏治疗。如若不配合小儿或年老者在条件允许的情况下可以不用破伤风抗毒素，改用为破伤风免疫球蛋白，成人与儿童剂量相同。注意做抗蛇毒血清皮试与破伤风抗毒素皮试应不在同一时间，不在同一侧手臂位置。

5. 激素治疗

肾上腺皮质激素具有显著的抗炎、抗过敏反应、抗毒血症、抗休克等作用，对蛇毒有一定的疗效，可减轻蛇毒的过敏反应，增加机体的耐受力，减轻中毒症状，从而有助于预防和治疗休克及脑水肿。

6. 呼吸兴奋剂的应用

若患者出现呼吸困难，应遵医嘱尽早使用呼吸兴奋剂。因呼吸肌麻痹已停止自主呼吸的患者则无效，不应使用。

7. 中医中药治疗

中医中药在抢救毒蛇咬伤中具有丰富的临床经验，其主要作用是清热解毒。我国研制的中药制剂有南通蛇药、广州蛇药、上海蛇药，既可口服亦可外敷。民间常用有效鲜草药有七叶一枝花、地丁草、两面针、八角莲、半边莲、白叶藤、黄药子等，取以上鲜草药数种、等量，洗净捣烂取汁口服，每次 40~50 ml，4~6 次 / 日，其渣可外敷于伤口周围。

8. 常见严重并发症处理

（1）呼吸系统。被神经毒素类毒蛇咬伤者，容易致外周性呼吸麻痹，这种神经阻滞是可逆的，只需有效地维持与恢复呼吸功能，大多数患者能恢复自主呼吸。应注意观察患者呼吸情况，如出现呼吸麻痹时行气管插管或气管切开，呼吸机辅助通气。

（2）血液系统。血循环毒蛇咬伤容易造成出血、微循环障碍、溶血和休克。及时尽早使用新鲜血、血小板、凝血因子和成分输血。

（3）神经系统。被混合性毒蛇咬伤后可能会出现昏迷、意识障碍等，应做好脑保护，进行脱水治疗、氧疗或高压氧治疗，防止脑缺氧损害。

（4）消化系统。胃肠道黏膜在机体应激状态下，处于缺血状态，可产生大量氧自由基，氧化生物膜，致黏膜受损；且胃肠道运动障碍，胃酸分泌减少，肠道内菌群失调，细菌及内毒素大量产生并转移进入血循环，出现菌血症及内毒素血症。主要表现为麻痹性肠梗阻、应激性溃疡等。

（5）泌尿系统。血循环毒蛇咬伤可造成急性肾功能衰竭，应及时碱化尿液，使用肾上腺皮质激素和利尿剂，严格控制补液量，以量出为入原则。必要时进行血液透析治疗

（6）骨筋膜室综合征。其是骨头、骨间膜、肌肉膈和深筋膜形成的骨筋膜室内肌肉和神经因急性缺血产生的一系列早期综合征。主要表现为肢体疼痛加剧、功能活动障碍、感觉减退、肢体远端脉搏减弱或消失、皮肤温度下降，筋膜间室压力增高大于 30 mmHg，正常压力 10 mmHg 以下，肢端甲床血氧饱和度较健侧下降。一旦出现骨筋膜室综合征时应立即切开筋膜进行减压。

四、护理诊断及问题

（1）疼痛。与蛇咬伤的伤口疼痛有关。
（2）皮肤完整性受损。与蛇咬伤创面有关。
（3）出血。与蛇咬伤伤口出血或出血不止有关。
（4）有感染的危险。与蛇咬伤后皮肤未及时清创处理有关。
（5）有营养失调的可能。与禁食有关。
（6）恐惧。与缺乏蛇咬伤相关知识和预后有关。

五、护理措施及护理观察要点

1. 减轻或缓解患者的疼痛

可遵医嘱给予止痛药物，严密观察患者患肢皮肤情况，做好皮肤护理。无伤口的肿胀肢体可以 0.9% 饱和的氯化钠溶液浸泡 30~60 分钟，然后用 33% 的硫酸镁湿敷 30~60 分钟，用白酒将蛇药片浸泡调制成糊状，敷于患处，一天三次，交替进行，可达到减轻肿胀和缓解疼痛的作用。

2. 局部伤口护理

若蛇咬伤处溃烂，早期渗液多，可选用 1：5 000 的呋喃西林溶液湿敷。若出现组织坏死，则要进行清创，剪除坏死组织。若出现患侧肢体有波动感，可切开减压，必要时需行植皮或截肢（指）术。蛇咬伤后患肢应做清创处理，如果伤口中有毒牙应及时将其拔出。清创包扎后观察伤口纱布敷料的渗血、渗液、颜色及皮温情况。若渗出液为大量血性液体则应加压包扎及时止血，合理使用止血及抗凝血药物，更换敷料，防止继续出血。

3. 密切观察生命体征及病情变化

严密观察患者的生命体征及患肢的肿胀程度、皮肤颜色的变化，观察伤口敷料情况，做好皮肤护理、生活护理，合理使用抗生素，预防感染及交叉感染。

4. 营养支持及对症治疗

及时补充营养，防止营养失调，做好皮肤护理，促进伤口愈合。

5. 健康宣教

多与患者及家属沟通，做好解释工作，减轻恐惧情绪，积极配合治疗。做好健康教育。毒蛇咬伤的救治要遵守现场自救、互救和医学专业救治相结合的原则。加强蛇咬伤有关知识宣教，加强防范意识，在野外劳动或外出时要穿鞋及长袖衣物。对多蛇地区的居民和被蛇咬伤机会较多的人群进行蛇咬伤防治知识的宣传教育。人进入草丛前，应先用棍棒驱赶蛇类；在深山丛林中作业与执勤时，应穿长袖上衣、长裤及鞋袜，必要时戴防护手套和穿鞋靴。携带蛇药片以备急需。发动群众搞好住宅周围的环境卫生，彻底铲除杂草，清理乱石，堵塞洞穴，消灭蛇类的隐蔽场所，定期开展灭蛇及捕蛇工作。卫生部门应根据属地蛇类分布特点准备相应的抗蛇毒血清，并对相关人员进行蛇咬伤的救治培训，建立健全的蛇咬伤救治机制。

6. 现场自救

当遇到蛇时不主动挑衅，不主动捕捉，因为不知道它属于有毒蛇或无毒蛇。不要驱赶、奔跑，因为蛇会感到威胁、受惊而咬人。被蛇咬伤后应保持镇静，立即坐下或卧下，受伤肢体制动，切勿惊慌、奔跑，以减慢毒素的吸收。学会就地捆扎、冲洗、排毒等现场急救方法。观察咬伤部位的牙痕以判断是否为毒蛇咬伤。若一时不能识别，先按毒蛇咬伤急救处理并密切观察。咬伤后，蛇毒在 3~5 分钟即可迅速进入体内，应尽早采取有效措施，防止毒液吸收。

（1）包扎是一种简便而有效的现场自救和互救方法。咬伤后伤肢制动，用鞋带、丝巾、软绳或绷带等绑扎伤口近心端 3~5 cm 处，松紧度以能插入一根手指为宜，如绑得太紧或者时间过长都可能会导致肢体缺血坏死。绑扎后每隔 15~20 分钟松解一次，每次 1~2 分钟。去除受伤部位的戒指、手表等，避免后期肿胀无法取出，加重局部伤害。

（2）冲洗伤口。若随身带有矿泉水或附近有水源，应立即冲洗伤口数分钟，一边冲洗一边向外挤压。

（3）吸出毒液。在无较好的排毒工具时，可用口吸吮排毒，但要注意施救者口腔内无破损或龋齿。最好口含酒精吸吮，边吸边吐，再以清水漱口。如有吸乳器、拔火罐效果更好。

（4）促进排毒。用手指自上而下挤出血液和淋巴液。紧急情况下，也可将火柴插入烧灼，一般使用 15 支左右或打火机点燃后直接烧灼伤口数秒钟。

（5）转送医院。经上述紧急处理后，迅速将患者送往就近医院进一步治疗，力争在 2 小时内处理伤口。运送途中，伤肢应制动并保持低于心脏水平。

（6）若以上方法均不会，则应视情况拨打当地急救电话，110、119 或 120 进行紧急救助。

六、标准化护理流程管理

蛇咬伤中毒标准化护理流程管理见图6-1。

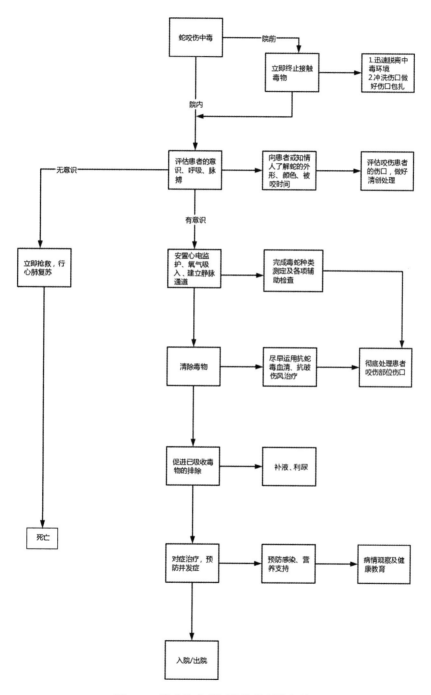

图6-1 蛇咬伤中毒标准化护理流程管理

七、知识拓展

（一）最新治疗

近年来国外采用局部电击疗法，用 9 V 电池产生电压 25 kV 和少于 1 mA 的电流，在蛇咬伤局部伤口放电，每 10 秒 1 次，共计 4~5 次，可减轻或防止全身中毒症状。

（二）蛇毒的利用

利用蛇毒的毒性作用为人类治病，变毒为宝，造福人类，即常说的"以毒攻毒"。目前大量的研究报道证明，蛇毒有以下药理作用：

（1）止痛。从眼镜蛇毒中研制成的蛇毒中的神经毒素对治疗各种顽固性疼痛、神经痛、伤痛有显著疗效，有很好止痛作用。尤其用于癌症止痛，有不成瘾的效果。

（2）抗癌。毒蛇中的细胞毒素能使部分癌症患者的肿瘤生长缓慢、转移被控制，甚至完全良性化。利用蝮蛇毒并配合化疗治疗癌症，能使患者的存活时间明显延长，有暂时缓解作用和增强非特异性免疫作用，并能增加和改善食欲及睡眠。

（3）据研究，蛇毒中有一种能引起细胞自杀的蛋白质，这种蛋白质不是从外部破坏细胞，而是从内部促使细胞自行毁灭。如果利用蛇毒中这种蛋白质诱导癌细胞自杀，就能成为治疗癌症的重要手段。

（4）肌萎缩性脊髓侧索硬化。利用氧化修饰法、改变银环蛇神经毒的侧链基因的结构，可制出效价高、疗效好、毒副作用少的变构神经毒素 MN-81，对治疗肌萎缩性脊髓侧索硬化有较佳疗效。

（5）疏通微循环。目前已广泛用于脑血栓、脉管炎及血管硬化等血液系统疾病的治疗。从蝮蛇毒中分离出来的清栓酶（也称蝮蛇抗栓酶），以及从五步蛇毒中提炼出来的蛇酶等蛇毒制剂是治疗心脑血管病变的有效方式，具有抗凝、祛点、降黏、溶栓、解聚、扩血管、激活脑细胞和改善微循环等多种治疗心脑血管病的独特作用。

（6）制造抗蛇毒血清。利用蛇毒注入马身体中，使马产生抗体后从马血清中提炼出来的抗蛇毒血清，是目前最好的蛇药。临床上用于各种毒蛇咬伤，效果显著。

（7）其他。利用蛇毒的毒性，将其用于血友病、胃溃疡、十二指肠溃疡、癫痫、重症肌无力、神经炎、多发性硬化、坐骨神经痛、偏头痛等的治疗有一定疗效。

参考文献

[1] 王顺年，胡文魁，吴新荣，等．实用急性中毒救治手册 [M]．第 2 版．郑州：河南科学技术出版社，2011.

[2] 李鸣凤，叶磊．临床护理指南丛书 [M]．北京：科学出版社，2011.

[3] 陈远辉．蛇咬伤救治绝招 [M]．长沙：湖南科学技术出版社，2005.

（廖景燕）

第七篇

急性中毒常用护理标准化操作规范

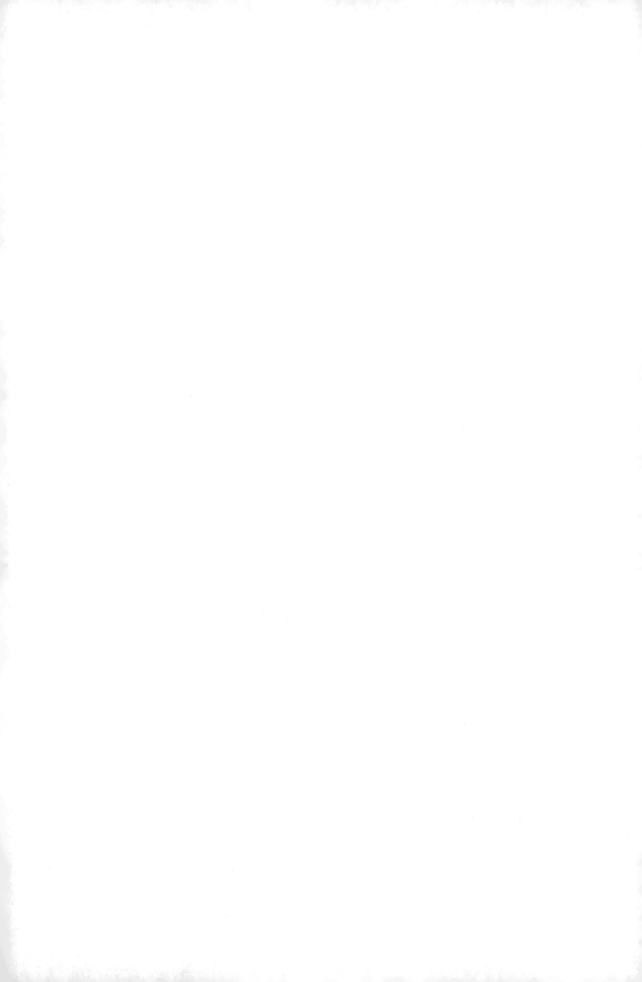

第一章　催吐及洗胃术

一、定义

洗胃是指将洗胃液灌入胃腔内，混合胃内容物后再抽出，如此反复多次，以达到消除毒物的目的。经口服摄入毒物后，洗胃是清除毒物、防止其吸收以及协助诊断的重要方法之一。

二、适用范围

（1）经口摄入有毒物质者。凡经口摄入各种有毒物质，如农药、过量药物、食物中毒者，为迅速清除毒物，均应尽早尽快洗胃。

（2）检查或术前准备。幽门梗阻伴大量胃液潴留患者需做钡餐检查或手术前的准备，急性胃扩张需排出胃内容物减压者均宜置入胃管抽吸及灌洗。

三、禁忌证

（1）绝对禁忌证，即摄入强腐蚀性毒物（如强酸、强碱）的患者。

（2）相对禁忌证，包括上消化道出血、食管和贲门狭窄或梗阻、胃癌、肝硬化伴食管胃底静脉曲张、主动脉瘤患者。

四、目的

洗胃是临床上常用的一种急救措施，通过实施洗胃抢救中毒患者，清除胃内毒物，避免毒物的吸收，利用不同的灌洗液中和解毒。用于抢救服毒物而中毒的患者，也适用于治疗幽门梗阻或者胃扩张的病患。

五、洗胃时间

胃内容物全部排空为 4~6 小时，以前的观念如若服毒超过 6 个小时就不再进行洗胃。因为以下 4 大原因：①毒物吸收后再次吸收；②毒物进入胃内较多；③中毒者胃肠功能差，使毒物滞留胃内时间长；④有的毒物带有胶囊外包装吸收较慢。因此洗胃不受时间限制，必要时也可以通过血液透析来排除吸收的毒物。

六、洗胃灌注量

成人洗胃每次灌注量以 350~500 ml 为宜，单次灌注量过多使胃内压迅速上升造成急性胃扩张，且扩张后容易使灌注液流入肠腔，增加毒物吸收量，也可刺激迷走神经兴奋引起反射性心脏骤停。若一次灌注量过少则达不到冲洗胃黏膜的目的，不能彻底地排出毒物。

七、洗胃液的选择

如若不能明确毒物性质应以温水或 0.9% 氯化钠溶液进行洗胃。洗胃液温度接近体温，一般温度控制在 32~37℃，操作前用水温计测量水温。

八、用物准备

1. 用物准备

合适型号的洗胃管、纱布 2 块、50 ml 注射器、手套、咬口器、洗胃连接管一套、速干手消毒液、液状石蜡（所有物品均在有效期内）；洗胃机、洗胃桶及合适温度（32~38℃）的洗胃液、排液桶、听诊器、弯盘、一次性帽子、橡胶单、治疗巾、水温计、手电筒、胶布、开口器、舌钳、医嘱执行单、医疗垃圾桶、生活垃圾桶，必要时备标本容器。

2. 环境准备

环境整洁，光线充足，温度适宜，遮挡患者。

3. 护士准备

着装规范、七步洗手法洗手、戴口罩。

4. 患者准备

理解操作目的及配合方法，卧位合适。

九、评估

（1）了解患者生命体征、意识状态、瞳孔变化等。

（2）了解患者服用毒物的名称、剂量及时间等，判断患者中毒情况及有无洗胃禁忌证。

（3）检查患者口腔黏膜情况及有无义齿。

（4）解释操作目的及方法，了解患者心理反应及配合程度（语言规范，态度和蔼）。

（5）检查洗胃仪器的工作性能。

十、操作流程

洗胃操作流程见表7-1-1。

表7-1-1　洗胃操作流程

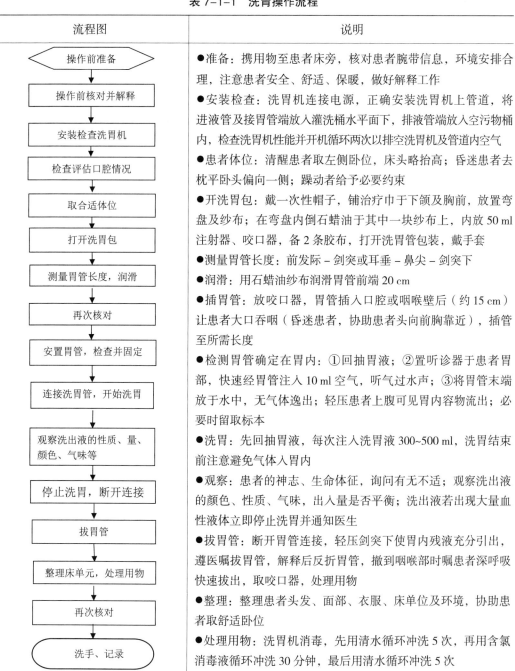

流程图	说明
操作前准备	●准备：携用物至患者床旁，核对患者腕带信息，环境安排合理，注意患者安全、舒适、保暖，做好解释工作
操作前核对并解释	●安装检查：洗胃机连接电源，正确安装洗胃机上管道，将进液管及接胃管端放入灌洗桶水平面下，排液管端放入空污物桶内，检查洗胃机性能并开机循环两次以排空洗胃机及管道内空气
安装检查洗胃机	
检查评估口腔情况	●患者体位：清醒患者取左侧卧位，床头略抬高；昏迷患者去枕平卧头偏向一侧；躁动者给予必要约束
取合适体位	●开洗胃包：戴一次性帽子，铺治疗巾于下颌及胸前，放置弯盘及纱布；在弯盘内倒石蜡油于其中一块纱布上，内放50 ml注射器、咬口器，备2条胶布，打开洗胃管包装，戴手套
打开洗胃包	
测量胃管长度，润滑	●测量胃管长度：前发际－剑突或耳垂－鼻尖－剑突下 ●润滑：用石蜡油纱布润滑胃管前端20 cm
再次核对	●插胃管：放咬口器，胃管插入口腔或咽喉壁后（约15 cm）让患者大口吞咽（昏迷患者，协助患者头向前胸靠近），插管至所需长度
安置胃管，检查并固定	●检测胃管确定在胃内：①回抽胃液；②置听诊器于患者胃部，快速经胃管注入10 ml空气，听气过水声；③将胃管末端放于水中，无气体逸出；轻压患者上腹可见胃内容物流出；必要时留取标本
连接洗胃管，开始洗胃	
观察洗出液的性质、量、颜色、气味等	●洗胃：先回抽胃液，每次注入洗胃液300~500 ml，洗胃结束前注意避免气体入胃内 ●观察：患者的神志、生命体征，询问有无不适；观察洗出液的颜色、性质、气味，出入量是否平衡；洗出液若出现大量血性液体立即停止洗胃并通知医生
停止洗胃，断开连接	
拔胃管	●拔胃管：断开胃管连接，轻压剑突下使胃内残液充分引出，遵医嘱拔胃管，解释后反折胃管，撤到咽喉部时嘱患者深呼吸快速拔出，取咬口器，处理用物
整理床单元，处理用物	●整理：整理患者头发、面部、衣服、床单位及环境，协助患者取舒适卧位
再次核对	●处理用物：洗胃机消毒，先用清水循环冲洗5次，再用含氯消毒液循环冲洗30分钟，最后用清水循环冲洗5次
洗手、记录	

十一、注意事项

（1）急性中毒尽早尽快进行洗胃，减少毒物的吸收，插管动作轻柔，以免损伤食管及胃黏膜或发生穿孔。

（2）服入强酸、强碱等腐蚀性毒物禁忌洗胃，以免造成穿孔，可按医嘱给予药物或快速给予对抗剂，如牛奶、蛋清、豆浆、米汤等以保护胃黏膜。

（3）使用电动洗胃机洗胃前应检查机器各管道连接是否正确，运转是否正常；当洗胃过程中出现出入液量相差较大时，及时按液量平衡键调整，严禁一次性灌入过多的洗胃液，超过胃容量引起急性胃扩张。

（4）严格掌握各种洗胃液的适应证，防止错用而加重病情。

（5）对有呼吸困难患者，应先进行气管插管，在保证呼吸道畅通的前提下进行洗胃。

（6）幽门梗阻患者，洗胃宜在饭后 4~6 小时或者空腹进行，并记录胃内潴留量，以了解梗阻情况供补液治疗参考。

（7）注意洗胃机的保养，使之始终处于良好功能状态。

（廖景燕）

第二章　灌　肠

灌肠是临床治疗中重要的方式之一，指将一定量的液体从肛门通过直肠注入结肠，以促进患者肠道蠕动，为肠道通气和清洁，并有降温、催产、稀释肠道毒素、减少肠道毒素的吸收，以及低温溶液为高热患者降温的作用。

灌肠根据目的和方法可以分为保留灌肠和不保留灌肠，不保留灌肠根据灌入的液体量又可以分为小量不保留灌肠和大量不保留灌肠。为清洁肠道而反复进行大量不保留灌肠的做法称为清洁灌肠。

一、目的及适应证

（一）大量不保留灌肠

（1）软化和清除粪便，刺激肠道蠕动，使粪便、气体易于排出。

（2）稀释和清除肠道内的有毒有害物质，以减轻中毒。

（3）排空、清洁肠道，为肠道特殊检查及某些手术做准备。

（4）产前肠道准备可促进宫缩，利于胎儿下降，避免产时污染。

（5）预防或治疗肝昏迷，减少肠内毒素吸收。

（6）协助建立肠道有规则的排便功能，如人工肛门的训练，养成每日固定时间排便的习惯。

（7）灌入低温溶液为高温患者降温。

（二）小量不保留灌肠

（1）软化大便，缓解便秘。

（2）腹部或盆腔手术后的患者，由于不能自主活动，需要卧床，导致肠道内气体比较多，通过小量不保留灌肠可以帮助排空肠道中的气体，缓解肠道胀气的症状。这种方法同样适用于重病患者、老年人、体弱患者、儿童和孕妇。

（三）保留灌肠

（1）镇静。

（2）催眠。

（3）治疗肠道感染。

二、灌肠溶液的选择

1. 大量不保留灌肠

通常使用的灌肠溶液：肥皂水（0.1%~0.2%）、0.9% 氯化钠溶液。灌肠量：成人 500~1 000 ml、儿童 200~500 ml，灌肠液温度 37~41℃。用于降温时可选择 28~32℃灌肠液，治疗中暑患者选择用 4℃生理盐水为宜。

2. 小量不保留灌肠

一般选用 50% 硫酸镁 30 ml 加甘油 60 ml 再加入温开水 90 ml；我们常称为"1、2、3"灌肠溶液；也可选用油剂（即甘油或者液状石蜡 50 ml，亦可选择各种植物油 120~180 ml 加 50 ml 温开水）；温度调整至 38℃即可。

3. 保留灌肠

常用于治疗，如：可选 10% 水合氯醛作镇静催眠用；2% 小檗碱、新霉素等其他抗生素（剂量按医嘱准备）用于治疗肠道感染。灌肠液量 ≤ 200 ml，温度在 38~40℃。

4. 清洁灌肠

清洁灌肠一般选用生理盐水，因为清洁灌肠需要多次反复地灌注，直到排出清亮无粪便的液体，而生理盐水对黏膜无刺激，比较适宜。

三、护理评估

（1）评估患者意识状态、生命体征、自理能力及合作程度。

（2）评估患者病情、临床诊断、有无灌肠禁忌证及灌肠的目的。

（3）了解患者排便情况。

（4）评估肛门部位皮肤、黏膜情况。

四、操作准备及流程

1. 操作者准备

工作服衣帽整洁、正确佩戴口罩、修剪指甲、洗手、向患者进行该项操作的健康宣教。

2. 患者准备

对此次灌肠操作的目的、程序和注意事项有基本的了解，以更好地配合此操作的进行；配合护士摆合适体位。

3. 环境准备

注意保护患者隐私，必要时用床帘或屏风为患者遮挡，关闭门窗，确保适宜的室温，保证房间光线良好。

4.操作用物准备

（1）大量不保留灌肠。治疗车的上层准备一次性灌肠包（一次性灌肠器、弧形盘、一次性医用手套、治疗巾、洞巾、手纸、肥皂、石蜡润滑剂等）、水温计、消毒洗手液、医嘱执行单以及根据医嘱准备的灌肠剂；在治疗车下层准备便盆和分类垃圾桶。

（2）小量不保留灌肠。用物准备同大量不保留灌肠。

（3）保留灌肠。在治疗车的上层准备注洗器、治疗碗（内置根据医嘱准备好的灌肠液）、一个肛管（小于 20 号）、温水 5~10 ml、止血钳、液状石蜡、棉签、手套、弧形托盘、橡胶或塑料单、治疗巾、小垫枕、消毒洗手液和医嘱执行单；治疗车下层准备便盆和分类垃圾桶。

5.操作步骤

1）大量不保留灌肠

①备齐用物，携用物至床旁，核对患者床号、姓名、腕带及灌肠溶液；再次向患者解释，嘱其排尿，屏风遮挡；②协助患者褪裤至膝盖，帮助患者摆放合适体位，露出臀部，病员臀部要移至床沿；③消毒双手，再次检查灌肠包效期和包装，打开并取出包内一次性治疗巾垫在患者臀下，洞巾铺于臀部上方充分暴露肛门，并将弯盘放至于臀边；④取出灌肠桶，关闭引流管开关，将灌肠液倒入灌肠桶内，测量灌肠液温度，将灌肠筒挂于床旁输液架上，灌肠液面距肛门 40~60 cm，戴手套，将液状石蜡涂抹在肛管处以润滑肛管，打开引流管开关排尽管内空气后关闭开关；⑤护士一手垫卫生纸，分开臀部，暴露肛门，嘱病员深吸气，将肛管缓慢轻轻插入肛门，直至直肠，成人 15~25 cm，儿童 15~20 cm，肛管送至合适位置后，放开引流夹，使灌肠液缓慢灌入。在灌入灌肠液过程中要注意灌肠液流速情况，如在灌入过程中液体流速受阻，可以适当调整肛管的位置。如患者在灌注过程中出现便意，可以适当降低灌肠桶的高度，并嘱患者深呼吸；⑥灌肠液灌入后，关闭引流夹，用卫生纸包住肛管慢慢拔出，将灌肠器丢弃于医疗垃圾桶内，擦拭患者的肛门，脱手套，消毒双手，协助患者取舒适体位，并嘱患者尽量保留 5~10 分钟再排便，对不能下床的患者协助其床上排便，帮助患者及时取出便盆，擦净肛门，协助患者穿裤，整理床单位，开窗通风。⑦按要求处理用物，洗手并做好记录。

2）小量不保留灌肠

①按大量不保存灌肠方法准备患者及环境，备齐用物至患者床旁；②润滑肛门，将注洗器接于肛管上，引流管排气后关闭开关，插入肛管（与大量不保留灌肠深度相同），松开开关，让灌肠液缓慢灌入；③关闭引流夹并缓慢拔出，嘱患者保留 10~20 分钟再排便，对不能下床的患者协助其床上排便，帮助患者及时取出便盆，擦净肛门，协助患者穿裤，整理床单位，开窗通风；④按要求处理用物，洗手并做好记录。

3）保留灌肠

①备齐用物，携用物至床旁，核对患者床号、姓名、腕带及灌肠溶液；再次向患者解释，嘱其排尿，屏风遮挡；②根据病情协助患者摆放合适体位，臀部垫小垫枕、橡胶

单和治疗巾，使患者臀部抬高 10 cm；③戴手套，将石蜡油涂抹在肛管处以润滑肛管，嘱患者深呼吸，排气后缓慢插入肛管至合适位置后（灌肠液的液面距离肛门不能超过 30 cm），缓慢灌入药液，药液灌入完成，再注入 5~10 ml 温开水，抬高肛管尾端，使管内溶液全部注入；④取出肛门管，擦拭肛门，摘下手套，对双手可以进行严格消毒，并嘱咐患者将肠道内药液至少保留 1 小时后再排便；⑤收拾用物，清理床单位，开窗通风，观察并记录患者的反应和疗效。

五、并发症及处理

（一）肠黏膜损伤

1. 发生原因
（1）患者紧张，配合不好，肛门括约肌痉挛，插入困难而致损伤。
（2）操作者操作技术不熟练、肛管润滑不够，即强行插管。
（3）选用的肛管型号不合适或质地较硬。

2. 临床表现
肛门疼痛，排便时加剧，局部有压痛，损伤严重时可见肛门溢血或大便带血，局部水肿严重者可致排便困难。

3. 预防措施
（1）操作前耐心向患者做好解释，取得患者的配合。
（2）操作者熟练掌握操作技术，操作时动作要轻，插管前充分润滑肛管前端并缓慢插入，尽量避免反复插管。
（3）选择型号合适、质地优良的肛管，插入深度要合适。

4. 处理流程
安慰患者→通知医生→遵医嘱用药→观察大便性质→记录。

（二）肠穿孔

1. 发生原因
（1）灌肠时所选肛管质地粗硬，型号不合适，反复多次插管。
（2）插管时动作粗暴，用力过猛，穿破肠壁。
（3）患者一次灌入液量过多，灌肠压力过大。
（4）特殊患者灌肠未执行操作规程。

2. 临床表现
灌肠过程中患者突发腹痛、腹胀，查体腹部有压痛、反跳痛及肌紧张。

3. 预防措施
（1）肛管要合适，如果有阻力，应调整肛管的位置，或改变患者的位置，不可强行插入。

（2）严格控制灌肠液的浓度和量以及流入速度，灌肠袋中的液面应距离患者肛门45~60 cm。

（3）对于伤寒患者，灌肠液不应超过500 ml，液面距离肛门不应超过30 cm。

4.处理流程

立即通知医生→遵医嘱做好术前准备→严密观察病情→记录→重点交班。

（三）虚脱

1.发生原因

（1）灌肠者年老体弱、全身营养状况差或患有严重心肺疾病，灌肠液流入过快、液量过多。

（2）灌肠液温度过低引发肠道痉挛。

2.临床表现

灌肠过程中患者突然发生头晕、恶心、面色苍白、全身冷汗甚至晕厥。

3.预防措施

（1）灌肠时应根据患者的身体状况及耐受力调整合适的流速。

（2）灌肠液的温度要适宜，一般在37~41℃，不可过高或过低（高热患者灌肠降温者除外）。

4.处理流程

停止灌肠→立即取平卧位→吸氧→建立静脉通道→心电监护→观察病情→记录。

（四）大便失禁

1.发生原因

（1）灌肠时插入肛管动作粗暴，损伤了肛门括约肌或其周围的血管或神经。

（2）灌肠时患者心情紧张造成排便反射控制障碍。

（3）灌入液体过多，速度过快。

2.临床表现

大便不受控制地由肛门排出。

3.预防措施

（1）小心移动肛管，避免肛门括约肌及周围组织受伤。

（2）术前向患者详细讲解操作过程，缓解患者的紧张情绪，提高对排便控制的认识。

（3）建议患者在治疗过程中深呼吸以放松，降低患者液体管理水平，控制输注速度。

（4）帮助患者恢复对排便的控制，逐渐恢复对肛门括约肌的控制，帮助患者尽量控制排便。鼓励患者独立排便。

（5）患者采用仰卧位，将坐便器放置在臀部下。

4. 处理流程

保持肛周皮肤清洁和干燥→及时更换被污染的被褥和衣物→指导帮助患者定时排便→观察肛周皮肤→记录。

（五）肛周皮肤损伤

1. 发生原因

长期卧床、体质较虚弱的病员，灌肠以后排便次数较多，肛门周围皮肤长期受到水的刺激，抵抗力能力下降。

2. 临床症状

肛门周围皮肤发红和肿胀。

3. 预防措施

（1）排便后应立即清洗肛周皮肤，保持干净、干燥。

（2）应正确使用马桶，避免刮伤肛门周围的皮肤。

4. 处理流程

加强对肛周皮肤的护理→遵循医生的指示进行对症治疗→观察肛周皮肤→记录结果。

（六）肠道感染

1. 发生原因

（1）没有使用一次性肛管和灌肠袋引起的交叉感染。

（2）引入的灌肠液的污染。

（3）肠道的抵抗力下降。

2. 临床表现

腹痛，大便次数增加，大便颜色或质地发生改变。

3. 预防措施

（1）使用一次性的灌肠器，以防止交叉感染。

（2）避免重复多次插管，以防止损伤肠道黏膜。

4. 处理流程

评估→初步诊断→告知医生→遵医嘱用药→大便收集检查→饮食指导→大便量准确记录→密切观察→记录。

六、操作要点

1. 灌肠液温度

灌肠液的一般温度（降温灌肠除外）应该是 37~41℃。如果灌肠液的温度太低（低于 36℃），寒冷可能刺激肠道紧张收缩，引起腹痛和肠痉挛。如果灌肠的温度过高（42℃以上），就可能导致肠道黏膜充血，从而引起过多的渗出液，而过多的渗出液会刺激肠道平滑肌收缩，增加肠道蠕动，使灌肠不能被适当保留。

2. 插管深度

以前一般建议大量不保留灌肠的插管深度为 7~10 cm，但这只能到达直肠和乙状结肠的交界处，而在这种情况下，灌肠液在直肠内积聚 150~200 ml，会直接刺激肠壁，引起患者的排便反射，使灌肠液快速外流，从而达不到灌肠的目的。在临床实际操作中，由于直肠有 12~15 cm 长，而粪便一般储存于乙状结肠部位，因此肛管应插入 15~25 cm（老年患者为 20 cm，儿童患者为 15~20 cm），这段长度可以使肛管能够直接到达乙状结肠部位，从而减少对直肠的直接刺激并延迟排便。此外，结肠容量大，并且比直肠长12~15 cm，肛管直接到达结肠后，可以灌入更多的液体，灌肠液还能够在体内多保留一定时间，使灌肠液在结肠内可充分软化粪便，从而达到灌肠治疗的目的。

3. 灌肠体位

灌肠的传统体位是左侧卧位，臀部靠近床沿，不提高臀部。然而，这种方法有以下缺点：灌肠的每次灌入量很小，灌肠液总是停留在直肠和结肠的下段，还没来得及到达结肠的上端就会引起患者便意而开始排便。为了提高灌肠效果，目前一般推荐以下方法：

①膝胸卧位和头低臀高侧位（床头低 10 cm，臀部抬高 10 cm）：乙状结肠和降结肠位于低位，因此，灌肠进入结肠的速度比直接刺激直肠的速度要快，可以延迟排便。肛门高位也可使灌肠保持在原位置，避免灌肠时漏液，提高灌肠效果。②旋转体位：该体位一般使用在清洁灌肠操作中，如使用旋转体位，在灌肠开始前就要先评估患者能否自行翻身，并教会患者如何正确翻身。灌肠开始，患者先摆左侧位，当看见灌肠液面开始缓慢匀速下降时，停留约 10 秒，患者由左侧位改变体位为膝胸位（即患者身体俯向床面，头低 15°~20°，臀部抬高）停留约 10 秒，再换成右侧位，然后在这几个体位之间慢慢来回旋转，每个位置都停留约 10 秒，尽量保证灌肠液在结肠内停留时间稍长一些。当灌肠液灌注完毕时，拔出肛管，让患者再次从左到右更换体位，然后俯卧 5~10 分钟再排便。这种操作方法整个过程中可以让结肠充满灌肠液，充分刺激肠壁，达到清洁肠腔的效果。

4. 肛管润滑方法

常规方法是在肛管前端 7~10 cm 处均匀涂抹上液状石蜡，肛管排尽空气后将其插入直肠。但是，随着肛管插得越深，液状石蜡润滑剂越少，越有可能刺激局部黏膜，引起肛门水肿，甚至肛门痉挛疼痛。在现代文献中，有人建议，用注射器抽取一定量的液状石蜡后，直接将液状石蜡注入肛门内，或用无菌棉签蘸取液状石蜡后，轻轻地涂抹于患者的肛门内壁，这样将导致肛门反射性收缩，将肛门周围的润滑剂纳入到肛门内，从而增加了肛门内的润滑面，更容易让肛管通过肛门，顺利插入。

七、注意事项

（1）急腹症、早孕和胃肠道出血的患者是禁止灌肠操作的；肝性脑病患者禁止用肥皂水灌肠，以减少氨的产生和吸收；伤寒患者的灌肠量应少于 500 ml，压力要低，灌肠液面距离肛门不能超过 30 cm。高位灌肠不应用于颅脑损伤患者，因为颅内压升高和肠道液体吸收增加会使液体水平升高并加重脑水肿；心力衰竭或钠潴留患者不能应用等渗盐水进行灌肠。

（2）灌肠时如患者感到腹胀或有便意时，指导患者深呼吸以减轻不适。

（3）观察患者在灌肠过程中的反应。如果患者出现面色苍白、冷汗、剧烈腹痛、脉搏快、心悸或气短等症状，应立即停止灌肠，并通知医生治疗。

（4）为了保护患者的隐私和防止感冒，在操作中应尽可能少地暴露肢体。

（5）肛门、直肠或结肠手术后或大小便失禁的患者不应进行保留灌肠。

（6）高热患者在进行降温灌肠后嘱其保留灌肠液 30 分钟后再排便，在排便后半小时内测量并记录体温。

（7）有肠道感染的患者，保留灌肠应在睡前进行，以便减少患者活动，使药液得到更好的保留和吸收。

（8）要求患者在进行保留灌肠前排便，以促进药物的吸收。 在操作保留灌肠前要了解患者的病变部位及灌肠目的，以此来确定患者的卧位和插入深度，如对于慢性细菌性痢疾，病变患者通常在直肠或乙状结肠，所以我们协助患者摆左侧卧位；对于阿米巴痢疾，病变通常在回盲部，需要协助患者摆右侧卧位。

八、健康教育

（1）向患者和家属解释保持正常排便习惯的重要性。
（2）教导患者和家属养成健康的习惯以保持正常的排便。
（3）向患者及其家属解释灌肠的重要性。
（4）指导患者如何摆放合适的灌肠体位。
（5）指导患者如何配合灌肠。

参考文献

[1] 李建萍 . 常规灌肠护理操作的改进 [J]. 护理研究，2004（18）：51-52.
[2] 柴彩凤 . 清洁灌肠操作护理技术进展 [J]. 河南外科学杂志，2008（14）：140-141.
[3] 刘法丽，孙玉红，齐燕秋，等 . 清洁灌肠的护理进展 [J].2006（41）：72-74.

（高轶诸）